金陵名家周华龙医术集锦

主　编　周　伟　周华龙

副主编　程　宽　董晓梅　韩小玉

编　委　张彩荣　曹庆湘　郭继臣

　　　　蔡　敬　张　煜　周伟康

　　　　堵　岩　郑秀丽　周天彤

东南大学出版社
SOUTHEAST UNIVERSITY PRESS

·南京·

图书在版编目(CIP)数据

金陵名家周华龙医术集锦 / 周伟,周华龙主编. — 南京:东南大学出版社,2021.6

ISBN 978 - 7 - 5641 - 9577 - 9

Ⅰ. ①金… Ⅱ. ①周… ②周… Ⅲ. ①推拿-中医临床-经验-中国-现代 Ⅳ. ①R244.1

中国版本图书馆 CIP 数据核字(2021)第 119051 号

金陵名家周华龙医术集锦
(Jinling Mingjia Zhou Hualong Yishu Jijin)

主　　编	周　伟　周华龙	
出版发行	东南大学出版社	
出 版 人	江建中	
社　　址	南京市四牌楼 2 号	
邮　　编	210096	
责任编辑	胡中正	

经　　销	新华书店	
印　　刷	南京玉河印刷厂	
开　　本	890 mm×1240 mm　1/16	
印　　张	21.5	
字　　数	530 千字	
版　　次	2021 年 6 月第 1 版	
印　　次	2021 年 6 月第 1 次印刷	
书　　号	ISBN 978 - 7 - 5641 - 9577 - 9	
定　　价	80.00 元	

* 本社图书若有印装质量问题,请直接与营销部联系,电话:025 - 83791830

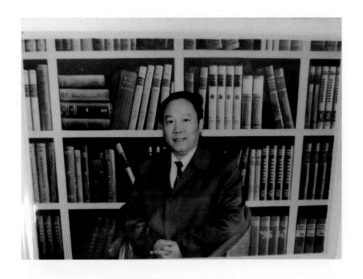

周华龙主任简介

周华龙，南京市中医院学科带头人，副主任中医师、副教授，师承全国著名老中医朱金山先生，从事推拿专业 40 余年。 中国推拿学会理事，中国针灸学会康复医学会理事，中华临床医学会常务理事，江苏省推拿专业委员会副主任委员，江苏省针灸学会理事，南京市针灸学会副会长，南京市推拿学会主任委员，南京市名中医。 朱金山先生学业、学术继承人， 荣获"金陵中医推拿大师"称号。 擅长用独创的"平衡推拿法"治疗面神经瘫痪、高血压、腰椎间盘突出症、小儿腹泻、小儿斜颈等多种常见病及疑难杂症。 在全国中医同行中享有较高声誉。 曾主编并出版《周华龙推拿集锦》等 10 本专业书籍，发表学术论文近 70 篇。

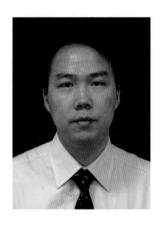

周伟主任简介

周伟，南京市中医院推拿科副主任、副主任中医师，中华中医药学会亚健康分会理事，中华中医药学会推拿分会理事，江苏省推拿学会理事，南京市推拿学会副主任委员，南京市针灸学会理事，澳门科技大学本科生导师，国务院"新农合"政策指导教师，江苏省非物质文化遗产项目工作室负责人，南京市"周华龙名医工作室"负责人，南京市"十三五"卫生青年人才，2017年"优秀援疆专家"，2019年南京市"中青年拔尖人才"。从事中医、针灸、推拿临床、教学、研究工作20年，主编并出版专著和专业书籍10余部。集两代大家（朱金山和周华龙）学术、学业精华和经验基础上，创立自己的学术思想和临床特色"五行辨证法"的临床应用与研究，在学术领域独树一帜。擅长用中医推拿、针灸等方法治疗关节和脊柱及相关疾病，以及部分内科常见、多发病及疑难杂症。

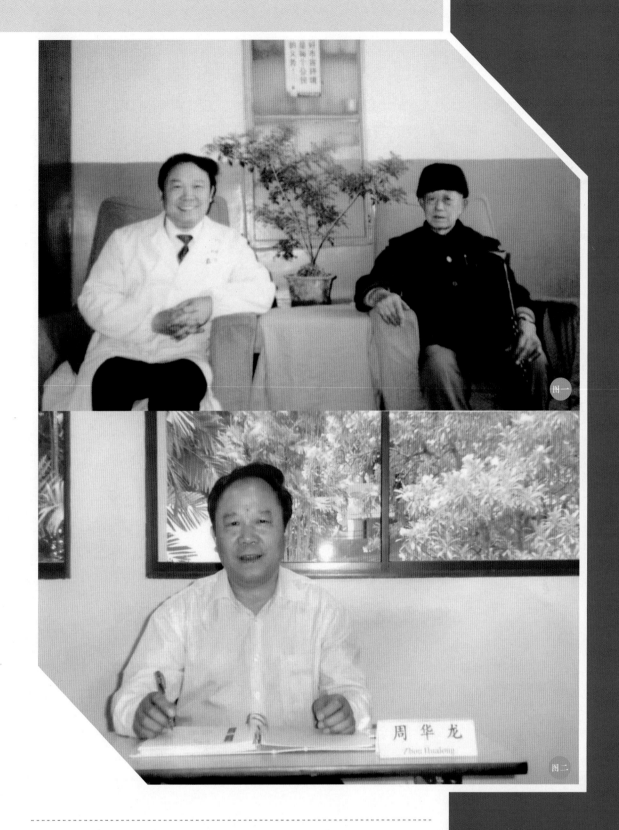

图一　周华龙主任和导师朱金山先生的合影

图二　周华龙在国外研修工作照

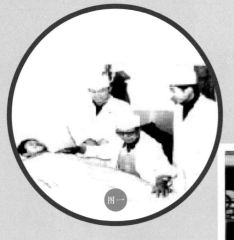

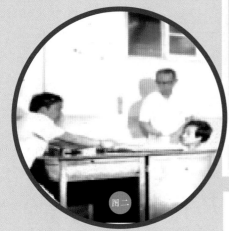

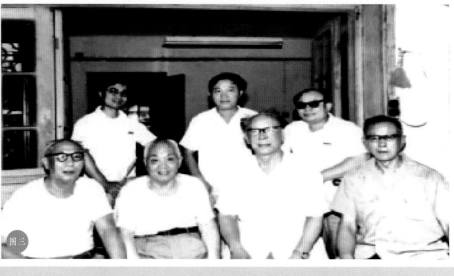

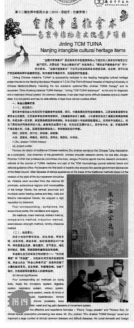

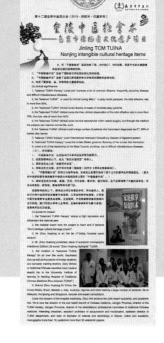

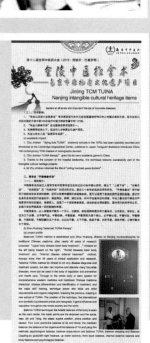

图一　朱金山先生向青年时期周华龙主任演示手法

图二　周华龙主任协助朱金山先生完成肩关节复位照片

图三　江苏省推拿学会成立时，周华龙主任（时任学会秘书长）和专家们的合影

图四　第十二届世界中医药大会（2015年，西班牙，巴塞罗那）"金陵中医推拿术"
　　　专题介绍

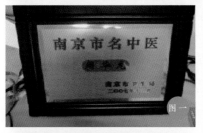
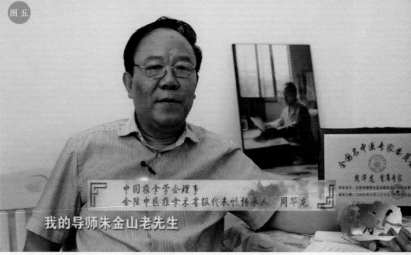
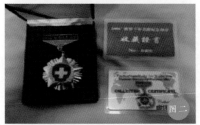
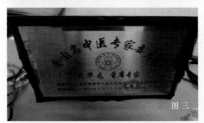
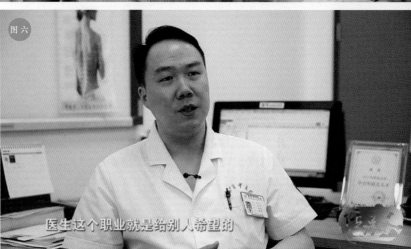
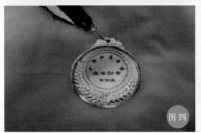

图一　周华龙主任荣获"南京市名中医"奖牌

图二　周华龙主任荣获"世界千年名医"荣誉奖牌

图三　周华龙主任被聘为"全国名中医专家委员会"首席专家荣誉奖牌

周四　周华龙主任荣获"中华知名专家"荣誉勋章

图五、图六　江苏省委宣传部与江苏省教育电视台联合出品
　　　　　　　"非遗"专题片——《传承人》

图一、图二　周华龙主任应全国中医药学术流派大会邀请做学术专题报告

图三　周华龙主任《论全身推拿法临床应用研究》一文获得世界传统医学优秀论文

图四　周华龙主任在"The First Conference on the World Traditional Medicine 1994"发表《心理推拿初步体会》一文

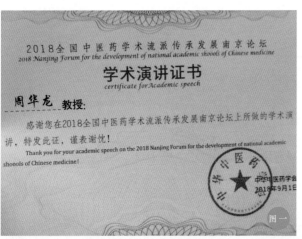

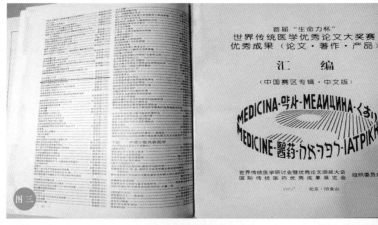

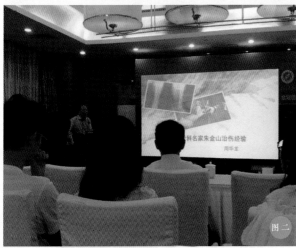

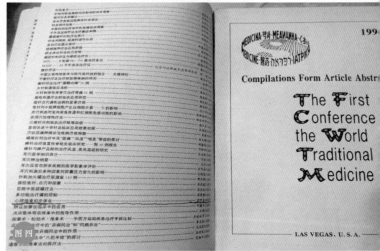

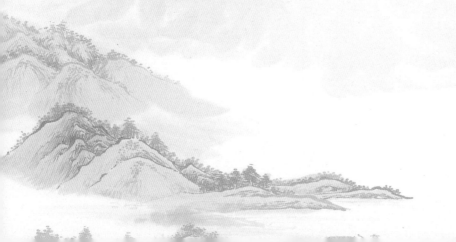

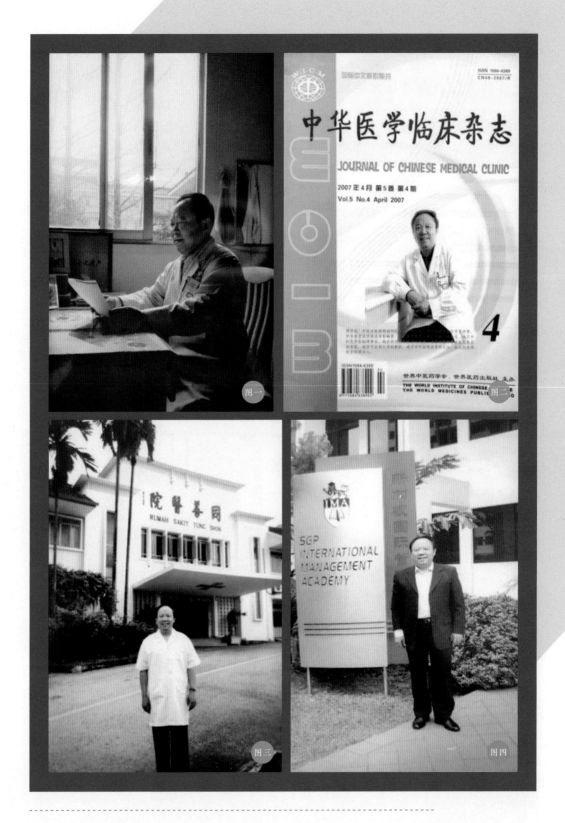

图一　周华龙主任学习经典

图二　周华龙主任当选《中华医学临床杂志》封面人物

图三　周华龙主任在马来西亚同善医院专家门诊工作留影

图四　周华龙主任在新加坡高级研修班期间留影

图一　周华龙主任诊疗中

图二　周伟主任为患者拔火罐中

图三、图四　传承人周伟主任诊治中

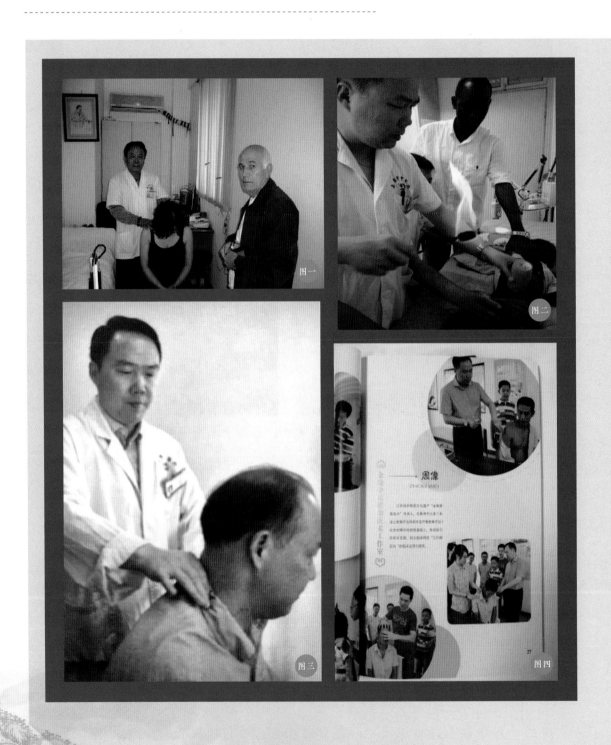

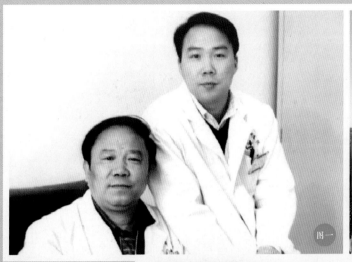

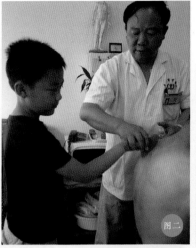

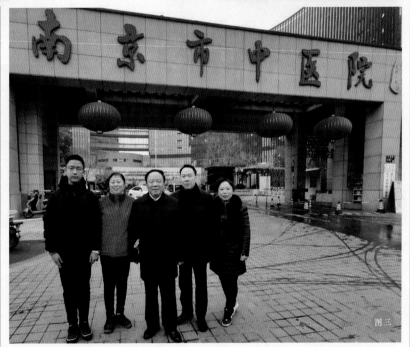

图一　周华龙主任和学术继承人周伟医生合影

图二　周华龙主任教导孙子周天彤刮痧疗法

图三　周华龙主任全家福（其夫人、儿子、儿媳都是医生）

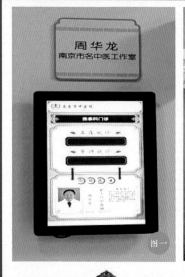

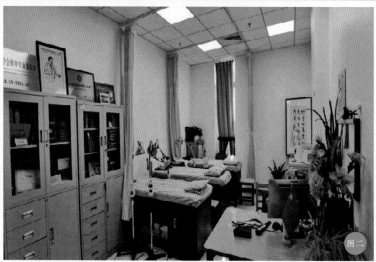

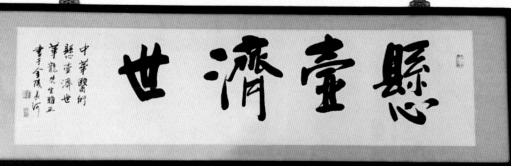

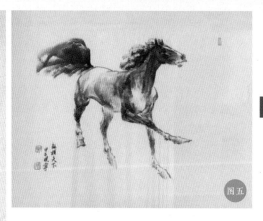

图一、图二　名中医工作室

图三　　金长和书赠"悬壶济世"

图四　　雷建功书赠"妙手回春真功夫，金陵神针周华龙"

图五　　雷晓宁画赠"骏马图"

序

　　医乃仁术，仁者爱人。古有药王孙思邈曾曰："人命至重，有贵千金"。今有逆行者，白衣执甲，出征疫地。夫医者当以救死扶伤，扶危救难为其志，虽处逆境，不坠其志，谨勉前行，不避风雨，如此可谓苍生大医。百姓之幸哉!

　　吾与周老，知交甚久，其性豪放，豁达善交，洒脱趣谈，实乃为吾之良医益友。数日前与其会于诊室，谈笑间知欲作一书，名为《金陵名家周华龙医术集锦》，观其书稿，叹其德才俱秀之仁者。

　　周华龙主任师从全国名家朱金山先生，入杏林，兢兢业业，习中医，研推拿，受益良多，不负师恩，学有所成。并发扬光大，独树"平衡推拿疗法"，不懈坚守，终被列入江苏省非物质文化遗产项目——"金陵中医推拿医术"。

　　端详其书稿，虽非杏林之人，仍感中医之博大，针灸推拿之深邃，为东方之奇葩。周老著书原由有二。其一："为往圣继绝学"。针灸推拿之习承，古有师徒相授，今有院校教育，绝技而不绝，传承至千秋，实甚兴哉! 其二：为后世传承发扬光大。针灸推拿，历经千年，治病疗疾，功在千秋。周老真乃为接炬传薪之行者，解民众顽疾之痛，助中医事业踵事增华。每念于此，无不欣然慰藉，故作序以荐之。

人类非物质文化遗产《古琴艺术》金陵派国家级代表性传承人

桂世民

2020 年 12 月 28 日

前言

　　南京自古人文荟萃，中医药文化源远流长，为金陵医脉传承之地，名医辈出，"金陵中医推拿医术"就是其中一颗璀璨明珠。 本书主要介绍"金陵中医推拿医术"流派特色和周华龙主任四十余年临床和教学的宝贵经验，旨在积极继承并发扬朱金山老先生和周华龙主任等前辈们宝贵的医术经验，做好江苏省级非物质文化遗产项目"金陵中医推拿医术"的保护和传承工作，同时也为后继者们提供一个"为往圣继绝学"的方法和途径，故撰写《金陵名家周华龙医术集锦》一书。

　　本书中的内容均出自周华龙主任的手稿，现汇编为书中的六大篇章，篇篇皆有特色。 如特色手法篇："四应六法""三通法""三个联系""三个特点"和"平衡推拿法"等特色。 医疗经验篇：周老开创的"平衡推拿法"治疗各个系统疾病的特色和经验，不仅包含了推拿常见病的治疗，同时周老还在临床上探索了推拿治疗的"禁区"，例如推拿治疗高血压、推拿在急痛症中的应用、推拿在疑难杂症中的运用等。 临床教学篇：不仅包含了周老对学生"传道授业"式的专业技术指导经验，更有周老"授之以渔"引导和启发式的教学方法。 尤其周老注重培养学生的"悟"等。 报告纪要篇：介绍周华龙主任多年来在国内外重要会议或者重要活动的讲话和工作感悟为主。 非遗传承篇："金陵中医推拿医术"流派目前在南京市中医院的关心和支持下，在省、市、区各级政府和有关部门的保护下历经三代人的传承发扬，由秦淮区非物质文化遗产发展为南京市和江苏省级非物质文化遗产项目，充分体现了对传统中医药文化的保护和重视。 验案轶闻篇：此篇中的验案真实可靠，病案部分皆原封不动摘选周老的笔记。 其病历记载和写作风格较为活泼生动、故事性很强，注重还原当时整个诊治的情景或者部分重要细节和相关的趣闻轶事。

　　我们作为中医的后辈，须有着继承前辈们绝技的责任感，更要有着"兴灭继绝"的使命感和自豪感。 本书在编著过程中得到江苏省、南京市、秦淮区政府和相关部门的大力支持，特别是南京市中医院各级领导、东南大学出版社和周华龙主任诸多朋友的关心和帮助，书法家徐伟法大师为本书题写书名，人类非物质文化遗产《古琴艺术》金陵派国家级代表性继承人桂世民先生为本书作序，程宽医生和韩小玉医生为本书进行大量文字和编辑校正工作，蔡敬医生和张煜医生也为本书的修校做了大量工作。 在此一并致以真心的感谢! 书中的内容皆是周老的临床经验和体会的总结，因编者水平有限，如有不当之处，敬请广大同仁们予以批评指正。

编者

2020.12.26

目录

01／特色手法篇

02/ 医疗经验篇

03 临床教学篇

04 报告纪要篇

05 非遗传承篇

06 / 周老病案轶闻

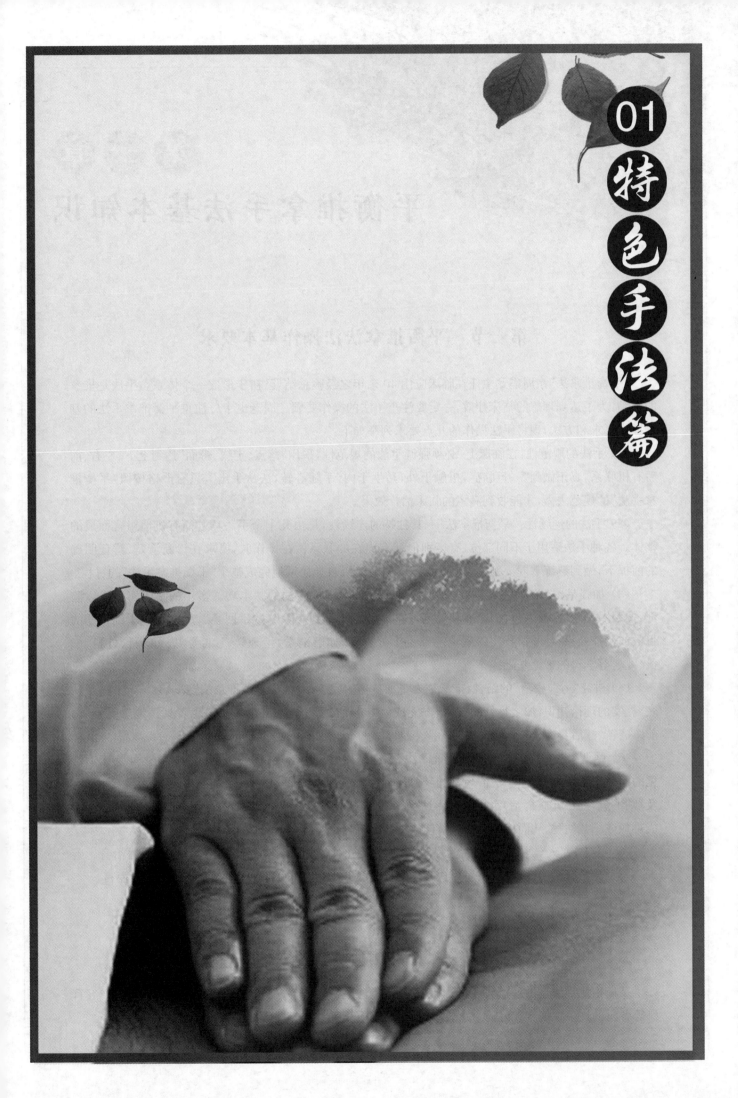

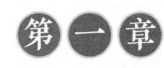

平衡推拿手法基本知识

第一节　平衡推拿法法操作基本要求

"平衡推拿法"系周华龙主任在临床应用40余年之经验总结，已初步形成一个体系。手法是推拿的精髓，为了达到理想的临床疗效，一定要注重手法的操作要领。周老也十分注重平衡推拿手法的基本操作要求和方法，现将手法操作的几点要求列举如下：

（1）手法的规范性：在临床上，必须强调手法的规范性，采用"落点、走线、带面"达到上下、左右、前后有机联系，真正做到"一旦临症，机触于外，巧生于内，手随心转，法从手出"，只有严格按照"平衡推拿手法"的规范去做，才能收到满意的临床治疗效果。

（2）手法的连续性："平衡推拿法"有其独特的连续性，是由几十个手法巧妙而有机地组合而成的整体。各种手法适用于不同部位，有区别但又有内在的联系。在操作时，要求在诊断清楚、辨证明确的前提下，做到熟练掌握要领、得心应手及环环相扣，以自如协调地完成整个"平衡推拿手法"的过程。

（3）加强基本功的练习：强调医者掌握的基本功和理论手法的基本功。多年的临床实践可以验证：按照"平衡推拿法"实行的标准和规范，就可以做到"手到病除""妙手回春"；反之则达不到预期的目的或治疗效果。同时，扎实的理论基础也十分重要，如解剖学、生理学、诊断学以及内科、外科、妇科、儿科等学科的理论基础。

（4）讲究"力"与"巧"的结合：推拿是力量加技巧的完美结合。"平衡推拿法"要求有一定的医学功底、扎实的理论知识，加之良好的技巧，方能成就"点石成金"的功夫，也才能使患者真正地感受到"诊前感痛苦、疗后身心松"。

（5）强调手法的恰到好处："平衡推拿法"不论是保健还是治疗，都要注意恰到好处。如临床上常见的面瘫治疗，若施行之手法恰当，就能够很快治愈；反之，若手法"太过"则会出现"倒错"，手法"不及"则不愈，如小儿腹泻治疗，手法运用适当，一般1～3次即可治愈，如手法运用不当或太过，则会造成难愈或小儿便秘，从而使患者错过最佳的治疗时机，致使贻误病情。

（6）善于治"人"，重视治"病"：治疗时，以病人为主体，纵观病人的身与心，先治心，而后治身。善于心与身相结合诊治。重视"疾病"与"人体"的相互影响，相互作用，不应把"病"与"人"独立而言。

第二节　平衡推拿手法的适用范围

平衡推拿手法是物理疗法，属于中医的外治疗法之一，它对骨伤科、内科、外科、妇科、儿科和五官科等各科的许多疾病有较好的治疗效果，适用于以下病种：

（1）骨伤科：各种扭挫伤、关节脱位、腰肌劳损、胸胁岔气、腰椎间盘突出症、颈椎病、风湿性关节炎、漏肩风以及骨折后遗症等运动系统疾病。

（2）内科：感冒、咳嗽、胃脘痛（胃痛）、头痛、失眠、胃下垂、肺气肿、胆囊炎、高血压病、心绞痛、糖尿病等多系统内科疾病。

（3）外科：乳痈初期、手术后肠粘连等。

（4）妇科：痛经、闭经、月经不调、盆腔炎等。

（5）儿科：发热、咳嗽、腹泻、呕吐、疳积、痢疾、便秘、尿闭、夜啼、遗尿、惊风、百日咳、小儿肌性斜颈等。

（6）五官科：咽喉痛、鼻炎、近视眼等。

第三节　平衡推拿手法的禁忌证

临床上的任何疗法都不能够"治百病"，都有其局限性和禁忌证，平衡推拿手法亦是如此，现将平衡推拿法的禁忌证初步系统整理如下：

（1）诊断尚不明确的急性脊椎损伤，伴有脊髓损伤症状者。

（2）急性软组织损伤早期肿胀和瘀血严重者。

（3）某些传染性疾病如急性肝炎、结核病、艾滋病等。

（4）严重的心肺疾病及身体极度衰弱，不能耐受推拿者。

（5）各种恶性肿瘤。

（6）有出血倾向或血液病患者，如白血病、再生障碍性贫血、血友病等。

（7）手法部位有皮肤破损或皮肤病者，如烧伤、烫伤、各种溃疡性皮肤病等。

（8）未愈合的骨折、脱位在固定期等，局部不宜推拿。

（6）孕妇及产后恶露未净者，不宜在腹部和腰骶部推拿。

（10）有精神病疾患，不能和医生合作者。

（11）外伤出血及各种出血症，如便血、尿血等。

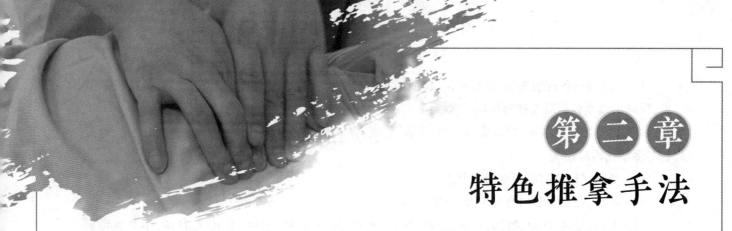

第二章 特色推拿手法

第一节　四应六法

"四应六法"是已故金陵推拿大师朱金山先生在几十年的临床中,博览群书、博采众方,并结合自己的临床实践,随着疾病的千变万化及患者所表现的不同情况,独创的一种推拿指导思想,使得推拿医生在临床中,将手法和疾病有机地相应联系起来,环环相扣,联贯为用。

一、"四应"

(1)应症状:即医者在临床治疗时,首先针对患者的症状所在、病因所属而采用的治疗方法。

(2)应部位:即医者在临床治疗时,要分析和掌握疾病所出现的部位,并根据不同部位采用不同的手法。

(3)应经络:即医者在临床治疗时,按中医的理论,辨别疾病所属经络,选择性采用治疗方法。

(4)应穴位:即医者在临床治疗时,针对出现的病情,选择性地采用相应经络、部位的穴位。

以上方法,医者在临床治疗中,一是要在疾病千变万化的过程中,随着患者所出现的不同病症,恰当地运用"四应"的方法指导临床。

二、"六法"

(1)直接法:临床治疗时,根据病情需要,医者用双手在患处直接采用不同的推拿手法进行治疗的一种方法。通常多用于腰腿痛、落枕、漏肩风、头痛、网球肘、关节扭伤、疝气等病症。

(2)间接法:即医者在推拿时不直接在患者的病痛处,而是在患处所属脏腑的经络以及肌肉的起止点上施行各种手法,或在离患处较远的部位施以手法治疗。一般多用于急性腰痛、重症落枕、急性胃脘痛、局部肌肉重度痉挛以及不能接受直接法推拿者,尤如"四总穴歌"的治疗方法。

(3)相对法:又称"平衡法"。即医者以轻而柔和的手法,对称性地落点、走线、带面的治疗方法。通常治疗面神经瘫痪的中后期及久病、重病后体虚的患者。

(4)强弱法:即医者在推拿操作中,根据病情的需要,采用强而重或弱而轻的手法进行治疗,通过强弱的方法治疗而达到平衡。主要适用于面神经瘫痪、半身不遂等症。

(5)诱导法:医者用柔和轻慢的手法操作,把患者的思维意识诱导到医者所操作的部位和穴位上,使患者大脑产生一种似睡非睡的精神状态,以达到引意治病的目的。在临床上多用于治疗失眠、眩晕、高血压、神经衰弱等症。

(6)补泻法:病有虚实、治有补泻,虚则补之,实则泻之。在推拿治疗中常以向心性手法为补,轻手法为补,而离心性手法及重手法为泻。在治疗外伤血肿时,朱老认为局部肿胀明显,由肿胀的中心向四周推拿为泻,局部按之缺血,血不养经时,由四周向中心推拿为补。故临床上补法常用于气血不足所致的一些虚证,泻法常用于治疗一些实热肿胀性的实证。

第二节 推拿的"三通法"

根据祖国医学的理论体系,在临床中有多种疾病是由于脏腑受阻不通,经络痹阻不通,气血瘀滞不通而造成,故用"通"法可达到治疗的目的。多年来,我们在临床中运用"三通法"的推拿手法,治愈或改善了许多的常见病、多发病以及一些疑难杂病,现归纳如下,以作引玉之砖。

一、"三通法"的指导思想

"三通法"即用手法达到:通脏腑、通经络、通气血。推拿是运用各种不同的手法,有选择地作用于人体,以通达脏腑、疏通经络、流畅气血,使阴阳相对平衡,从而调理机体功能,防治疾病。早在《素问·血气形志篇》中就指出:"形数惊恐,经络不通,病生于不仁,治之以按摩醪药。"这说明很早以前的医家们就得知很多疾病属经络不通,而内联脏腑,在《灵枢·海论篇》中又指出:"经络是内属脏腑,外络肢节。"故肢体损伤后,会导致不同程度的经络、气血阻滞,因而脏腑、经络、气血三者皆是相辅相成的,由此可见,"三通法"运用于临床具有一定的价值,并有一定的效果。以"通"为第一要义,采用手法治疗可以达到通脏腑、通气血、通经络的目的,因为六腑以通为用,腑不通则脏受阻,气为血之帅,血为气之母,气血运行,气滞血亦滞,且经络受阻,则气血周流不畅。所以,通过推拿手法行经络、点穴位、带腠理,无不着眼于"通",来调节脏腑、经络、营卫、气血的生理功能,促使病理状态向正常生理状态转化。

二、"三通法"的临床应用

祖国医学的整体观认为:脏腑、经络、气血在生理上相互依存,相互促进。在病理机制上可以相互影响,相互转变,《素问·调经论》中曰:"五脏之道,皆出于经隧,以行气血,血气不和,百病乃变化而生。"这段话意思是人体气血失调、营卫不和,可导致多种疾病的产生。气血通过经络行至周身,经络内属脏腑,外络肢节,沟通和联系人体的脏腑、组织、器官、孔窍、皮毛、筋骨等,使人体的各部功能保持相对的协调平衡。在临床中运用"三通法"不但可治愈和改善多种运动系统的疾病,而且能治愈和改善多种消化系统、循环系统、神经系统的疾病。

第三节 平衡推拿八法

推拿疗法是祖国医学的重要组成部分,由于它具有简便、易行、速效的特点,一直深受广大患者的欢迎。推拿手法是推拿疗法的精髓,是检验临床疗效的直接和重要标准之一。

近代著名推拿、正骨专家朱金山先生勤奋研究,创立了"四应六法"等推拿手法,并将武术结合手法应用于临床,在全国形成一个流派,在国内外同行中享有较高声誉。

周华龙主任在朱老手法的基础上,潜心研究,独创了平衡推拿八法,并广泛应用于临床,治愈了大量的内、妇、儿、伤科患者和诸多疑难杂症,现将其手法及应用介绍如下。

一、头部的啄法

【形态】患者取坐位或仰卧位,医者取立位或坐位,用单手五指指尖或双手十指指尖弯曲并拢呈鸟喙状在施术部位进行反复啄击,形同梅花针敲叩。要求力量因人、因病而异,由轻渐重,循序渐进。且各部用力不同,不宜用猛力,以患者能够接受而辨证施治。

【部位】头部和脊柱。

【作用与功效】头部可以逐瘀通络,开窍醒脑,行气活血。脊柱部能够通督整脊,振奋阳气,调理脏腑。

【主治】血管、神经性头痛,眩晕,中风后遗症,帕金森病,小脑萎缩,脑瘫,失眠等症。

二、面部的牵正法

【形态】患者通常取仰卧位或端坐位,医者取坐位或立位均可,医者用左或右手拇指或中指牵住患侧的特定施术部位,右或左手施以各种不同的手法进行操作或左右手交替。以施牵正,达到平衡目的。

【部位】多用于面部。通常先配用平衡擦法施之。

【作用与功效】牵引矫正,以达平衡。

【主治】面神经瘫痪。

三、咽喉部的合喉法

【形态】患者通常取仰卧位,医者拇指、食指和中指分别从咽喉部的两边夹住喉结,通过腕关节上下抖动带动喉结运动,要求速度快而力量均匀。

【部位】咽喉部。

【作用与功效】活血行气,清利咽喉,促进局部的血液循环。

【主治】急性失音,急、慢性咽喉炎。

四、颈部的端提法

【形态】患者取坐位,医者侧立于其背后,用左手掌心贴于前额,右手五指分别置于颈后两侧风池穴部(拇指在左侧,其余四指在右侧)向上进行端提,并点揉风池穴及风府穴,力量不宜过重。颈椎有器质性病变时禁用。

【部位】颈部。

【作用与功效】松弛颈椎,滑利关节,减轻颈椎间盘的压迫,改善神经根和血管的压迫症状。

【主治】颈椎疾病。

五、腹部的三抖法

1. 点抖法

【形态】患者通常取仰卧位,医者手掌弯曲呈弓形,用中指、食指、无名指尖端着力于患者的体表,通过腕关节有频率地上下抖动来达到施术和治疗目的。要求速度快而力量均匀、柔和,并有深透内部的感觉。

【部位】腹部。

【作用与功效】疏通经络,行气活血,内动脏腑。增强脏腑功能,调节脏腑平衡。

【主治】胃肠系统相关病变、便秘、肠易激综合征、小儿肠系膜淋巴结炎、痛经等多系统疾病。

2. 按抖法

【形态】患者取仰卧位,医者用右手掌贴按于施术部位,通过上肢做一定频率的上下快速抖动,以上臂之力带动手部运动达到施术与治疗目的。

【部位】腹部。

【功用】温中散寒,活血化瘀,行气消积。

【主治】便秘、胃肠功能紊乱、消化不良,痛经、盆腔炎、阳痿、前列腺炎等多系统疾病。

3. 环形抖法

【形态】患者取仰卧位,医者的手掌卷曲呈半圆形,施术从掌根开始到小鱼际,再到小指、无名指、中指、食指、大拇指,最后到大鱼际,又回到掌根,如此反复,呈圆环形抖动反复操作。

【部位】腹部。

【功用】调理脏腑,消积导滞,行气活血,化瘀止痛。

【主治】便秘、消化不良、腹部手术后肠粘连、腹痛、腹泻、不完全性肠梗阻、痛经、盆腔炎、前列腺炎、阳痿等。

六、脊柱部的通督法

1. 五指撒揉(五指通督法)

【形态】患者通常取俯卧位,医者五指撒开,以手指螺纹面为着力点,以脊柱为中心,平衡性地按一定施力方向,自上而下进行揉动。要求五指柔和而有力、深透而均匀。

【部位】督脉及两侧。

【作用与功效】疏通督脉,平衡脏腑。

【治疗】脊柱及脊柱相关性疾病,脑瘫。

2. 疏经揉法(疏经通督法)

【形态】患者取俯卧位,医者用拇指、食指、中指尖端为着力点,分别在脊柱或脊柱两侧,以督脉、足太阳膀胱经、华佗夹脊为主自上而下平衡连续性地揉动。要求力量均匀,两侧、上下平衡。

【部位】督脉、膀胱经、华佗夹脊。

【作用与功效】疏经活络,调理阴阳,平衡脏腑。

【主治】脊柱与脊柱相关疾病,相关脏腑疾病。

七、腰腿部的三滚法

1. 撵滚法

【形态】患者通常取卧位,医者微握拳,以掌指关节为着力点,贴附于施术部位,以0.5寸的距离向前滚动。要求动作均匀协调,轻重适宜。

【部位】背腰及四肢部。

【作用与功效】疏经活血,通经止痛,缓解痉挛。

【主治】风寒湿痹证,腰腿痛、腰椎间盘突出症、下肢运动系统疾病等。

2. 滑滚法

【形态】患者取俯卧位,医者以小鱼际为着力点,贴附于体表,以2寸的距离向前滚动。

【部位】下肢部。

【作用与功效】疏经活络,行气活血,滑利关节,促进和改善血液循环。

【主治】风寒湿痹证,腰腿痛、腰椎间盘突出症、下肢运动神经系统疾患等。

3. 吸定㨰法

【形态】患者取俯卧位,医者以四指和掌指关节尖端置于患者的某个部位或压痛点上,有节奏地进行㨰动。要求㨰动时,手法吸定的部位须紧贴体表,不能晃动。

【部位】腰及上肢部。

【作用与功效】温经散寒,疏调经络,活血化瘀止痛。

【主治】腰椎间盘突出症、梨状肌综合征、坐骨神经痛、臀上皮神经炎、上肢运动系统疾患等。

八、四肢部的挤捏法

1. 挤法

【形态】患者取坐位或卧位均可,医者分别将左右手拇指、余四指分开,以手指指腹为着力点,自上而下或自下而上辨证施治进行挤捏施术。

【部位】上、下肢部。

【作用与功效】引血下行,引火归原,疏经通络,行气止痛,活血化瘀。

【主治】肢体麻木酸痛,血脉不和,以及高血压、失眠等症。

2. 捏法

(1) 捏穴法

【形态】医者用手指指端捏按住患者某一穴位或痛点处,以有酸胀感为度。

【部位】四肢部的主要腧穴。

【作用与功效】行气止痛。

【主治】常见痛症、高血压、失眠等症以及运用于临床急救。

(2) 捏经络法

【形态】患者取仰卧位或坐位,医者以手指指腹捏住肢体的有关经络部位,沿着其循行方向边捏边行。

【部位】常对称运用于四肢部的手、足阴阳经络部位。

【作用与功效】疏经活络,温经散寒,理气止痛,调节、平衡阴阳。

【主治】经络相关疾病。

第四节　五经推拿法

"五经推拿法"即医者用各种特定的手法在患者督脉、膀胱经、华佗夹脊的五条经脉上自上而下有选择性地进行推拿操作,通过手法作用产生的良性刺激从而达到治疗某些疾病的一种疗法。周老通过40余年的临床观察及研究发现,五经推拿法具有独到之处,它不但具有治疗疾病的作用,而且具有强身、保健、增强机体免疫功能的特有作用。

一、"五经推拿法"的理论指导

周老在多年的临床实践中悟出"推、拿、揉、挤、捏,手法在经穴"的道理,祖国医学理论认为:五经分布于脊柱及脊柱两侧,而脊柱处于督脉与足太阳膀胱经的循行双侧通道之上。督脉是统率全身阳气的经脉,自下而上贯通人体四肢百骸,起着调节人体气血阴阳的重要作用,而五脏六腑相关的背俞穴都分布在足太阳膀胱经上。《灵枢·经脉篇》中写道：督脉的经脉，从尾骨尖的长强穴分出，沿脊柱两旁上循颈项，散布头上，下行的络脉，延至肩胛骨，向左右分别行于足太阳膀胱经，入内贯脊柱两旁的肌肉，故督脉能总运背部经气，另手足三阳经脉均与督脉交合于大椎，所以督脉还总督一身之阳，为阳脉之海。而现代医学则认为脊柱椎管内外，有丰富的静脉丛与脑、胸腔、腹腔、盆腔脏器的静脉丛直接、间接相互交通，脊柱内外还有丰富的淋巴管和动脉，是脊柱的营养循环结构。从神经生理角度看，脊神经同脑神经一起构成周围神经系统，它们又各有传入神经和传出神经。脊髓还对机体内部器官的功能起着重要的调节作用。另外，美国医生佩尔默(Danicl Davia Palmer)在1555年用旋推棘突复位的方法，治愈聋哑病人和心脏病人，然后，他依据大量的临床实例，提出了系统的按脊疗法的理论，他认为脊柱是人体的控制器，一旦大脑和躯干之间"精神冲动"的正常传导出现障碍，则可以导致多种疾病，他用"按脊疗法"治疗疾病多达几十种。由此可见"五经推拿法"及类似的手法治疗早已广泛运用在临床之中。

二、"五经推拿法"的手法运用

通过十多年的潜心研究、探索、观察，并经过反复筛选，在五经推拿时我们常采用以下几种手法。

1. 掌根揉法

【形态】医者用手掌大鱼际或掌根部吸定于五经的一定部位或穴位上，腕部放松。前臂做主动摆动，要求贴紧肌肤，压而不重。

【部位】五经部的上、下。

2. 疏经揉法

【形态】医者用右手拇指、食指、中指分别置于脊柱两侧，螺纹面为着力点，自上而下经循行部位连续揉动腧穴部，用力稍重，反复施术3~5遍。

【部位】五经部的上、下。

3. 振颤法

【形态】医者用右手的掌心置于患者的脊柱部，自上而下或自下而上进行有节奏的颤动。要求有内力运至两上肢，要频频颤动。

【部位】脊柱部。

4. 指尖揉法

【形态】医者用右手的食指、中指、无名指、小指四指的指尖部着力于脊柱两侧做刺激性的揉动，用力应适中，揉动时可自下而上或自上而下。（注：双手同时采用称八指尖揉法，刺激量较大）

【部位】脊柱两侧。

5. 双龙回旋法

【形态】医者用双手大拇指螺纹面为着力点，在脊柱两侧呈回旋形，沿督脉循行部位来回做揉推样动作。要求手法柔和，往返协调。

【部位】脊柱部。

第五节　武术推拿法

周老的导师朱金山先生不仅是一名推拿、骨科大师，更是一位武术家。朱老根据多年临床实践的应用和探索，将武术与推拿紧密结合，确证武术在正骨、推拿中的应用有独到之处。在几十年的临床治疗中将武术方法与推拿手法结合,确有良效。现将武术推拿归纳为抓、打、按、拿、点、踢、背、抖、伸、屈、提、拉十二个大法,分述如下:

1. 抓法

医者用手快速抓住患者某处肌肉或大筋或神经敏感点,使患处有酸胀得气之感后并立即放松。作用:松肌活络,调和气血,缓解肌肉痉挛。亦可用于急救。临床上用抓法治疗消化系统和运动系统疾病。

2. 打法

医者以手掌或掌根、虚掌在患处或肢体上打、拍,以使其局部微红为度。作用:健肌肤,透毛孔,松腠理。故有"拍打健肌皮"之说。多用于腰骶部和下肢部。我们在临床上常用打法治疗股外侧皮神经炎和腰部扭伤。

3. 按法

医者以指或掌,在患者某一穴位或部位上,施行一定的压力。作用:宣散气血,消肿止痛。

4. 拿法

医者以拇指及其余四指(三指、二指均可)置于患者的某筋肌部位,将筋肌夹紧,使有酸胀舒适之感,然后上提。作用:疏经活络,故称"拿而疏其经"。

5. 点法

医者以手指点住患者某穴位,使有酸胀之感。作用:调和血络。

6. 踢法

医者用足背或足尖,运用相应的力量,踢患者某穴位或经络敏感点和肌肉丰满处。作用:通散气血。

7. 背法

医者以背部对患者背部,用两手反挟患者两腋窝,将患者背起,使其身体自然反曲,并嘱全身放松。作用:滑利关节,松弛脊柱。

8. 抖法

医者用双手抓住或握住上肢的腕部或下肢踝部,用力将上肢或下肢拉直抖动,用力不宜过猛(也可用于拉抖法,为复合手法)。作用:疏通经络,行气活血,滑利关节,松弛腰椎关节。

9. 伸法

医者将患者四肢向外拔伸。作用:滑利关节,松弛经络肌肉。

10. 屈法

与伸法相反,医者一手抓住患者踝关节或腕关节,使膝或肘关节内屈。作用:疏松肌腱,滑利关节。伸而不能屈者多用。

11. 提法

医者把患者某处的肌肉或经筋抓起上提,使之酸胀为度。作用:松肌腱,疏经络,通气血。

12. 拉法

医者抓住患者的上肢或下肢,稍用力拉伸。作用:能活利四肢关节,将缩短的经筋拉长伸直,屈而不能伸者多用(常与抖法合用,为拉抖法),多用于腰椎间盘突出症等。

【按】以上十二法的手法,一般用力较重,故在临床中只适用于身体强壮者,而对于体质虚弱及年迈之人多不宜运用,以免发生不良后果。同时在施行各种武术推拿手法时,也应注意刚中有柔,而不宜过于猛悍。

第六节　平衡推拿手法的三个联系

在推拿的临床操作中,点、线、面是直接运用临床的关键之一。我们常对某种疾病采用落点、走线、带面的治疗方法。所谓点者,是指身体某部位的一点而言,通常指穴位,其有着固定的意思,穴位称穴道,《黄帝内经》中"名气穴"或"俞",俞有输注之含义。《针灸甲乙经》又名"孔穴",穴有空隙的意思,为人体脏腑经络气血输注出入的处所。它通过经络与脏腑密切相关,可反映各脏腑生理或病理的变化,也可通过各种刺激以调整各脏腑机能达到治疗的效果。穴位分经穴和经外奇穴两大类。此外,没有固定位置,随病痛处和压痛点而取的称阿是穴。因此,我们通常用点与症状相联系。线者,是指这一点到那一点之间的连线,具有连贯相通的意思,通常指经络。经络乃人体气血的通道,包括经脉和络脉两部分,其中直行干线称经脉,由经脉分出网络全身各部位的分支称络脉。《灵枢·经脉篇》中曰:"经脉十二者,伏行分肉之间,深而不见……诸脉之浮而常见者,皆络脉也。"通过经络系统的联系,人体内外、脏腑、肢节形成一个有机的整体。另外,经络又分经别和经脉。经别是经脉另行别出而循行在身体较深部的分支。《灵枢·经别篇》中:"十二经脉,有各自的经别,合称十二经别,其循行方式,自正经经脉分出,经躯干脏腑、头项等处,最后仍归于正经经脉中,在循行过程中,六阳经的经别复注入原来的阳经,六阴经的经别则注入与其表里相合的阳经,其作用主要是加强表里两经在躯体深部的联系,并能通达某些正经未能循行的器官与形体部位,以补其不足。"经脉是气血运行的主要通道,是经络系统中直行的主要干线。《灵枢·海论篇》中曰:"……经脉者,内属于腑脏,外络于肢节。"分为十二经脉和奇经八脉两大部分。故在临床上我们用线与脏腑联系。面是指某一部位的面积而言,有着整体观点之意,通常面属腠理,腠理即泛指皮肤、肌肉、脏腑的纹理及皮肤、肌肉间隙交接处的结缔组织。分皮腠、肌腠、粗理、小理等,是渗泄体液流通气血的门户,有抗御外邪内侵的功能。《素问·阴阳应象大论篇》:"清阳发腠理",《金匮要略·脏腑经先后病脉症》:"腠者,是皮肤脏腑之纹理也"。由此可见,在临床上用面与整体相联系,由此自然而然地形成一个有机的整体。现将临床实践中运用手法的三个联系整理如下,以抛引玉之砖。

一、点与症状相联系

点系指穴位,也就是在临床治疗时应首先辨明症状所在、原因所属,随即采用点揉穴位,解除或改善症状的治疗方法。通常采用局部联系、上下联系、左右联系、前后联系的四种方法进行操作。

1. 局部联系法

病痛的前、中后期均有一系列的症状出现,不论是前期轻度症状反应或是中期的激烈症状反应,还是后期的恢复症状反应,都会出现这样或那样的感觉。这就是最早、最初级阶段的治疗方法——局部治疗,即以点穴的方法在出现症状的部位上进行手法推拿,也就是常人所称的痛点治疗法,亦称"以痛为腧",运用起来方法简便,随心应手。

2. 上下联系法

即症在上取之下的穴位,或症在下取之上的穴位。如高血压病人所见的症状主要是头痛头晕、面部烘热,我们即采用点揉太冲等穴,很快可使血压下降;另外,在临床上治疗急性腰扭伤或急性踝关节扭伤等痛症时,采用点揉外关穴及合谷穴,可收到一定的治疗效果。

3. 左右联系法

即症状出现在左而手法操作取之右,或症状出现在右而手法操作取之左。如:面神经瘫痪,左侧面部瘫痪反应症状在右侧,我们就用强而重的手法在右侧进行手法治疗,而右侧面部瘫痪反应症状在左侧,我们就用强而重的手法在左侧进行治疗,反之,瘫痪一侧则用轻而弱的手法治疗,经临床观察,效果满意。

4. 前后联系法

也就是身体前面出现症状即在后背进行推拿治疗的方法。如胃痛等消化系统的疾病,表现的主要症状在前面,而治疗可以直接在背部的脾、胃俞等穴推拿,可以收到很好的效果。另外,冠心病的病人出现心绞痛等痛症时,采用点揉左侧的天宗穴,效果也很满意。以上四种方法不是一成不变的,而需要我们灵活运用,取长补短。

二、线与脏腑相联系

线即指经络,经络对人体内外、表里、上下、左右各方面都起着重要的联系作用,故人体内存在着"经络系统"之说。经络有主干和分支,内部连属于脏腑、外部分布于五官七窍、四肢百骸、网络全身、运行气血,周流体内与体表,故《灵枢·海论篇》中曰:"夫十二经脉者,内属于腑脏,外络于支节……"由此可见,人体的经络与脏腑密不可分,而且联成一个有机的整体。通常我们分为部位联系法、表里联系法、补泻联系法三种。

1. 按部位联系法

就是本部位出现病痛,采用与本部位有联系的经络进行治疗。诚如"宁失其穴,勿失其经",古人曾曰:"脾胃之经行于腹;肝胆之经行于肋;脑为髓海;督脉为阳经之海"。我们遵循古人的经验,指导临床,进行联系,如胃脘痛,通常采用摩腹为主,配以循经取穴:足三里、三阴交,这样有机地联系起来,症状即能缓解。又如:急慢性腹泻的患者,采用推摩腹部及挤捏脾胃之经相结合时,病痛很快减轻。

2. 按表里联系法

就是通过经络的联系,使脏腑之间互为表里,也就是通常所说的心与小肠,肺与大肠,脾与胃,肾与膀胱等,在临床治疗疾病时,采用腑病与脏相联系,脏病与腑相联系的思路。如我们在临床上治疗便秘之疾时,它的主要病痛在腑,手法治疗拟疏通腑气,兼以宣通肺气,操作时手在胸部的中府、云门,腹部的大横、天枢等穴进行推揉等手法,使脏腑之气得以通畅,效果满意。

3. 按补泻联系法

病有虚实、治有补泻,虚则补之,实则泻之。手法的补泻一般分为:向心推为补,离心推为泻,又分轻手法为补,重手法为泻。如我们在临床上治疗高血压病时,据临床观察,初、中期的高血压多为实证,以面红、苔黄、大便秘结等肝火亢盛、气不通为特点,治以平肝潜阳,泻热通腑;再如慢性久泻、五更泻等多为脾肾阳虚,我们以温补脾肾之法按摩与导引治疗,效果十分满意。

三、面与整体相联系

祖国医学认为人体内部脏腑组织之间、人体与外界环境之间,都是互相联系、互相影响的。机体任何局部的病变都是和其他部分以及和外界环境相互联系的,从而建立了指导临床医疗实践的整体观念。人体是一个有机的整体,人体是由脏腑、经络、皮毛、肌肉、筋骨、精髓、气血津液等组成的一个整体。且脏腑与脏腑之间,脏腑与各组织器官之间的关系,不论从生理、病理都可以体现出来,现以局部与整体联系法,全面与整体联系法来说明面与整体相联系的推拿方法。

1. 局部与整体联系法

局部与整体联系法,就是在推拿手法治疗时,以局部病痛将治疗的整体有机地联系起来,如我们临床常用清肝法治疗肝阳上亢的高血压,又如清头目、安神的方法治疗心神不宁的失眠症,再如擦涌泉穴的方法治疗肾虚火旺以滋养肾阴而降虚火等,这些方法的操作,都是局部与整体相联系,经临床观察,效果满意。

2. 全面与整体联系

就是在推拿手法治疗时,在全身各部位采用各种不同的手法操作,这样自然地将整体联系起来,达到阴阳平衡、脏腑疏通、气血调和、疾病所愈。如我们在临床治疗久病体弱的患者时,采用全面的平衡手法,将轻而柔和全身手法施以机体,使得机体平衡。

以上简述的是推拿手法的三个联系,手法的联系点、线、面,在临床操作中有形或无形地有机联系在一起,通常以落点、走线、带面为治疗方法,由此而真正做到以整体观念、辨证施治为治疗原则,使得推拿更广泛而扎实地运用于临床之中。

第七节　平衡推拿手法的三个特点

推拿疗法是祖国医学的重要组成部分,中医共有13科,推拿是其中的一科,古代谓之按摩、按蹻。它的特点是:简、便、验、廉。推拿是依靠医者的双手,根据不同的病情,运用各种不同的手法,有选择地作用于人体,进行被动性的手法刺激,引起局部和全身反应,使经络疏通,营卫调和,气血流畅,阴阳相对平衡,从而调整机体功能,消除病理因素,以达到防病治病的目的。

祖国医学早在《黄帝内经》《诸病源候论》《医宗金鉴》等著作中,对推拿疗法治病的原理就有阐述,并明确指出,推拿疗法具有调节阴阳、疏通经络、开达郁闭、宣通气血、活血散瘀、消肿止痛、通利关节、强壮筋骨等作用。推拿治疗各种疾病,关键的是手法的运用,要想达到理想的疗效,除了对疾病作出正确的诊断和辨证施治外,还靠熟练掌握各种手法及适当运用,现将我们临床推拿手法的三个特点,浅述如下。

推拿手法的三个特点,即形态、部位、作用。所谓形态是指医者推拿时的手法形状、模样;部位是指医者在推拿手法运用的位置;作用是指医者在推拿时手法的功能。这三个特点在临床上是相辅相成的,现以全身手法的形态、部位、作用来说明之。

一、胸腹部手法的形态、部位、作用

通常患者仰卧位,医者坐于其右侧,以右手五指(拇指在右侧,四指在左侧,在胸部的中府、云门、膻中、期门、章门等穴处进行五指推揉,几穴反复施术,时间为2分钟,紧接着用拇指推或四指梳肋法

在胁肋部进行推拿,医者拇指在右侧胁肋部,其余四指在左侧胁肋部,两侧胁肋交替施术2～3分钟;继则手法下移腹部,以右手拇指晃推法,自上腹部开始,继则在神阙、大横、天枢、气海、关元穴晃推,几穴轮流反复进行,时间为2分钟;然后用四指摩推,以肚脐为中心,反复摩推10～20次;而后用右手食指、中指、无名指并拢在肚脐周围进行点抖数次。据病情选择性地灵活运用掌摩、抓提推、点抖、按抖、球形抖、撒抖、合抖等。

推拿胸、腹部的作用:推拿胸部可宽胸理气,宣肺平喘,清咽开喉,并能增强心肺功能,主要治疗冠心病、高血压、支气管炎、支气管哮喘;推拿胁肋部可舒肝解郁、行气止痛,古人曰"肝胆之经行于肋",通常治疗慢性肝、胆疾病。腹部推拿可作用于腹内脏器,古人亦曰"脾胃之经行于腹"。尤其是胃肠和肝脾,推拿能促进其血液循环,刺激胃肠和肠系膜上的神经感受器,在中枢神经系统的调节下,引来迷走神经兴奋,促进胃肠平滑肌收缩,使其蠕动加强,同时也可促进胃液、胆汁、胰液和小肠液的分泌,增强胃对食物的消化以及小肠对食物的消化和吸收作用。

实践已证明,推拿腹部对胃肠的运动和分泌功能有明显的调节作用,可以使运动和分泌功能减弱者变强,过强者可变为正常,又可通过神经反射等调节,使交感神经兴奋,使其运动和分泌功能维持正常。故推腹对胃内食物郁积、胃溃疡、十二指肠球部溃疡、胃肠神经官能症、便秘、神经性腹泻、黏液性结肠炎以及结肠功能紊乱、慢性腹泻等症有一定的效果,推拿腹部还可以治疗泌尿、生殖系统疾病。

二、腰背部推拿的形态、部位、作用

患者俯卧位,医者立于左侧,先用右手五指在患者背部采用五指撒揉,自背部揉至腰部,反复推揉5分钟,然后采用擦法,分别选用撑擦、滑擦、吸定擦,自背部的大椎穴推至腰部的骶髂关节上缘,交替地更换手法,反复施术5分钟,并用右手指点揉天宗穴,反复3～5次。推拿腰、背部的作用:腰为肾之府,乃肾脏所居,藏精、生髓,系先天之本,左侧为肾,右为命门,喜温而恶寒,故在临床上采用掌根揉、点按、撑擦、滑擦、吸定擦等在腰部进行手法治疗,具有祛风渗湿、温通经络、益肾固精、补益命门的作用。现代医学认为:推拿腰部既可使局部皮肤里丰富的毛细血管扩张,促进血液循环,改善营养,加速代谢产物的清除,又可刺激感觉神经末梢,产生对神经的刺激,故有利于病损组织的修复。因此,推拿腰部,不但能治疗运动系统之疾,而且能防治生殖、泌尿系统之疾。

三、四肢推拿的形态、部位、作用

四肢推拿在临床上通常分为上肢、下肢推拿法。上肢的推拿法:患者取坐位,通常采用双手挤捏法,分别在手三阴、手三阳上自肩关节向下进行挤捏至手腕部。肩关节周围通常采用局部点穴和按揉、摇肩等法进行治疗;肘、腕关节采用点揉、屈伸法为主治疗,反复交替进行,时间为15～20分钟。下肢推拿法:患者取卧位,医者取坐位或者站位,通常采用双手挤捏法、擦法、点揉法等在下肢的足三阴、三阳经上交替地挤捏,反复2～3次后用撑擦法自下肢上端后侧(髋关节)至足跟部;前侧至胫骨前缘(足三里穴)处进行施术。

四肢为手三阴、手三阳、足三阴、足三阳经脉循行之路,因此,推拿四肢不但可以直接治疗四肢部的疾病,更重要的是通过经络的传导作用,治愈很多内脏疾病。

四、头颈部的推拿形态、部位、作用

患者坐位,医者对立位。头颈部的推拿,首先是自头部开始采用单抱推、双抱推。方法是单抱推单手进行,医者以右手五指分开呈八字形,先以四指指腹螺纹面着力,自右侧太阳穴经颈部推至风池,再自风池推至肩井穴,往返3～5次,左侧以左手用同样的方法进行;双抱推是双手进行,系医者以双

手拇指分别在前额(右手拇指在左侧,左手拇指在右侧)进行,自前额经太阳穴,然后用双手掌根,自前额推经颈部至风池,往返3～5次,手法适中。颈部治疗方法:患者坐位,医者立于左侧面,左手掌心置于患者前额,右手分别用食指、中指、无名指进行点揉、拿揉、抹颈椎,反复交替施术5次。

推拿头、颈部的作用:头、颈的推拿在治疗中占一定的作用。头为诸阳之会,内藏神明,为清空之脏,乃百脉所通,颈项系十二经络汇聚之所,通过各种手法可使百脉调和,并清利头目,镇静安神,平肝潜阳,因此推拿头颈在临床上能治疗高血压、冠心病、三叉神经痛、面瘫、偏头痛、鼻炎、眩晕、失眠、颈椎综合征、感冒等症。

五、手足部推拿的形态、部位、作用

手、足部我们通常采用梳法、点穴法、捻法为主。其方法是医者以左手握住患者的手或足,用右手拇指的偏峰或螺纹面的偏侧,在相应治疗部位的手背、足背上进行梳推,反复交替施术,再以点法在手足的穴位上进行点揉,几穴轮流交替点揉,再用医者的右手拇指、食指抓住患者的十个指头交替地捻转,反复操作3～5遍。足部增添按涌泉,通常是患者俯卧,医者用掌心紧贴于涌泉穴进行搓擦20次,使它温热。

推拿手、足部的作用:手法可使手足的气血调和,十指灵敏,有助于经络畅通,主要治疗手足瘫痪后遗症,足心(涌泉)乃少阴肾经穴,是浊气下降的地方,所以擦涌泉可导引肾脏虚火及上身浊气下降,并能清肝明目等。

另外,手法要准确、标准,要有规范,如我们在临床所常用的滚法,就分擤滚、滑滚、吸定滚法,这三法源属滚法,但其名称不同,形态也明显不同。擤滚是以手指关节着于体表,以5分至1寸的距离来回滚动,其要求手法强而有力,重而不板;滑滚则是用小鱼际着于体表,以5寸～8寸的距离来回动,要求速度快,而吸定滚是以四指和掌指关节尖端置于患者某个穴位上或压痛点上,有节奏地进行滚动。

综上所述,同是一个滚法,其形态的区别十分明显,因此,推拿医者施术手法运用的前提,首先是形态,其次是手法所用的部位。在历代的中医文献中,有关推拿手法的记载十分丰富,我们在临床上常用的大手法有二十二个,其中包括六十多个小手法,因此,各个手法运用在各个治疗部位,治疗部位的准确与否,也直接关系到疗效问题,头部有头部的手法,面部有面部的手法,腹与腰部的手法又不一样。又如我们在临床常用的推法,有十一种之分,其名称不同,所用的治疗部位也就不同,拇指推拿法则用于头面、肩背、胸腹及掌面、四肢、跖面部;晃推、摩推、抓提推、推带法,主要用于腹部;掌推、鱼际推、肘推、膝拱推法则主要用于腰背的督脉和膀胱经;而抱推、环形推法则用于头部和上下肢、臀部等部位。并且所用的部位不同则主治的疾病也就不同,早在《素问·刺要论篇》中就指出:"病有浮沉,刺有浅深,各至其理,无过其道。"意思是病有表里内外之别,针刺治疗疾病时应注意部位的浅与深。其理也同于推拿,因手法轻重的刺激不同,其产生的力所能刺激到的部位深浅亦不相同。手法轻,刺激部位浅;手法重,刺激部位就深。

故在临床上各个手法适用于各个不同的部位,并有其不同的功用,前人早就认为向心性的手法为补,离心性的手法为泻;轻手法为补,重手法为泻;强而快的手法可使神经、肌肉引起兴奋,轻而缓慢的手法可使神经、肌肉发生抑制。

综上所述,推拿手法的三个特点,是指导临床的宗旨。再者,推拿疗法与中医其他治法一样,以辨证施治为原则,以脏腑、经络、整体观念为出发点,疗效的优劣,关键在于手法,作为一个临床推拿医生,掌握一定的医学基础理论,熟悉有关诊断方法,固属必要;然而刻苦学习和熟练掌握各种手法则尤为重要。

第八节　其他特色手法

一、头颈部手法

1. 抱推法

【形态】医者用一手固定患者头部,另一手的手指或手掌自太阳到风池推动往返数次,要求有力、渗透且重而不滞,轻而不浮。

【部位】主要用于头部。

【主治】头痛、眩晕、神经衰弱等症效果较好。

2. 双运太阳法

【形态】患者取坐位或仰卧位,医者以双手中指或者拇指指腹着力于患者左右太阳穴,轻而缓和呈圆形而运动之,反复操作,用力不宜过重,以免损伤皮肤。

【部位】双侧太阳穴。

【作用】疏风止痛,清热安神,聪耳明目,滋阴潜阳。

【主治】外感头痛,头晕目眩,目赤肿痛,面神经麻痹,三叉神经痛等。

3. 分阴阳法

【形态】患者取坐位或仰卧位,医者以双手拇指或大鱼际螺纹面放于患者前额正中分别向左右两侧分推,左为阳,右为阴,故谓分阴阳法。操作时双手着力轻而不浮,实而不滞,顺序分推,以皮肤潮红为宜,此法用于头部,着力从印堂至太阳,循督脉逐渐上移分推至神庭往左右头维顺序分推,可调整阴阳,达到平衡。

【部位】前额部。

【作用】疏风解表,醒脑明目,镇静安神,调和阴阳,行气止痛,通经活络。

【主治】头痛头晕,高血压症,中风不语,口角歪斜,小儿惊风,神经衰弱,健忘失眠。

4. 平衡双眉法

【形态】患者取正坐位或仰卧位,医者以双手拇指偏峰或余四指着力于眉内侧始,循眉弓过鱼腰至眉梢丝竹空止,反复推而抹至。此法主要用于双眉部位,行于眉弓毛发之中,顺行平抹数次。

【部位】双眉部。

【作用】滋阴潜阳,养血安神,醒脑明目,活络止痛,镇静止痉。

【主治】外感发热,惊风,前额疼痛,偏正头痛及流泪、视物不清、目赤肿痛等相关眼疾。

5. 双指开听宫

【形态】患者取坐位,医者立于患者背后或正前方,以双手食指螺纹面分别着力于患者两侧的听宫穴,同时相对点按,听宫穴位于小肠经耳门与听会间,操作时用双手对点,点而吸定,按而散之,由浅入深,由表及里,逐渐施力。此法是专用手法,可配合用于全身按摩。

【部位】耳屏前方。

【作用】通耳开窍,散热止痛,通经活络,调和阴阳。

【主治】耳鸣,耳聋,眩晕,面瘫,三叉神经痛,外耳道炎,中耳炎,龈痛。

6. 合喉法

【形态】 患者取正坐位或仰卧位,头稍后仰显露喉结部,医者以拇指、食指、中指三指轻轻拿住喉结左右(外金津、外玉液),两侧对合拿揉,并做上下揉动,点而揉捻,点则按之,揉而动之,捻则旋转,此法以轻柔似空中戏珠。

【部位】 喉结部。

【作用】 清热利咽,活血化瘀,理气松肌,消肿止痛,温经散寒。

【主治】 流涎,口腔炎,咽喉疼痛,声音嘶哑,中风不语等。

7. 摇头捋颈法

【形态】 患者取正坐位,医者立于患者背后,双手分别以拇指挑起,余四指伸直,拇指置于患者左右两侧枕后,食指于左右两侧下颔颌(患者耳垂对准医者虎口),双手协作,引导头部晃动、旋转,使颈项充分放松。再以双手拇指向前推之,使之头部前倾。然后以双手食指向上扬之,使头部后仰。同时将拇指相对着力合拢,提端,使颈项充分牵引(患者以双肘尖置于患者肩窝部,以加大牵引的持续力及对抗力),持续1分钟左右,轻轻松脱。再以双手拇指向下捋之,顺颈项,循足少阳胆经,对称下捋至肩井穴。

【部位】 颈项部。

【功效】 通经活络,滑利关节,活血化瘀,缓解痉挛。

【主治】 颈肩综合征,颈椎病,颈项扭伤,高血压症。

8. 双拉耳垂法

【形态】 患者取正坐位或仰卧位,医者双手分别以拇指与食指指腹合力于患者两侧耳垂,着力揪捻3～5次。此外,还可根据临床辨证的需要,掐按耳垂及耳周周边穴位以增加疗效,此法疗效显著,多用于治疗气血阻滞的病症。

【部位】 双耳。

【作用】 通肾气,补肾阳,降气力,通九窍,通气血,调经络,止疼痛。

【主治】 口、眼、鼻病,颜面肌肉痉挛,三叉神经痛,面瘫,神经衰弱。

9. 双揉风池法

【形态】 患者取正坐位,医者立于患者背后,医者左手扶住患者前额,右手拇指置于左侧风池穴,其余四指置于右侧风池穴,对称充分平衡拿揉双侧风池穴,用力均匀,拇指相对着力合拢,提端。

【作用】 通经活络,滑利关节,活血化瘀,缓解痉挛。

【主治】 颈肩综合征,颈椎病,颈椎扭伤,高血压症。

10. 牵颈旋转法

【形态】 患者取坐位或仰卧位,医者立于患者头端一侧,一手托扶颈项,另一手扶颔下,双手配合,使头部左右摇晃,渐渐牵引转动(以患者自身体重作为牵引对抗物),以扶颈手决定旋转时机和方向、角度,并用食指确定棘突的位置等,当局部确实放松及确定旋转的方向后,以巧力寸劲儿使颈项过中旋转,医者在牵颈旋转时精力要集中,以扶颈项手确定旋转的时机,双手密切配合,手法方能成功。

【部位】 颈部。

【作用】 通经活络,滑利关节,松弛肌筋。

【主治】 颈椎扭伤,颈椎小关节紊乱,颈椎增生,颈椎劳损,颈肩综合征。

11. 平衡啄头法

【形态】 患者取端坐位或仰卧位,医者用双手十指指尖为着力点,双手同时用力,沿太阳经啄至颞部,反复3~5分钟,在四神聪穴双侧对称反复3~5分钟;再以双手十指啄印堂穴3~5分钟,用力可循序渐进,不宜猛力。

【部位】头部。

【作用】醒脑开窍,安神。

【主治】失眠,头痛,中风后遗症。

二、四肢部推拿手法

1. 顺指摇臂法

【形态】医者以一手扶患者肩,另一手捏患者指,依次顺序抖动而摇臂,称为顺指摇臂法。患者正坐,医者充分揉拿患者双上肢后,立于患者的一侧,一手扶患者肩,另一手握患者指端,依次顺序晃而摇转,使臂随之摇动。可顺时针摇,也可逆时针摇,范围由小到大。临床以扶肩之手确定旋转的范围、程度,并保持肩关节及发挥摇臂,抖指时固定,对抗作用。此法主要与其他推拿手法配合使用,临床多用于推拿时收势法。

【注意事项】操作时,切忌乱抖、乱摇、扯伸无度,确保肩关节在正常生理活动范围内充分摇动。

【部位】双肩关节。

【作用】滑利关节,通经活络,放松肌筋,活血止痛,解除疲劳。

【主治】肩背酸痛,肩臂症,颈椎病,肩周炎,肩关节扭伤,双臂劳损。

2. 双手揉肩法

【形态】医者双手掌指略屈曲,用力抱于患者一侧肩峰,交替揉动,行如揉球,故称为双手揉肩法。患者取正坐位,医者立于患者一侧,一手置于患肩前侧,另一手置于患肩后侧。双手略屈,一前一后,将肩夹于两掌之中,一上一下地交替旋转揉动,然后双手与肩峰贴紧揉动三角肌,最后以两手大鱼际置前后肩窝处施力挤合而收势。此法用于肩部,着力均匀持续,以肩部微热感为宜。

【部位】双侧肩部。

【作用】濡养肌筋,活血通络,平衡阴阳,温经散寒,通利关节,消除肿胀。

【主治】肩关节扭伤,肩关节周围炎,肩关节僵硬,中风后遗症等。

3. 双手点肩法

【形态】双手拇指端分别于肩关节前后凹处,同时着力相对点按,因双拇指相对,形似双龙,故也称双龙点肩法。患者取正坐位,医者立于患肩侧,使局部肌肉充分放松后,双手拇指端分别于肩关节前后凹窝处,同时着力相对点按,由轻而重,由表及里。

【部位】肩部。

【作用】祛风行气,通经络,止疼痛,解痉挛,除粘连。

【主治】肩关节周围炎,肩背疼痛,肢体瘫痪,中风后遗症。

4. 拿揉手三阳法

【形态】患者通常取端坐位或仰卧位,医者以一手握患者腕屈侧,另一手自肩外侧循手三阳经经筋顺序揉拿至腕部,往返数次,重复揉拿,不可斜行,避免间断,持续着力,均匀和缓,柔而不浮,重而不滞,揉于肌筋,拿于皮肉,此法多配合全身平衡推拿的手法运用。

【部位】上肢外侧。

【作用】疏通经筋,活血散瘀,软坚散结,止痛消肿。

【主治】肢体挛缩,肿胀,肌肉关节无力,肩臂疼痛、运动障碍以及颈椎病引起的肩背疼痛、麻木等。

5. 拿揉手三阴法

【形态】患者取正坐位或仰卧位,医者以一手握患腕背侧,另一手从一侧腋下内侧,循手三阴经经筋顺序揉拿至腕部,不可斜行,避免间断,持续着力,均匀和缓,柔而不浮,重而不滞,揉于肌筋,拿于皮肉,此法多配合全身平衡推拿的手法运用。

【部位】上肢内侧。

【作用】疏通经筋,通达气血,强筋壮骨,濡养肌筋,活血散瘀,软坚散结,止痛消肿等。

【主治】上肢肌肉与关节无力、挛缩、肿胀、麻木所致的运动障碍,颈椎病引起的肩背疼痛,风寒湿痹等。

6. 推运股外法

【形态】患者取仰卧位,医者先以双手疏拿,捏揉股外侧,然后沉肩、垂肘,用掌根与患者股外侧贴实,自上而下或自下而上地反复推运,股外侧肌肉丰厚,需施用适当压力,持续推、缓慢运。此法主要用于股外侧,常与其他手法配合使用,操作中不宜搓、擦,也不宜忽快忽慢,跳跃不定。

【部位】股外侧。

【作用】疏通经脉,调和气血,祛瘀行滞,温通经络,理气行血。

【主治】下肢麻木,外感风寒、肌肉酸痛,双腿沉重,风寒湿痹。

7. 提拿足三阳法

【形态】患者取仰卧位,医者以双手拇指与余四指相对合力(拇指尽力与余四指分开以增加提拿范围),着力于股外侧,循足三阳经经筋顺序提拿至外踝、足背,往返3~5次。此法主要配合全身按摩使用。

【部位】下肢外侧。

【作用】疏经通络,宣通气血,活血化瘀,消肿止痛。

【主治】气逆头痛,颈项强痛,关节无力,肌肉萎缩,腰腿疼痛,胸胁疼痛,风湿痹痛。经痛,催产,引产,妇女带下,男性睾丸炎,下肢瘫痪,小儿麻痹后遗症,肠风下血,腰肌疼痛,大小便难。

8. 提拿足三阴法

【形态】患者取仰卧位,医者以双手拇指和余四指相对合力,着力于双下肢的内侧足三阴之经筋,顺序提拿至内踝,往返3~5次。此法主要在配合全身按摩时运用。

【部位】下肢内侧。

【作用】疏通经络,松弛肌筋,活血止痛,祛风散寒,解除痉挛,活血化瘀,软坚散结,消肿止痛,通调气血。

【主治】腰腿疼痛,下肢疲劳,肢体不遂,肌筋挛缩,肌肉麻木。

9. 搓揉涌泉法

【形态】患者通常取俯卧位,医者一手固定患足,另一手掌心或大鱼际着力于患者足掌涌泉穴搓而揉之,或左旋搓运揉动,或右旋搓运而动。从趾往足心搓运揉动为补,从足心向趾搓运揉动为泻。此法有补泻作用,可用于急救,一般多与其他按摩手法配合使用。

【部位】两脚部。

【作用】回阳救逆,通经活络,开窍醒神,调和气血。

【主治】休克,巅顶痛,神志昏迷,烦躁不安,中风不语,口眼歪斜,癫痫,痫病,脑后疼痛,失眠,下肢瘫痪。

三、背腰部推拿手法

1. 双滚五经法

【形态】患者取正坐位或俯卧位,医者松肩,垂肘,悬腕,双手略屈曲,用掌背侧及小鱼际于肩背部,一屈一伸地反复滚动,可双手同时对滚动,也可以双手交替滚动。操作时需滚而自如,动而不滞,摇而不浮,不推不按,边滚边移,移而有序。

【部位】项背夹脊及肩背部。

【作用】温经活络,疏松肌筋,活血止痛,调和气血,疏散风邪。

【主治】肩背综合征,肩背酸痛,肩背劳损,慢性呼吸、消化、循环系统疾病。

2. 提拿夹脊法

【形态】患者取俯卧位,医者以单手或双手拇指和食指对合用力于脊柱两旁,连贯拿揉提捏,边移边提,边提边拿。一般自上而下为补,自下而上或自右向左为泻。

【部位】夹脊部。

【作用】疏通经络,通调脏腑,调和气血,平衡阴阳,壮水制火,滋阴清热。

【主治】发热,惊风,夜啼,腹泻,呕吐,腰背酸痛,神经衰弱。

【按语】提拿夹脊法是挤压类手法中以指掌着力于患者夹脊部的手法之一,本法临床常被经络脏腑按摩流派用于通调脏腑,伤科按摩流派用于缓解肌筋,儿科按摩流派用于散热定惊等。

3. 搓运夹脊法

【形态】患者取俯卧位,医者单手或双手交叉重叠用掌根或用掌指关节贴于夹脊部(自上而下为补,自下而上为泻)或背正中(自上而下为补,自下而上为泻)顺序搓而运之。自着力始,带领搓运过程不可间断,无论补泻均从正中开始,即小搓运法(以补为例),自长强搓运至大椎向左运转往大杼穴,循足太阳膀胱经至会阳穴;如泻法则反之,以局部潮红、微热、略汗为宜。

【部位】脊柱部。

【作用】理气和血,解郁除闷,温经散寒。

【主治】伤风感冒,胸胁胀满,腰背酸痛,身热发闷,心烦意乱,肝郁不适。

【按语】搓运夹脊法是摩擦类、推荡类手法中以掌或掌根着力于夹脊的手法之一。本法有搓法和运法的双重作用,多循经而行,常作为全身按摩的配合手法运用,很少单独使用,临床伤科按摩流派用其舒展肌筋,经络脏腑按摩流派用其调和气血等,在补泻上各家流派各有不同讲解,不宜强求统一。

4. 双龙点肾法

【形态】患者取俯卧位,医者双手拇指伸直,余指微屈,以拇指端分别置于左右肾俞穴,同时着力对点并略向上斜点而合之(双拇指横于腰部,相对如龙),肾俞位于命门旁开1.5寸,双侧肾俞相距3寸,以连续对点3次为宜。点按后以局部酸胀为宜,此法主要用于腰痛病人,尤其是肾虚腰痛者。

【部位】腰部。

【作用】调补肾气,强腰壮肾,聪耳明目,壮阳坚固。

【主治】腰肌劳损,肾虚腰痛,腰背酸痛,肾炎,肾绞痛。

5. 拿揉腰肌法

【形态】患者取俯卧位,医者以单手或双手拇指与余四指(将拇指与四指尽力分开,拇指在脊椎的左侧或右侧,余四指在脊椎的右侧或左侧)指腹对合,着力于腰背肌,一松一紧,一揉一拿地反复操作。此法主要用于腰背部,以指与指的对合力循两侧腧穴揉拿,如肥胖者则应施以跳跃揉拿法,动作连贯而不可间断,并保持对称。

【部位】腰背竖棘肌。

【作用】通经活络,活血散瘀,消肿止痛,舒筋活血,驱散风邪,消除疲劳,增进肌力。

【主治】腰背肌劳损,腰扭伤,椎间盘突出。

6. 搓揉八髎法

【形态】以手指指腹或掌面着力于骶尾部之八髎穴,搓而揉之,再以指端于长强点而揉之,称为搓揉八髎法。患者取俯卧位,医者以四指指腹或掌面着力骶尾八髎搓而揉之,揉而运之(搓而运之,左旋为补,右旋为泻),待患者自感局部灼热,腹部温暖时,再以拇指指腹于长强穴点面揉之(点而旋转,左旋为补,右旋为泻),此法多用于下腰肌少腹病症,因八髎位于腰骶部,属足太阳膀胱经,长强则位于督脉所循部位,关系密切,主诸阳,调肠腑,故而合用。

【部位】腰骶部(孕妇禁用此法)。

【作用】调和气血,疏通经络,祛风散寒,清利下焦,补肾壮腰。

【主治】腰骶关节病,坐骨神经痛。

7. 推按腰背法

【形态】患者取俯卧位,医者沉肩、伸臂,将双手交叉横置于脊椎两侧(左手横置右侧,右手横置左侧,掌根朝内,指端向外)同时反方向用力推而按之,边推边移动,推以横行,按以移行,从上至下,顺序推按,同时医者可加用自身前倾贯力以增加其疗效。

【部位】腰背及脊柱两旁。

【作用】通经活络,开导闭塞,镇痛化瘀,调和营卫,理气和血,清热发汗,祛风散寒,通调五脏六腑。

【主治】腰肌劳损,前列腺肥大,腰椎间盘突出等症。

8. 双点天宗法

【形态】患者取正坐位,医者立于患者背后,先以双手分别疏揉肩背部,再将双手拇指伸直与余四指对合分别拿患侧肩井,以放松局部,最后以双手拇指端吸定左右肩胛正中之天宗穴,同时着力施于点压,点要准确,按要持续,由浅入深,由表及里。

【部位】肩背部。

【作用】通经活络,开窍止痛,消肿散瘀,通调气血,聪耳止聋,镇静安神,通利肌筋。

【主治】腰背酸痛,冠心病,心绞痛,肌肉酸痛麻木,中风偏瘫,乳痈,眩晕,项强。

9. 五指撒揉法

【形态】医者五指散开,以指面着于患者背部揉动。要求五指用力均匀。

【部位】腰背部多用。

【作用】疏经通络,活血化瘀。

【主治】软组织相关病变。

10. 疏经揉法

【形态】医者用拇指、食指、中指分别沿着患者督脉和膀胱经循行部连续揉动。要求力量平衡。

【部位】自大椎肺俞至八髎、长强。

【主治】相关脏腑病变。

四、胸腹部推拿手法

1. 开胸顺气法

【形态】患者取仰卧位,医者双手五指略分开,形似梳状,以双手指螺纹面为着力点,从胸正中向胁侧分别顺循左右胁肋部分疏,双手对称,着力和缓。

【部位】胸肋部。

【作用】疏通经络,开胸顺气,疏肝解郁,宣肺宽胸。

【主治】胸胁郁闷,肋间神经痛,挫闪岔气,心痛,两胁胀痛。

2. 双点章门法

【形态】患者取仰卧位,医者双手拇指伸直,余指屈曲,将拇指分别置于患者上腹部左右章门同时对点,用力由轻渐重,循序渐进,不应用力过猛,点按3~5分钟。

【部位】胸部。

【作用】调和阴阳,疏调肠腑,鼓动肝气,升提胃气,理气消滞,疏经活络,活血止痛,理气疏肝,止咳定喘。

【主治】腹痛,消化不良,胸胁胀满,咳喘,失眠。

【按语】双点章门法属于按摩推拿手法中挤压类及补益类,是以双手拇指着力于左右章门的手法之一。章门穴位于第十一浮肋前段稍下方,具有鼓动肝气、升提胃气功效,双拇对点可疏经活络,补益脾胃。本法临床常被经络脏腑按摩流派用于通调肠胃,伤科按摩流派用于散瘀通络,指针按摩流派用于消肿止痛等。

3. 补泻神阙法

【形态】以拇指指腹或掌心于腹部正中神阙做左旋转或右旋转揉之,左旋揉为补,右旋揉为泻,合称为补泻神阙法。患者取仰卧位,医者用单手或双手在腹部充分按摩后,根据辨证论治的原则,用拇指指腹或掌心在神阙穴施用旋揉。此法可配合全身按摩使用,亦可单独使用。

【部位】肚脐(神阙穴)。

【作用】温阳固脱,健脾益胃,温经散寒,和中补虚,消积散结。

【主治】腹中虚冷、泻痢不止,水肿臌胀,腹痛绕脐,脱肛,风痫,呕吐,腹泻。

4. 推运胃脘法

【形态】双手从剑突下到幽门,循胃脘推而运之,称为推运胃脘法。患者取仰卧位,医者沉肩,垂肘悬腕,以单手小鱼际及掌根或双手重叠交叉,从剑突下到幽门,循胃脘呈钩形推而运之,称为钩形推运法,操作中以掌缘旋而转之,反复施术。

【部位】此法用于胃脘部,亦可用于腹部的其他部位。

【作用】健脾和胃,消食导滞,活血止痛,化痰利水,解郁散结,舒肝止痛,理气和中。

【主治】消化不良,胃炎,呃逆(膈肌痉挛),胸背疼痛,吞酸嘈杂,食欲不振,脘腹胀痛。

5. 晃推法

【形态】医者用拇指偏峰着力于治疗部位,其余四指散开,借助四指及手腕晃动之力带动拇指向前运动,往返0.5~1寸。要求松肩垂肘,运动自如。

【部位】腹部,任脉循行部。

【主治】消化系统、泌尿系统、生殖系统相关疾病。

6. 抓提推法

【形态】医者五指同时散开,手腕摆动,呈连续螺旋形,并做先抓后提的运动。

【部位】腹部。

【主治】脾胃不和,消化不良,气血虚弱等症。

五、多部位推拿手法

1. 三抖法

(1) 点抖法:医者右手食指、中指、无名指呈"弓"状,用食指、中指和无名指的内劲,腕关节灵活地随着局部肌肉的弹动而上下抖动。要求速度快而均匀,并有渗透内部之感。部位:多用于腹部。主治内脏功能虚弱、脾胃不健,并可作为诊断腹部胀满属于水疾、气体或食积等辅助之用。

(2) 按抖法:医者以手掌为着力点在腹部或腰部,以内动之劲,使手腕抖动,产生力量。部位:腹部、腰部。主治脾胃不健、肾亏腰痛等。

(3) 环形抖法:医者以手掌呈半圆形,从掌根开始到小鱼际,再到小指、无名指、中指、食指、大拇指,最后到大鱼际,又回到掌根,如此反复,呈圆球形的抖动。部位:腹部多用。主治脾胃虚弱、运化失司者。

2. 三滚法

(1) 搓滚法:医者微握拳,以掌指关节着力于体表,以0.5～1寸的距离向前滚动。要求手法强而有力,重而不振。部位:腰部及经络循行部位。

(2) 滑滚法:医者用小鱼际着力于体表,以3～5寸的距离向前滚动,要求速度较快。部位:腰背、四肢多用此法。

(3) 吸定滚法:医者以小指和掌关节尖端置于患者的某个穴位上或压痛点上,有节奏地进行滚动。部位:多用于腰、腿部的穴位上或痛点。

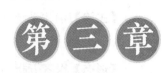

第三章

不同部位的推拿手法

第一节　头面部平衡推拿法

一、头面部平衡推拿法的特点

头面部是人体的"首脑机关"。脑藏于颅腔内,上至天灵盖,下至风府穴,并经项后之髓孔与脊椎相连接。

根据中医学的观点,脑不但与脊髓直接相通,而且与全身之髓有着密切的关系,故《内经》认为,"诸髓者,皆属于脑"。由此可见,头面部的平衡推拿不仅可以治疗头面部疾病,而且对全身相关的器官都有一定的保健作用。

现代研究证明,人体的各项生理活动,各组织器官的生理功能均有赖于大脑的神经系统支配和调节。神经系统功能紊乱时,它所支配的器官功能活动就会出现障碍。推拿就是以手法刺激神经末梢感受器,促进神经调节功能的恢复。通过头面部的推拿,还可以改善脑部血液循环,提高大脑的摄氧量,起到健脑安神、聪耳明目、增强记忆、健身强体、美容护肤的作用。头面部平衡推拿能改善营养供给,调节内分泌,增强免疫功能,还能提高面部肌肉的工作能力和耐力,并能使肌肉中闭塞的毛细血管开放,增加血流量,防止肌肉萎缩。

头面部平衡推拿还是护肤美容的有效方法之一,可促进局部血液循环和新陈代谢,增强组织和细胞的活力,使皮肤光彩润泽,富有柔感和弹性,如能长期坚持推拿,可有效维护皮肤的青春状态,减缓松弛和皱纹,减少皮下脂肪的堆积,推迟皮肤衰老的进程。

二、头面部平衡推拿的适应证

轻、中度发热,普通感冒(风寒型、风热型、暑湿型)及流行性感冒,由各种原因引起的头痛(如风寒型头痛、风热型头痛、丛集性头痛、血管性头痛、紧张性头痛、偏头痛等),各种类型的眩晕、失眠、神经衰弱,高血压、中风等心脑血管疾病,三叉神经痛、面瘫、面肌抽搐、单侧面部萎缩等神经肌肉病变。

此外,还有眼科疾病,如近视、斜视、弱视、目赤肿痛、上睑下垂等;耳鼻科疾病,如耳聋、耳鸣、鼻塞、鼻干燥、慢性鼻炎等;口腔科疾病,如牙痛、咽喉肿痛、急喉风、慢性咽炎等;皮肤科疾病,如黑眼圈、酒渣鼻、头发枯黄、少白发、黄褐斑、皱纹、面部冻疮等。

三、头面部平衡推拿的基本手法

基本手法是指以手或肢体其他部位,按照各种特定的规范和技巧在体表进行操作的方法。选择合适的推拿手法并熟练运用各种手法,既可以治疗疾病,又可保健美容。头面部平衡推拿法原则上为头面部两侧对称、平衡地施以多种手法。在实际操作过程中,可以根据具体情况交替采用多种手法。通常采用双手、双侧同时进行操作。

1. 推法

医者用手指或掌等着力于患者需要治疗的部位,向前推进,有如将物件向前推动之势。此法推而行之,可疏通经络,调和气血,适用于瘀血阻滞、气血运行不畅、肝阳上亢所导致的疾病等。主治头痛、面部肌肉痉挛、面瘫等症。

(1)拇指推法:医者用拇指指腹或偏峰着力于患者肢体,向一定方向推行,着力均匀,轻重适宜。其余四指微屈,起固定作用,此法可用于头面部。

(2)五指推法:医者五指分开,自然屈曲,五指指腹着于患者头部,由前发际向后发际单方向推动,着力均匀,轻重适宜。此法亦可用于两侧额颞部,治疗神经性偏头痛等疾病。

2. 按法

用手指或手掌在患者的头面部或穴位上施以一定的压力,反复操作。此法具有止痛消肿、疏散气血的作用,故有"按而散之"之说。

(1)指按法:医者以拇指、食指、中指的偏峰或指腹在患者穴位上按之,以患者产生酸胀感为度。可用于穴位推拿,主治多种疾患,亦适合于急救时采用。

(2)掌按法:医者按住患者的头部两侧,用力对称性地按压,使患者有酸胀的感觉。主治头痛、偏头痛、高血压等病症。

3. 揉法

(1)点穴揉法:医者用拇指、食指、中指点于头面部穴位上缓缓揉动,以患者产生酸胀感为度。

(2)鱼际揉法:医者以手掌鱼际部在患者的头面部进行缓慢而有节奏的操作。

4. 掐法

用拇指指甲或拇指与食指指甲掐按穴位,称为掐法。掐法是强刺激手法之一,常用于点压穴位,为"以指代针"之法,如掐人中等。掐法具有开窍镇静、发汗退热的功效,可以治疗惊风抽搐、休克等。掐后常继用拇指揉法,以减缓不适。

(1)拇指掐法:医者使拇指的末节呈屈曲状,以屈曲指端的指甲在患者肢体的某部或穴位处用力向内斜下方掐捏。但掐的力量不宜过急、过猛,以有酸胀为度。掐后应轻揉局部,以解不适(如掐合谷穴、人中穴)。

(2)两指掐法:医者的拇指和食指指甲左右对称地选取某一部位,做用力内收动作,亦谓之掐法(如掐两侧风池穴)。

四、头面部不同部位操作手法和步骤

(一)头部推拿法

1. 头部阳明经(前额部)推拿法

(1)患者取仰卧位,医者右手拇指点揉患者印堂穴。

(2)两拇指抹推印堂部,至两侧太阳穴。

(3)两中指点揉两太阳穴。

2. 头部厥阴经(头顶部)推拿法

(1)接上法,两拇指点揉两头维穴。

（2）右拇指点揉百会穴。

（3）十指尖轻叩四神聪穴。

3. 头部少阳经（头两侧）推拿法

（1）医者左右手中指分别点揉患者两率谷穴。

（2）医者两手五指稍分开，以指尖为着力点，分别梳推患者头部两侧。自太阳穴经率谷穴，至风池穴结束。

4. 头部太阳经（枕部）推拿法

（1）患者取俯卧位或坐位，医者左手固定住患者头部，右手拇指、中指分别点揉患者左、右两风池穴。

（2）接上法，医者右手拇指点揉患者风府穴。

（3）医者拇指、中指指腹分别抹推患者左、右桥弓部。

（4）医者右手拇指点揉患者大椎穴。

【功效】提神醒脑，安神健脑，祛风行气，活血通阳；促进和改善头部血液循环，使发乌根坚，改善睡眠；治疗头痛、偏头痛。

（二）面部推拿法

面部推拿法的功效：可促进面部血液循环，促进面部新陈代谢，保持和改善面部肌肤弹性，具有抗衰老作用。

此外，还可以治疗面瘫、感冒、三叉神经痛、面肌痉挛等临床常见、多发病症。

1. 眼部推拿法

（1）患者闭目。医者两拇指点揉患者两攒竹穴、鱼腰穴、丝竹空穴。

（2）医者两拇指指腹分抹患者两眼球部眼睑。

（3）医者两中指指尖点揉患者两睛明穴。

（4）医者两拇指指腹分抹患者两眼下眶部。

（5）点揉两承泣穴。

【功效】明目退翳，促进眼肌和眼球运动，改善和治疗眼重症肌无力；加速眼部血液循环，营养视神经；治疗假性近视症、迎风流泪现象。

2. 耳部推拿法

（1）患者取仰卧位，医者左右手分别揉搓患者左、右两耳轮。

（2）根据耳穴分布有侧重地用拇指、食指点揉耳部穴位。

（3）左、右手分别轻轻向上、向外、向下牵拉患者耳轮。

（4）点揉患者的耳门、听宫、听会等穴。

（5）点揉两翳风穴。

【功效】益聪开窍，有刺激和调整听神经的功效，对防治耳鸣、耳聋、听力下降有一定作用。

3. 鼻部推拿法

（1）患者取仰卧位，医者用两手大鱼际揉患者鼻翼旁。

（2）两拇指点揉患者两迎香穴、四白穴。

（3）中指轻揉素髎穴（急救时强刺激此穴）。

【功效】祛风散寒、通鼻宣肺。可有效改善和促进鼻部血液循环，防治鼻炎；治疗鼻塞和流涕，具有双重调节作用;增强上呼吸道的抵抗力,防治感冒。

4.口齿部推拿法

(1)患者取仰卧位,医者双手掌心分别贴于患者面颊部,自下而上呈圆形揉搓,至局部皮肤微热。

(2)中指点揉患者两颊车穴、下关穴。

(3)医者两手食指、中指、无名指并拢揉推患者两面颊部。

(4)医者右手拇指点揉患者人中穴、承浆穴。

【功效】强筋坚齿,滑利下颌关节;有效改善和促进面颊部及咀嚼肌的血液循环和肌力,治疗面瘫、面肌痉挛;坚固牙齿,治疗单纯性牙痛;治疗颞颌关节功能紊乱、颞颌关节炎、颞颌关节脱位等症。

五、头面部平衡推拿法的注意事项

(1)医者在进行头部推拿时,应事先剪好指甲,并修磨圆钝。摘除手上一切有碍施术的物件,如戒指等,以免划伤患者的皮肤。操作时,双手应保持清洁和温暖。同时医者的注意力要集中,并要及时观察患者在推拿过程中的反应。

(2)头面部保健推拿对手法的要求比较严格,因此,平时要注意手法练习,掌握好基本功。

(3)各种急性病、传染病、脑部疾病及肿瘤的患者不适宜进行头面部的推拿,极度虚弱、疲乏、饥饿及饮酒者也不适宜进行头面部的推拿。

第二节 颈肩臂的平衡推拿法

一、颈肩臂的平衡推拿法的特点

随着现代生活节奏的加快和科学技术的进步,特别是电脑、网络的高度普及,人们颈肩臂的活动越来越多。在工作效率提高的同时也加重了颈肩臂的负担,加上户外活动明显减少,导致了颈肩臂各种疾病的发病率不断上升。

颈位于头、胸和上肢之间,除了颈椎之外,还有咽喉、气管、食管、血管和神经分布,可谓"咽喉要道"。肩位于颈、背及上肢之间,是人体最为复杂的关节之一。上肢与颈、肩有着十分密切的联系,故本书将其与颈、肩、臂一并讨论。

颈肩臂的平衡推拿可由医者或他人操作。颈肩臂的推拿是通过各种手法对相应穴位、经络进行刺激,可以达到调节身体阴阳平衡、预防和治疗疾病的目的。

中医认为,人体各个关节、肌肉受到外力撞击、扭转、牵拉,或因体虚、劳累等因素引起损伤,疼痛往往是最主要的症状之一。软组织损伤后,血离经络,经脉受阻,气血不畅,不通则痛。平衡推拿具有疏经活络、活血化瘀、行气导滞、消肿止痛的作用,还可以解痉缓急,松解粘连,滑利关节。临床观察和试验研究表明,通过颈肩臂的平衡推拿,可以促进血液循环,改善损伤组织的新陈代谢,解除局部的痉挛和粘连,整复撕脱的肌腱和错位的骨关节。

二、颈肩臂平衡推拿的适应证

适宜颈肩臂平衡推拿的病症主要包括急性肩颈痛、慢性肩颈痛、骨质增生等。急性肩颈痛发病急、时间短且病因明确,如扭伤、挫伤、撞伤、拉伤、挥鞭样损伤以及用力不当的搬、扛、抬、举等动作所致损伤,症状较轻时仅有充血红肿,症状严重时可有局部组织纤维断裂、小血管出血、神经损伤。急性肩颈痛治疗不及时或反复发作,可迁延为慢性肩颈痛。长期单一的固定姿势,如伏案工作、操作电脑和驾车,也可因静力性肌肉紧张而出现软组织损伤,导致慢性肩颈痛。

骨质增生是一个长期的、渐进的过程,主要发生于中老年人。各种机械的、物理的、化学的、生物的因素都可能引起骨质增生。骨质增生发展到一定的程度,就会刺激和压迫神经、肌肉,引起一系列症状,如颈椎的骨质增生发展到一定的程度,就可能对椎动脉、颈丛神经、臂丛神经产生压迫,促发颈肩痛、眩晕的症状。

三、颈肩臂平衡推拿的基本手法

平衡推拿是以手或肢体其他部位按照各种特定的规范和技巧在体表进行平衡地操作的方法。选择合适的推拿手法和熟练的运用各种推拿手法既可治疗疾病,又可保健强身。

平衡推拿的手法很多,大体上可分为推、拿、滚、按、摩、挤、捏、搓、揉等手法。

1. 推法

医者用手指或掌、肘等着力于患者需要治疗的部位,向前推进,有如将物件向前推动之势。此法推而行之,可疏经活络,活血化瘀,行气导滞,消肿止痛。适用于瘀血阻滞、气血运行不畅、四肢麻木、脾胃不和、肝阳上亢等症。

(1)拇指推法:医者用拇指指腹或偏峰着力于患者肢体,向一定方向推行,着力均匀,轻重适宜。其余四指微屈,起固定作用。此法可用于头面、肩背、胸腹、掌面、四肢等部位。

(2)掌推法:医者用掌根着力于患者肢体上,紧贴肌肤推行,但要避免用力过猛推破皮肤。一般施术3～5次。多用于腰背及四肢。在膀胱经和督脉循行部位推之,可以治疗高血压。

2. 拿法

医者将拇指及其他手指置于患者肩井部位,将颈肩肌肉夹紧提起,使患者有酸胀舒适之感。此法可疏通经络,祛风散寒,消除痉挛,缓解疼痛,亦可用于急救。

(1)三指拿法:医者以拇指、食指、中指三指夹住患者筋肌往上提,要求指尖用力,一松一紧。可用于肩井穴及上下肢各部位的筋肌,主治气滞不通及四肢麻木。

(2)满手拿法:医者以拇指和其他四指的指腹夹住肌肉向上提。手法不宜过重,以患者有酸胀感为度。可用于肩部、臀部及上下肢肌肉丰满的部位。

3. 按法

医者将手指或手掌按在患者身体的某一个部位或穴位上,并施以一定的压力,进行反复操作。此法具有止痛消肿、疏散气血的作用,故有"按而散之"之说。

(1)指按法:医者以拇指、食指、中指的偏峰或指腹在患者穴位上按之,以患者有酸胀感为度,可用于穴位按摩,主治多种疾患,亦适用于急救。

(2)掌按法:医者按住患者的局部,手心贴紧肌肤。多用于腰部、肩部、臀部及腹部的穴位,主治肌肤酸痛、麻木,脾胃不健,血络失调等。

4. 挤法

医者用两手在患者四肢上,一紧一松地向前做挤压运动。挤有排挤之意,故曰"挤而揣之"。这种自上而下或自下而上的排挤样动作,有疏经活血、引血下行、改善血液循环之功能,多用于四肢,主治肢体麻木酸痛、血络不和以及高血压病。

5. 捏法

医者在患者四肢肌表反复交替地捏动,近似于拿法,主要区别在于只捏不上提。此法可调和气血,疏经活络。

(1) 捏穴法:医者捏住患者某一穴位处,以患者有酸胀感为度。可用于足三里、合谷、曲池、内关、外关等穴。

(2) 捏经络法:医者以手捏住患者肢体的有关经络部位,沿其循行方向边捏边行。多用于治疗四肢疾患,亦用于镇痛和急救。

6. 搓法

医者以两手掌平压在患者肢体上,自上而下地来回搓动,或在原地部位进行搓动。此法多用于上肢和季肋部,具有调和气血、松肌解痉的功效。

7. 揉法

揉有研磨之解,由摩法演变而来。医者以手或肘有选择地作用于患者的肢体上,呈圆形样揉动。此法具有温经散寒、活血化瘀、消肿止痛等功效。

(1) 掌揉法:医者用掌根或掌面着力于患者肢体上,不停揉动,可吸定或移动进行。要求紧贴肌肤,压而不重。多用于肩、背、腰、臀等部位。

(2) 点穴揉法:医者用拇指、食指、中指点于穴位上,缓缓揉动,以有酸胀感为度,可用于体表各处经络和穴位。

(3) 鱼际揉法:医者将手掌鱼际部置于患者的体表和关节处,进行揉动。多用于腰背及四肢。

8. 㨰法

㨰法是由腕关节的伸屈运动和前臂的旋转运动复合而成。伸屈腕关节是以第二到第四掌指关节侧为轴来完成的;前臂的旋转运动是以手背的尺侧为轴来完成的。㨰法的吸定点是上述两轴的交点,即小指掌指关节背侧。㨰法是以肘为支点,前臂做主动摆动,带动腕关节做伸屈和前臂旋转的复合运动。此法压力大,接触面也较大,适用于肩背、腰臀及肌肉较丰厚的部位。

9. 合喉法

医者将拇指、食指和中指分别从两边拿住喉咙部,用上肢的内劲、腕关节灵活的弹动而上下抖动,要求速度快而均匀。此法具有疏通经络、行气活血的功效,可促进咽喉部的血液循环,消除炎症。

四、颈肩臂不同部位操作手法和步骤

1. 颈部推拿法

(1) 患者取坐位,医者左手食指、中指、无名指固定住患者前额部。右手拇指点揉患者风池、风府穴。

(2) 接上法,医者右手拇指自上而下揉推患者颈椎棘上、棘间、棘旁,以病变部位或痛点为重点。

(3) 抹桥弓:医者用右手拇指指腹抹患者左侧桥弓,再用右手中指指腹抹患者右侧桥弓,以局部皮肤红润为度。不可同时抹双侧桥弓(颈动脉窦),易致低血压症状。

(4) 牵引颈部:让患者坐稳于椅上,双手扶稳、固定身体。医者左手固定患者前额部,右手拇指、食指置于患者左右两风池穴。然后做前、后、左、右轻柔、缓慢地旋转、提拉。以患者接受及感觉舒适为度。

【功效】 行气疏经,祛风止痉,活血止痛,缓解痉挛,通利气机,疏经活络,退热,止惊。能够有效地促进和改善局部血液循环,放松和解除肌肉痉挛,滑利颈部关节,防治颈椎疾病。

2. 咽部推拿法

(1) 患者取仰卧位,医者位于患者右侧,中指指尖点揉患者天突穴。宜轻柔,不宜过重。

(2) 合喉法。医者右手拇指、食指、中指三指捏拿住患者喉结,做快速上下抖动的动作,10～20 次为一遍,反复 2～3 遍。

(3) 用拇指和中指指端分别点揉患者右侧和左侧的人迎穴、扶突穴。

【功效】清热疏风,利咽止咳。可有效改善咽部血液循环,促进咽部炎症及水肿吸收;对治疗和防治急、慢性咽炎及失音有良好的功效,此外,可治疗咳嗽、咽喉肿痛。

3. 上肢推拿法

(1) 撩㨰上肢:患者取坐位,医者左手固定患者患侧上肢,右手用撩㨰法进行操作。反复 3～5 遍。

(2) 拿揉诸穴:可单手或双手拇指、食指拿揉患肢阿是穴、肩内俞、肩外俞、肩髃、肩髎、臂臑、曲池、手三里、列缺等穴。

(3) 梳推手部:医者左手固定住患者手部,以右手拇指尖为着力点梳推患者指背部数遍,并点揉四缝穴。

(4) 捻指法:接上法,医者右手拇指、食指、中指捏住患者手指,分别捻揉患者十指 3～5 遍。

(5) 摇肩臂:接上法,医者左手固定住患者患侧肩部,右手握住患侧手腕部,向前、向上、向后、向下摇肩臂;再从后分别向上、向前、向下摇肩臂,5～10 遍。

(6) 提抖上肢:医者双手握住患者腕部,进行快速抖动 10～20 秒。

【功效】舒经活络、滑利关节、行气活血、散寒止痛。可有效改善和促进上肢血液循环,促使局部炎症消散、吸收,使局部肌肉、韧带等软组织血供改善。

对治疗颈椎病、肩周炎及肱骨内、外上髁炎等病症有显著疗效。此外,对心绞痛引起的左上肢放射痛、中风后遗症所致的上肢痿软无力等皆有良好功效。

五、颈肩臂平衡推拿的注意事项

施行手法治疗之前一定要明确诊断,尤其是要排除骨折、肿瘤、炎症等不适宜推拿的病症,以免发生意外或增加病人的痛苦。

一般情况下,一个部位的单次推拿时间以 15～20 分钟为宜。手法的力量以患者能够耐受为度,具体要求为持久、有力、均匀、柔和、渗透。在保健推拿的过程中,一定要注意观察病人的反应,询问病人的感受,以便及时调整手法,提高疗效。

部分病人初次推拿后,局部可能出现疼痛、沉重、疲劳感,皮肤娇嫩者更加明显。这是一种正常的手法反应,3～4 天后可自行消失。少数女性患者还可能出现皮下青紫、瘀血现象。这是由于毛细血管脆性较大,皮肤耐受性较小的缘故。随着推拿次数的增加,患者会逐渐适应治疗并趋于正常。

医者要注意修剪指甲,摘除手表、戒指、手镯等物件,以免刮伤患者皮肤。患者在接受颈肩臂推拿时,也应摘去项链等饰品。

第三节 胸腹部平衡推拿法

一、胸腹部平衡推拿法的特点

人体的胸腹部内藏五脏六腑。早在 2000 多年前,古代医家就对胸腹部的生理结构有了较为系统的阐述。古典医籍《内经》曰:"胸腹脏腑之都也。"又曰:"脏腑之在胸胁腹里之内,若岬匮之藏禁器也,各有次舍。"这些论述是中医治疗胸腹部疾病的理论基础,至今对胸腹部的推拿治疗仍然具有实际指导意义。

胸腹部平衡推拿主要适用于呼吸系统、循环系统、消化系统、生殖系统、泌尿系统的一些常见病症。在实际运用中,可作为治疗和辅助治疗的手段,也可作为预防和保健的方法。对于有些病症,则以预防和保健为主。可见,胸腹部平衡推拿的用途是十分广泛的。

二、胸腹部平衡推拿法的适应证

适用于多种病症,包括:休克、中暑、肥胖、消瘦等全身性疾病;咳嗽、哮喘等呼吸系统疾病;呃逆,积滞、嗳气、食管痉挛、幽门痉挛、胃脘痛、慢性胃炎、消化性溃疡、腹痛、腹胀、腹泻等胃肠道疾病;肝炎综合征、胆绞痛、糖尿病等肝胆胰疾病;癃闭、淋证、遗精、阳痿、前列腺炎等泌尿生殖系统疾病;月经不调、痛经、闭经、产后失眠、产后便秘、产后腹痛、产后尿闭、更年期综合征等妇产科疾病;厌食、呕吐、疳积、腹泻、便秘、遗尿、夜啼等儿科疾病。

三、胸腹平衡推拿法的基本手法

平衡推拿则以两手或单手对称平衡性在胸腹的两侧进行施术。

1. 推法

医者将手指或掌、肘等置于患者需要治疗的部位,向前推进,有如将物件向前推动之势。此法推而行之,可疏通腠理、温和气血、健脾和胃、去瘀行滞,适用于瘀血阻滞、气血运行不畅、四肢麻木、脾胃不和、肝阳上亢等症。

(1) 拇指推法:医者用拇指指腹或偏峰着力于患者肢体,向一定方向推行,着力均匀,轻重适宜,其余四指微屈,起固定作用。此法可用于头面、肩背、胸腹、掌面、四肢等部位。

(2) 晃推法:医者用拇指偏峰着力于治疗部位,其余四指散开,以四指及手腕晃动之力,带动拇指向前运动。此法可用于腹部及任脉循行部位。

(3) 掌推法:医者用掌根着力于患者肢体上,紧贴肌肤推行,但要避免用力过猛推破皮肤。一般施术 3～5 次。多用于腰背及四肢。在膀胱经和督脉循行部位上推之,可以治疗高血压病。

(4) 摩推法:医者拇指单独伸直,其余四指并拢,以手腕摆动之力进行推动。多用于腹部,主治急慢性胃炎、胃溃疡、膀胱炎、盆腔炎、便秘、腹泻等症。

(5) 抓提推法:医者用五指同时散开,手腕摆动,呈连续螺旋形,并做先抓后提的运动。多用于腹部,主治脾胃不和、消化不良、气血虚弱等症。

(6) 推带法:医者先用掌根推出,再将四指并拢带回。四指带回时,手腕弯曲呈 45°,用力不宜过猛。多用于脐周的大横、中脘、天枢、关元等穴,主治便秘。

2. 按法

以手指和手掌按在患者身体的某一个部位或穴位上,并施以一定的压力,进行反复操作。此法具有止痛消肿、疏散气血的作用,故有"按而散之"之说。

(1) 指按法:医者以拇指、食指、中指的偏峰或指腹在患者穴位上按之,以患者产生酸胀感为度。可用于穴位按摩,主治多种疾患,亦适合于急救。

(2) 掌按法:医者按住患者的局部,手心贴紧肌肤。多用于腰部、肩部、臀部及腹部的穴位,主治肌肤酸痛、麻木、脾胃不健、血络失调等症。

3. 摩法

医者用手指或掌根贴于患者躯体的表面,反复做盘旋动作。摩而和之,可调节气血,理气活络,祛瘀消滞,健脾和胃,对治疗消化系统的疾病颇有良效。

(1)四指摩法:医者以食指、中指、无名指、小指并拢,贴于患者的躯体上,拇指不着肌表,四指做环行摩动,要求手腕灵活,轻而不浮,多用于腹部,主治消化不良、胃溃疡、盆腔炎等疾患。

(2)掌摩法:医者以手掌按于患者所需治疗的部位上,频频摩动。要求用力均匀,轻重适宜。多用于背部、腹部及下肢,主治肌肉麻木肿痛、脾胃不和等症。

4. 抖法

医者手掌弯曲,用中指、食指、无名指着力于患者的腹部,中指、食指、无名指的内力通过腕关节灵活地施力于局部肌肉,使之上下抖动,要求速度快而均匀,呈有深透内部的感觉。此法多用于腹部,主要治疗内脏功能虚弱、脾胃不和,如消化系统、泌尿生殖系统的常见病、多发病。手法包括点抖、撒抖、合抖、球形抖。

5. 捏法

医者在患者的四肢上反复交替地捏动,近似于拿法,主要区别在于只捏动不上提。此法可调节气血,疏通活络。

(1)捏穴法:医者捏住患者某一穴位处,以患者产生酸胀感为度。可用于足三里、合谷、曲池、内关、外关等穴。

(2)捏经络法:医者用手捏住患者肢体的有关经络部位,沿其循行方向边捏边行。多用于四肢,亦用于镇痛和急救。

四、胸腹部不同部位操作手法和步骤

1. 胸部推拿法

(1)平推法:患者取仰卧位,医者右手五指稍分开,以指尖为着力点在患者胸部进行反复平推,以局部皮肤微红为度。

(2)梳肋法:右手除拇指外余四指稍分开,以指端螺纹面为着力点,平行于肋骨进行四指梳推。此法称为单梳肋法;亦可用两手同时进行,称为双梳肋法。

(3)点揉膻中:疏肝理气,宽胸散结,补肺强心。可疏理气机,补益肺气。对治疗情志郁结,胸胁满闷,咳嗽气喘等有较好功效。亦可改善心肌功能,对治疗心肌供血不足有一定效果。此外,对肋间神经痛、肋软骨炎、岔气有一定治疗作用。

2. 腹部推拿法

(1)四指摩推腹部:患者取仰卧位,医者右手除拇指外,四指并拢,以指端为着力点,以脐为中心,顺时针摩腹。以局部皮肤微红为度。

(2)掌推腹部:接上法,医者以手掌心或掌根为着力点进行推腹。按升结肠→横结肠→降结肠→乙状结肠方向进行施术。

(3)拇指晃推腹部:以肚脐为起点至患者右侧天枢、大横至下脘再至左侧天枢、大横进行拇指晃推,反复3~5遍。

(4)点抖腹部:在腹部用点抖法、球行抖法反复交替施术,以神阙、天枢、大横、上脘、中脘、下脘、建里、气海、关元等穴为重点。

(5)震颤腹部:右手掌心贴于患者腹部用震颤法进行施术。时间为1分钟左右。

【功效】补脾健胃,温经止痛,温中培元,调畅气机。可有效调整胃肠机理,治疗消化系统疾病,对改善和治疗胃肠功能紊乱有显著疗效。对促进腹部血运有一定疗效,可防治痛经、盆腔炎、前列腺炎、尿潴留、小儿遗尿等泌尿、生殖系统疾病。

五、胸腹部平衡推拿的注意事项

在胸腹部平衡推拿过程中,要掌握基本的操作规程,力求手法规范,取穴准确。平时可以参照书中所介绍的方法进行相关的练习。用于治疗和保健时,则应根据症状选择具体的方法,进行认真操作。在实施过程中要掌握治疗的时间和次数,总体的原则是循序渐进,即推拿的次数由少到多,推拿的手法由轻到重。所选取的穴位,也是由少量逐渐增多。平衡推拿时医者和患者都要放松,精神要放松,身体要放松,尤其是肌肉不要紧张,患者的体位要舒适自然。

孕妇一般不宜做胸腹部平衡推拿,特别是肩井、合谷、三阴交、昆仑、血海等穴位以及小腹部、腰骶部不得施以较重的手法。传染病、精神病患者不可进行推拿治疗,患有溃疡性皮肤病、开放性创伤者,极度疲劳、饥饿、虚弱的人,也都不宜进行保健推拿。

胸腹部平衡推拿的手法要恰到好处。手法过轻达不到治疗和保健作用,手法过重则可能造成不良后果。如小儿腹泻,手法得当者一次即可痊愈;若手法过轻,则要推拿5～6次,甚至更长时间;若手法过重,则会造成大便秘结。可见,手法得当与否直接影响疗效。

第四节　背腰腿部的平衡推拿法

一、背腰腿部平衡推拿法的特点

有句俗话说,"人老腿先老",这说明腰腿部是人体最容易衰老的部位。还有句俗话说,"病人腰痛,医生头痛",这说明腰腿痛是十分难治又十分常见的病症。腰部及下肢是人体最大的承重部位。在日常生活中,人体的腰部及其下肢承受着躯干和上肢的重量。腰部、膝部、踝部的关节活动范围大,最容易受外伤和劳损。有些患者出现症状后治疗不及时或治疗不得法,导致病情加重,苦不堪言。

科学研究证明,平衡推拿法可以对失常的生物信息进行调整,从而达到防病治病的目的。平衡推拿还可以加快损伤组织的修复,解除关节组织的粘连,滑利关节,改善病变部位的血液循环,促进肢体关节的被动运动,缓解肌肉紧张性痉挛。

二、背腰腿部平衡推拿法的适应证

腰腿部的不少病症都适宜用平衡推拿法治疗,如腰椎间盘突出症、强直性脊柱炎、腰椎椎管狭窄症、骶髂关节损伤、急性腰扭伤、腰肌劳损、老年性腰痛、臀大肌损伤、梨状肌综合征、弹响髋、髋关节劳损、髌骨软化症、股二头肌损伤、小腿三头肌损伤、肌营养不良、半月板损伤、风湿性肌炎、膝关节脱位、膝关节劳损、踝部腱鞘炎、跟后滑囊炎、跟痛症等。总之,凡腰腿部肌肉、骨骼、关节的病变,均可采用平衡推拿的方法进行治疗或辅助治疗。

三、背腰腿部平衡推拿法的基本手法

平衡推拿法的手法是指以手或肢体其他部位,按照各种特定的规范和技巧在体表进行操作的方法。选择合适的手法并熟练运用各种平衡推拿的手法,既可治疗疾病,又可保健延年。医者在腰及下肢部两侧平衡性施以手法。

1. 推法

医者将手指或掌、肘等置于患者需要治疗的部位,向前推进,有如将物件向前推动之势。此法推而行之,可疏通腠理,调和气血,健脾和胃,去瘀行滞。适用于瘀血阻滞、气血运行不畅、四肢麻木、脾胃不和、肝阳上亢等症。

(1)拇指推法:医者将拇指指腹或偏峰置于患者肢体,向一定方向推行,着力均匀,轻重适宜;其余四指微屈,起固定作用。此法可用于腰腿、头面、肩背、胸腹、掌面、四肢等部位。

(2)掌推法:医者将掌根置于患者肢体上,紧贴肌肤推行,但要避免用力过猛推破皮肤。一般施术3～5次。多用于腰背及四肢。在膀胱经和督脉循行部位上推之,可以治疗高血压病、腰腿病等多种病症。

2. 拿法

医者将拇指及其他手指置于患者肩井部位,将肩井部肌肉夹紧提起,使患者有酸胀舒适之感。此法可疏通经络,祛风散寒,消除痉挛,缓解疼痛,亦可用于急救及腰腿部的常见病、多发病。

(1)三指拿法:医者以拇指、食指、中指三指夹住患者筋肌往上提,要求指尖用力,一松一紧。可用于肩井穴及上下肢各部位的筋肌,主治气滞不通及四肢麻木。

(2)多指拿法:医者以拇指和其他四指的指腹夹住筋肌向上提。手法不宜过重,以患者有酸胀感为度。可用于肩部、臀部及上下肢肌肉丰满的部位。

3. 按法

医者将手指或手掌放在患者身体的某一个部位或穴位上,并施以一定的压力,进行反复操作。此法具有止痛消肿、疏散气血的作用,故有"按而散之"之说。

(1)指按法:医者以拇指、食指、中指的偏峰或指腹在患者穴位上按之,以患者有酸胀感为度,可用于穴位按摩,主治多种疾患,亦适用于急救。

(2)掌按法:医者按住患者的局部,手心贴紧肌肤。多用于腰部、肩部、臀部及腹部的穴位,主治肌肤酸痛、麻木及脾胃不健、血络失调等。

4. 挤法

医者将两手放在患者四肢上,一紧一松地向前做挤压运动。"挤"有排挤之意,故曰"挤而摧之",这种自上而下或自下而上的排挤样动作,有疏经活血、引血下行、改善血液循环之功能,多用于四肢,主治肢体麻木酸痛、血络不和以及高血压病。

5. 捏法

医者在患者四肢肌表上反复交替地捏动。此法近似于拿法,主要区别在于只捏动不上提。此法可调和气血,疏经活络。

(1)捏穴法:医者捏住患者某一穴位处,以患者有酸胀感为度。可用于足三里、阳陵泉、委中、承山等穴。

(2)捏经络法:医者以手捏住患者肢体的有关经络部位,沿其循行方向边捏边行。多用于治疗四肢疾患,亦用于镇痛和急救。

6. 搓法

医者以两手掌平压在患者肢体上,自上而下地来回搓动,或吸定在原部位进行搓动。此法多用于上肢和季肋部,具有调和气血、松肌解痉的功效。

7. 揉法

揉有研磨之意,由摩法演变而来。医者用手或肘作用于患者的双侧下肢,呈圆形样揉动。此法具有温经散寒、活血化瘀、消肿止痛等功效。

（1）掌揉法：医者将掌根或掌面置于患者肢体上，不停揉动，可吸定或移动进行。要求紧贴肌肤，压而不重。多用于肩、背、腰、臀等部位。

（2）点穴揉法：医者用拇指、中指、食指点于穴位上，缓缓揉动，以有酸胀感为度，可用于体表各处经络和穴位。

（3）鱼际揉法：医者以手掌鱼际部在患者的体表和关节处进行揉动。多用于腰背及四肢。

8．擦法

擦法是由腕关节的伸屈运动和前臂的旋转运动复合而成。伸屈腕关节是以第二到第四掌指关节侧为轴来完成的，前臂的旋转运动是以手背的尺侧为轴来完成的。擦法的吸定点是上述两轴的交点，即小指掌指关节背侧。擦法是以肘为支点，前臂做主动摆动，带动腕关节做伸屈和前臂旋转的复合运动。此法压力大，接触面也较大，适用于肩背、腰臀及肌肉较丰厚的部位。

四、背腰腿部不同部位操作手法和步骤

1．背腰部推拿法

（1）掌揉背部：患者取俯卧位，医者位于其左侧，先用掌根在患者背部自上而下进行揉推，并点揉大椎穴、天宗穴。

（2）沿脊柱自上而下用擦法，反复进行施术。

（3）疏经揉背部：右手食、中、无名指分别置于患者膀胱经、华佗夹脊、督脉上，以指端为着力点自上而下疏揉，以局部皮肤温热为度。

（4）多指揉脊柱：两手食指、中指、无名指并排，在患者脊柱棘突、棘间、棘旁进行反复点揉。

（5）掌根揉腰部：接上法，用掌根揉患者腰部，以阿是穴、八髎穴为重点，以局部皮肤温热为度。

（6）双手拿揉腰肌：双手并排，拿揉患者两侧竖棘肌、骶棘肌，以患者承受为度。

【功效】健筋强骨，疏经活络，补益固精，可有效地促进背腰部血液循环。对缓解局部炎症有良好作用，尤其对脊柱及其相关疾病有着无法替代的功效。治疗多系统、多脏器常见及多发疾病都有较好效果。

2．下肢推拿法

（1）擦擦下肢：患者取俯卧位，医者位于其左侧。医者在患者双侧下肢进行擦擦法，3～5遍。

（2）掌揉下肢：接上法，医者用掌心或掌根交替揉推患者两下肢，放松局部肌肉。

（3）挤捏下肢：接上法，医者两手用挤捏法自大腿近端至小腿远端反复施术3～5遍。

（4）点揉穴位：上法完毕，医者在患者下肢部自环跳、承扶进行点揉，至殷门、委中、委阳、承山、昆仑、照海，到太冲结束。

（5）擦揉足底：医者左手托住患者足部，右手掌心擦揉足底，至微热为宜，并点揉涌泉。

（6）接上法推拿后，患者取仰卧位，医者用擦擦法在患者下肢前侧施术。

（7）点揉诸穴：分别点揉患者血海、犊鼻、阴陵泉、阳陵泉、胆囊、阑尾、足三里、三阴交等穴。

【功效】疏经活络，滑利关节，强肌健骨，可促进下肢血液循环，增强下肢肌肉力量。对关节炎症、腰腿痛、肌肉萎缩、半身不遂等症有较好作用。足三里穴对于调节胃肠功能有显著功效，对治疗消化系统疾病及全身保健有一定功效。此外，还可防治胆囊炎、阑尾炎引起的腹部疼痛。对失眠、高血压等症，有一定防治作用。

五、背腰腿部平衡推拿法的注意事项

（1）腰腿部的平衡推拿，在操作之前，应当初步掌握常用的基本手法，了解具体病症的推拿方法，原则上在腰及下肢部两侧平衡性施以手法。

（2）必须在明确诊断之后再进行治疗，如果病情不明确，不可盲目动手，否则有可能贻误病情，甚至造成不良后果。

（3）有外伤史的患者，应先拍 X 线片，在确定无骨折的情况下，方可考虑推拿治疗。关节脱位的患者应先复位。

（4）推拿过程中，在确保体位符合要求的前提下，尽可能让患者舒适些、自然些，不要让其歪坐或蜷卧。医者的双手要保持清洁、温暖，治疗前要修剪指甲，以免划伤患者皮肤。

（5）足部推拿时，要正确掌握每个反射区的位置、作用及适应证，同时要很好地掌握手法，才能取得满意效果。

第五节　足部平衡推拿法

足部推拿法是一种古老而又新奇的康复方法，它起源于中国，风靡于世界，因为它具有安全、简便、易学、有效、经济等特点，备受群众欢迎。近年来，人们的生活水准提高了，对健康的需求日益增强，因此，足部推拿法这种非药物疗法也越来越受欢迎和青睐。我们根据某些疾病的需要，将足部推拿法运用于临床，并取得了一定的疗效。

一、理论依据

祖国医学认为，人体气血的运行，内脏功能的发挥，脏腑之间的互相联系，内脏与体表官窍的联络都以经络为其通道。人体的足三阴经都起源于足部，而足三阳经都终止于足部，这些经络都与特定的脏腑相连接，各司其职，相应发挥自己的作用。人的五脏六腑在足部都有相应的反应部位。另外，足底部的涌泉穴属肾经，常刺激能治疗肾亏体虚，有舒肝明目、抗衰延年的作用。足踇趾是肝、脾两经通路，多刺激足踇趾可疏肝健脾，增进食欲，可治疗肝、脾、胃等疾病。第四趾属肝经，常刺激能防治胁痛。小趾属膀胱经，常刺激能治疗小便不通、遗尿等症。现代医学认为，足部推拿能改善血液循环，促进全身的血液流通；足部推拿可以缓解肌肉的紧张收缩状态，促进肌肉放松，骨骼肌能有节律地收缩和舒张，有助于静脉和淋巴液的回流；足部推拿能刺激足部的血管壁和肌肉层中的感受器；足部推拿能使神经产生冲动，形成新的兴奋性，使原来的病理兴奋灶被抑制；足部推拿在痛点的刺激，能提高身体其他部位的痛觉，将痛觉感受器的部位提高了，起到止痛的作用。综上所述，我们就是采用足部的常规推拿法和足部全息胚、反射区的推拿法结合起来，不但能治疗一些常见病、多发病及一些疑难杂症，而且能够起到防病、保健的重要作用。

二、足部推拿的常用手法

我们本着实用、少而精的原则，选择以下 5 个常用手法。

1. 推法

医者用双手拇指的螺纹面为着力点，贴于患者足部的反射点或穴位上，向前或向两侧进行推动，用力要重。

【作用】行气活血,化瘀止痛。

2. 点法

医者用右手拇指、食指、中指的顶端点按在病人足部反射区、敏感点或痛点,点按时用力由轻渐重,以酸胀得气为好。

【作用】疏通经络,活血止痛。

3. 拿法

医者用拇指及其余四指分别置于患者足部的反射区、敏感点或穴位上,做对称用力,一紧一松,犹如将物体拿起的动作。

【作用】疏通经络,行气止痛,解除痉挛。

4. 掌擦法

医者用左右手掌心为着力点,紧贴患者足底部来回进行擦动,可双手轮换交替操作,要求掌擦时有温热感。

【作用】温经散热、调和气血,具有温肾、补阳的作用。

5. 挤捏法

医者分别用左右手的拇指、食指、中指置于患者足趾部(趾端或趾缝),手指对称性用力,要求操作时使患者有舒适和微痛的感觉。

【作用】行气活血,滑利关节,还可以起到引血下行的作用。

三、典型病例

1. 上呼吸道感染

【例】患者曹××,女,40岁。

主诉:咳嗽、咽喉痛3天。

3天前因着凉而感咽喉疼痛、干燥、咳嗽、鼻塞、流涕、恶寒发热,头痛头昏,周身酸痛,饮食少思,因在春节期间就诊不便,随即采用足部推拿法,重点在胸腔反射区进行操作20分钟,手法完毕后,患者感觉良好。用此法每日推拿1次,连续治疗3天而痊愈(以往每遇发作时必须挂水)。

2. 胃脘痛

【例】患者周××,女,66岁。

主诉:胃脘疼痛、恶心1周。

1周来患者感胃脘疼痛伴有恶心,不思饮食,食后痛甚,口淡乏味,大便溏薄,肢体倦怠,少气懒言,面色萎黄,于是用足部推拿法在腹腔反射区进行操作20分钟,很快疼痛明显改善,随即能吃点稀饭。足部推拿后嘱患者在脚踏板上自己踏脚20分钟,巩固疗效。用此法连续治疗3天,以后继续用脚踏板自己治疗,每日1次,每次20～30分钟,连续1周。经随访3个月未发作。

3. 胆石症、胆囊炎

【例】李××,男,40岁。

主诉:右上腹疼痛呈逐渐加剧2小时。

2小时来患者感右上腹部疼痛,并逐渐加剧,伴有右肩部放射痛,恶心呕吐,口干口苦,不思饮食,大便秘结,时而恶寒,即用足部推拿法在相应的反射点强刺激20分钟,配以上腹部背部拔火罐。经上述综合治疗,症状很快得以改善,继续用此法连续治疗1周后,近半年来一直未见发作。

四、注意事项

（1）足部推拿法首先要强调医者手法正确，只要运用得当，有些疾病还是可以取得立竿见影的效果。

（2）在运用足部推拿法时，有些病要用强刺激，特别是骨骼系统的疾病，必须用较强的力量刺激。

（3）足部推拿法无副作用，无损伤性，在治疗时按人体全息胚的理论，根据全身的投影反射区分布进行辨病治疗，要正确掌握每个反射区的位置、作用及适应证。

（4）足部推拿法不但可以治疗和预防疾病，更重要的还有保健作用。

第六节　脊柱平衡推拿法

脊柱平衡推拿法是医者以各种推拿手法在脊柱的棘突、脊柱及两侧相应部位操作，以纠正脊柱节段的相对不平衡状态，从而达到"阴平阳秘"的治疗和保健作用。

周华龙医生从事中医推拿工作近40年，潜心研究和探讨脊柱与相关疾病的关系，提出了"左右调脊、上下调脊、前后调脊、旋转调脊"的治疗原则和方法，对大量疾病采用脊柱平衡推拿法，取得了较好效果。

现代医学认为，多系统的疾病与压迫脊神经、交感神经、椎动脉、颈动脉窦等导致心脑缺血、缺氧、植物神经功能紊乱、代谢障碍有关；祖国医学则认为，"督脉为阳经之海""脊中骨节督所辖"，明确地指出脊柱部位是督脉循行路线，督脉统率全身阳气。脊柱平衡推拿法是在脊柱部位施以各种技巧和有力的手法进行操作而达到治疗疾病和保健的目的。

脊柱及相关疾病早有记载，医学之父希波克拉底曾详细而清楚地阐明了他教学生应用手法治疗脊柱后突的患者。他认为，如果医患配合得当，采用手法整脊是不会造成较大损害的。此外，资料还记载了希波克拉底用手法治疗脊柱病，以及用手法整复半脱位的病例。1895年达文波医生采用整脊疗法成功地矫正了一位病人的椎骨，并使得这位失聪已久的病人恢复了听觉。

当今，医学技术日益发展，脊柱平衡推拿法不仅在临床实践中颇有成效，其理论已逐步得到人们的认可和赞同。随着人们生活质量的提高，医疗科技逐步由"治病"向"治未病"发展，作为传统医学的脊柱平衡推拿法将会有更加广阔的应用天地。

一、脊柱平衡推拿法的适应证

1. 脊柱病

（1）先天性疾病：主要用于先天性发育异常。

（2）退行性疾病：主要用于脊柱退行性病变。

（3）外伤性疾病：主要用于直接、间接暴力外伤所致的疾病。

（4）炎症性疾病：主要用于化脓性和非化脓性疾病。

（5）肿瘤性疾病：主要包括良性肿瘤和恶性肿瘤。

2. 脊柱相关疾病

脊柱相关疾病是指在脊柱疾病的基础上，又伴有其他病症。祖国医学整体观念认为人体是一个有机的整体，采用脊柱平衡推拿法，通过经络贯通内、外、上、下，以达到调节阴阳平衡的目的，从而取得疗效。具体涉及：

(1) 内科:颈眩晕、颈血压异常、颈肾综合征、颈胆综合征、颈型心脏病等。

(2) 妇科:痛经、月经不调等。

(3) 儿科:厌食、咳嗽、消化不良、腹泻、遗尿等。

(4) 神经科:枕下神经痛、三叉神经痛、臂丛神经损伤、腓总神经损伤等。

(5) 皮肤科:神经性皮炎。

(6) 口腔科:牙痛、下颌关节痛、慢性咽炎等。

(7) 五官科:颈型视物模糊、颈型失明等。

(8) 外科:胆囊炎、胆石症、前列腺炎等。

(9) 骨伤科:颈椎病,棘上韧带、棘间韧带、腰三横突综合征,挥鞭综合征等。

二、脊柱平衡推拿法的治疗方法

(1) 在风池、风府至 C6 脊段,采用平衡推拿手法推 15～20 分钟,隔日 1 次,可治疗面神经瘫痪、三叉神经痛、头痛、偏头痛、高血压、颈椎综合征、耳鸣耳聋等病症。

(2) 在 C7 至 T3 脊段进行平衡手法治疗 15～20 分钟,隔日 1 次,主治呼吸系统常见病、多发病。

(3) 在 T4 至 T7 脊段及天宗穴进行平衡手法治疗,加上宽胸理气的手法,每次 15～20 分钟,隔日 1 次,可治疗循环系统的常见病,如冠心病、心绞痛等。

(4) 在 T8 至 T12 脊段,采用平衡推拿手法,加上腹部的手法,每次治疗 20～30 分钟,主治消化系统的常见病、多发病,如胃痛、急性肠胃炎、溃疡性结肠炎等。

(5) 在 L1 至 S5 脊段,采用平衡推拿手法加下腹部手法治疗 20～30 分钟,隔日 1 次,主治泌尿系统及生殖系统疾病,如遗尿、尿潴留、痛经、盆腔炎等,以及运动系统疾病,如腰椎病、腰椎间盘突出症、坐骨神经痛等。

(6) 推拿治疗消化系统的慢性腹泻、溃疡性结肠炎等病时,除在 T8 至 T12 脊段采用平衡推拿手法外,加腹部手法,另加向上推七节骨(即自尾骶部向上推至第 4 腰椎部)。

(7) 在治疗便秘时,除在 T8 至 T12 脊段采用平衡推拿手法外,另加向下推七节骨等。

三、注意事项

脊柱平衡推拿法其理论依据为"脊中骨节督所辖""督脉为阳经之海",通过各种推拿手法在脊柱及相应部位操作,可调节气血阴阳,纠正脊柱的不平衡状态,从而达到"阴平阳秘"的治疗和保健作用。其应用范围除包括脊柱疾病外,还涉及内、外、妇、儿等科疾病,并且对疾病的预防也有一定的作用。

脊柱平衡推拿法是一种技能,是力量与技巧高度结合的技能,是一种高级肢体运动形态。其本质是一种外力,其作用对象为人体。手法外力不仅可以直接引起关节位置、软组织形态改变,更为主要的是手法外力作为一种刺激因素,可激活经络系统的调节功能。因此,很多学者将推拿称为"功夫",而"功夫"应该是通过长久练习而得的,真正做到"一份功夫,一份效果"。

脊柱平衡推拿法强调手法要持久、有力、均匀、柔和、深透,更强调医生要用心去"悟",悟出脊柱平衡推拿法的形态、部位、作用,用心做好每一个手法,真正做到"一旦临症,机触于外,巧生于内,手随心转,法从手出"。

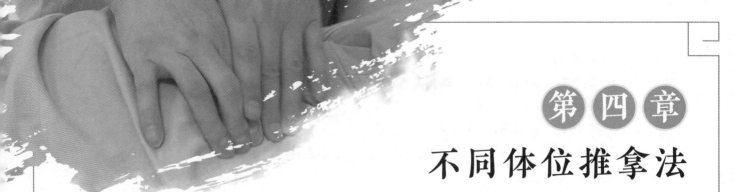

第四章
不同体位推拿法

第一节　仰卧位推拿法

患者取仰卧位。① 步骤：头部→咽喉部→胸部→胁肋部→腹部（上、中、下）→下肢前侧→足背部，最后以合抖腹部为结束。② 手法：头部啄法、合喉法、四指平推法、拇指推法、梳肋法、四指摩推法、拇指晃推法、腹部三抖法（点抖法、按抖法、环形抖）、拇指抹法、挤捏法等。

第二节　俯卧位推拿法

患者取俯卧位。① 步骤：背部→脊柱部→腰部→臀部→下肢后侧→足底部，最后以掌合臀部为结束。② 手法：脊柱部通督法（五指撒揉法、疏经揉法）、震颤法、腰腿部三滚法（吸定滚法、撵滚法、滑滚法）、挤捏法、擦涌泉、拿法、四肢部挤捏法。

第三节　侧卧位推拿法

患者取侧卧位。① 步骤：一侧头部颞侧→颈项部→肩部→上肢部→手指部→髋部→大腿外侧部→小腿外侧部→足外踝部→足第五趾骨部→足趾部，最后以掌根平推侧卧位时的督脉、膀胱经、手三阳经和足三阳经体表循行路线为结束。② 手法：扫散法、拿揉法、弹拨法、点按法、掌心擦法、摇肩法、屈髋伸膝法、挤捏法、单梳肋法、掌根平推法等。

第四节　坐位推拿法

患者取端坐位。① 步骤：头面部→颈项部→肩部→上肢部→手指部，最后以拿肩井为结束。② 手法：鱼际擦法、掌心擦法、双手抹法、弹拨法、拿揉端提颈项法、摇肩法、挤捏法、梳推手指法、单梳肋法、双梳肋法等。

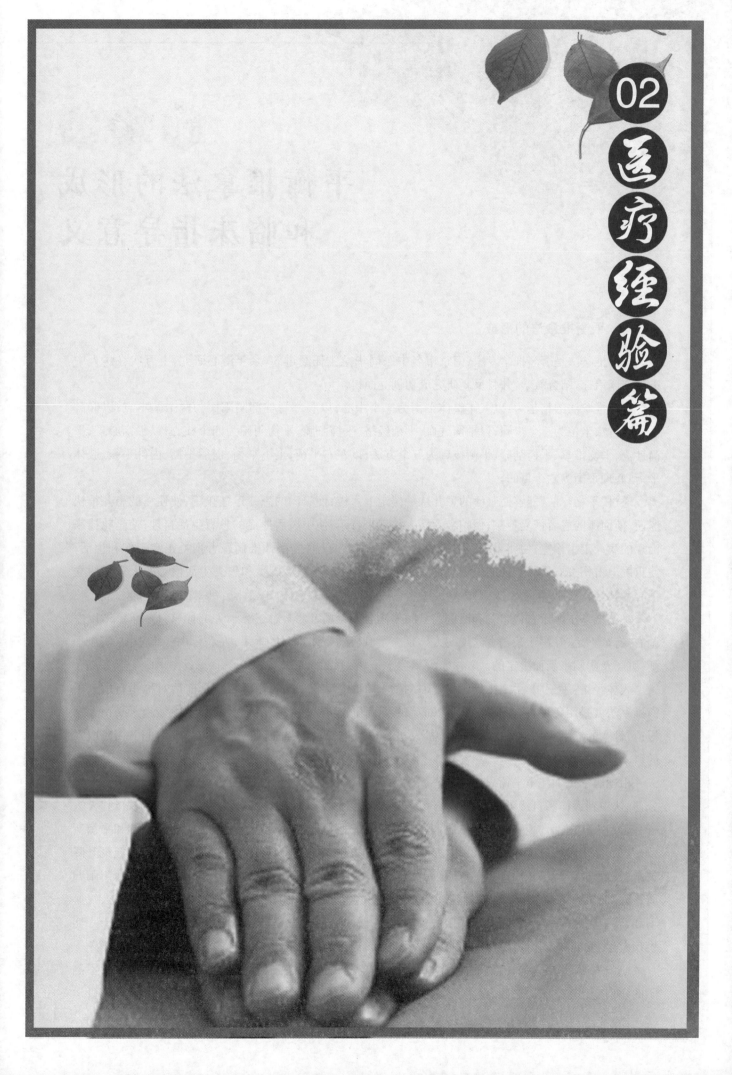

02 医疗经验篇

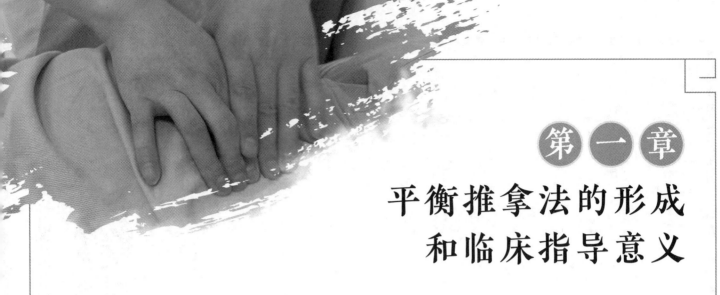

第 一 章

平衡推拿法的形成
和临床指导意义

一、平衡推拿法的形成

平衡推拿法是著名推拿专家、南京市名中医周华龙主任经过 30 余年潜心研究，上万次在病人中进行临床治疗，结合教学，并且反复研究成功创立而得。

平衡推拿法的精华为：以人体整体平衡为一个中心；以腹部脊柱部阴阳面为两个基本点；以仰卧位、俯卧位、坐位为三个步骤；以平衡气血、平衡经络、平衡脏腑、平衡阴阳为四个核心；以平衡心理、平衡针灸、平衡推拿、平衡刮痧、平衡拔罐为五个方法；以左右平衡、上下平衡、前后平衡、内外平衡、肢体平衡、心理平衡为六个目的。

通过"平衡疗法"能够使脑瘫的患儿从一楼走上六楼；使腹泻的患儿迅速止泻；使便秘的患儿很快通便；使面瘫的患者恢复容颜；使帕金森病人站起来行走；使中风后遗症的患者生活自理；使坐轮椅来治疗的病人走出诊室；使卵巢萎缩的患者逐渐恢复月经；使脊髓型颈椎病患者恢复正常工作和生活；使重度电击伤去皮质综合征的患者生命延续 8 年；使许多高考落榜生和失去生活信心的人重新树立信心为社会作贡献等。

平衡推拿法源于古代缪刺和巨刺，《素问·离合真论篇》曰："气之盛衰，左右倾移，以上调下，以左调右，有余不足，补泻于荣输。"这说明人体是一个有机的整体，内外、上下、左右皆由经络平衡、气血平衡、脏腑及阴阳平衡而决定的。

人体经络：手三阴、手三阳经脉是左右对称分布的，奇经八脉的任督二脉是前后对称运行的。平衡推拿法就是用各种特有的手法，刺激对应的经络和穴位，使之相互作用，使整个躯体趋于平衡。据报道：日本的赤羽幸兵卫提出"跷板学说"论进行了人体及动物试验，证实了左右交叉、上下相应取穴的科学性。

祖国医学更加注重平衡思想。《黄帝内经》认为，人起源于自然的变化，人和自然的关系密不可分，并认识到人体和自然可以互相影响。因此，要想生命活动保持正常，就必须顺应自然，做到"天人合一"，即人体内部环境和外部环境协调、统一、平衡。而机体的致病和治病皆由阴阳的失调和平衡所致。当人体内环境失衡，或当病邪作用于人体，正邪抗争，破坏了人体阴阳相对平衡，使脏腑气机升降失常，气血功能紊乱，从而产生了一系列的病理变化。人体内部的一切矛盾斗争与变化均可由阴阳归属。如脏腑、经络有阴阳，气血、营卫、表里、升降功能等都分属阴阳，所以脏腑经络的关系失常、气血不和，营卫失调等病理变化，均属阴阳失调的范畴。总之，阴阳失调是疾病的内在根据，它贯穿于一切疾病发生、发展和变化的始终。所以《景岳全书·传忠录》说"医道虽繁，可一言以蔽之曰阴阳而已"。

阴阳失调，是指人体在疾病过程中，由于阴阳偏盛、偏衰，失去相对平衡出现的阴不制阳，阳不制阴的病理变化。它又是脏腑、经络、气血、营卫等相互关系失调，以及表里、出入、上下、升降等气机运动失常表现的概括。六淫七情,饮食劳倦等各种致病因素作用于人体,必须通过机体内部的阴阳失调,才能形成疾病。推拿能治疗多种疾病,这已众所周知,并且无法否定。其机理中医认为是医者用手法作用于人体肌表,通过刺激穴位、经络,调理脏腑功能,使人体机能自身达到"阴平阳秘",恢复阴阳的相对平衡。《医宗金鉴》中有"按其经络,以通瘀闭之气,摩其壅聚,以散瘀结之肿,其患可愈"。《素问》中又曰:"按摩可使筋节舒畅,血脉流通,盖按其经络,则郁闭之气可通,摩其壅聚,则瘀结之肿可散也。"现代医学则认为,推拿疗法是用各种不同的手法作用于体表神经感受器,使神经产生传导和冲动,由传入神经达到中枢神经,引起高级中枢相应区域的兴奋或抑制。使兴奋波沿一定的循行路线扩散,又通过传出神经在推拿的部位和病变部位产生酸、胀、麻等感觉,达到调节机体神经的作用来防治疾病。并且认为,推拿疗法的物理刺激使作用区能引起生物物理和生物化学的变化,使局部组织发生生理反应,这种反应通过神经反射与体液反射的调节,一方面得到加强,另一方面又引起整体的继发性反应,从而产生一系列生理效应改变,达到愈病的目的。

平衡推拿法旨在医者采用强弱、虚实、补泻等各种不同推拿手法,在患者身体体表不同部位,通过辨人、辨病、辨证、辨位的方法,刺激神经系统,激发人体各系统自身调节功能,以提高机体内在的抵抗、防御和修复能力,达到治疗疾病的目的。

平衡推拿法是周华龙主任在导师朱金山先生学术流派基础上,经数十年潜心研究,上万次在病人中进行临床治疗结合临床教学、临床研究而得。平衡推拿法突出生理、心理、病理学说,是结合现代医学的神经和精神调节学说而独创的具有一定影响力的推拿方法和流派。其特点是以人体平衡阴阳、平衡脏腑、平衡气血、平衡经络为核心,以中医整体观念——阴阳为主,辨证论治——辨病、辨证、辨位、辨性为原则,通过运用多种独有的手法为途径,作用于部位、穴位、经络、脏腑,按照一定的顺序,根据独特的选穴、配穴方法进行操作,从而达到脏腑、气血、经络、阴阳平衡目的的推拿方法。平衡推拿法提出了"上病下治""左病右治""前病后治"及"内病外治"的观点和方法,通过30余年的临床应用和研究,平衡推拿法用于临床不但能诊治多系统的疾病,还可以改善和缓解许多疑难杂症,更可以适用于身体的调理及预防保健。通过对全身各系统进行全面的中、西医辨证、辨病、辨位论治,并对手法基本功的训练、手法力量与技巧等进行严格地要求和有机地整合,突破前人,创造了一个新的推拿流派。该法的创立得到国际、国内同行的好评和认可。

二、平衡推拿的理论基础

1. 平衡阴阳

《素问·阴阳应象大论篇》曰:"阴阳者,天地之道也,万物之纲纪,变化之父母,生杀之本始,神明之府也。"它论述阴阳的总纲,揭示矛盾的对立统一、消长、转化规律。人体内的一切矛盾斗争与变化均可以阴阳概括,如脏腑、经络有阴阳,气血、营卫、表里、升降等都分阴阳,所以脏腑经络的关系失常、气血不和、营卫失调等病理变化,均属阴阳失调的范畴。人体上下、内外各组织结构之间,以及每一个组织结构本身,虽然关系复杂,但都可以用阴阳来概括说明,如《素问·宝命全形论篇》:"人生有形,不离阴阳。"人体的生理功能保持协调的关系,才能维护人的正常生命活动,其基本点即保持阴阳相对平衡,否则便产生疾病。如《素问·生气通天论篇》曰:"阴平阳秘,精神乃治,阴阳离决,精神乃绝。"

疾病的发生,是阴阳失去相对平衡,出现偏盛或偏衰的结果。阴阳失调又是脏腑、经络、气血、营卫等相互关系的失调,以及表里、出入、上下、升降等气机运动失常,这都是疾病发生、发展的根本原因。阴阳失调概括了疾病的病理变化复杂多变性,如《素问·阴阳应象大论篇》云:"阴盛则阳病,阳盛则阴病。阳盛则热,阴盛则寒。重寒则热,重热则寒。""善诊者,察色按脉,先别阴阳。"指出在临床诊断上,医生应先分清阴阳。治疗的基本原则是促使"阴平阳秘",恢复阴阳的相对平衡,正如《素问·至真要大论篇》所说"谨察阴阳所在而调之,以平为期"。推拿是通过以下几个方面来促使阴阳的平衡。

(1) 调气血:推拿手法是有用的功,通过经络系统而起到局部和全身的治疗和调节作用,有促进气血循行的作用。

① 推拿对气血循行的局部作用:可以活血化瘀、消肿止痛。现代研究中,通过推拿可以直接来改变气血循行,通过动物试验证实推拿后可使血流量明显增加。刚开始工作时,朱老就和周老一起做了试验,用推拿前后血液生化检查进行对比,在推拿前患者自身去检验科抽血进行血液化验,通过推拿,血液生化有所改变。小儿腹泻推拿后进行大便化验检查,推拿前后大便性质均有改变。

② 推拿对气血循行的全身作用:气、血是构成人体的基本物质,是正常生命活动的基础,人的生命活动是气、血运动变化的结果。气、血的生成都需要水谷精微的充分供给,而这又有赖于胃的受纳腐熟功能及脾的运化功能。推拿三抖法通过健脾胃,促使人体气、血的生成,同时通过疏通经络加强肝的疏泄功能来促进气机的条达,这样又加强了气生血、行血、摄血的功能,促进或改善人体的生理循环,使人体气血充盈而调畅。《灵枢·平人绝谷篇》云:"血脉和利,精神乃居。"临床治疗时,经常用摩腹来促进胃的通降功能,用疏经揉、多指揉、按揉等法施术于脾俞、胃俞、足三里,或用擦法在背部督脉及脾胃区域治疗,以促进脾胃及全身气血的运行,达到增强脾胃运化功能的作用。

(2) 平衡脏腑,调节内脏功能:推拿对内脏功能有明显的调整阴阳平衡的作用。这种调整阴阳的作用,就各个脏腑器官都有表现,它是通过经络、气血而起作用的,或直接影响内脏功能。如在腹部推拿,能直接影响肠蠕动,使肠蠕动亢进者,受到抑制而恢复正常,临床上利用此点治疗腹泻;反之,肠蠕动功能减退者,则可以促进其蠕动恢复正常,临床上用此治疗便秘,对于背部脾俞、胃俞推拿亦有以上功效,这说明了推拿调节内脏功能的全身作用。又如用按揉法作用于心俞、肺俞、内关,能改善心脏的功能,使西医诊断为:"患者的心脏功能恢复到接近正常功能水平。"

2. 调节机体的功能

平衡推拿对气血、脏腑功能有调节的功能,体现了推拿有促进机体功能的一面。临床上我们常用背部、颈部推拿来预防和治疗感冒,对胸部、背部推拿治疗咳喘。现代研究中发现推拿能提高人体的免疫能力,增强抗病能力。例如捏脊有提高肝糖元动用率的作用,可以为机体抗病提供更多的能量,产生对机体有利的影响。捏脊能使核糖核酸增加,这对机体非特异性抵抗力的生成和增加,将有良好的影响。又如:有的学者对 20 例健康成人,在背部两侧用拇指以较强的手法,由上而下反复平推 10 分钟,发现白细胞总数有轻度升高,而白细胞噬菌指数和血清补液效价都有明显增高。因此临床上用背部推拿方法治疗慢性支气管炎、肺炎等疾病。以上充分说明推拿确实有扶正的作用,即有"补"的功效。

推拿也具有一定的抑制机体亢进的作用。例如,推拿颈部有平肝潜阳的作用,治疗肝阳上亢的眩晕症;点按脾俞、胃俞有缓解胃肠痉挛的作用。以上都体现了推拿有"泻"的功效。小儿推拿治疗外感发热证,能解表清热,有驱邪外出的作用。总之,推拿有促进机体功能和抑制其亢进的作用。由此,体现了其调整机体的功能。

3. 补泻作用

"虚则补之,实则泻之",这是中医治疗的基本法则之一。补者,补其不足,扶助正气;泻者,泻其有余,祛除邪气。其最终目的是平衡阴阳,调整机体的生理功能。脏腑之间失去平衡,可根据五行生克关系进行推拿治疗,如培土生金法、补土泻木法等,在治疗成年人内脏疾病的临床中经常采用,更为突出的还属小儿推拿领域,在整个小儿推拿学中,"补""泻"运用更为明显。

推拿治疗中补、泻两作用乃是手法刺激在人体某一部位,使人体气血津液、经络脏腑产生相应的变化。它往往将手法的轻重、方向、快慢、刺激的性质及治疗的部位相结合起来,才能体现出来。临床上,推拿手法通过其刺激的强弱、作用时间的长短、频率的快慢,以及手法方向的变化等各种不同性质和量的刺激作用于体表的经络腧穴,从而对具体的脏腑起补泻作用。一般认为向心为补,离心为泻;顺时针为补,逆时针为泻;弱刺激为补,强刺激为泻;作用时间长而弱的刺激为补,作用时间短而强的刺激为泻;频率慢的为补,频率快的为泻等。因此,根据疾病选择适当的治疗部位,根据病情和患者体质采用不同的刺激手法。根据不同的治疗部位选用适当的手法,是推拿补泻作用的关键。

三、平衡推拿法的步骤与方法

1. 胸腹部推拿的步骤与方法

患者通常取仰卧位。医者位于右侧,用右手五指(拇指与余四指分开 90°)自胸部的中府、云门、膻中、期门、章门等穴处进行平衡对称性的推揉,诸穴反复施术,时间为 3～5 分钟。紧接着用拇指推或四指梳肋法在胁肋部进行推拿。拇指在右侧胁肋部,其余四指在左侧胁肋部,两侧胁肋交替施术 3～5 分钟。继则手下移至腹部,用晃推法、摩推法,自上腹部开始,在上脘、建里、中脘、下脘、神阙、大横、天枢、气海、关元等穴推揉,反复进行,时间为 5～10 分钟。然后用四指摩推上脘、建里、中脘、下脘等穴,以肚脐为中心,反复摩推 3～5 分钟。而后右手食指、中指、无名指并拢呈弓状,在肚脐周围进行点抖。根据病情选择性地采用掌摩、点抖、按抖等手法治疗。

2. 腰背部推拿的步骤与方法

患者取俯卧位。医者位于左侧,先用右手五指在患者背部用五指撒揉、掌根揉及疏经揉法反复推揉 5 分钟。然后采用滚法及选用特定的一些手法,交替地自背部大椎操作至腰骶部,反复施术 5～10 分钟。再用多指揉平衡地在脊柱两侧腧穴自上而下反复点揉 3～5 遍,加之抹脊法、捏脊法 3～5 遍。

3. 四肢推拿的步骤与方法

四肢推拿法通常分为上肢推拿法和下肢推拿法。

(1) 上肢推拿法:患者取坐位,医者分别在患者的手三阴、手三阳经上自肩关节向下进行攃滚、挤捏、点揉等。医者可用双手的拇指、食指、中指、无名指交替挤捏至手腕部,两上肢的方法相同。肘腕关节采用点揉、伸展法为主法。反复交替进行,时间为 15～20 分钟。

(2) 下肢推拿法:患者取卧位,医者取立位或坐位,通常采用双手挤捏法、三滚法、点揉法等,在下肢的足三阴、足三阳经上用左右手的拇指、食指、中指、无名指交替施术,反复 2～3 次。然后用攃滚法自下肢上端后侧至足跟部,前侧至胫骨前缘(足三里穴)处施术。

4. 头、颈部推拿的步骤与方法

(1) 头部的推拿方法:患者取坐位,医者立于对面。首先自头部开始进行单抱推和双抱推。医者右手五指稍分开,用四指指腹螺纹面着力,自右侧太阳穴颞部推至风池穴,再自风池推至肩井穴,往返 3～5 次。左侧用左手以同样的方法进行。双抱推是双手进行,医者用双手拇指自前额(右手拇指在左侧,左手拇指在右侧),经太阳穴抱推,然后用双手掌自前额推往颞部,至风池穴,往返 3～5 次,手法力度适中。

(2) 颈部推拿方法:患者取坐位,医者立于左后侧面,左手固定患者前额,右手分别用拇指、食指、中指、无名指进行按揉、点揉、拿揉、抹推颈椎,反复交替施术 5 分钟左右。

5. 手足推拿的步骤与方法

手足推拿方法:手及足部推拿通常采用梳法、点穴法、捻法。其方法是:医者用左手握住患者的手或足,右手拇指的偏峰在相应治疗部位的手背或足背上进行梳推,反复交替施术。再用点法在手足的穴位上进行点揉,轮流交替施术。再用医者的右手拇指、食指、中指抓握住患者的十个指/趾头交替地捻转,反复操作 3～5 遍。足部可增擦涌泉穴,其方法为:先让患者俯卧,医者用掌心紧贴于涌泉穴,进行搓擦 20 次,使之温热。

四、平衡推拿法的临床应用与研究

1. 推拿胸部的作用

宽胸理气,宣肺平喘,清咽开喉,增强心肺功能。此法主要用于治疗冠心病、高血压、支气管炎、支气管哮喘等。推拿胁肋部可疏肝解郁、行气止痛,通常治疗慢性肝胆疾病。腹部推拿可直接作用于腹内脏器,尤其是胃肠和肝脾,能促进其血液循环,刺激胃肠和肠系膜上的神经感受器,在中枢神经系统的调节下,引起迷走神经兴奋,促进胃肠平滑肌收缩,使胃肠蠕动加强。同时也可促进胃液、胆汁、胰液和小肠液的分泌,增强胃对食物的消化以及小肠对食物的消化和吸收。

2. 推拿腹部的作用

使胃肠运动和分泌功能减弱者增强,过强者趋于正常,又可通过神经反射使交感神经兴奋,促其运动和分泌功能维持正常。故推腹对胃内食物淤积、胃溃疡、十二指肠球部溃疡、胃肠神经官能症、便秘、神经性腹泻、慢性结肠炎以及肠功能紊乱等症均有效,推拿腹部还可以治疗泌尿、生殖系统疾病。

3. 推拿腰部的作用

腰为肾之府,乃肾脏所居,藏精、生髓,系先天之本,左为肾,右为命门,喜温而恶寒,故推拿命门具有祛风、渗湿、温通经络、益肾固精、补益命门的作用。而现代医学认为,推拿腰部既可使局部皮肤里丰富的毛细血管扩张,促使血液循环,改善营养,加速代谢产物的排泄,又可刺激感觉神经末梢,故有利于病损组织的修复。因此,推拿腰部不但能治疗运动系统之疾,而且能防治泌尿、生殖系统之病。

4. 推拿背部的作用

背部乃督脉、膀胱经所行之部,督脉为阳脉之海,循行脊背,直贯颈项,而头项贯通上下。膀胱经为五脏六腑之俞所居,故在治疗时可用五指撒揉、点揉,在督脉和膀胱经上施术,可以治疗冠心病、心绞痛、风湿性心肌炎、颈椎综合征等多种疾病。

5. 推拿四肢的作用

四肢为手三阴、手三阳、足三阴、足三阳经脉循行之路。因此,推拿四肢不但可以直接治疗四肢的疾病,使四肢关节灵活自如,更重要的是通过经络的传导作用治疗很多内脏疾病。

6. 推拿头部的作用

头为诸阳之会,内藏神明,为清空之脏,乃百脉所通。颈项系十二经络聚会之所。通过各种手法可使百脉调和,清利头目,镇静安神,平肝潜阳。因此,推拿头颅在临床上能治疗高血压、冠心病、三叉神经痛、面神经瘫痪、偏头痛、鼻炎、眩晕、失眠、颈椎综合征、感冒等症。

7. 推拿手足部的作用

可使手足的气血调和,十指灵敏,有助于经络畅通,主要治疗手足瘫痪后遗症。足心(涌泉)乃足少阴肾经,是浊气下降的地方,所以擦涌泉穴可引导肾脏虚火及上身浊气下降,并能滋阴潜阳。

五、平衡推拿法的要求与注意的问题

1. 手法的规范性

平衡推拿法是周老在临床应用 30 余年之经验总结,已初步形成一个体系,手法是推拿的精髓。在临床上,必须强调手法的规范性,采用"落点、走线、带面"达到上下、左右、前后有机联系,真正做到

"一旦临症,机触于外,巧生于内,手随心转,法从手出",只有严格按照平衡推拿法的规范去做,才能收到满意的临床治疗效果。

2. 手法的连续性

平衡推拿法有其独特的连续性,是由几十个手法有机和巧妙组合而成的整体。各种手法适用于不同部位,有区别但又有内在的联系。在操作时,要求在诊断清楚、辨证明确的前提下,做到熟练掌握要领、得心应手及环环相扣,以自如协调地完成整个平衡推拿法的过程。

3. 加强基本功的练习

强调医者手法的基本功和理论的基本功。多年的临床实践可以验证:按照平衡推拿法实行的标准和规范,就可以做到"手到病除""妙手回春";反之则达不到预期的目的或治疗效果。同时,扎实的理论基础十分重要,如解剖学、生理学、诊断学、内科、外科、妇科、儿科、伤科等学科的理论基础。

4. 讲究"力"与"巧"的结合

推拿是力量加技巧的完美结合。平衡推拿法要求有一定的医学功底、扎实的理论知识,加之良好的技巧,方能成就"点石成金"的功夫,也才能使患者真正地感受到"诊前感痛苦、疗后身心松"。

5. 恰到好处

平衡推拿法不论是保健还是治疗,都要注意恰到好处。如临床上常见的面瘫治疗,若施行之手法恰当,就能够很快治愈;反之,若手法"不及"或"太过","太过"则会出现"倒错","不及"则不愈。如小儿腹泻治疗,如手法运用适当,一般1~3次即可治愈;如手法运用不当或太过,则会造成难愈或小儿便秘。从而使患者错过最佳的治疗时机而贻误病情。

6. 善于治"人",重视治"病"

治疗时,以病人为主体,纵观病人的身与心,先治心,而后治身。善于心与身相结合诊治。重视"疾病"与"人体"的相互影响,相互作用,不应把"病"与"人"独立而言。

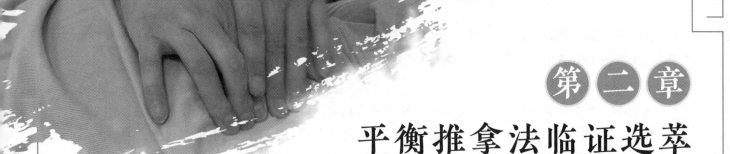

第二章 平衡推拿法临证选萃

第一节　平衡推拿法治疗头痛

头痛是以病人自觉头部疼痛为特征的一种常见病症。临床上所见有偏头痛、全头痛、头部隐隐作痛，或时发时止，或伴有恶心、胸闷心慌、不寐等症状。头痛患者的疼痛症状会反复持续发作，给患者的生活和工作带来了极大的影响。

在《素问·风论篇》记载"首风""脑风"一词来描述头痛一证。张仲景在《伤寒论》中首次提出太阳病、少阳病、阳明病、厥阴病头痛的特点。李东垣在《东垣十书》中将头痛分为外感和内伤两类，并根据病机和症状的不同，将头痛细分为伤寒头痛、偏头痛、真头痛等，更加完善中医头痛理论体系。中医认为头痛的病因病机不外乎外感、内伤两端，外感六淫、情志饮食失调导致邪气入侵机体，脏腑功能失调，都会导致头痛发作。

在现代医学中，头痛可分为由功能性与器质性疾病所致的两类。功能性头痛如神经衰弱所致的头痛等；器质性头痛一般是由于脑膜的炎症、刺激或牵拉、压迫等引起。如高血压、颅内肿瘤、炎症、外伤等都会引起剧烈头痛；额窦炎、上颌窦炎以及耳、牙齿、咽喉等五官与颈部疾病亦常有头痛的症状。此外，偏头痛和神经性头痛等也都是临床上常见的原因。头痛可采用平衡推拿方法，同时可配合药物进行治疗。

一、平衡推拿法

（1）患者取仰卧位，医者端坐于头顶位，先用双手拇指螺纹面为着力点，在前额进行平推法，再点揉双太阳穴，而后，医者用双手指并拢（重点是食指、中指、无名指），用螺纹面贴于前额，自太阳穴开始，往后经颞部（耳尖上方）推至两侧风池穴，往返施术30次，用力不宜过重。

（2）点揉太阳：体位同上，紧接上法，医者用双手食、中指螺纹面置于两侧太阳穴（左手放在左侧太阳穴，右手放在右侧太阳穴）上，点揉20次，使之酸胀，减轻疼痛。

（3）点揉百会：紧接上法，用右手拇指螺纹面或指尖置于正中的百会穴进行点揉20次，用力可酌情稍重。

（4）点捏合谷、列缺穴：紧接上法，先用右手的拇指尖点捏左手的合谷、列缺穴，而后用左手的拇指尖点捏右手的合谷、列缺穴，时间为3～5分钟，可使头痛明显缓解，甚至消失。

以上方法是连续操作，每次20～30分钟，5次为一个疗程。

二、穴位加减

（1）前头痛：除做以上手法外加按压印堂、合谷穴。

（2）偏头痛:加按压风池、太阳、列缺等穴。

（3）后头痛:加按压天柱、风府等穴。

（4）头顶痛:加按压百会、太冲、合谷等穴。

（5）全头痛:加按压风池、百会、天柱、阿是等穴。

三、典型案例

【例】 患者王××,女,45 岁,职员,2013 年 4 月 6 日就诊,一侧头部搏动性疼痛,反复发作两年余,近因生气而一侧头痛加剧,剧痛数小时,伴有恶心、心慌、欲呕,经 CT 等检查未见明显异常,经当地人民医院神经内科诊断为偏头痛,现患者自诉服用止痛药未见改善,随即来诊,用平衡手法在头面部治疗并点揉合谷、列缺、足三里、太冲等穴,30 分钟后疼痛感明显减轻。

2013 年 4 月 8 日复诊:经上法治疗头痛明显改善,偶尔头痛欲恶心等,仍以原法治疗 30 分钟,加脊柱部拔火罐,以观疗效。并嘱再来巩固三次。半年后随诊未见明显复发,恢复原工作。

四、体会

（1）头痛仅仅是临床上一个症状,与其相关的疾病十分复杂,在临床诊断治疗时,不能盲目依靠经验,应从全局出发,结合患者的症状、体征、发病特点、辅助检查对症治疗,以免造成医疗事故,必须慎重。

（2）推拿手法治疗头痛,也必须严格辨证、辨病、三因制宜,医生要手法熟练,取穴准确,方能取得良效。

（3）头痛的发病原因较为复杂,但近年来随着中医对头痛研究的深入,中医在治疗头痛方面的优点愈加显著,临床效果也得到患者的肯定。

第二节　平衡推拿法为主治疗 Bell's 面瘫

一、一般资料

本组病例有 89 例,男 57 例,女 32 例;年龄最小的 3 岁,最大的 66 岁,平均 32 岁;病程最短者 3 天,最长者 2 年;病变部位在左侧的有 59 例,在右侧的有 30 例;病情轻度的有 20 例,中度的有 49 例,重度的有 20 例。

二、临床表现

中青年发病最多,常为单侧。起病急,表现为一侧面肌完全或不完全瘫痪,患侧额纹消失,不能皱眉,眼睑不能闭合而眼裂增宽,用力闭眼时可见眼球上翻,患侧鼻唇沟变浅,口角下垂,眼睑不能闭合,鼓气或吹口哨漏气,进食易存在颊骨间,同时可伴流泪和流涎。

三、治疗方法

（1）平衡推拿放松法:患者通常取仰卧位,医者立或坐于患者一侧,首先用右手的五指分别置于面部的两侧,拇指和其余四指分别进行平衡操作,自太阳穴向四白、承泣、迎香、地仓、颊车等穴平衡性治疗 5 分钟。要求两侧用力均匀,用力不宜过重。

（2）平衡推拿法：紧接上法，施术于面部，医者用左手的手指置于患侧的口角，用力向上牵拉，右手的掌心或大鱼际在健侧的面部进行上下平衡地擦动3～5分钟，再用右手食指、中指点揉健侧面部的颊车、地仓、人中、承浆等穴1～3分钟。用右手拇指螺纹面由健侧面部向患侧循序渐进用力推揉1～3分钟。

（3）双手平衡推拿法：紧接上法，医者用双手在患者两侧面部平衡取鱼腰、承泣、四白、迎香、地仓、颊车、牵正、翳风等穴，用相对平衡的力量在患者面部自上而下，反复施术3～5遍，用力不宜过重。

辨证施治：对轻度的患者、病程较短的患者，用以上手法治疗5～10次，正常情况可临床痊愈，对症状较重的、病程较长的面瘫患者可在推拿的基础上。

（4）平衡针灸法，具体操作如下：

① 用3寸的毫针，常规消毒后，在患侧面部的地仓穴透刺向颊车穴。

② 再用2寸的毫针，由颊车穴针向牵正穴的方向。

③ 对眼睑闭合不全者加1寸毫针，针刺鱼腰和承泣穴。

④ 如有耳鸣现象，用1寸毫针针刺听会、听宫穴。

⑤ 如有耳后疼痛现象，用1寸毫针针刺耳门、翳风穴。

⑥ 若有流涎严重者，用1寸毫针针刺承浆穴。

每次针刺20～25分钟。以上全过程治疗45分钟，隔日治疗1次，5次为1个疗程。

四、疗效标准

痊愈：两侧口角对称，眼睑闭合自如，鼓气试验阴性，饮食及语言功能正常，患者感觉良好，能进行正常工作和学习。

显效：两侧口角基本对称，眼睑能闭合，病人感觉明显好转，饮食及语言功能基本正常，但在大笑时可见口角有歪斜现象。

好转：患者感觉有好转，口眼歪斜等症状有改善，鼓气试验有漏气现象，饮食及语言有困难。

无效或治疗中断：口角重斜无明显改善，眼睑不能闭合，鼓气试验阳性。

五、结果

89例中治愈61例，占68.54%；显效18例，占20.22%；好转7例，占7.87%；治疗中断或无效3例，占3.37%。

六、典型病例

【例1】 患儿金××，男，7岁，因"口眼右偏2月"慕名求诊。患儿因2月前无明显诱因出现口眼右偏，经当地省中医院输液、针灸治疗1月余，无明显改善，遂由朋友推荐介绍来诊。

（1）用1寸毫针在患儿患侧面部的地仓穴透刺至颊车穴，再用1寸毫针针刺患儿患侧四白、迎香、人中、承浆等穴15分钟左右。

（2）用左手拇指固定住患侧口角，用右手掌大鱼际在其患侧面部进行快速地"揉推"至局部皮肤微热为度，注意不能将皮肤揉破。

（3）用右手食指、中指推揉患侧太阳穴、牵正穴约5分钟，再用右手拇指按揉其患侧承泣、四白、迎香、颊车、地仓等穴。

（4）整个治疗约半小时。患儿因年龄较小，治疗不太配合，故针灸时在家长全程陪护下只用TDP局部治疗，未用拔火罐治疗。但疗效显著，第二次治疗时口眼偏歪现象明显改善，第三次治疗时患儿左眼可以闭合,口唇居中。患儿治疗5次后即痊愈。随访半年正常。

【例2】　患者王××,男,38岁,因"口眼左偏1周"慕名求诊。患者1周前受凉后感右侧耳后凹陷处疼痛,未予重视,翌日口眼左偏,右眼闭合不全,右侧鼻唇沟消失,嘴巴向左侧偏歪,流涎,伸舌偏左,舌红苔白腻。

(1)患者取仰卧位,用3寸毫针自患者右侧地仓穴透刺颊车穴,再用1寸毫针在其右侧头维、太阳、牵正、翳风、迎香、承泣等穴及两侧合谷穴针刺15分钟,配合TDP局部物理治疗。

(2)左手拇指固定住患侧口角,用右手掌心及掌根在其患侧面部进行快速地擦揉,至面部皮肤微热为度,注意不能将皮肤擦破。

(3)用1枚直径约5厘米的火罐,在患者患侧面部以闪火拔罐法治疗,以局部皮肤红润为度。

(4)用1～2枚直径3～7厘米火罐在患者大椎穴及肩井部闪火拔罐治疗,以局部皮肤微红为宜。

(5)整个治疗时间为30～40分钟,隔日1次。3次治疗后,患者患侧口眼基本闭合,右侧额纹出现,右侧鼻唇沟显现,但右侧乳突处仍有疼痛现象。6次治疗毕,患者口眼完全闭合,鼓气试验阴性,无流涎,伸舌居中,舌红苔薄白。随访半年正常。

七、体会

面瘫也称面神经麻痹,是第7对脑神经的病变所致。临床分为中枢性和周围性。中枢性多为脑血管疾病的前兆或后遗症。周围性根据病因又可分为 Bell's 和 Hunt's。前者主要是受凉所致,后者多为病毒而致。Bell's 面瘫发生的主要原因多是由于体质虚弱,疲劳过度,卧露当风,受凉而发生。临床应与面肌痉挛和三叉神经痛鉴别。面瘫的治疗宜早期、及时、对症。在运用手法时应用内力和巧力,用力不宜过轻或过猛。面瘫的治疗时间和程度应恰到好处,否则会出现"倒错"现象。对极少数面神经功能不能恢复的病例,可考虑采用面神经管减压术等治疗。

第三节　平衡推拿八法在临床康复中的应用

推拿疗法是祖国医学的组成部分,推拿手法是推拿疗法的精髓,是检验临床疗效的直接和重要标准之一。

近代著名推拿、正骨老专家朱金山先生十分重视手法的临床标准和要求。他从医60余年,研习历代推拿名著和技能,博采众家精华,以理论与实践相互印证,临床师古不拘于陈词,求实而不空谈,谦恭好学,勤奋深研,创立了推拿的"四应六法"等手法。在全国形成一个流派,在同行中享有较高声誉。

南京市名中医周华龙主任有幸在20世纪70年代随朱老学习并侍诊,二度拜师,被政府定为朱老先生学业和学术继承人,并先后参加国家、省里举办的名老中医经验继承讲习会和高级研修班,就如何继承与发扬进行过多次专门的研讨,尤其在朱老手法的基础上,潜心研究,结合自己的临床经验独创了"平衡推拿八法",一直应用于临床,治愈了大量的内科、妇科、儿科、伤科患者和诸多疑难杂症,现将其手法及应用简要整理,以抛砖引玉。

一、平衡推拿八法

1. 头部的啄法

【形态】患者取坐位或仰卧位,医者取立位或坐位,用单手五指指尖或双手十指指尖弯曲并拢呈鸟喙状在施术部位进行反复啄击,形同梅花针敲叩。要求力量因人、因病而异,由轻渐重,循序渐进。且各部用力不同,不宜用猛力,以患者接受而辨证施治。

【部位】头部和脊柱。

【作用与功效】头部可以逐瘀,开窍醒脑,行气活血。脊柱部能够通督整脊,振奋阳气,调理脏腑。

【主治】血管、神经性头痛,眩晕,中风后遗症,帕金森病,小脑萎缩,脑瘫,失眠等症。

2. 面部的牵正法

【形态】患者通常取仰卧位或端坐位,医者取坐位或立位均可,医者用左手或右手拇指或中指牵住患侧的特定施术部位,右手或左手施以各种不同的手法进行操作或左右手交替以施牵正,达到平衡目的。

【部位】多用于面部。通常先配用平衡擦法施之。

【作用与功效】牵引矫正,以达平衡。

【主治】面神经瘫痪。

3. 咽喉部的合喉法

【形态】患者通常取仰卧位,医者拇指、食指和中指分别从咽喉部的两边夹住喉结,通过腕关节上下抖动带动喉结运动,要求速度快而力量均匀。

【部位】咽喉部。

【作用与功效】活血行气,清咽利喉,促进局部的血液循环。

【主治】急性失音,急、慢性咽喉炎。

4. 颈部的端提法

【形态】患者取坐位,医者侧立于其背后,用左手掌心贴于前额,右手五指分别置于颈后两侧风池穴部(拇指在左侧,其余四指在右侧)向上进行端提,并点揉风池穴及风府穴,力量不宜过重。注意颈椎器质性病变时禁用。

【部位】颈部。

【作用与功效】松弛颈椎,滑利关节,减轻颈椎间盘的压迫,改善神经根和血管的压迫症状。

【主治】颈椎疾病。

5. 腹部的三抖法

(1) 点抖法

【形态】患者通常取仰卧位,医者手掌弯曲呈弓形,用中指、食指、无名指尖端着力于患者的体表,通过腕关节有频率的上下抖动来达到施术和治疗目的。要求速度快而力量均匀、柔和,并有深透内部的感觉。

【部位】腹部。

【作用与功效】疏通经络,行气活血,内动脏腑。增强脏腑功能,调节脏腑平衡。

【主治】腹痛腹泻、慢性胃炎、便秘、痢疾、不完全性肠梗阻、痛经月经不调、前列腺炎等。

(2) 按抖法

【形态】患者取仰卧位,医者用右手掌贴按于施术部位,通过上肢做一定频率的上下快速抖动,以上臂之力带动手部运动达到施术与治疗目的。

【部位】腹部。

【作用与功效】温中散寒,活血化瘀,行气消积。

【主治】便秘、胃肠功能紊乱、消化不良,痛经、盆腔炎,阳痿、前列腺炎等多系统疾病。

（3）环形抖法

【形态】患者取仰卧位，医者的手掌卷曲呈半圆形，施术从掌根开始到小鱼际，再到小指、无名指、中指、食指、大拇指，最后到大鱼际，又回到掌根，如此反复，呈圆环形抖动反复操作。

【部位】腹部。

【作用与功效】行气活血，调理脏腑，消积导滞，化瘀止痛。

【主治】便秘、消化不良、腹部手术后肠粘连、腹痛、腹泻、不完全性肠梗阻、痛经、盆腔炎、前列腺炎、阳痿等。

6. 脊柱部的通督法

（1）五指撒揉（五指通督法）

【形态】患者通常取俯卧位，医者五指撒开，以手指螺纹面为着力点，以脊柱为中心，平衡性地按一定施力方向，自上而下进行揉动。要求五指柔和而有力、深透而均匀。

【部位】督脉及其两侧。

【作用与功效】疏通督脉，平衡脏腑。

【主治】脊柱及脊柱相关性疾病，脑瘫。

（2）疏经揉法（疏经通督法）

【形态】患者取俯卧位，医者用拇指、食指、中指尖端为着力点，分别在脊柱或脊柱两侧，以督脉、足太阳膀胱经、华佗夹脊为主，平衡性地自上而下，连续性地揉动。要求力量均匀，两侧、上下平衡。

【部位】督脉、膀胱经、华佗夹脊。

【作用与功用】疏经活络，调理阴阳，平衡脏腑。

【主治】脊柱与脊柱相关疾病，相关脏腑疾病。

7. 腰腿部的三滚法

（1）捧滚法

【形态】患者通常取卧位，医者微握拳，以掌指关节为着力点，贴附于施术部位，以 0.5～1 寸的距离向前滚动。要求动作均匀协调，轻重适宜。

【部位】背腰及四肢部。

【作用与功效】疏经活血，通经止痛，缓解痉挛。

【主治】风寒湿痹证及腰腿痛、腰椎间盘突出症、下肢运动系统疾病等。

（2）滑滚法

【形态】患者取俯卧位，医者以小鱼际为着力点，贴附于体表，以 2 寸的距离向前滚动。

【部位】下肢部。

【作用与功效】疏经活络，行气活血，滑利关节，促进和改善血液循环。

【主治】风寒湿痹证及腰腿痛、腰椎间盘突出症、下肢运动神经系统疾病等。

（3）吸定滚法

【形态】患者俯卧位，医者以小指和掌指关节尖端置于患者的某个部位或压痛点上，有节奏地进行滚动。要求滚动时，手法吸定的部位须紧贴体表，不能晃动。

【部位】腰及上肢部。

【作用与功效】温经散寒，活血化瘀，调经络，止疼痛。

【主治】腰椎间盘突出症、梨状肌综合征、坐骨神经痛、臀上皮神经炎、上肢运动系统疾病等。

8. 四肢部的挤捏法

（1）挤法

【形态】患者取坐位或卧位均可，医者分别将左右手拇指、余四指分开，以手指指腹为着力点，自上而下或自下而上辨证施治进行挤捏施术。

【部位】上、下肢部。

【作用与功效】引血下行，引火归原，疏经活络，行气活血，止痛化瘀。

【主治】肢体麻木酸痛，血脉不和，以及高血压、失眠等症。

（2）捏法

① 捏穴法

【形态】医者用手指指端捏按住患者某一穴位或痛点处，以有酸胀感为度。

【部位】四肢部的主要腧穴。

【作用与功效】行气止痛。

【主治】常见痛症，高血压、失眠等症以及运用于临床急救。

② 捏经络法

【形态】患者取仰卧位或坐位，医者以手指指腹捏住肢体的有关经络部位，沿着其循行方向边捏边行。

【部位】常对称运用于四肢部的手、足阴阳经络部位。

【作用与功效】疏经活络，温经散寒，理气止痛，调节、平衡阴阳。

【主治】经络相关疾病。

二、在临床神经系统的应用

1. 脑瘫

【例】 患儿宋××，男，5 岁 8 个月，因"左侧肢体运动障碍 1 年余"求诊。

患儿家长代诉：患儿系颅脑外伤后，发现其双侧肢体运动障碍，不能行走，无反应迟钝现象，无智力和语言障碍，且渐有任性、情绪波动明显等性格障碍表现。遂到专科医院检查、测试，诊断为"小儿脑瘫"，经推荐至我处治疗。

方法：啄法；通督法；挤捏法。

（1）患儿俯卧位。用啄法在患儿头部和整个脊柱部自上而下反复施术 10～15 分钟，力度宜轻柔、渗透。

（2）接上法，在患儿脊柱部以通督法进行操作 5～10 分钟。

（3）在患儿下肢后侧，以三搓法施术 5～10 分钟。

（4）在患儿左侧肢体部以挤捏法进行操作 5～10 分钟。

（5）最后用 1 寸毫针在患儿左侧肢体阳明经进行点针强刺激经穴治疗。

整个治疗时间为 40～60 分钟，一周治疗 2 次，10 次为一个疗程。经 2 年左右治疗，患儿可以自行搀扶楼梯扶手上、下楼。现在患儿能够与正常同龄儿童进行交流、游戏。

2. 面瘫

【例】 患者许××，男，51 岁，因"口眼歪斜 2 月"慕名求诊。患者经多方输液及药物治疗，效果不佳，经颅脑 CT 检查排除颅脑病变，确诊为面神经炎导致的面瘫，治疗良久，效果不佳，故慕名求诊。

患者 2 个月前因受凉后出现口眼右偏，左侧额纹消失，左侧眼角裂增大，左目闭合不全，左侧鼻唇沟较右侧浅,口角右偏,人中沟右偏,伸舌居中,饮水漏水,吃饭存食,言语欠利索,舌红,舌苔偏白腻,脉浮。

治疗:牵正法。

(1)患者仰卧位,用牵正法在患者面部施术5～10分钟,至面部皮肤红润为度,用力宜轻柔、渗透,不宜过重、过板。

(2)接上法,配以0.5寸毫针以泻法深刺患者左侧鱼腰、太阳、承泣、迎香、四白、承浆穴,以3寸毫针泻法进行左侧地仓透颊车穴,同时以TDP治疗患侧面部15分钟左右。

(3)用一枚直径约5厘米火罐在患侧面部进行闪火拔罐治疗1～3分钟。手法宜轻柔、快速,不可留有痕印及烫伤。整个治疗共30分钟左右,一周2次,5次为一个疗程。3个疗程后,患者恢复,口齿清晰,喝水无漏水现象,伸舌居中,口眼闭合基本完全。

3. 腓总神经损伤

【例】患者赵××,女,43岁,司机,因"右足下垂伴无力2月余"慕名求诊。患者2个月前无明显外伤及诱因下突感右足不自主下垂,渐伴无力现象。因患者从事汽车驾驶工作,故无法工作,后到外院经神经科及相关试验室检查,拟诊为"右腓总神经损伤"。患者就诊时,右下肢呈跨阈步态,由家属搀扶步入诊室。右小腿腓肠肌肌肉轻度萎缩,右足背皮温比左侧稍低。治疗方法:挤捏法。

(1)患者取俯卧位,医者以三揉法中的撵揉法和吸定揉法在患者右下肢腓肠肌处反复施术5～10分钟。

(2)以挤、捏和挤捏法在患者右下肢腓肠肌处施术,并以委中、委阳、承山及阳陵泉、足三里、丰隆等穴为重点进行治疗,5～10分钟。

(3)患者取左侧卧位,先以1.5寸毫针在患者右下肢以补法刺委中、委阳、承山、解溪、太冲等穴位并施以TDP局部治疗,15分钟左右。

(4)以闪火法及留罐拔罐法在患侧下肢腓肠肌处治疗3～5分钟。整个治疗时间为30～40分钟,隔天1次,10次一疗程。5次治疗后,患者右足功能改善,可自行步入诊室;7次治疗后患者皮温较前好转;12次治疗后,患足下垂现象改善,可自己从治疗床上下来站于地面;20次治疗后,患侧下肢腓肠肌肌肉萎缩未见明显加剧,可自己开车约10分钟。

第四节　平衡推拿法治疗小儿肌性斜颈

小儿肌性斜颈(CMT)俗称歪脖子,是指因患侧胸锁乳突肌纤维化挛缩,导致颜面向健侧旋转,而头颈部持续性向患侧倾斜的病证,是小儿常见先天性畸形疾病之一。本病的发病率为0.3%～2.0%,且近年来呈上升趋势,如不及时治疗,将对患儿的生理及心理发育造成严重影响。中医认为,本病病因为胎儿先天不足,经筋失于阴血濡养,筋脉痹阻而肌筋结聚,实则寒凝瘀滞以致瘀浊寒痰流注病灶而生筋结,或胎产时因产妇用力失当以致暴力所伤,经筋气血受阻,气滞血瘀,停滞颈部经筋,属于"筋挛"和"筋缩"等范畴。

周老自20世纪80年代初进行临床治疗研究,疗效显著,并进行156例的再观察,疗效满意,疗程偏短,患儿家长都乐意接受,现总结如下。

一、临床资料

本组156例中,男孩89例,女孩67例;年龄最大的6岁,最小的15天;出生15～30天的有33例,2～3个月的53例,4～6个月的31例,7～12个月的21例,1岁～6岁的18例;左侧颈部有包块为

66 例,右侧颈部有包块为 90 例;包块大小:1 厘米×2 厘米有 51 例,2 厘米×3 厘米有 65 例,3 厘米×3 厘米有 40 例。

二、治疗方法

治疗部位:颈部患侧(包块),颈部健侧,颈部后侧(颈椎部)。治疗原则:行气活血、疏经活络、消肿散结。治疗原理:通过多方位平衡手法以促进局部血液循环,循序渐进地使血肿消散吸收,包块消失,斜颈得以矫正。

三、操作步骤

(1)拇指揉法:医者取端坐位,患儿家长对位,用一个长 70 厘米、宽 40 厘米的枕头,将患儿的头对医者,仰卧在枕头上。医者先用左手托住患儿头部,在两侧颈部撒上滑石粉,右手拇指螺纹面为着力点,用点揉法在患侧颈部施术 3～5 分钟。

(2)多指揉法:紧接上法,用同样的方法在健侧颈部和颈肩部反复操作 5～10 分钟,用力循序渐进,不宜用蛮力。

(3)拇指弹拨法:上法做完,再用右手拇指螺纹面固定在包块上进行弹拨 1～3 分钟,要有一定的压力,最后用平衡性颈部"扳法"5～10 次后结束。儿童肌性斜颈每次治疗 15～20 分钟,初期每日治疗 1 次,10～20 次以后,可改为隔日治疗 1 次,10 次为 1 个疗程,一般"1～2 度"斜颈,3 个月可临床痊愈。过大包块或时间较长者,可延长治疗时间。

四、疗效标准

(1)痊愈:颈部肿块消失,胸锁乳突肌变软,头部畸形得以纠正,颈部转动自如,前屈后仰及转侧活动功能正常。

(2)好转:颈部肿块消失或明显缩小,头颈部畸形明显好转。

(3)无效或治疗中断:头颈部歪斜无改善,活动无改善或治疗中断而无效。

五、结果

本组 156 例中,痊愈 128 例,占 82.05%;好转 26 例,占 16.67%;无效或治疗中断 2 例,占 1.28%;总有效率约 98.72%。

六、典型病例

【例 1】 患者郑××,女,45 天。初诊:1996 年 6 月 15 日,家长代述:发现头颈向左侧歪斜 1 个月,患儿系第一胎,足月生。头颈向右侧歪斜,1 个月后发现右侧颈部有一肿块,硬如软骨。检查:患儿一般情况尚好,右侧胸锁乳突肌中下段有一 3 厘米×3 厘米大小的肿块,质地硬如软骨,推之不动,左侧眼面变小等。经儿童医院和市第一医院诊断后,转来我院门诊推拿治疗,经平衡推拿手法治疗 45 次后痊愈,经 1 年随访未见复发。

【例 2】 患者魏××,男,3 个月,初诊发现头颈向左侧歪斜 3 周。出生 3 周后发现左侧颈部有一肿块,硬如鼻头,检查:患儿一般情况尚好,右侧胸锁乳突肌中下段有一个 1 厘米×3 厘米大小的肿块,位于肌肉层,质地硬如鼻头,推之有一定移动度,右侧眼面变小等。经儿童医院诊断后,转来我院门诊推拿治疗,经平衡推拿手法治疗 31 次后痊愈,经 1 年随访未见复发。

七、治疗体会

（1）小儿肌性斜颈，经临床观察，占门诊小儿斜颈的 80%～90% 的比例，本组 96 例儿童肌性斜颈，90% 为儿童医院和外院诊断或要手术治疗而来我院诊治的。

（2）小儿肌性斜颈通常为母体内胎位不正，分娩时产道挤压或产钳夹伤及胎吸等原因造成，因此，借此机会敬请广大家长在小宝宝出生以后，注意观察其颈部、头部是否歪斜，是否有包块，尽早诊断和治疗。儿童肌性斜颈，从多年的临床观察和研究出发，应及时及早治疗。治疗越早效果越好，后遗症越少。反之，治疗时间较长，甚至效果欠佳。

（3）平衡推拿法治疗小儿肌性斜颈，有许多优点。首先患儿无痛苦，家长也乐于接受，更重要的是避免小儿手术之不便。另外，经过多年的观察，推拿治疗小儿斜颈还有助于小儿的平衡发展，有助于改善呼吸、消化系统的功能，更有助于提高儿童的免疫能力，减少复发。

第五节　平衡推拿法治疗慢性腹泻

慢性腹泻是消化系统疾病常见的症状之一，并非一种疾病，而是指病程在 2 个月以上的腹泻或间歇期在 2～4 周内的复发性腹泻。它的主要症状是反复发作、排便次数多，粪便稀薄或带黏液。在病程中往往恶化与好转交替出现，这种腹泻常发生在清晨或进食后不久，粪检或培养常无明显异常。久病后会出现"后天不足"现象。《寿世保元》中记载："凡泄水腹不痛者湿也，饮食入胃不住，完谷不化者气虚也……腹痛甚而泄泻，泻后痛减者食积也……"

平衡推拿法具有温经散寒、理气通腑、渗湿止泻的功效，现将其推拿治疗慢性腹泻的方法介绍如下：

一、治疗方法

患者先取仰卧位，医者坐或立于右侧，以四指摩推和拇指晃推腹部为重点，摩时呈圆形，顺时针为序，反复施术数十次，使热量深透于胃腑，恢复脾胃功能，佐以抹法在腹部以胃肠的生理顺序进行施术，故有"抹而顺之"。而后，用左右十个指头分别挤捏两下肢脾胃经，自上而下或自下而上反复挤捏 5～10 次，并点揉足三里、三阴交，点抖神阙、气海、关元等穴数次。上法做完后，患者俯卧位，医者在背部用右手的食指、中指在脊柱两侧的督脉和膀胱经采用抹擦 3～5 次，以皮肤红润为度，发热为好，再点揉脾俞、胃俞、大肠俞、肾俞等穴。上法过程需 20 分钟左右。

在治疗慢性腹泻过程中，还应注意随病情的轻重、体质的变化而进行手法的加与减。例如慢性腹泻见脾胃虚弱明显者，以摩推腹部挤捏两下肢脾胃经为主，点揉脾俞、胃俞、大肠俞、足三里、三阴交等穴，佐以抹督脉、膀胱经（脊柱两侧）；又如肾阳不足或脾肾阳虚者，每见清晨五更时即泻，身体恶寒，面色无华，四肢怕冷等症，以抹脊柱两侧的膀胱经、督脉为主，腹部手法为辅。采用针对性治疗，效果会更好。

二、病案举例

【例 1】 患者王××，女性，63 岁，在某商场工作。初诊：2013 年 12 月 12 日，患者自诉腹泻疼痛隐隐，反复发作。在某院诊断为"慢性腹泻，肠易激综合征"。曾采用中药治疗，疗效不明显，反复发作。刻下：腹泻、腹痛、日解 4～5 次，多在清晨黎明时即泻，质稀溏薄，便不成形，泻下清冷或完谷不化,伴腰部及身半以下发凉,小便清长,舌淡苔薄,脉沉细。辨证:脾肾阳虚。治则:温补脾肾止泻。方法:以平衡推拿法配合拔火罐。

二诊:12月14日,经治疗后自感腹痛明显减轻,食欲略有增加,唯腹泻仍日解3次,质稀糊,苔脉同上,仍拟上法治之。

三诊:12月17日,腹痛消失,日解大便2次,便质同前,身半发凉之象大减,小便色转微黄,仍拟前法治疗。

四诊:12月18日,上情基本痊愈,为免反复,仍投以上法巩固之。一年后随访未见复发。

【例2】 何××,男性,56岁。初诊于2014年10月15日,腹痛腹泻反复发作4年,每遇春秋季多发,曾经多处治疗未愈,被诊断为"慢性结肠炎"。刻下腹痛腹泻,日解4次,质稀溏薄,夹有完谷不化,时有黏液,饮食少思,舌淡苔薄,脉细弱。辨证:脾胃虚弱。治则:健脾和胃止泻。方法:以平衡推拿法配合艾灸神阙、气海、关元等穴。

二诊:6月22日,经上法3次治疗腹痛腹泻略有改善,日解5次,余情同上,仍拟上法治疗。

三诊:6月27日,经上法5次治疗病情已有明显好转,腹痛基本消失,但腹泻仍日解3次,便质转糊状,无黏液。

四诊:7月15日,上法共治12次,一切正常,一年后随访至今未见复发。

三、治疗体会

(1)慢性腹泻乃属祖国医学泄泻范畴,张景岳曰:"泄泻之本,无不由于脾胃,盖胃为水谷之海,而脾主运化,使脾健胃和,则水谷熟腐而化气化血,以行营卫,若饮食不节,起居不时,以致脾胃受伤,则水反为湿,谷反为滞,精华之气,不能输化,致合污下降而泻利作矣。"故在治疗本病时以治脾着手,颇收效益。

(2)慢性腹泻一症,从治疗原则来说:因于寒者,温而止之;因于虚者,补而止之。此类患者多由久病、久泻体质虚弱,损伤肾阳,导致火不暖土,脾阳亦衰,故在治疗时宜温宜补为法,兼顾脾肾两脏为是。

(3)推拿为什么能治腹泻?从中医理论而言,采用推拿治疗本病是从整体观念出发,依据五脏六腑、经络、穴位、腠理的统一性、联系性,在机体的点、线、面采用落点、走线、带面从外到内,由表及里,使五脏六腑、阴阳、营卫、气血归于平衡,正气康复而痊愈。

(4)慢性腹泻相关疾病较为复杂,涉及全身多系统相关疾病,例如糖尿病腹泻,甲亢引起的腹泻,慢性肾功能不全引起的腹泻,甚至还有胃肠道肿瘤等恶性疾病导致的腹泻,作为医务工作者必须慎重,认真诊断,严谨治疗。

(5)慢性腹泻治疗期间应保持良好生活习惯,防寒保暖,祛风寒,忌食生冷与肥甘厚味,确保心情愉悦,减轻压力,促进脾胃功能正常,腹泻自不复发。

第六节　平衡推拿法治疗脊柱胸段综合征

脊柱胸段综合征是指脊柱胸段因发育异常,或某些疾病及外力创伤、长期慢性劳损等因素,导致其正常生理弯曲改变、胸廓畸形引起的物理(机械性)或化学(炎症性)刺激,而出现相应神经节段、脏腑功能性病变的一系列症状和体征。

一、解剖

(1) 相关腧穴、脊柱节段与体表反应部位的关系(表 2 - 2 - 1):

表 2 - 2 - 1 相关腧穴、脊柱节段与体表反应部位的关系

相关腧穴	脊椎节段	体表反应部位	内脏
心俞 T5	C3～C5 或 T1～T5	颈,胸骨,上背部,左前臂尺侧	心
肺俞 T3	T1～T7(多见 T2～T5)	上胸部,中臀部	肺、支气管
肝俞 T9	T8～T10	上腹部,下背,上肢部(右侧)	肝
胆俞 T10	T8～T9 或 T5～T7	右下胸,上腹部,右肩部	胆囊
胃俞 T12 脾俞 T11	T7～T9	上腹部,下背部	胃
大肠俞 L4	T9～T12	腰部,中下腹部	肠
	T5 或 T6～T8	胸及下胸部,中背部	食管
	T10 或 T11、T12 和 L1	下腹部,下腰部,或腹股沟区上下及上臀部	肾

2. 华佗夹脊在脊椎旁开 0.5 寸,第一胸椎至第五腰椎棘突下两侧(共 34 个)。其节段与体表相应反应区的关系见表 2 - 2 - 2。

表 2 - 2 - 2 脊椎节段与体表相应反应区的关系

节段	体表相应区域
T1～T3	上肢
T1～T8	胸部
T6～L5	腹部
L1～L5	下肢

二、病因病机

1. 急性损伤

(1) 外力损伤或创伤,如水平外力横向撞击,外力重点作用于头、颈部、背部或小儿跌打外伤。

(2) 用力不当或用力姿势不正确。

2. 慢性劳损

(1) 长期长时间伏案工作。

(2) 长期卧于过于柔软、易塌陷的床铺上,使脊椎生理弧度改变。

(3) 先天脊椎畸形,胸廓畸形或某些疾病所致,如心肺疾病。

三、临床表现

首先要排除器质性病变。近年来多见,主要为:

(1) 胸背部疼痛,活动后缓解,劳累(长期伏案或长时间保持一个姿势)加剧。

(2) 心慌、胸闷、气短,甚至轻度呼吸障碍。

(3) 胃胀、嗳气、胃肠功能紊乱。

(4) 胸痛,严重者可出现头晕、恶心呕吐、晕厥。

(5) 有的患者会出现上肢麻木、疼痛。

(6) 亦可出现腰部酸胀、疼痛症状。

四、鉴别诊断

(1) 心脏病：心肌缺血、冠心病等。

(2) 呼吸系统：急、慢性支气管炎，哮喘。

(3) 消化系统：急、慢性胃炎，肝胆疾病，食道疾病，梅核气。

五、治疗

(1) 患者取俯卧位，医者位于患者左侧，医者用右手掌根在其背部以掌根揉进行放松。

(2) 以患处和阿是穴为主，稍用力揉推。

(3) 用滚法、掌揉法、指揉法反复进行施术。

(4) 以脊椎部督脉、华佗夹脊为重点，稍加用力掌根揉（力量因人而定）。

(5) 双手食指、中指、无名指并拢，用指腹夹在脊柱棘突上进行手指操作。

(6) 在患者痛点及相应反射区进行指压。

(7) 用滚法在患者脊柱及夹脊上施术，两手轮流自上而下、自下而上反复操作。

(8) 医者右手食指、中指、无名指稍分开，分别置于膀胱经、督脉、夹脊上，自上而下点揉，按压五条经。

(9) 用掌根推揉脊柱，以局部皮肤微烫为宜（小儿皮肤娇嫩，注意不要弄破）。

六、注意事项

(1) 小儿和老年人等体质较弱者，在背部施术时注意掌握力度。特殊人群（结核、肿瘤及器质性病变）慎用或在专业医师指导下进行治疗。

(2) 怀孕妇女在肩颈部、腰骶部，禁用手法治疗。

(3) 脊柱疼痛时应仔细诊断，再做治疗。

(4) 可做扩胸运动，做深呼吸，改善胸背部活动。

(5) 拉力器最好不用，俯卧撑要根据自身情况进行。

七、典型病例

【例】 患者李××，女，56岁，2013年3月12日，以"时有心慌，伴后背酸胀2年，加重1周"就诊。患者自诉2年前无明显诱因出现偶尔心慌、后背酸痛，不能提重物、做家务，遂就诊于当地的西医医院，查心电图大致正常，轻微早搏，心脏超声未见异常，心脏血管造影（CTA）示：冠状动脉正常。诊断为心律失常早搏，嘱咐患者注意休息，不要劳累，后背部酸胀予以活血止痛膏治疗，未给予其他对症处理。2013年3月21日，患者经同事推荐，来门诊就诊，经周老反复研究病情，确诊为"胸椎小关节紊乱综合征"，并采用脊柱平衡推拿法治疗5次，患者症状完全消失，达到临床治愈，随访半年，未曾复发。

胸椎小关节紊乱指胸椎小关节在外力作用下发生解剖位置改变，可表现为不同程度的急、慢性肋间神经痛、胸腹腔脏器功能紊乱等症状，且不能自行恢复。上胸部胸椎关节紊乱多表现为胸部方面的疾病，如胸闷、胸憋、咳喘、心悸、乏力；中胸段错位多表现为胃脘部症状，如恶心、呕吐、反酸；下胸段错位多表现为肠道功能紊乱，如便秘、消化不良等。

第七节　平衡推拿法治疗小儿腹泻

小儿腹泻是一组由多病原、多因素引起的以大便次数增多和大便性状改变为特点的消化道综合征,是我国婴幼儿最常见的疾病之一。6个月至2岁婴幼儿发病率高,1岁以内约占半数,是造成小儿营养不良、生长发育障碍的主要原因之一,特别是夏秋之季尤为多见。

目前有多种治疗方法,各有其独到之处。《景岳全书·泄泻》谓"泄泻之本,无不由于脾胃",中医认为腹泻与脾胃运化及升清功能失调关系最为密切。长期的腹泻会危害婴幼儿的身体和智力发育,推拿对小儿腹泻疗效突出,同时小儿推拿流派较多。我们采用推拿阴阳面治疗小儿腹泻,简便易行、疗效确切,小儿乐于接受,并无副作用。现将其治疗情况小结如下。

一、病例资料

本组170例腹泻患儿中:男孩82例,女孩88例;1岁以内的婴儿121例,1岁~2岁半的幼儿49例;肠炎124例,细菌性痢疾14例,消化不良32例。在170例腹泻患儿中,其中痊愈的90例,占52.9%;显效60例,占35.3%;好转的12例,占0.71%;无效而治疗中断的8例,占0.47%。

二、治疗标准

本组170例患儿分别诊断为肠炎、细菌性痢疾、单纯性消化不良,均有大便化验报告单作为依据。

(1)痊愈:初诊时大便化验有红细胞、脓细胞、吞噬细胞或脂肪球,经推拿治疗后不但腹泻次数减为每日1~2次,质干或糊状,而且化验结果全部正常。

(2)显效:初诊时大便化验分别报告有红细胞、脓细胞、脂肪球或吞噬细胞,经推拿治疗后不但腹泻次数明显减少,而且化验结果显著好转。

(3)好转:经推拿治疗1~3次后,大便化验及腹泻次数均未恢复正常,但有好转。

(4)无效而治疗中断:经2次治疗后大便化验报告无改变或腹泻次数无减少而治疗中断。

三、治疗方法

推拿阴阳面:主要部位是腹部和背部,治疗时两面同时并用,但根据病情有所侧重。阴面即指腹部。推拿时患儿仰卧,医者坐或立在右侧,右手食指、中指、无名指、小指并拢,在患儿腹部上指、中指、下脘及神阙穴周围,呈圆形摩推,以顺时针为序,而后用食指、中指、无名指在神阙、气海、关元等穴进行点抖,继则顺着下肢脾胃二经挤捏,并点揉足三里、三阴交穴,然后,从右至左横抹腹部,再从上至下采用拇指抹法反复几次。上法进行10分钟左右。功用:温中散寒、化湿止泻。主治:虚寒型腹泻。阳面即指背部,亦称给皮捏脊法推拿时。患儿俯卧,医者原位不变。指食、中两指并拢,在患儿的背部督脉和膀胱经,自大椎至尾椎从上往下抹脊3~5次,而后由尾椎至大椎自下而上反复捏皮,捏三提一,反复3~5遍,继则在八髎穴周围采用拇指揉数次为结束。功用:清热利湿、消食止泻。主治:实热型腹泻。上法约10分钟。以上操作全过程共20分钟,隔日推拿1次,1~3次方可治愈。

四、病案举例

【例1】　患者陈××,男孩,5个月

初诊:2011年7月2日,因"腹泻3天"来门诊求医,其妈妈口诉:每天约腹泻6次,质稀色黄,夹有

泡沫黏冻,大便量少,臭味明显,小便色黄,伴有发热,约37.6℃,不思乳食。血常规:大致正常;大便常规:大便色黄,质黏、脓细胞++,红细胞少许,吞噬细胞+。此系湿热下迫,治拟清热利湿止泻。阴阳面推拿治疗。以阳面为主,阴面为辅。

二诊:2011年7月4日,经治后腹泻略减,前日解4次。化验:大便色黄,脓细胞0~1,仍拟上法治疗。

三诊:2011年7月6日,经上两次推拿后日解大便1次,质糊状,化验正常。再拟手法巩固之。

3次治疗后患儿症状明显缓解后,继续予以阴阳面推拿4次,巩固疗效,并在手法中添加健脾和胃的运八卦、揉板门等手法,患儿的胃口也逐渐变好。经7次门诊治疗,达到临床治愈,患儿妈妈十分开心。

【例2】 患者韩××,男孩,7个月

初诊:2011年12月23日,因"慢性腹泻1个月",经服用中药汤剂和西医输液治疗未愈,反复发作,逐渐加剧,经同事介绍遂来我室就诊。其奶奶口诉:患儿可能是因1个月前因天气变化,受凉后,开始出现频发腹泻,曾至医院多次检查未发现有何异常。刻下仍日解7次,绿色水样便,夹有奶块,苔白腻。化验:粪色绿,红细胞0~2,脓细胞0~5,黏液少许。此系脾胃虚弱。治拟温中散寒、化湿止泻。阴阳面推拿治疗,以阴面为主,阳面为辅。

二诊:2011年12月25日,经手法推拿后,腹泻减少为日解5次,患儿的精神状态较前好转。大便常规:稀糊状,色黄,脓细胞0~2,黏液少许,仍拟上法治疗。

三诊:2011年12月27日,患儿母亲口诉:患儿昨日解大便2次,质干糊状,食乳有增,精神好转。查大便一切正常,仍拟原法巩固之。

四诊:2011年12月29日,患者母亲口诉:患儿昨日解大便2次,质干糊状,食乳有增,精神明显好转。治疗后与患儿嬉戏,患儿神态正常,声音清脆,反应灵敏。

4次治疗后患儿临床症状基本消失,继续予以阴阳面推拿3次,巩固疗效。7次治疗后,患儿的症状已经全部消失,达到治愈标准,同时向其妈妈传授了一些小儿保健推拿手法。

五、机理探讨与注意事项

(1) 婴幼儿乃稚阳之体,脏腑娇嫩,形气未充,机体的功能和抗病能力均较薄弱,加之小儿寒暖不能自调,乳食不知自节,外易为六淫所侵,内易为饮食所伤,一有不适均可导致腹泻。《小儿卫生总微论》曰:"小儿吐泻者,皆由脾胃虚弱,乳哺不调,风寒暑湿,邪干于正之所致也。"在推拿治疗时要首先明确诊断,辨证施治,投以恰当的手法治之。

(2) 推拿能治疗肠炎、急性菌痢、婴幼儿腹泻,而且效果比较满意,其机理大致有以下几点:① 能增强胃肠消化功能,促进肠胃对食物的消化和吸收。② 能加强机体免疫功能。③ 能提高肠道抗病和抗过敏的能力。④ 增加大肠和胃蠕动,促使新陈代谢功能旺盛,从而使脏腑功能加强,逐渐消除病灶,自然能达到治疗疾病之目的。

(3) 急性菌痢、肠炎、婴幼儿腹泻,临床上有缓急快慢之分,暑热暴泻往往呈现伤阴;脾寒水泻则往往呈现伤阳,阴津受伤,阳气亦陷,严重者可迅速出现阴竭阳脱的危重症状,故在推拿治疗时必须分清标本缓急,据情而定。对于中毒性菌痢和中毒性肠炎,一定要在抢救的基础上配合治疗。

(4) 小儿腹泻的推拿就是通过手法作用于患儿体表穴位以疏通经络,可使气血流畅,改善新陈代谢,调整脏腑生理功能,促进和增强机体的自然抗病能力,帮助患儿达到"正气足,祛外邪"的目的。

第八节 平衡推拿法治疗月经不调

月经不调是指妇女月经病的统称,又称月经失调,是指月经在期、量、色、质四个方面出现异常改变。现今月经不调已经是常见妇科病之一,并且随着生活方式的改变,社会压力的增加,饮食结构的转变,生活环境的逐渐恶化,月经失调的发病率会逐渐增高,严重威胁患者的身体健康和生活质量。

一、病因病理

汉代的张仲景在《金匮要略·妇人杂病脉证并治》中首次提出"经候不匀"这个病症来描述月经不调。唐代的药王孙思邈在《备急千金要方》首次将"经候不匀"叫作"月经不调",并予详细论述。

中医认为月经先期主要是血热妄行和气虚不能固摄所致。月经后期是因受寒、体虚及精神因素使机体气血运行不畅或营血不足,血海不能按时满盈所致。月经先后不定期是肝郁肾虚,气血不调,冲任功能紊乱,以至血海蓄溢失常。月经过多的发生多因血热、气虚所致。月经过少则与血虚、肾虚、血瘀有关。

五脏功能的正常与否对月经的产生有着重要的意义,古有论证:"经血为水谷之精气……凡其源源而来,生化于脾,总统于心,藏受于肝,宣布于肺,施泄于肾……下归血海而为经脉。"所以任何一脏的功能受到损害都会引起月经不调,尤以肾、肝、脾三脏为重。其主要病机为:肾虚、肝郁、脾虚、血寒、血瘀、痰浊。

引起月经不调的原因是多方面的,有情绪影响、性生活过度、生育过多、饮食不节、过度疲劳等,此外也可由外界的寒湿刺激而致。正常月经有赖于大脑皮层-丘脑下部-垂体-卵巢-子宫之间的功能协调,若其中任何一个环节发生异常,都会导致月经不调。月经不调既可能是上述内分泌协调功能障碍,也可能是全身功能状态异常的反映,当神经系统及其他内分泌器官的功能紊乱时,均可能直接或间接影响上述功能的协调而发病。

二、临床表现

主要表现在月经期提前或延后,或前后不定;月经量或多或少;经色可呈现淡红,或鲜红,或黯红;经质有的黏稠有块,有的清而稀薄。另外伴有小腹部疼痛、乳房胀痛、头痛脑胀、腰膝酸软、四肢面部浮肿、夜寐不安、食欲减退等症状。

三、治疗手法与步骤

本病的治则在于调理冲任,理血调经。

(1) 患者取仰卧位,医者位于右侧,在其腹部行推法、摩推法、揉法、摩法治疗,共 10 分钟左右,应以患者感腹部发热为宜。以上、下腹为重点,用点抖法点上脘、中脘、下脘、建里、归来等穴,按上法在双下肢行㨰法、挤捏法,点揉血海、足三里、三阴交等穴。

(2) 患者取俯卧位,医者在其腰骶部采用按法、揉法、㨰法、推法和擦法治疗 10 分钟左右。然后在腰骶部做横擦法,使局部有温热感为宜。最后在脊柱上及其两侧(督脉和膀胱经在腰背部的循行部位),做往返的平推揉法治疗,往返操作 3～5 遍。点揉心俞、厥阴俞、肺俞、胃俞、膀胱俞、三焦俞、肾俞。

四、注意事项

（1）月经期间应避免剧烈运动和过度劳累，适当休息。

（2）避免寒湿，注意保暖，忌食生冷辛辣食物。

（3）精神方面要注意消除紧张、恐惧、焦虑和急躁，保持乐观情绪。

（4）对于身体虚弱者应适当加强营养，注意锻炼身体，增强体质。

（5）手法治疗可在经前一周进行。

（6）如为绝经后女性，复现月经不调，应及时就医。

五、典型案例

【例】 患者张××，女，38岁，自述月经延后10天，其月经量少，有明显的血块，色紫暗，经期伴有小腹冷痛，遇寒加重，得热缓解。其病人脸色偏白，欠红润，舌质淡红，舌苔白滑，脉沉紧。病例分析为血寒型，手法采用温经散寒、活血化瘀为主，在八髎穴部位重用擦法。治疗5天后，小腹疼痛感明显减轻，继续治疗2周后症状消失。经随访得知，经期已经恢复正常。

第九节　平衡推拿法治疗原发性痛经

原发性痛经指的是月经前后或者月经期间出现小腹部疼痛和不适感，以致影响到正常的工作和生活质量，而经专业的妇科检查，生殖器没有器质性病变的一类痛经。本病以青年妇女较为多见，《金匮要略·妇人杂病脉证并治第二十二》最早对痛经进行记载："带下经水不利，少腹满痛"，指出痛经缘于经水不利，不通则痛，导致少腹满痛。《傅青主女科》认为"经水将来三五日前而脐下作疼……是下焦寒湿相争之故""少腹疼于行经之后……是肾气之涸""经水忽来忽断，时疼时止……是肝气不舒"，指出痛经的病机主要为寒湿、肾虚和肝郁。当代中医多认为原发性痛经是气血运行变化，瘀血阻滞胞宫、冲任失于濡养所致，其病位在冲任、胞宫，变化在气血，表现为痛证。

周老的平衡推拿手法作为中医特色的外治疗法，在治疗原发性痛经方面疗效显著，患者依从性高，无毒副作用，安全性高，其推拿手法深受广大原发性痛经患者的喜爱。

一、病因病机

中医认为痛经的主要机理是气血运行不畅所致。因经水为血所化，血随气行，气充血沛，气顺血和，则经行畅通，自无疼痛之患，如气滞血瘀或气虚血少，则使经行不畅，不通则痛。引起气血不畅的原因有：

（1）气滞血瘀：多由情志不舒，肝郁气滞，气机不利，不能运血畅行，血行受阻，经血滞于子宫中而作痛。

（2）寒湿凝滞：多因经期冒雨涉水，感寒饮冷，或坐卧湿地，寒湿伤于下焦，侵于子宫，经血为寒湿所凝，运行不畅，滞而作痛。

（3）气血虚弱：平素气血不足，或大病久病之后，或房事不节，是气血两亏，运血无力，行经滞而不畅，造成子宫及其经脉失养，导致痛经，或者体虚阳气虚，运行气血无力，因瘀致痛。

二、临床表现

本病的特点是月经期间或前后小腹或腰部疼痛,大多于月经来潮即开始。常为阵发性,患者多伴有头痛、头晕、乳胀、尿频、便秘或腹泻、失眠、容易激动等症状。而不同的辨证又有不同的表现。

(1) 气滞血瘀:经前或经期小腹剧烈胀痛,经血紫暗并有血块,血块下则疼痛减轻,经血量少淋漓不畅,两胁或乳房发胀。

(2) 寒湿凝滞:经前或经期小腹冷痛,甚至牵连腰脊疼痛,得热则痛减,经血量少,血色紫暗有血块,患者多畏寒、大便稀、白带多。

(3) 气血虚弱:痛经发生在经期或月经干净后,呈持续性地绵绵作痛,按之痛减,得热则舒,月经量少色淡,面色苍白,精神倦怠。

另外,根据痛经发生的时间及疼痛的性质,辨其寒热虚实。一般以经前、经期痛者属实,经后痛者属虚;痛时拒按属实,喜按属虚;得热痛减为寒,得热痛剧为热;痛甚于胀,血块排出疼痛减轻者为血瘀,胀甚于痛为气滞;绞痛、冷痛属实,绵绵作痛或隐痛为虚。

三、平衡推拿手法

1. 基本手法与步骤

手法治疗的目的在于平衡阴阳,调和气血,活血化瘀,通经止痛。

(1) 患者取仰卧位,医者采用摩法、推法、按法和揉法在其小腹治疗5分钟左右。再用摩法、推法、揉法以顺时针方向在腹部治疗5～10分钟,以患者局部有温热感为宜。点揉气海、关元穴,后在下肢用㨰法、挤捏法操作3～5分钟点揉血海、足三里、三阴交等穴。

(2) 患者取俯卧位,医者在其腰骶部行揉法、推法、㨰法治疗5分钟。再掌揉腰骶部,以八髎穴为主,局部温热为度。

(3) 点穴:点按气海、关元、子宫、肝俞、膈俞、肾俞、命门、八髎、血海、足三里、三阴交、劳宫、涌泉等。

2. 辨证治疗

(1) 气滞血瘀证:① 患者取仰卧位,医者在其肋弓下缘以双手拇指做分推法的治疗3～5分钟。以泻法点章门、期门、中极、次髎、地机、太冲等穴。② 患者取俯卧位,在背部用掌振法、㨰法操作5～10分钟,指揉肝俞、胆俞、心俞、肺俞等穴。

(2) 寒湿凝滞证:① 患者取仰卧位,在少腹部、下腹部摩推至局部温热,点揉气海、关元穴。② 患者取俯卧位,在背部督脉和夹脊及膀胱经(脊柱正中及其两侧)及双足底行揉推法,均以有温热感为度。以补法加点膀胱俞、肾俞、腰阳关等穴,以泻法点中极、次髎、三阴交、地机等穴。

(3) 气血虚弱证:① 患者取仰卧位,在腹部摩推至皮肤微红,点揉气海、关元穴,后在两下肢㨰法、挤捏、点揉血海、足三里、三阴交等穴。点穴以补法为主,点肺俞、脾俞、胃俞等穴。② 患者取俯卧位,在腰骶部揉推至温热。

四、注意事项

(1) 月经期间应避免剧烈运动和过度劳累,适当休息。

(2) 避免寒湿,注意保暖。忌食生冷、辛辣及不洁食物。

(3) 精神方面注意消除紧张、恐惧、焦虑和急躁,保持乐观情绪。

（4）对于身体虚弱者应适当加强营养，注意锻炼身体，增强体质。

（5）月经期间注意个人卫生及禁止性生活。

五、体会

（1）对推拿治疗原发性痛经的机制尚不确切，有待于进一步探讨与研究，以期为临床中推拿疗法治疗原发性痛经提供确切依据。

（2）主要以临床报道为主，作用机制研究较少，缺乏大样本的临床病例总结，推拿治疗效果与医生的手法操作相关性较大，临床治疗缺乏标准化操作流程。

六、典型病例

【例】 患者王××，女，24岁，2013年11月15日初诊。患者自诉痛经7余年。每次经前1天小腹开始胀痛，疼痛剧烈时需服布洛芬等止痛片方可缓解。近半年来，口服常规剂量止痛片效果不佳，因为其患有胃肠疾病，害怕止痛片的副作用会加重胃肠疾病，遂来寻求中医推拿治疗。来时正是经期第2天，月经量多有血块，腹痛，血块排出后痛稍减，舌质暗有瘀点，脉沉弦，证属气滞血瘀型痛经。经上述手法治疗3个疗程已痊愈，半年后随访未复发。

第十节　平衡推拿法治疗盆腔炎

盆腔炎是指内生殖器的炎症，包括子宫、输卵管、卵巢、子宫旁结缔组织及盆腔腹膜炎。炎症可局限于某一部位，也可几个部位同时发生。盆腔炎可分为急性盆腔炎和慢性盆腔炎，本节主要论述慢性盆腔炎的相关知识和治疗方法。

慢性盆腔炎（CPID），根据发病主要症状特点归属于中医少腹痛、癥瘕、不孕、带下病、妇人腹痛等范畴。作为妇科常见病，病情较顽固，易反复发作，远期后遗症发生率达26％。中医治疗从整体出发，辨证论治，在临床上具有良好的长期效果，其中推拿治疗具有操作方便、安全性高、无毒副作用、痛苦小等诸多优势，逐渐被广大患者所接受。

一、病因病理

《素问·举痛论篇》云"寒气客于脉中……上及少腹……腹痛引阴股"，说明本病与寒邪关系巨大。黄元御在《素灵微蕴》中言"肾主蛰藏，肝主疏泄……郁怒生风……其在女子，则病带下"，指出肝、肾功能失调以及情志变化，会转归为带下病。张介宾在其《妇人规》内指出"妇人瘀血留滞日积，可渐以成癥"。由此，瘀、寒、情志、脏腑功能失常等皆与慢性盆腔炎的发病有关。

慢性盆腔炎多由急性盆腔炎治疗不当或延误治疗，或急性期不明显而转成慢性。发病原因多由人工流产、分娩、妇科手术及经期感染所引起，或由于身体其他部位的感染灶经血循环传播而来。其发病过程与细菌的抵抗力等因素有关。病变常见有以下几种类型。

（1）输卵管炎：输卵管黏膜与内腔间质因炎症而破坏，使输卵管增粗、纤维化，呈条索状，如炎症较重，则往往使卵巢和输卵管与周围器官粘连，形成不规则质硬而固定的肿块。

（2）输卵管积水与输卵管卵巢囊肿：输卵管发炎后伞端粘连闭锁，管壁渗出浆液性液体，潴留于管腔内形成输卵管积水。如果同时累及卵巢则形成输卵管卵巢囊肿。

（3）慢性盆腔结缔组织炎：炎症蔓延到宫旁结缔组织和宫骶韧带处，局部组织增厚、变硬，向外呈扇形散开直达盆腔壁,子宫固定不动或被动牵向患侧。

中医认为本病是余邪未尽,瘀积藏胞中,以致脏腑功能失常,气血失调,冲任受损所致。

二、临床表现

本病主要表现为下腹坠胀疼痛,腰骶酸痛,常在劳累、长久站立、月经前和性交时加重,伴有肛门坠胀不适、白带增多、月经周期紊乱、经血量多、痛经、尿频、不孕等,另外可出现低热、乏力、精神不振、周身不适等全身症状。

三、治疗手法与步骤

本病的治疗原则是活血化瘀,理气止痛。

(1) 患者取仰卧位,医者在其下腹部行掌按法、揉推法,治疗 10 分钟左右;然后以顺时针的方向行摩推法治疗 5 分钟左右。用点抖法在腹部进行施术,以气海、关元、中极、水分等穴为主。

(2) 患者取俯卧位,医者在其腰骶部行按推法,并点揉气海、三阴交、太冲、太溪等穴。接着用揉推法、振颤法和㨰法治疗 5~10 分钟;然后在腰骶部做掌根揉治疗,以患者局部有温热感为宜。最后在其脊柱上及两侧(督脉及膀胱经在腰背部的循行部位)做往返的揉推法治疗,以皮肤红润为度,重点加揉膈俞、肝俞、脾俞、胃俞、大肠俞、小肠俞、肾俞、膀胱俞、命门、次髎等穴。

(3) 点穴:在临床辨证的基础上灵活选用以下穴位:中脘、章门、期门、气海、关元、中极、水道、归来、子宫、带脉、血海、三阴交、商丘、蠡沟。

四、注意事项

(1) 保证营养全面,要坚持适当的体育锻炼,增强体质。

(2) 避免寒凉刺激,劳累。

(3) 节制房事,注意个人卫生。

(4) 定期妇科检查,在医生指导下正规治疗。

(5) 如盆腔内已形成较大的肿块,经长期保守治疗无效或反复发作者,可考虑手术治疗。

五、典型病例

【例】 患者钱××,女,46 岁,已婚,因"反复下腹痛伴腰酸 10 余年,加剧 1 个月"于 2013 年 11 月 12 日初诊。患者诉 10 余年前先后行 1 次人工流产术,术后出现下腹部胀痛,伴腰骶胀痛,活动后加重,未规范治疗。1 个月前患者无明显诱因下出现下腹疼痛,经当地医院诊断为"慢性盆腔炎",予以对症药物治疗,腹痛不减,患者想寻求中医外治法治疗本病,遂至我门诊求医。刻诊可见:下腹部胀痛,伴腰酸、乏力,自诉白带常规检查正常。纳差,夜寐一般,小便短赤,大便干结,肛门有坠胀感。舌质红,苔黄腻,脉弦滑略数。B 超:考虑慢性盆腔炎。诊断:慢性盆腔炎。辨证:湿热下注证,治以清热除湿,通经止痛,予以上法平衡推拿法为主治疗 4 次后,患者症状明显减轻,再以原法治疗 7 次,达到临床治愈。

六、体会

(1)《素问·上古天真论篇》曰:"精神内守,病安从来。"治疗时进行必要的心理治疗,兼顾调神。女子患本病后,心理、家庭、社会压力剧增,并且由于病程较长,易伤精耗气,患者常表现出精神萎靡、抑郁焦虑等。神伤则形神失和,致使慢性盆腔炎的病情加重。

（2）在推拿治疗慢性盆腔炎的临床应用中，还需要进一步推进客观性、规范性的探索研究，例如手法操作的量化问题及操作流程的规范化问题等。

（3）推拿治疗慢性盆腔炎的临床应用研究以中医理论为指导，运用经络腧穴理论，以任脉、督脉、膀胱经、胃经、脾经作为整体治疗的主要经脉。

第十一节　平衡推拿法治疗更年期综合征

妇女在自然绝经前后或因其他原因丧失卵巢功能以后，可出现一些症状和体征，统称为更年期综合征。一般多在45～55岁发病，持续时间或长或短，症状的有无及轻重常因人而异。我国是一个人口大国，相对应的，我国围绝经期女性的数量目前也居于世界首位，2015年的《更年期妇女保健指南》中提出，如今40～60岁的妇女约占全国人口的11％，预计到2030年，年龄超过50岁的妇女人数将超过2.8亿。妇女在这一时期，考虑到社会、家庭、工作的压力，自己的心态不能得到妥善调整，在心理极度焦虑、紧张和恐惧下，就会导致本病的发病率大大提高。

一、中医病因病机

在中医方面，更年期综合征属于中医"百合病""脏躁"的范畴，人们认为妇女在绝经前后这一时期的生理特点与绝经前后诸证的发病有着紧密的联系。《素问·上古天真论篇》中提到，女性到了七七（49岁）的年纪，冲脉和任脉的功能减弱，天癸即将枯竭，精、气、血液不能濡养全身，导致阴阳失衡，出现肾阴虚、肾阳虚甚至肾阴阳两虚的情况，进而牵连其他脏器，致使机体脏腑功能失调，引发全身各脏腑一系列的病理现象。所以虽然绝经前后诸证的基础是肾，但常牵连心、肝、脾等多个脏器、多条经脉，使疾病证候繁杂。

二、西医对更年期综合征的认识

在西医方面，将围绝经期女性表现出的由于性激素不稳定所导致的身体及精神心理的各种症状，称为绝经综合征。围绝经期的女性卵巢功能日渐衰败，雌激素随之降低，从而导致下丘脑—垂体功能退化，内分泌、免疫系统紊乱，引起血管舒缩因子、神经递质、自由基、细胞因子异常，继而出现一些自主神经功能错乱为特征的更年期综合征。

更年期综合征的复杂症状的出现和几个关键因素密切相关。（1）内分泌因素：卵巢功能的衰退和内分泌紊乱是导致发病的主要因素。（2）免疫因素：妇女在围绝经期阶段，不仅会出现月经紊乱等症状，还会对心血管、骨骼、泌尿生殖系统造成持续危害，更会致使免疫系统发生改变，雌激素能够调节机体的体液和细胞免疫，雌激素含量降低、功能紊乱可能会引起免疫系统出现紊乱，因此在治疗中，更应该注重提高患者的免疫力。

西医治疗更年期综合征主要分为：激素治疗和非激素治疗，对机体的肝肾功能具有一定的损害，与此相比，中医特色推拿法具有疗效好、安全性高、患者依从性高等特点，被越来越多的患者所接受。

三、临床表现

妇女在更年期时可出现下列症状：眩晕耳鸣，烘热汗出，心悸失眠，烦躁易怒，面色苍白，下肢浮肿，食欲不振，尿频便溏，月经紊乱，情绪不宁，记忆力减退，精神不集中，血压波动。

四、平衡推拿法

（1）患者取仰卧位，医者采用摩推法、点抖法、震颤法在腹部治疗5～10分钟。再用摩法以顺时针方向在小腹及两侧少腹部治疗3～5分钟，以患者的局部有温热感为宜。并点揉气海、关元、归来、子宫穴。

（2）患者取俯卧位，医者自背部脊柱至腰骶部行掌揉法、滚法、指揉法治疗5～10分钟；再自大椎至八髎穴在督脉、夹脊、膀胱经上用滚法、疏经揉法治疗3～5遍；后在腰骶部做擦法，以患者局部有温热感为宜；最后在其脊柱上自上而下以掌平推法治疗，反复操作3～5遍。

（3）点穴：以补法点揉大椎、大杼、心俞、肝俞、胆俞、脾俞、胃俞、肾俞、膀胱俞、命门、八髎、涌泉等穴3～5分钟结束。

（4）当本病的某个症状突然出现时，可参其症状的治疗。如某更年期综合征的患者，眩晕的症状较严重，治疗时可再采用针对眩晕的治疗手法。

五、典型病例

【例】　患者韩××，女，54岁。××高级中学班主任，因心烦易怒盗汗1年余，并感逐渐加剧，时而恶寒怕冷，失眠，时有噩梦，时而面部烘热等。3个月前开始出现注意力难于集中，血压不稳定，经当地人民医院诊断为：更年期综合征。为寻求中医特色外治法治疗，遂来我门诊，现测血压156/96 mmHg。采用平衡推拿法加心理推拿法8次而临床痊愈，巩固3次。

六、自我保健

（1）双手拇指相交替地自印堂穴向上至神庭穴做推法，再至百会、四神聪穴做指揉法。以双手食指、中指、无名指置于前额正中，向两侧太阳穴处做分推法治疗，然后用双手拇指点揉两侧太阳穴经率谷、翳风穴至风池、风府穴。再向上沿耳后至耳上做梳推法治疗。再用摩法以顺时针方向在小腹部治疗，后两手掌心、掌根擦腰骶部，以局部有温热感为宜。

（2）点穴：以补法点印堂、太阳、百会、风池、内关、神门、合谷、膻中、中脘、气海、关元、子宫、足三里、三阴交、太冲、涌泉等穴。

七、注意事项

（1）保持精神舒畅，减少外界刺激，对患者多给予精神安慰。夫妻、医者和朋友、同事之间，应善待更年期的患者，不要与她（他）们争执、吵架。

（2）以往人们都认为更年期综合征只有女性会有，但经过临床观察，男同志也有相当一部分人会患此症。因此，在临床中有症状的及不明原因的一些常见病，也可以考虑为更年期（男性）。

（3）更年期的患者应加强自身修养，自我安慰，自我排解。避免情绪激动，合理安排好生活，并在医生的指导下做好相关体检，及时发现和排除心理、生理问题，安度中年以至晚年的生活。

第十二节　平衡推拿法治疗膝关节炎

膝关节骨性关节炎又称增生性骨性关节炎、退行性膝关节炎，在北方俗称为"老寒腿"，是中老年常见的疾病，也是一种正常退行性病变。有报道显示，本病在50岁以上的中老年人群中发病率约为

5％,我国 60 岁以上女性中,膝骨性关节炎的发病率约为 25％。中老年人肝肾亏虚,气血不足,筋骨不得濡养,以致筋痿骨疲、屈伸不利,风、寒、湿、热等邪气乘虚侵袭肢体肌肉关节,使经脉闭阻不通,发为本病,故该病属本虚标实,因"虚"致病,肝肾亏虚、气血不足是其根本病因病机。

本病各个病人表现不一,有的无任何症状,有的疼痛剧烈或肿胀明显,并逐渐加剧,甚者不能行走,生活不能自理。本病临床特点是病人年龄大,多数为中年以上,但近年来趋于年轻化。有时由轻度外伤、受凉、负荷过重等诱发。起病初期膝关节酸痛,活动不灵活,早晨起床或久坐后起立时,疼痛最明显,活动片刻后症状消失,步行过久时,疼痛加剧。正坐、起立时,患膝疼痛明显。上、下楼梯困难,尤其是下楼或下蹲时,疼痛更明显。髌骨周围疼痛或肿胀。活动时膝关节有摩擦音,日久可出现肌肉萎缩。膝关节内侧有压痛,大多数病人在膝关节内侧能触及痛性结节。膝关节周围水肿,步履不稳,甚则出现跛行。中医认为膝痛多因肝肾两虚,因肝主筋,肾主骨,肝肾两虚则筋骨出现病态反应。X 线片提示:膝关节有骨质增生。

一、临床资料

本组病例 120 例,其中男性 51 例,女性 69 例;年龄最大者 71 岁,最小者 40 岁,平均年龄 55 岁;一侧膝痛者 78 例,两侧膝痛者 42 例;病程最长者 31 年,最短者 4 个月;120 例均有 X 线片诊断。

二、平衡推拿法

(1)仰位法:通常患者取仰卧位,将病侧下肢伸直,医者立于右侧先以手掌根贴于施术部位进行轻柔掌揉,再用双手自大腿前经膝部至小腿交替挤捏,再自小腿向上,经膝盖部至大腿前侧挤捏。往返挤捏数次,手法由轻渐重。如膝关节内积水,可用右手掌心贴于膝盖上,以膝盖为中心向上下、左右推动,往返 3～5 次,使积水扩散。

(2)俯卧位:上法做完后,患者取俯卧位,仍将患侧下肢伸直,医者立于右侧,其方法按仰卧法操作。继以足三阴、足三阳经脉和穴位的循行路线进行推拿。

(3)平衡针灸法:用 1.5～2 寸的体针,常规消毒后,平衡进针,选双膝眼、血海、梁丘、阴陵泉、阳陵泉等,每次 15 分钟。

(4)关节积液型:以关节肿胀为主要表现。采用对称平衡性手法在膝关节上下反复施术,每次 15～20 分钟。

三、平衡拔罐法

(1)前后平衡法:在膝关节骨性炎症期,疼痛明显者,用前后平衡法进行拔罐,时间为 3～5 分钟,以皮肤红润为好。

(2)上下平衡法:在膝关节有积液的情况下,进行局部拔罐,在膝关节上方和下方进行吸拔,时间为 1～3 分钟。

四、药物熏洗法

用活血化瘀、温经散寒的中药紫丹参、透骨草、荆芥、黄柏、牛膝、当归、丹皮、赤芍、红花、苦参、防风等常规剂量掺加水煮沸,倒入桶或盆内,将膝关节暴露,先熏后洗,洗至药水冷后为止。

五、体育疗法

(1)把一根长 30 厘米左右的木棍或 0.5 千克装的酒瓶放置在平坦的地面上,将脚放在上面,用脚底来回搓动 20 次。每次搓动至膝关节内有温热感为止,每次 2～3 次。然后身体站立,两膝关节呈半屈膝位,用两手掌心分别按在膝盖上,做膝关节旋转运动,左右各旋转 20 次。

(2)散步:患有膝关节骨性关节炎的病人往往因疼痛而怕走路。而中医认为冷则血停,热则血行,热则暖经,经暖则血活,疼痛减轻。因此,应积极主动运动,多散步,多走路。每天早晚各散步或小跑一次,每次 20 分钟。

(3)浴足法:每晚临睡前 1 小时,用热水浴足至双膝 5～10 分钟。

六、经典病案

【例】 患者李××,女,62 岁,主诉:双膝痛 1 年余。现病史:1 年前无明显诱因出现双膝关节疼痛,行走困难,左侧重,右侧轻,膝眼处自觉刺痛肿胀,活动后减轻,夜间痛明显,下肢发凉,无力。体格检查:左膝屈伸不利,活动明显受限,无明显压痛,麦氏征阳性。辅助检查:MRI 示双膝关节骨质增生,退行性改变。用上法治疗 7 次,明显缓解,经 10 次治疗后临床痊愈,半年后随访未复发。

七、体会

(1)本症属于中医的鹤膝风。多因风邪侵袭,阴寒凝结而成,或因下肢过度疲劳,气血亏虚,或因外伤致使气血停滞,经络运行不畅而成。

(2)本症多有肿胀疼痛,所谓"通则不痛,痛则不通",故欲消其肿必活其血,欲治其痛必攻其瘀。手法拟疏通气血,逐瘀消肿。

(3)在治疗本症时,必须辨别阴阳虚实,作出明确诊断,排除骨结核、关节结核、骨性肿瘤等危重病症,以免误治,造成不良后果。

(4)肝肾亏虚为发病之本,痰瘀阻滞是该病发病的重要病因病机,尽量保守治疗,必要时进行手术治疗。

第十三节　平衡推拿法治疗中风后遗症

中风后遗症是指中风发病半年以上,在病情进展过程中遗留的神经功能缺损症状,如偏瘫、失语、认知障碍等,给患者个人、家庭和社会增加了巨大负担。主要见于中年以上,急性发病,多数和动脉硬化、高血压、糖尿病等有关,它的患病率和病死率在我国虽然低于欧美等国,但仍为引起老年人死亡的主要原因之一。曾有专家统计发病率为(150～200)/10 万,死亡率在我国占前三位,致残率约为 86.5%。

一、中医对中风后遗症的认识

中医古籍对中风后遗症的病因病机没有专门的论述。《内经》无中风的病名,但有仆击、仆倒、大厥、薄厥、偏枯、偏风等病名,其论述与中风十分相似。《灵枢·刺节真邪篇》:"虚邪偏客于身半,其入深,内居营卫,营卫稍衰,则真气去,邪气独留,发为偏枯"。《灵枢·九宫八风篇》:"其有三虚而偏中于邪风,则为击仆偏枯矣"。《素问·风论篇》"风中五脏六腑之俞,亦为脏腑之风,各入其口户,所中则为偏风"。从中风的发病上提出,人体之所以会得本病,主要还是因为身体正气不足所引起。"正气存内,邪不可干"说明的也是这个道理。直到王清任提出治疗中风后遗症的气虚血瘀型,才为中医治疗中风后遗症提出了理法方药,推进了中医在中风后遗症的治疗进程。

二、西医对中风后遗症的认识

中风后遗症主要是脑血管狭窄或闭塞导致供血不足或者因高血压、血管畸形等因素导致脑出血，使局部脑组织缺血缺氧，神经功能受损及大量自由基和代谢废物堆积，破坏脑组织的内环境，导致局部脑功能异常和肢体活动异常。目前中风后遗症多见于缺血性脑卒中，目前主要将缺血性脑卒中分为：大动脉粥样硬化型、心源性栓塞型、小动脉闭塞型、其他明确病因型和不明原因型等5型。西医针对缺血性脑卒中的治疗主要从神经保护及改善脑循环等角度进行，以恢复缺血脑组织的血氧供应为主要目的，从而改善神经功能，主要包括抗血小板聚集、降脂稳定斑块、营养神经、康复治疗和对症治疗等疗法为主。

本病的预后，主要取决于脑血管病变的部位、范围及其过程，其次是早期是否进行有规律的康复疗法。近几年来，我们采用推拿、针灸、拔火罐、药物、体育疗法等综合治疗，观察了一些病例（病例中有70多岁的，也有40多岁的），通过综合性治疗，有些病人已能生活自理，有些已恢复了工作。现将其方法小结如下。

三、推拿疗法

推拿治疗本病通常采用仰卧位、俯卧位、坐位三个体位，其具体方法如下：

（1）仰卧位：患者取仰卧位，医者立于右侧，铺上推拿巾，自胸部施术，用四指平推法、拇指推法、五指推法反复交替操作；再用梳理法在两侧胁肋部进行操作，而后用四指摩推法、拇指推法、点抖法、滚法、点穴法在下肢前侧进行操作，用捻法、梳推法在足部前侧进行操作，全过程反复操作10～15分钟。

（2）俯卧位：患者取俯卧位，医者体位不变，铺上推拿巾，用五指撒揉法、疏经揉法、掌根揉法、点揉法沿督脉、膀胱经反复操作，再用滚法、点穴法、挤捏法反复操作，自背部到腰部、臀部、下肢后侧，进行操作，再用掌心擦法紧贴涌泉穴及足底部进行操作，全过程反复操作10～15分钟。

（3）坐位：患者取端坐位，医者立位，用抱推法、点揉法、滚法、挤捏法在头部、面部、喉部、颈项部、肩部、上肢及手部反复操作，手部加用捻法、梳推法，最后以拿肩井为结束，全过程反复操作10分钟。

以上推拿方法在操作时，以患者肢体为重点，手法做完后在脊柱部、肩部、下肢部进行拔火罐，主要采用闪火拔罐法。

四、针灸疗法

（1）急救：人中、百会、合谷、涌泉等穴。

（2）通常在患侧上、下肢取肩髃、曲池、内关、外关、合谷、阳陵泉、足三里、三阴交、太冲等穴，留针15～20分钟。

五、内服中药

通常服用大活络丹或人参再造丸，用量：1次1粒，1日3次。

六、外用中药

用牡丹皮15克、透骨草15克、追骨风12克、荆芥10克、赤芍12克、当归10克、苦参10克、升麻10克、川椒10克、艾叶6克、高良姜6克、白芷10克、甘草5克，煮水外用，煮沸后先熏后洗再泡，每日熏洗1次，每次15～20分钟。

七、康复疗法

临床观察,一般情况下在发病的急性期过后1～3个月内恢复达到最大限度,3个月以后恢复较慢,因此,应力争在3个月内予以最佳康复措施。有报道在偏瘫发生3～5年以后,功能仍有不断改善者;另外,经适时的康复治疗,90％的患者可恢复其步行能力,生活能自理,30％的人能恢复工作。康复的方法简便易行,医院、家庭均可以采用。

(1)散步:脑血管意外后的病人只要能下地走路,就要及时坚持进行循序渐进的散步,每天走10～20分钟,若病人不能独立行走可请医者搀扶练习。

(2)四肢的康复:采用自动与被动的方法康复上、下肢。采用自身运动上肢,先摇肩关节,再伸屈肘关节,活动腕关节;若自身不能进行则请医者帮助做被动运动,参照上法活动上肢,下肢先活动髋关节,再伸屈膝关节,活动踝关节。

(3)手足的康复:即手部用健身球或核桃在左右手轮流地反复搓动,每次30分钟,重点放在患侧手部;足部采用足踏棍或空瓶放在平坦的地面上,用脚底来回搓动20～30分钟,每日5～6遍。

八、典型病案

【例1】　患者朱××,女,71岁,某医院医生,1983年3月突发脑血管意外,出现左侧上下肢瘫痪,活动功能丧失,口眼歪斜,经某医院中西医结合住院治疗一段时间,仍然遗留一侧肢体瘫痪等后遗症,生活不能自理,流涎。

经平衡推拿3个疗程后,患者生活能够自理,能够自己下地走路,能完成基本的家务,例如扫地等。接着继续以平衡推拿法治疗3个疗程以巩固疗效。疗程结束后,患者生活能够完全自理,有生活质量的生命延续了15年。

【例2】　患者哈××,男,72岁,回族。2002年4月30日下午突然不省人事,家属哭成一团,认为老人已经去世,随即家属突然想起医生,便请医生鉴定是否死亡。医生(我和助手)迅速进行2组穴位的针灸急救,时有改善,而后用轮椅推往数公里外的老人自己家,20分钟后老人能喝水,经医者调养及平衡推拿后,继续生存一年半。

第十四节　平衡推拿法治疗呼吸系统常见病几则

呼吸系统疾病的主要表现为咳嗽、咯痰、呼吸困难、恶寒发热、鼻塞流涕等症状。呼吸系统的治疗在于去除致病的病因,消除病因所造成的证候。本病为临床常见病、多发病。既有急性病症,又有慢性病症,由于病程长、痛苦大,目前药物治疗及其他治疗有些病人难于接受,而推拿治疗可使大多数病人从"端坐气急"的状态中解脱出来,至少可恢复到"缓步行走而无气急"的程度。还有些可以使痛苦减小或病程缩短。近几年来,我们在临床中运用推拿的方法治疗了一些呼吸系统的病例,经观察疗效满意,现将其方法总结如下。

【例1】　肺气肿

患者蒋××,男,55岁,1999年1月初诊。呼气性呼吸困难1月余,伴咳嗽、咯痰、头痛、嗜睡、心慌。登二楼感气急,易疲劳。

检查:听诊呼吸音减弱,呼气延长。叩诊呈过清音,心浊音界缩小,肺下界下降,用力呼气时间5秒。诊断为Ⅰ级肺气肿。治以扶正、固本、宽胸理气之法。

处方:用心理推拿法,即用推拿方法加以心理疏导结合治疗。由于肺气肿是一种较为顽固的疾病,目前又无特效方法,患者往往情绪悲观,医者应耐心地心理疏导,加之推拿治疗。其手法为:在患者胸胁部以上采用推揉胸部、梳理胁肋部,反复操作10分钟,再以闪火拔罐法在胸部和胁肋部进行火罐法通之。而后在患者背部第12胸椎以上的督脉、华佗夹脊、膀胱经反复用点穴法刺激经穴5～10分钟。再点揉风门、肺俞、心俞、膈俞、肾俞、定喘等穴。开始手法轻柔,以后逐渐加重,以患者有明显的酸胀感为度。最后在背部拔火罐,以透热为度。经上法治疗5次后呼吸较前轻松,诸症减轻。再推拿12次后基本恢复健康。

体会:(1) 早期治疗效果好,二、三期须配合药物治疗。(2) 肺气肿在无发热非肿瘤非异物引起的患者可用手法治疗。(3) 医者在推拿的同时有计划循序渐进地指导患者进行体育锻炼,如步行和打太极拳,并进行腹式呼吸体操锻炼。(4) 预防呼吸道感染,配合自我推拿。

【例2】 支气管哮喘

患者林××,男,65岁,1999年11月初诊。呼吸急促困难,喘鸣有声1月余。经药物治疗未愈。咳嗽、痰稀白,夜间发作,难以平卧。

检查:胸部听诊闻及双肺哮鸣音。

诊断:支气管哮喘。治宜宽胸理气、扶正祛邪之法。

处方:用阴阳面的推拿法。首先点穴法点揉头面部迎香、印堂、太阳、风池、风府等穴,反复操作5分钟,再从头顶部至枕部用五指拿法,自枕部到项部转为三指拿法,重复2～3遍;然后横擦前胸部,沿锁骨下缘开始到十二肋,往返2～3遍。直擦背部膀胱经,以透热为度。一指禅推法或按揉法在项背部两侧肺俞、膈俞、脾俞、肾俞、定喘、风门等穴治疗,每穴约2分钟。开始手法轻柔,以后逐渐加重,以患者有明显的酸胀感为度。最后在胸背部拔火罐,以透热为度。经上法治疗5次后呼吸明显通畅,夜间可安睡3～4小时,双肺哮鸣音减轻。再经上法治疗10次后呼吸正常,睡眠良好,双肺哮鸣音消失。随访未发作。

体会:(1) 本证治疗应以扶正祛邪并重。在治疗过程中可配合体育锻炼和户外耐寒锻炼。(2) 本证后期,到了危重阶段,肺、肾、心往往同时衰竭,出现阳气欲脱之象时,不宜单独进行推拿治疗,但仍可配合其他各科抢救。(3) 哮喘的急性发作期应以消炎定喘、止咳化痰等抢救治疗为主。

【例3】 急性气管炎、支气管炎

患者钱××,男,35岁。1998年12月来诊,咳嗽、咯痰甚则气急1周,经服药物未愈,刻下咳嗽明显,咯痰为黏液状,伴恶寒,时有发热,周身酸痛、乏力,夜间咳嗽尤甚。

检查:肺部听诊可听及干性、湿性啰音。

胸透:无明显异常征象。

处方:推拿胸背部以宣肺止咳为法。

(1) 仰卧位:患者取仰卧位,医者取坐位或立位,用四指平推或五指推法,反复在中府、云门穴施术;再点揉天突、膻中穴数次,持续治疗3～5分钟;最后用火罐在中府、云门、膻中、天突等进行闪火拔火罐法。

(2) 俯卧位:紧接上法,患者取俯卧位,医者用右手五指在患者第7胸椎以上反复采用五指撒揉、疏经揉、点穴揉、掌根揉法,在督脉、膀胱经上操作3～5分钟。再点揉大椎、大杼、风门、肺俞、心俞、天突、风池、风府等穴,反复施术3～5分钟。选择以上穴位再用闪火拔火罐法进行操作。

以上全过程需20分钟,隔日治疗1次,5次为1个疗程。

体会:(1) 对急性气管、支气管炎患者在无明显发热的情况下予以推拿治疗,另外急性气管、支气管炎者会有多种疾病并发,应详细检查,鉴别诊断,以免误诊而误治。(2) 在推拿治疗时,嘱患者多喝开水,分次饮入,注意保暖休息。

第十五节　平衡推拿法治疗神经系统常见病几则

神经系统疾病主要表现为运动、感觉或意识等异常改变,根据产生的机理,可区分为缺损症状、释放症状、刺激症状和休克症状。神经系统疾病的治疗在于去除致病的原因,消除病因所造成的代谢紊乱和促进受损神经组织功能的恢复。近几年来,我们在临床中运用推拿的方法治疗了一些神经系统的病例,经观察疗效满意。现将其方法作一小结。

一、面神经瘫痪

【例】　患者田××,男,58岁,1986年5月初诊。口眼向左侧歪斜2月余,经治未愈。饮水、饮食均不便,味觉明显减退,口角下垂。

检查:右眼闭合Ⅱ度不全,右侧额纹消失,鼓气试验(＋),右侧鼻唇沟平坦,面部太阳、四白、地仓、颊车等穴明显压痛。

诊断:右侧Bell's面瘫。治宜疏经活络、濡养牵正。

处方:用补患泻健法推拿治疗。以鱼际擦法、掌心擦法、点穴法、抹法、牵正法反复操作5分钟。经上法推拿5次后,感觉明显舒适,饮食、饮水均明显好转,额纹渐有,味觉逐渐恢复。仍拟原法巩固治疗5次后症状消失而痊愈。

体会:(1)早期治疗效果好,我们通过多年的临床观察,用此法治疗面瘫,观察100例,随访一年,未见复发,情况良好。(2)Bell's面瘫,通过多年的观察,任何年龄均可发生。(3)防止倒错现象,推拿治疗面瘫应恰到好处,如掌握不得当,则出现倒错现象。

二、三叉神经痛

【例】　患者施××,女,54岁,1987年3月初诊,右侧面部疼痛1周,并逐渐加剧,呈阵发性闪电样剧烈疼痛,面部肌肉抽搐,严重时如刀割样疼痛。语言、吞咽、刷牙、洗脸均有疼痛和不利,饮食或张口时感到面部疼痛尤甚。

检查:右侧面部感觉异常,咀嚼肌和颞部有压痛,患侧肌力减弱,张口咀嚼不便,右侧四白、迎香、地仓、颊车等穴明显压痛。

诊断:三叉神经痛。治宜行气活血、和络止痛。

处方:用点穴消痛法推拿治疗。患者取端坐位,医者立于前侧,用右手拇指、食指在患者脸部的痛点处揉,反复数次,再在印堂、太阳、四白、迎香、地仓、颊车、风池、风府等穴进行点揉,接着用鱼际擦、掌心擦法反复在面部操作,全过程10~15分钟。隔日治疗1次,5次为1个疗程。经5次推拿后症状明显改善,疼痛明显减轻,仍拟原法巩固治疗。

体会:(1)明确诊断,不能误诊,三叉神经痛共分三支,眼支的感受器分布于额部、上眼睑、角膜和鬃部;上颌支的感受器分布于下眼睑、颊部和上唇;下颌支的感受器分布于下唇和下颌部,其运动纤维支配咀嚼肌群。根据以上分布区域和临床表现不难诊断。(2)三叉神经痛,多见于40岁以上的女性,通常分为上颌支、下颌支、眼支,本病早期易误诊,另应与听神经瘤、鼻咽癌等病相鉴别。明确诊断后,应及时治疗,减少患者痛苦。

三、臂丛神经麻痹

【例】 患者冯×,男,2个月,1989年3月初诊。出生后12天发现右上肢软弱无力(产伤所致),手部皮温明显减低,患肢抬举不能,伸屈、抬举不便。

检查:右上肢肌力松弛,肌力为0级,右上肢呈内旋状,皮肤颜色正常。经市儿童医院等诊断为:重度右侧臂丛神经损伤。治宜疏通经络、行气活血。

处方:用落点、走线、带面的推拿方法。患儿先取仰卧位,医者坐于对面,先用拇指、食指、中指自胸锁乳突肌处进行点揉,逐渐向臂前部、肩峰、上肢、手部,反复用点穴位、走经络、揉肌肉的方法交替地进行推拿治疗,再用掌根揉法反复在上肢进行操作5~10分钟;而后患儿取坐位,医者体位不变,用拇指在颈部自上而下进行点揉,在两侧颈夹肌、冈上肌等进行反复施术,自颈部至肩部到上肢至手部交替反复进行操作5~10分钟。以上方法隔日治疗1次,每次10~15分钟。采用上法共治疗3个月(隔日治疗1次),达到临床痊愈。

治疗体会:(1)临床中臂丛神经麻痹常发生于各种感染性疾病的恢复期、免疫接种或手术后,也有一部分患者无明确的病因,因此,在临床诊断和治疗本病时应分清病因,再施以治疗和预防的有效方法。(2)臂丛神经麻痹治疗时间长,恢复期较慢,对于损伤严重者应说明其预后不佳。

四、坐骨神经痛

【例】 患者梁××,男,35岁,1988年7月初诊。右侧下肢疼痛3个月,经服药等治疗未愈,刻下仍感腰、臀部、大腿后侧、足背等处烧灼样疼痛,伴下肢麻木感。疼痛常因行走、咳嗽、打喷嚏、弯腰、排便而加剧。

检查:环跳、承扶、殷门、委中、承山等穴明显压痛,右下肢沿坐骨神经干各点均有压痛,直腿抬高试验左侧70°,右侧25°,腓肠肌处有明显压痛。

诊断:右侧坐骨神经痛。治宜疏经活络、行气止痛。

处方:用点压撵揉推拿法。患者取俯卧位,医者立于患侧,用撵法、点穴法、掌根揉法自腰部、臀部至下肢部反复施术5~10分钟,再用火罐在腰臀下肢部进行吸拔。俯卧位完毕后,再嘱患者仰卧,医者双手握住患肢,先做屈膝屈髋、按压患肢,再将患肢伸直、抬高,反复2~3次。以上全过程需15~20分钟,5次为1个疗程,隔日治疗1次。

治疗体会:(1)坐骨神经痛在临床中一经明确诊断,治疗方法、手法准确,临床痊愈的可能是很大的,但是易复发。(2)对继发性坐骨神经痛应纠正其主要疾病,增强其骨盆牵引和体育疗法,这样会较完善。

五、腓总神经麻痹

【例】 患者丛××,女,教师,30岁,1986年5月初诊。右下肢不能正常行走,不能工作,膝关节以下麻木无力,足下垂,跛行,足背屈、外翻受限,同时伴有小腿外侧和足面感觉明显减退。

检查:足部伸肌与外展肌瘫痪,足及趾不能背伸,不能外展外翻,足下垂明显,足背及小腿前外侧感觉障碍。治宜和络止痛。

处方:用挤捏舒经推拿法。患者先取仰卧位后取俯卧位,用撵法、点穴法、挤捏法、掌根揉法,自患肢的上端向下端,再自下端往上端反复施术10~15分钟;再用梳推法、点穴法、捻法在足部反复施术5~10分钟。以上全过程需20~25分钟。前10次是每日推拿1次,以后是隔日推拿1次,共推拿30次而临床痊愈,恢复此前工作。

治疗体会:(1)腓总神经是坐骨神经一个大的分支,因其位置表浅,所以损伤与受压的机会较多,是临床最常见的神经麻痹证之一。(2)腓总神经麻痹后,病人行走困难,严重影响日常生活及工作,因此在治疗的同时,要疏导病人,帮助其树立信心,战胜疾病,争取早日康复。(3)腓总神经损伤的康复时间较长,应在推拿的同时,嘱患者配合下肢的体育疗法。

第十六节　脊柱平衡推拿法的临床应用

脊柱平衡推拿法是医者用各种特定的手法在患者督脉、膀胱经、华佗夹脊上自上而下或自下而上选择性地进行推拿操作,通过手法作用产生的良性刺激,以纠正脊椎间的相对不平衡状态,达到"阴平阳秘"的治疗和保健作用。

一、脊柱平衡推拿法的理论指导

我们在不断的临床实践中悟出"推、拿、揉、挤、捏,手法在经穴"的道理。中医学理论认为,脊柱部处于督脉与双侧足太阳膀胱经的循行通道之上,督脉是统率全身阳气的经脉,自下而上贯通人体四肢百骸,起着调节人体气血阴阳的重要作用;而且五脏六腑相关的背俞穴都分布在足太阳膀胱经上。《灵枢·经脉篇》中写道:督脉的经脉,从尾骨尖的长强穴分出,沿脊柱两旁上循颈项,散布头上,下行的络脉,延至肩胛骨向左右分别走足太阳膀胱经,入内贯脊柱两旁的肌肉,故督脉总运背部经气,另手足三阳经脉均与督脉交合于大椎,所以督脉还总督一身之阳,为阳脉之海。

二、脊柱平衡推拿法的手法运用

(1)掌根揉法:医者用手掌大鱼际或掌根部吸定于脊柱的一定部位或穴位上,胸部放松,前臂做主动摆动,要求贴紧肌肤,压而不重,重而不滞。

(2)疏经揉法:医者用右手拇指、食指、中指分别置于脊柱两侧,螺纹面为着力点,自上而下经循行部位连续揉动腧穴部,用力稍重,反复施术3~5遍。

(3)五指撒揉法:医者五指撒开,以手指螺纹面为着力点,以脊柱为中心,辨证论治,平衡性地在患者脊柱部进行柔和而有力、深透而均匀的揉动3~5遍。

(4)震颤法:医者用右手的掌心置于患者的脊柱部,有节奏地自上而下或自下而上抖动。要求用内力运至两上肢,要频频抖动。

(5)多指揉法:医者用右手的食指、中指、无名指、小指的指尖部或手指螺纹面着力于脊柱两侧做刺激性的揉动,力度应适中,揉动时可自下而上或自上而下。

(6)拇指旋推法:医者用右手大拇指螺纹面为着力点,在脊柱两侧呈回旋形,沿督脉循行部位来回做揉推样动作。要求手法柔和,往返协调。

三、脊柱平衡推拿法的临床运用

(1)平衡推拿法为主治疗脊髓型颈椎病

患者通常取俯卧位,医者先用双手拇指自颈椎至胸椎采用平衡性放松手法,循序渐进,不宜重手法。紧接着采用平衡性手法在颈颊脊部,自上而下轻柔刺激,不宜用力过重。用平衡手法,自颈夹肌、冈上肌、斜方肌、三角肌至肱三头肌等反复施术。用平衡推拿法自颈椎棘突、胸椎棘突至腰椎棘突,上下左右排列,刺激施术。10次为1个疗程,第1个疗程每日1次,第2个疗程采用隔日1次。

辨证施术:如患者有呼吸系统疾病,在做完上法后加仰卧位在胸部施以平衡推拿法;如患者有便秘或腹泻等消化系统疾病,在做完上法后加腹部平衡推拿法;如患者有尿潴留或小便失禁等泌尿系统疾病,可在做完上法后施以下腹部的平衡推拿法等。并配合平衡针灸和平衡拔火罐疗法进行辨证施治。

(2)平衡推拿法治疗脊柱胸段综合征

脊柱胸段综合征是指脊柱胸段因发育异常,或某些疾病及外力创伤、长期慢性劳损等因素导致其正常生理弯曲改变、胸廓畸形引起的物理(机械性)或化学(炎症性)刺激,而出现相应神经节段、脏腑功能性病变的一系列症状和体征。

治疗:患者俯卧位,医者位于患者左侧,医者用右手掌根在其背部以掌根揉进行放松。以患处和阿是穴为主,用拇指稍用力旋推。用滚法、掌揉法、指揉法反复进行施术,以脊椎部、督脉、华佗夹脊为重点,稍加用力用掌根揉。双手食、中、无名指并拢,用指尖在脊柱棘突上进行手法操作,在患者痛点及相应反射区进行指压。用滚法在患者脊柱及夹脊上施术,两手轮流自上而下、自下而上反复操作。医者右手食、中、无名指稍分开,分别置于膀胱经、督脉、夹脊上,自上而下点揉、按压五条经。用掌根推揉脊柱,以局部皮肤微烫为宜。

四、典型病例

【例】 患者王××,5岁,2020年6月,因"反复感冒,咳嗽半年"前来就诊。患儿奶奶代述:患儿身体素质较同年龄段的小孩偏差,吃饭食量偏少,天气温度变化较大时,容易复感,伴咳嗽,身体乏力,活动减少,每年大概发病10余次,但无头痛、鼻塞、发热等其他外感症状,舌红,苔薄白,脉缓。诊断:反复性感冒,咳嗽。治疗以祛风解表、提高正气为原则。

治疗上以后背部督脉、膀胱经和夹脊穴为主,采用相应的脊柱平衡推拿手法,应用于相关的经脉和腧穴。然后,在脊柱胸段的督脉和膀胱经进行平衡拔罐法,重点腧穴有风门、肺俞、大椎、身柱等穴,治疗12次,患儿感冒症状和咳嗽明显改善,患儿的精力显著改善,恢复了以往的活泼可爱。电话随访,当年冬天没有出现感冒咳嗽。

第十七节　五点平衡推拿法治疗腰椎间盘突出症经验

腰椎间盘突出症又名"腰椎间盘纤维环破裂症"。它是指髓核突出或纤维环破裂突出而产生的一系列症状。本病可有明显诱因而突然发病,也可无明显诱因而逐渐产生症状。据有关资料报道,国内发病率已超过1‰;而国外发达国家发病率则超过1.5‰,并有渐增趋势。南京市中医院推拿科周华龙主任自20世纪80年代初就在病房和门诊进行临床治疗、观察、探讨,并总结出一套行之有效的"五点平衡推拿法"治疗腰椎间盘突出症,具有简便验廉、痛苦轻、创伤小的特点,病人乐意接受,疗效比较令人满意。现将其方法及资料整理如下。

一、临床资料

本组共观察病例96例:其中男性57例,女性39例;20~30岁8例,31~40岁23例,41~50岁20例,51~60岁24例,60岁以上21例;病程在6个月以内者27例,7~12个月者23例,1~3年者36例,3年以上者10例。

二、治疗方法

根据本病的临床症状与特征,认为其病变主要是由于腰部及全身生理状态、结构、气血失衡所致。我们进行了多年的摸索和探讨,采用"五点平衡推拿法"治疗本病。所谓"五点平衡推拿法"即腰点(通常在腰 4、5 棘突旁,相当于人体腰横线的中点,通常为腰部的黄金分割点)、臀点(环跳穴,在股骨大转子最高点与骶管裂孔连线的外 1/3 与 2/3 连接点上,为足少阳胆经穴)、大腿点(承扶穴,在大腿后侧正中线,臀横纹中点,为足太阳膀胱经穴)、腘窝点(委中穴,在腘窝横纹中点,为足太阳膀胱经穴)。主要手法在腰点通常用掌根揉、振颤法和吸定滚法,另外在"五个点"均用滚法、多指揉法、单指揉法等手法连续操作 15～20 分钟。手法完毕后,再用"闪火拔罐法"在"五个点"处进行吸拔,不留罐,以皮肤红润为好,不能使皮肤充血、暗紫。以上方法隔日治疗 1 次,每次 20～25 分钟,5 次为 1 个疗程。使患者腰部局部和全身趋于、达到平衡状态为治疗目的。

三、疗效标准与结果

临床治愈:腰腿痛症状消失,直腿抬高试验同健侧,腰部活动功能恢复正常者 74 例,占 77.08%。

显效:临床症状基本消失,腰部略压痛,直腿抬高试验低于健侧,腰部活动基本正常者 11 例,占 11.46%。

好转:腰腿痛症状和主要体征减轻,但仍有足大趾麻木感者 8 例,占 8.34%。

无效:症状及体征与治疗前无明显变化者 3 例,占 3.12%,总有效率 96.88%。

四、典型病例

【例 1】 患者奉××,男,58 岁。腰部疼痛伴左下肢麻木疼痛 2 年余,加重 1 周。患者 2 年前因劳累出现腰部疼痛,伴左下肢麻木,未诊治。1 周前无明显诱因疼痛加重,现症见:腰部疼痛,酸软无力,局部发凉,喜温喜按,畏寒肢冷,舌质淡,脉沉细无力。查体:L4/L5,L5/S1 棘突下及右侧椎旁压痛明显,右侧直腿抬高试验 50°(+),左侧"4"字征(+)。

西医诊断:腰椎间盘突出症。中医诊断:腰痛,肾阳虚证。治疗方法:补肾壮阳,温煦经脉。治疗方法采用上述推拿方法。治疗 1 次后,患者自诉腰痛、畏寒肢冷症状稍有缓解,治疗 1 个疗程后,患者疼痛明显缓解,右下肢麻木症状也明显减轻,巩固治疗 1 个疗程,患者腰痛症状消失,偶有右下肢麻木感,不影响日常生活。3 个月后随访,腰痛未再复发。

【例 2】 患者赵××,男,23 岁。腰痛 1 月余。患者 1 个月前因久坐出现左侧腰痛,受凉、活动后加重。现症见:左侧腰部刺痛,痛有定处,疼痛拒按,舌暗紫,脉涩。查体:L5/S1 左侧椎旁压痛明显。腰椎 MRI 示:L5/S1 椎间盘轻度突出。

西医诊断:腰椎间盘突出症。中医诊断:腰痛,瘀血阻络证。治疗原则:活血化瘀,通络止痛。治疗方案:采用上述推拿方法。5 次为 1 个疗程。治疗效果:治疗 2 次后,腰部刺痛明显减轻;治疗 1 个疗程后,腰部疼痛基本消失,未再治疗。嘱回家休养,避免受凉。

【例 3】 患者程××,女,82 岁。腰部伴左下肢疼痛 5 天。患者 5 天前受凉后出现腰痛,现症见:左侧腰部冷痛重着,伴有左下肢坠痛,腰部活动后尤甚,舌淡,苔白腻,脉沉缓。查体:腰椎生理曲度变直,L5/S1 左侧椎旁压痛,左侧臀上皮神经压痛。腰椎 CT 示:L4/L5 椎间盘膨出,L5/S1 椎间盘突出。

西医诊断:腰椎间盘突出症。中医诊断:腰痛,寒湿阻络证。治疗原则:温经散寒,通络止痛。治疗方案:采用上述推拿方法 5 次为 1 个疗程。治疗效果:治疗 1 次后,患者腰部疼痛缓解明显,疼痛减轻;治疗 1 个疗程后,腰部冷痛重着及左下肢坠痛症状基本消失,巩固治疗 1 周,症状消失。

五、治疗体会

(1) 腰椎间盘突出症是一种常见、多发疾病,治疗方法各有千秋。一般来说采用推拿及拔火罐等保守治疗为好,既减轻患者的痛苦,又减轻患者的心理负担。本组 76 例患者中均为 CT 明确诊断,有 60％以上患者需要手术治疗。

(2) 治疗腰椎间盘突出症,不宜用太重、太粗暴的手法和方法,最好少用旋搬等手法。骨盆牵引用力也不要太大,以免造成不必要的损伤。

(3) 急性期也可采用五点推拿法,用间接和直接的手法交替在痛点上施术,并循序渐进,采用"能进则进,不能进则退"的治疗原则,不宜采用蛮力。笔者曾参加腰麻下大推拿治疗腰椎间盘突出症,有的患者感觉较重,效果不一定好,反之,用些较柔和的手法效果还比较理想。

(4) 推拿治疗腰椎间盘突出症,还应本着"动静结合"的原则,急性期采用卧床休息,缓解期采用治疗与体育疗法相结合的方法。

(5) 腰椎间盘突出症在治疗期不宜过分采用局部热敷的方法,可以热水洗澡,也就是通常所说的"宁用全身循环,不用局部充血"的治疗原则为好。

第十八节　平衡推拿法与黄金分割点的临床应用与研究

1980 年初周华龙主任受导师的启发,采用"五点推拿法"治疗腰痛病,收到良好的效果,病人也乐于接受。从此,周老就留心在临床中采用平衡推拿法与黄金分割点结合治疗一些疾病。

资料表明,黄金分割点就是一条线被分割为不相等的两端并形成"短∶长＝长∶(短＋长)"这样的比例,比值约为 0.618。这种分法为"黄金分割",这个分割点称为"黄金分割点",0.618 被称为"黄金数"。2500 年前首先由古希腊学者毕达哥拉斯提出这个分割。中世纪,黄金分割被广泛地应用于艺术作品和建筑作品。现代科学家又把它和优选法紧密地结合起来。随之许多医学家研究表明,黄金分割律也是人体科学的一个重要规律和组成部分,它在人体解剖学和生理学及中医学之中,有一系列主要表现。

(1) 黄金分割点:人的脐高与身高之比为常数 R,人体某相对独立部分之长与 R 之积确定的点为黄金分割点。

(2) 黄金分割线:是通过黄金分割点的纵线和横线。

(3) 黄金分割区:是指同一段上黄金分割正向点与反向点之间的区域。

(4) 黄金分割正向点:是指与人的头向相同而确立的黄金分割点,如身高的脐点。

(5) 黄金分割反向点:是指同一段与正向点方向相反的点。我们在学习、研究的过程中,自 20 世纪 80 年代末将黄金分割点应用于治疗腰腿病等多种疾病。现将近年来采用平衡推拿法与黄金分割点应用的情况进行探讨,再看我们平衡推拿法,就是采用对称性的取穴平衡、循经平衡、部位平衡,手法平衡自上而下,从左至右,先腹部后背部的整体平衡法,进行主要治疗与调整,直到身体、心理都平衡健康。

我们从平衡推拿法的角度与黄金分割点紧紧地结合、应用,在临床中有着十分重要的意义和临床价值。

一、黄金分割点与穴位的关系

在朱老"四应六法"的基础上,周华龙主任反复观察、摸索、结合治疗穴位,对应黄金分割点,再根据研究资料表明:前后发际间的黄金分割点为百会穴,通常用于治疗失眠等;口角间的黄金分割点为地仓穴,主要用于治疗 Bell's 面瘫;鼻部间的黄金分割点为迎香穴,通常用于治疗急慢性鼻炎;两眉间的黄金分割点为印堂穴,通常用于治疗面瘫、鼻炎、头痛;鼻下之间的黄金分割点为人中穴,通常用于治疗面瘫、急救等;颏唇沟间的黄金分割点为承浆穴,通常用于治疗面瘫、流涎等;头顶到足底之间的黄金分割点为神阙穴,通常用于治疗消化、生殖系统疾病;脊柱的黄金分割点为膈俞穴,通常用于治疗膈肌痉挛;腰部的黄金分割点为大肠俞、腰阳关穴,通常用于治疗运动系统、生殖系统疾病;膝关节的黄金分割点为委中穴,通常用于治疗腰突症、腰扭伤等;肘关节的黄金分割点为曲池穴,通常用于治疗网球肘等;踝关节的黄金分割点为解溪穴,通常用于治疗高血压、失眠、踝扭伤等;小腿的黄金分割点为承山穴,通常用于治疗腰腿痛、腓肠肌痉挛等。

临床中,我们选择机体的黄金分割点与平衡推拿法紧密结合治疗临床疾病,受益匪浅,病人也乐于接受,许多病人都免于手术之苦。

二、临床应用与研究

我们推拿科经过几代人的努力,到笔者这一代已经历推拿临床治疗、教学、科研工作 40 多年,从 20 世纪 80 年代初我们在老一辈的基础上,就采用平衡推拿法与黄金分割点紧密结合治疗一些常见病、多发病及疑难杂病,收到很好的疗效。

例如我们采用黄金分割点的五点推拿法治疗腰椎间盘突出症,有效率在 90% 以上,效果比较满意,病人也乐于接受。又如我们采用平衡推拿法与黄金分割点结合治疗小儿腹泻,经 122 例小儿腹泻观察,其有效 116 例,占 95%;痊愈的 90 例,占 73.8%;显效 23 例,占 18.6%;好转 5 例,占 4.1%;治疗无效而中断者 3 例,占 2.5%。

再如脊柱的黄金分割点治疗脊源性胃肠功能紊乱、脊源性妇科病、男性病,均在膈俞、大肠俞、肾俞等穴进行治疗;腰痛论腹,腰椎的稳定,后缘靠腰背的竖棘肌,前缘靠紧贴后腹膜的腰椎和腹内压,因此腹内压是稳定腰椎的主要动力,腹肌松弛,腰椎不稳,多患腰椎间盘突出等。

典型的腰突病常伴便秘、小便短赤。我们在治疗中经常遇到腰突病的患者一周都解不出大便等,因此,用平衡推拿法与腹部黄金分割点相关的神阙、大横、天枢等穴结合治疗后,通调二便,腰痛病随之而愈。又如我们采用艾灸手法在神阙穴治疗卵巢萎缩、月经不调,经过 20 次的治疗患者逐渐恢复正常,随后一年一切正常。临床中有很多腰腿同病,我们即采用腰腿同治,用上下平衡法与黄金分割点的委中、委阳、承山等穴进行治疗,会收到意想不到的效果。还有肩颈同病,我们即采用肩颈同治,用左右平衡推拿法与黄金分割点的曲池、孔最、尺泽、少海等穴进行治疗,也会收到意想不到的效果,患者也乐于接受。

诸如此类,我们的临床结合运用,还有很多的差距和不足,值得我们进一步地研究和探讨。

三、应用体会与展望

(1) 平衡推拿手法与黄金分割点结合应用于临床,确实有些意想不到的特殊疗效,可能是疾病形成初期的最早反应现象。因此,我们采用手法平衡、取穴平衡、经络平衡、部位平衡等有机地结合而去治疗。

(2) 平衡推拿法与黄金分割点结合的应用我们也遵循辨证、辨病、辨位等,如何系统应用表里平衡法、左右平衡法、上下平衡法、前后平衡法等,值得我们进一步研究和探索。

(3) 平衡推拿法与黄金分割点结合应用取得了一些临床效果,我们想在原有的基础上,继续深入,进一步应用,并加以探索、研究。将两者更加紧密地结合,更加深入、更全面地认识两者关系,以期取得更新的进展。

第十九节　平衡推拿法治疗脑瘫

　　小儿脑性瘫痪简称脑瘫(CP),是指从出生前到出生后1个月内各种原因引起的非进行性脑损伤所致的中枢性运动功能障碍及姿势异常,是目前小儿期最主要的运动功能伤残疾病,且终生存在。

　　脑瘫患儿由于生活无法自理,给家庭生活带来沉重负担。发达国家20世纪50年代以后曾做过不少有关脑瘫患病率的调查,患病率为1‰～4‰,多集中在2‰～3‰之间。我国1998年"九五"攻关课题报道,全国0～6岁脑瘫患儿有31万,平均患病率1.86‰。目前研究显示,随着医学技术的发展,新生儿的死亡率明显下降,但是脑瘫的发生率没有下降,甚至有些地区反而呈上升趋势。因此,对于脑瘫患儿做到早期发现,早期治疗,使其中一部分轻度患儿能够恢复日常活动,直到生活自理,达到或接近正常同龄儿童的生长发育水平,已是当务之急。

一、病因病机

1. 出生前因素

　　主要是胎儿期的感染、缺血、缺氧和发育畸形,以及母亲的妊娠高血压综合征,糖尿病,腹部外伤和接触放射线等。

2. 出生时因素

　　由于羊水堵塞,胎粪吸入,脐带绕颈等造成窒息;或由于难产,产钳造成的产伤;颅内出血及缺氧;早产婴儿患本症者较多。

3. 出生后因素

　　新生儿黄疸,严重感染,外伤及脑缺氧等,均可以导致脑瘫。

　　中医认为:脑瘫是由于先天禀赋不足,肾气亏损,脑髓不充及胃气虚弱所致,属于五迟、五软及五硬的范围。五迟:立、发、行、语、智;五软:头项、口、手、脚、肌肉;五硬:头项、口、手、脚、肌肉。

二、病理改变

　　做CT或MRI常出现:弥漫性脑病变,有不同程度的脑萎缩,脑沟增宽,脑回变窄及脑皮质发育不全,有时合并脑积水、脑穿通畸形等改变,锥体也呈现弥散性的变性。

三、临床表现

　　根据运动功能障碍的表现可分为4型。

1. 痉挛型

　　为最常见的类型,约占全部病人的75%,主要病变在锥体束,表现为中枢性脑瘫,多为双侧性,肌张力增高,内收肌明显,下肢较重,抱起时两腿交叉呈剪刀样,足跟悬空,足尖着地,上肢屈曲内收,轻症两手动作不灵敏,步态不稳。

2. 运动障碍型

　　也称椎体外部瘫痪,主要病变在椎体外部,出现无目的的、不自主的动作或舞蹈样动作,手足摆动和扭转痉挛等,一般在睡眠时消失,情绪激动时增加。

3. 语言失调型

主要病变在小脑,表现为步态不稳。肌张力低下,此类症状从小出现,病情稳定,并非进行性。

4. 混合型

同一个病儿可出现上述 2～3 个类型的症状。

四、治疗与护理

1. 平衡推拿法

(1) 头面部:先用右手拇指点揉印堂、百会、太阳、上星等穴 2～3 分钟。

(2) 肩背部:用右手掌揉肩井、肩关节,反复操作 2～3 分钟。

(3) 上肢部:用点、揉、按等手法自上而下在手三阴和手三阳经反复操作 2～3 分钟。

(4) 胸部:用双手或单手推揉胸部,在中府、云门、膻中操作 2～3 分钟。

(5) 腹部:自上而下用摩法,掌根操作,用抖法反复操作 2～3 分钟。

(6) 下肢:用双手在下肢足三阴、足三阳经用捏法、点揉法。

(7) 脊背:重点在五脏六腑的背俞穴进行点揉、抹脊、擦脊等方法治疗 2～3 分钟。

(8) 足部:重点在足部的胸腔及腹腔反射区等反复施术 2～3 分钟。

俯卧位手法操作掌握在 40 分钟左右。如果不加针灸可以掌握在 60 分钟。时间服从疗效,有些病人每次推拿 5 个小时也没用,有些病人,推拿 10～15 分钟可以临床痊愈,主要看效果,医生要用心给病人治疗。

2. 平衡针灸和拔罐疗法

仰卧位和俯卧位交替:这一次仰卧位,下一次就俯卧位。

仰卧位:针百会、印堂、太阳等穴,如果流口水加针地仓穴。

条件允许上肢部可以针肩髃、曲池、手三里、内关、外关、合谷等穴,下肢针足阳明胃经穴位及足三里、阳陵泉、三阴交、太冲等穴。

俯卧位:针风池、风府、大椎、大杼、肺俞、心俞,加委中、承中等穴。

另一种针法:从大椎到 T11、T12 椎间隙。根据患儿的体质和感觉情况而定。再根据辨证、辨病、辨位的特点而定。还有一种就是点针:有的患儿不合作或患儿太小,可以用点针的方法。方法:一寸短针进行操作,点刺不留针。通常 30 次为 1 个疗程,开始可以天天操作,30 次以后,可以隔 1～2 日一次。

拔罐疗法主要是依据辨证论治,根据症状、部位进行辨证拔罐,以任督二脉为主,配合华佗夹脊穴和膀胱经区域进行治疗,每次采用平衡拔罐法,闪罐至局部皮肤红润为度。

3. 护理

(1) 病室和家里空气清新,要整齐舒适。

(2) 根据病儿智力和瘫痪情况,耐心地协助病儿进行动作、语言训练,避免患儿产生自卑心理或孤僻性格。

(3) 对于重症卧床病儿,要注意皮肤护理,定期洗澡,定时翻身按摩,促进血液循环,预防褥疮发生。

(4) 保证进食量,饮食宜易消化,富含粗纤维,以保证大便通畅。对独立进食困难病儿应进行饮食训练。

(5) 教育医者正确培养孩子的运动方法和训练方法、护理方法等。

(6) 可以用牡丹透骨散外用泡手泡脚等。

五、典型病例

【例】 患儿孙××,男,4 岁。2001 年 5 月 1 日初诊。其父代诉:患儿为双胞胎,另一个新生儿死亡。此患儿产后窒息,诊断为脑瘫患儿。经北京、上海、南京等多家医院治疗 2 年余,现患儿不能说话,不会正常吃饭,不能翻身,行走、坐立都不像正常同龄儿,扶站时脚尖着地,双脚跟不能着地。来诊时,双目外斜视,智力较差,反应迟钝,不能言语,双手呈痉挛,抓握动作不灵,下肢屈伸不利,肌张力高。扶站时脚尖着地,双足跟不能着地,两腿呈交叉剪刀状等。按上法治疗一年以后(每周坚持治疗 2~3 次),各种症状及体征均有明显改善。之后,家长由原住二楼改住六楼,有意识让患儿配合运动。再用上法治疗 2 年(每周坚持治疗 2~3 次)之后能上学,自己从一楼到六楼,再从六楼到一楼。自己能够踢足球,打篮球,弹琴,写作业,讲故事,唱歌,背唐诗。

六、体会

(1)脑瘫总的治疗原则是早发现、早治疗,及时、长期、正规的康复训练是治疗脑瘫的最主要方法,手术、药物及其他治疗只是为康复训练创造条件或作为补充手段,不能替代康复训练。在康复治疗中应该中西医结合,必须配合中医的针灸推拿等外治疗法,这样有利于患者更快康复,改善功能障碍,重返社会。

(2)脑瘫患儿的治疗是一个长期、复杂的过程,需要临床医师、康复师及家长密切配合才能完成其治疗过程,需要大家共同协作。

(3)我们治疗脑瘫的经验是,无论是推拿还是针灸、拔火罐,包括指导小儿运动,都以平衡作为原则。治疗时要灵活运用腧穴,合理配穴,以上下平衡、左右平衡、前后平衡、表里平衡等为主要原则,采用多种独特、恰到好处的手法。

第二十节 平衡推拿法为主治疗脊髓型颈椎病

脊髓型颈椎病是由于颈椎椎间盘组织退行性改变及其继发病理改变累及脊髓,产生脊髓功能障碍的疾病。其发病率为 12%~30%,以 40~60 岁的中年人为多,通常起病缓慢,可造成四肢瘫痪,致残率高。现代医学认为脊髓型颈椎病的病理演变主要分为两个方面:一是对脊髓静态压迫的形成,导致脊髓内部缺血,内环境改变,神经元变性;二是由于颈椎运动对脊髓形成的持续动态刺激,使脊髓局部血管痉挛,脊髓缺血失能。本病约占颈椎病的 10%,随着生活方式的改变、交通工具的改善,外伤性的脊髓型颈椎病的发病率会越来越高。

近 20 年来我们采用以平衡推拿为主的疗法治疗脊髓型颈椎病患者,观察了一些病例,患者乐于接受,并取得了一定的疗效。现将其方法和病例介绍如下。

一、一般资料

本组 30 例病例中,男 18 例,女 12 例;外伤造成者 21 例;年龄 51~60 岁的 13 例,50~41 岁的 7 例,40~31 岁的 8 例,30 岁以下者 2 例。

二、治疗方法

1. 平衡推拿法

(1)患者取俯卧位,医者先用双手拇指从颈椎至胸椎采用平衡性放松手法,循序渐进,不宜过用重手法。

（2）紧接着采用平衡性手法在颈夹脊部，自上而下轻柔刺激，不宜用力过重。

（3）用平衡手法，在颈夹肌、冈上肌、斜方肌、三角肌、肱三头肌等部位反复施术。

（4）用平衡推拿法自颈椎棘突、胸椎棘突、腰椎棘突，上下左右排列，刺激施术。10 次为 1 个疗程，第 1 个疗程每日 1 次，第 2 个疗程采用隔日 1 次。

辨证施术：如患者有呼吸系统疾病，在做完上法后取仰卧位在胸部加施平衡推拿法；如患者有便秘或腹泻等消化系统疾病，在做完上法后加腹部平衡推拿法；如患者有尿潴留或小便失禁等泌尿系统疾病，可在做完上法后施以下腹部的平衡推拿法等。

2. 平衡针灸法

（1）棘间平衡针法，患者取俯卧位，在患者颈椎及胸椎棘间施以 1～1.5 寸的体针，自上而下，根据辨证进行迎随补泻施针。

（2）棘旁平衡针灸法，体位同上，在患者颈椎至第 10 胸椎以上，沿棘旁两侧，采用平衡针法进行施术，病情较重及恶寒者加灸法施治。其疗程和前面手法一样。

3. 平衡拔罐法

患者俯卧位，医者用 2～4 个火罐，分别在脊柱和脊柱两侧进行拔吸。先在脊柱两侧平衡性拔吸，自冈上肌拔到骶棘肌，左右、上下平衡拔吸，以皮肤微红为度。再自颈部脊椎向下沿胸椎至腰骶部，采用上下平衡拔吸，每日或隔日 1 次，也可以配合手法、针灸同时进行。

4. 药物熏洗法

用牡丹皮、荆芥、红花、桃仁、当归、伸筋草、艾叶、细辛等药物常规量配药，煮沸后熏洗或热敷，每日或隔日 1 次，每剂药物可以用 3～5 天。治疗疗程：10 次为 1 个疗程。

三、治疗结果

经治疗后，半年死亡者 3 例，临床痊愈者 17 例，生活能够自理者 6 例，没有信心而中断治疗，仍然坐轮椅者 4 例，有效率达 76.7％。经 6 个疗程治疗者 14 例；经 5 个疗程治疗者 9 例；经 3 个疗程治疗者 4 例；经 2 个疗程治疗者 3 例。

四、典型病例

【例 1】　患者赵××，女，53 岁，河南人。患脊髓型颈椎病 3 年，经中西医治疗多年，治疗未愈，经当地医院的医生推荐，坐高铁来南京市中医院治疗。刻下：颈项部酸痛不适，识物欠清晰。经查：C4、C5、C6 之间椎间盘突出。经针灸、推拿、平衡刮痧疗法综合治疗 1 次后，第二次复诊时，自诉临床症状明显缓解，在返程的高铁上看电视自觉比治疗前视力更好，取得了良好的治疗效果。

【例 2】　患者李××，男，48 岁。因出车祸致使当场昏迷，后在省人民医院抢救，经 MRI 诊断为 C5～C6 棘突骨折伴不全性瘫痪，颈椎过伸性损伤、脊髓型颈椎病。立即进行 C4～C7 钢板内固定，后经药物及高压氧等多种治疗，效不佳。半年后来我院治疗，经用平衡推拿法等综合治疗 3 个疗程后，能扶持而来就诊，继以手法等综合治疗 2 个疗程后，自己能颤微行走而来治疗，自觉症状明显改善，一般生活能够自理。再继以以上治疗方法进行巩固治疗 2 个疗程。

五、讨论

（1）本组 30 例脊髓型颈椎病患者，80％都经过 CT 及 MRI 确诊后而来治疗。大部分患者由于车祸或外伤打击等病因所造成。

(2) 脊髓型颈椎病的患者较重者出现瘫痪、二便失禁、不能走路、生活不能自理，甚至四肢瘫痪；较轻者有手动作笨拙、细小动作失灵、手中无力、下肢发紧、步态不稳、不能快步、易跌倒。上下肢肌腱反射亢进，髌阵挛、踝阵挛阳性，巴宾斯基征阳性。在治疗上，现代医学从手术治疗着手，以彻底减压，稳定颈椎；而中医学则以补益肝肾、独取阳明为原则，以非手术治疗本病。

(3) 采用平衡推拿、平衡针灸、平衡拔罐等结合康复医学，辨证施治调整机体“阴阳”平衡。

(4) 在物理治疗的同时，配合患者的心理治疗树立战胜疾病的信心，结合必要的功能锻炼，效果更好。

第二十一节　平衡推拿法为主治疗慢性前列腺炎

慢性前列腺炎是男性泌尿系统常见病、多发病之一，中老年男性多发。据统计，35 岁以上的男性 35%～40%患有本病，占泌尿外科男性就诊患者的 1/3 左右，本病病程长，反复发作，目前尚未有特效药可以治疗。

慢性前列腺炎在祖国医学中归属“白淫”“淋证”“精浊”“白浊”等病的范畴。《金匮要略・消渴小便不利淋证脉证并治》指出：“淋之为病，小便如粟状，小腹弦急，痛引脐中。”病因病机可概括为湿热下注、瘀浊阻滞、肾精亏虚三个主要证型。

慢性前列腺炎一般无明显症状，有的有反复尿路感染、急性前列腺炎等病史，其症状可概括为：疼痛、尿路症状、生殖系统症状、精神抑郁症及其他症状五个方面。疼痛：主要指会阴区附近器官疼痛；尿路症状：尿频，尿急，排尿困难等症状；生殖系统症状：性欲减退，阳痿，早泄，男性不育等；精神抑郁症：可出现失眠，烦躁，焦虑等心理问题；其他症状：疲倦乏力，腰膝酸软，头晕耳鸣，纳差，便秘或溏泻等伴随症状。

多年来周华龙主任用平衡推拿法为主治疗慢性前列腺炎 63 例，取得较为显著的疗效，现介绍如下。

一、临床资料

本组 63 例均为门诊病人，年龄 19～81 岁。平均年龄为 50 岁，病程最短者为 6 个月，最长者为 8 年，均为 B 超和直肠指检明确诊断。

二、治疗方法

1. 平衡推拿法

(1) 小腹部推拿：患者取仰卧位，医者坐或位于患者右侧，医者用右手四指并拢，在患者神阙、气海、关元、中极等穴反复摩推 3～5 分钟，再用拇指点揉法反复施术 3～5 分钟。虚寒型者加用艾灸法。

(2) 腰骶部推拿：患者取俯卧位，先在下腰部采用平衡性的推法和㨰法，两侧反复数遍，然后用指尖推揉法、掌根揉法在骶部反复推拿 3～5 遍，使腰骶部有温热、舒适感方可。

(3) 推拿五经法：患者仍然俯卧，医者用掌根揉、五指撒揉法在脊柱正中、脊柱旁开 0.5 寸处、脊柱旁开 1.5 寸处，自上而下反复施 5～10 遍；再用食指、中指、无名指的指腹抹脊 3～5 遍。

要求在推拿腰骶部、八髎穴时，时间要长，要有温热舒适感，点揉穴位时要有酸胀得气感。

腹部推拿、腰骶部推拿每次 20～30 分钟，每日推拿 1 次，10 次为 1 个疗程。

2. 平衡针灸法

患者取仰卧位,常规消毒后,用1.5～2寸的针平衡地针刺气海、关元、中极、天枢、外陵等穴15～20分钟,10次为1个疗程。

3. 平衡拔罐法

用2～4个火罐在患者的腹部吸拔,用闪火拔罐法反复吸或拔3～5分钟。

三、治疗效果

痊愈:临床症状消失,前列腺液检查正常。

明显好转:临床症状改善,前列腺液检查仍不正常。

无效:临床症状无改善,前列腺液检查不正常。

四、治疗结果

本组63例,痊愈47例,占74.60%;明显好转12例,占19.05%;无效4例,占6.35%。

五、病案举例

【例1】　患者王××,男,37岁,干部。主诉:3年前出现尿频、尿痛,曾在当地数家三级甲等医院诊断为慢性前列腺炎。经服用消炎药、尿道微波等方法治疗均无明显改善。近1周出现排尿不尽、尿等待、会阴部不适、夜尿增多等症状,还伴有失眠、烦躁、疲乏、性欲减低等症状,为求中医治疗,而来我院就诊。B超检查:前列腺4.1厘米×3.4厘米×2.6厘米,膀胱残余尿25毫升。中医诊断:精浊,肾虚阳衰证;西医诊断:慢性前列腺炎。治疗原则:温补肾阳,化气利水。采用上述的治疗方法,治疗10次后,基本达到临床治愈。随访1年,病人对治疗十分满意,性功能也逐渐恢复正常。

【例2】　患者常××,男,55岁,干部。因"夜尿次数增多半年,每晚7～8次"为主诉来院就诊。刻下:精神萎靡,易烦躁。经别人介绍前来治疗此病。为其做上法治疗5次后,夜尿次数明显减少,每晚4～5次,且精神症状改善,治疗8次后,每晚2～3次,精神症状良好。

六、体会

(1) 推拿效果具有消炎镇痛、行气活血、加强免疫的功能。中极、关元通调下焦之气而利湿热,气海以温补下焦,达到补肾气、理三焦、通淋之效。

(2) 在医生治疗的同时,可用苍术、黄柏、苡仁、牛膝、丹参等煎水药浴,每日1次,10次为1个疗程。中药熏洗法:用牡丹皮12克、紫丹参12克、当归12克、升麻12克、桃仁9克、红花6克、川芎9克、透骨草12克,煮沸后,坐在盆上先熏后浴(坐浴法)。

第二十二节　平衡诱导推拿法的临床应用与研究

平衡诱导推拿法是医者用柔和缓慢的手法,平衡对称性地在患者体表的一定部位进行操作,把患者的思想意识诱导到医者所操作的部位和穴位上,使患者产生一种似睡非睡的精神状态,以达到引意治病的目的。要求医患合作,排除杂念,聚精会神,医者将自身的"力气""信息""生物磁场"通过手法使患者的经气流通,传至病痛处,产生效应。临床上常用平衡诱导推拿法治疗神经衰弱症、失眠、高血压、神经官能症、眩晕、神经性头痛、肠功能紊乱等多种病症,均能收到一定的效果。

一、理论依据

人体是一个有机的整体,各组织之间结构上不可分割,功能上是互相协调、互相为用的,病理上是相互影响的。人体的肌表、筋骨和脏腑都是通过经络(内属于脏腑,外达于肢节,作用而内外相通)相互联系的,人体一旦发生疾病,内部的病变可以表现于外,外部的病变也可以传变于里,脏病可以及腑,腑病可以及脏,而疾病的治疗也可以通过经络的作用"从阴引阳,从阳引阴"达到治病的目的。人体的体表是个很大的器官,它和人体的其他部位发生着密切的联系。临床上,平衡诱导推拿法是通过手法将医者的"力气""信息""生物磁场"由外部表皮诱导到内部(内脏),由机体的上部诱导到机体的下部,将全身各组织器官有机地联系起来,以达到机体的完整性和统一性。由此可见,临床上就是采用各种手法的诱导刺激,反射性地将"信息"传导到相应内脏,以调整体内的生理功能和病理状态,使机体的阴阳偏胜偏衰的失调情况复归于平衡协调的正常状态,即达到疾病的改善或消除。平衡诱导推拿的手法应采用轻而缓慢、弱而柔和的手法,如我们常用平衡诱导手法在头部用拇指平推逐渐增强大脑皮层抑制过程,经常使得患者在推拿过程中迷迷入睡,经过多次观察,不论对老人还是小儿,采用轻慢而有节奏的平衡诱导手法,一般都能达到"诱导"治疗的目的。多年的实践证明,只要平衡诱导推拿法运用得当,对某些疾病的治疗颇有良效。

二、诱导推拿法的要求及手法

施术时应选择清静、舒适的环境,先嘱患者尽量心平气和,闭目将思想集中于患处,医者排除杂念,精神专致于病所,与患者的思想统一起来。推拿时,手法的熟练程度、手法的渗透力等,对疗效有直接的影响,因此,在正确地选择治疗部位和穴位的前提下,手法"持久,均匀,柔和,渗透"要求是很重要的,平衡诱导推拿的常用手法主要有以下一些。

1. 双推头部

【形态】患者取仰卧位,医者用双手拇指、食指、中指分别在面部进行,先用双手拇指螺纹面自头的前额横抹,反复进行。而后向下移至两眉、两眼两侧面颊部、鼻的两侧、口的两侧直至人中、承浆向后到风池,再从两风池推至肩井。

【部位】头面部。

【作用】清利头目,养心安神以达到左右平衡。

2. 双点穴位

【形态】患者取仰卧位,医者取站立位,用右手的拇指、食指、中指分别在体表上进行双侧对称性地点按穴位,自上往下,反复点揉。

【部位】太阳、迎香、颊车、手三里、合谷、内关、天枢、大横、血海、足三里、三阴交、太冲、涌泉等穴。

【作用】镇静止痛,诱导意识转移以达到上下平衡。

3. 平衡揉脊法

【形态】患者取俯卧位,医者用双手掌心或掌根在机体的脊柱或脊柱两侧轻轻进行平衡性、对称性揉脊动作,自肩胛部、大椎沿脊柱、腰部、下肢后侧,最后以擦涌泉穴为结束。

【部位】以脊柱为重点。

【作用】理气和中,镇静安神以达到脊柱平衡。

4. 轻捏法

【形态】患者取卧位,医者用双手十指分别在患者的机体部位进行有节奏的轻轻地挤捏。

【部位】以上、下肢手足部为重点。

【作用】疏经通络,平衡阴阳。

5. 平衡轻揉法

【形态】患者取仰卧位,医者用单手或双手指螺纹面或五指指节指端紧贴腹部,做上下或左右对称性平衡性往返抹动。

【部位】腹部。

【作用】镇静安神,顺理脾胃之气以平衡脏腑。

三、诱导推拿法在临床中的运用

1. 治疗高血压

高血压曾被列为推拿疗法的禁忌范围。我们通过摸索,探讨并进行试探性的推拿研究,经几十例高血压患者临床治疗观察,效果良好,推拿前后对比舒张压和收缩压均有明显下降,病人也乐于接受。

祖国医学认为高血压是肝肾阴阳平衡失调,阴虚阳亢所致,因此,要平肝潜阳,采用诱导推拿法使得全身放松,促进血液循行改变缺血状态,调整体内的体液变化,使得阴阳得以平衡。其大致方法为先嘱患者在治疗过程中,将全身置于放松状态,初中期的高血压患者,我们都采用端坐位治疗,推拿前先测血压,然后推拿,推拿过后,休息片刻,再测血压,进行前后对比。主要方法是:血压测完后进行推拿,手法自头面部开始经颈、肩部至两膀胱经反复进行操作。其手法的顺序是:先面部至肩部→两上肢→梳肋法→拿肩井结束。一般每次治疗 15～20 分钟,休息 20 分钟后进行测血压前后比较,10 次为 1 个疗程。

中后期的高血压患者若伴有腑气不通、大便秘结则以卧位进行诱导性推拿。先仰卧,自胸部→腹部→下肢→足部,或自头面部→胸胁部→腹部→下肢→足部,然后俯卧自背部→腰部→下肢→足底(擦涌泉),紧接着取坐位,自头面部→颈肩部→两上肢→拿肩颈结束。一般每次 20～30 分钟,休息 20 分钟再进行测血压前后比较,10 次为 1 个疗程。

2. 神经衰弱

神经衰弱是神经官能症中最常见的一种。常常由于长期的思想矛盾或精神负担过重、脑力劳动或劳逸结合长期处理不当、病后体弱等原因引起。

正常人大脑皮层的生理活动其兴奋与抑制两大过程,保持着相对的平衡协调,从而使得整个机体保持健康状态,在内在因素或外界因素的变化时相互制约与相互转化。这两大过程可出现平衡失调,如因精神创伤或长期的紧张疲劳等因素均可导致大脑皮层的抑制过程减弱引起过度兴奋及迅速疲惫而发病。

采用推拿时,首先嘱患者取仰卧位,嘱其排除杂念,全身放松,医者立于右侧,自头部→面部→胸部→腹部→下肢→足部推拿,重点放在点捏百会、太阳、人中、内关、风池、足三里、太冲、丘墟等穴位,反复进行 10～15 分钟,手法要求均匀柔和有节奏,主要目的为镇静安神。然后患者取俯卧位,自背部进行按揉推至腰部,再经臀部到下肢,反复进行 10～15 分钟,采用诱导推拿其目的可使大脑皮层兴奋和抑制以相对平衡。

3. 抑郁症

有关专家调查表明,抑郁症将是中老年人面临的主要问题之一,中国老年抑郁症患者呈逐年上升趋势。目前 60 岁以上的老人,心理障碍发生率接近 13%,其中,患抑郁症的为 22.5%,差不多 4 个老人中就有一个抑郁症患者,这个数字是很令医务界人士焦急的。

患抑郁症的主要原因大致有以下几点：一是离退休以后、下岗以后及买断工龄后的部分同志，特别是一些曾经担任过领导的同志，认为退了以后，没有前呼后拥，没有一呼百应，待遇也不如以前；二是多年的积劳成疾，小病缠身，随着医疗制度的改革，总认为待遇不如以前，有些医疗项目报销有困难等；三是儿女不在身边的部分老年人，显得更孤独，时间一长就导致心理失调，造成抑郁症。

抑郁症是指以情绪低落为主要临床特征的一类心理障碍及精神疾病。轻者情绪低落，忧心忡忡，愁眉苦脸，唉声叹气；重者悲观绝望，自责自罪，严重者会导致自杀。

抑郁症是一组疾病的总称，既有程度较轻的心理障碍，又有程度严重的精神疾患。抑郁症大致可分为以下几种：① 抑郁神经症，是一种较轻的抑郁症，表现为持续的情绪低落，常伴有焦虑，机体不适和睡眠障碍，有求治要求，预后较好。② 精神病性抑郁症，是一种严重的抑郁症，有精神运动性迟滞，睡眠障碍，晨重夜轻，伴有食欲减退，甚者有自杀行为，常有明显的家族史。③ 反应性抑郁症，是一种由各种精神刺激(如失业、被偷盗、离异等)而诱发疾病。忧伤的内容往往与所受的刺激有关。④ 隐匿性抑郁症，此症抑郁情绪不明显，但多种躯体症状，如疼痛、胸闷、失眠等较为突出，易误诊为神经官能症。⑤ 更年期抑郁症，首次发病出现在更年期，常有某些精神因素或躯体因素为诱因，伴有明显的焦虑、自责等，有植物神经失调和性功能减退的症状。⑥ 继发性抑郁症，可继发于机体疾病，还可继发于药物的副作用等。

对于抑郁症的治疗，可用心理疗法与推拿紧密结合，再适当配合一些必要的药物，用辨证论治与辨病论治相结合的原则治疗。

（1）心理疏导

针对中老年人出现的以上某一种抑郁症，进行反复的心理疏导，用积极、愉快的言语，使得他们心境开阔，逐步解开心结。另外，积极鼓励他们参加社会活动，培养一些有益于健康的兴趣，如书法、钓鱼、养花、棋类的一系列活动。特别是现在全国各地开办老年大学，应积极推荐他们去老年大学学习，如养生康复班、推拿保健班、卫生保健班等，只要对身心健康有益的活动，让他们去参加，使得他们心旷神怡，延年益寿，度百年乃去。

（2）平衡推拿

① 仰卧位

从头面部→胁肋部→腹部→下肢前侧→足前侧操作。

② 俯卧位

从背部→脊柱部→腰部→下肢后侧→足底部操作。

③ 坐位

从头面部→颈项部→肩部→上肢部→手部，拿肩井为结束。

以上推拿方法可请医生操作，也可在家请家人进行，每日 1 次或隔日 1 次，每次 30～45 分钟，5 次或 10 次为 1 个疗程。

四、治疗体会

（1）诱导推拿法要熟练地按手法要求进行操作，方能达到满意效果，如果手法生疏，连贯性也不好，效果较差。

（2）诱导推拿法对精神、心理性疾病疗效较为显著。

（3）诱导推拿法治疗疾病时，应与中医"治理"理论紧密结合起来，即医患都要静心平气、精神内守，专心一致于所患疾病。

五、典型病例

【例】　董××，女，56岁，神经衰弱病史1年，患者一年前因为生活和工作中的压力过大，自我感觉工作时用脑思考一些事情的时候，大脑会觉得疲乏，记忆力减退，很难集中注意力。生活上也特别容易出现疲劳，总是觉得没劲，容易失眠，同时时常会出现焦虑、沮丧、愁眉苦脸等负面情绪。经过某著名三甲医院全面检查后，确诊为"神经衰弱"，一直服用药物治疗，疗效欠佳。

患者为寻求中医外治法治疗本病，遂来我门诊就诊。采用针灸推拿并结合拔罐调理患者的脏腑功能，更注重平衡诱导法的运用。经过5次的治疗，患者的症状明显改善，情绪也得到了显著的改变，重新燃起对生活充满希望的火把，重返家庭和工作。

第二十三节　平衡推拿法治疗心血管疾病

随着我国人民生活水平的不断提高，心血管疾病已逐渐成为临床中的常见病、多发病，并且其死亡率居人口总死亡率的首位。据世界卫生组织统计，全世界每年约有1 500万人死于心血管疾病，占总死亡率的50％以上。在欧美等发达国家，仅冠心病一项的死亡率就已超过所有癌症死亡率的总和。而据国家统计资料显示，我国心血管疾病的患病率、发病率、死亡率30年来持续上升，由20世纪60年代的死亡病因第七位跃居第一位，每年全国死于心血管疾病的人约有250万，占总病死率的50％，略低于发达国家。

以上资料说明心血管疾病对人们健康的威胁越来越严重。因此，我们作为从事临床第一线的医务工作者，应提高对心血管疾病治疗和预防的认识，采用多种方法、多种手段进行防治。

20世纪70年代末和80年代初，因相关高血压药物研发欠缺，我国西医治疗高血压处于缺医少药阶段，周老在朱金山先生的引导下从事推拿治疗高血压、冠心病及心血管神经官能症的临床应用和研究，取得一些进展。

一、高血压

1. 临床表现

高血压是指以动脉血压增高为主的临床综合征，即指原发性高血压。目前我国多采用1999年世界卫生组织（WHO）建议的血压判定标准：（1）正常成人血压：90 mmHg≤收缩压＜130 mmHg，60 mmHg≤舒张压＜85 mmHg。（2）高血压：收缩压≥140 mmHg和（或）舒张压≥90 mmHg。（3）临界高血压：介于二者之间。

在2017年AHA年会上，AHA/ACC指南正式公布，这是该指南14年来首次更新。指南重新定义了高血压的诊断标准，摒弃了高血压前期这一定义，将高血压定义为≥130/80 mmHg，其中130～139/80～89 mmHg被定义为高血压1级，≥140/90 mmHg被定义为高血压2级，180/120 mmHg以上被定义严重高血压。而2018 ESC/ESH指南及《2018中国高血压指南》仍继续沿用既往标准将高血压定义为≥140/90 mmHg。《2018中国高血压指南》则将启动药物治疗的时机定为改善生活方式的基础上，血压≥140/90 mmHg。

原发性高血压的主要病因目前尚未完全阐明，可能为某些先天性遗传基因与多种致病性增压因素和生理性减压因素相互作用而引起的。经过临床多年观察，可能与以下因素有关：一是遗传，父母均有高血压病史，其子女患高血压的概率明显高于父母均为正常血压者；二是膳食因素，大量研究表明,含盐摄入量的高低与高血压的发生有密切的关系;三是肥胖因素,肥胖引起血压升高的机制主要有血容量增加,心排血量增加等;四是情绪因素,由体内、外不良刺激引起强烈、反复的长时间精神紧张及情绪波动时,可使血压升高等。

原发性高血压的一般临床表现为:起病缓慢,早期多无症状,多在 40~50 岁偶尔做体格检查时发现血压升高,可有头晕、头痛、眼花、耳鸣、失眠、乏力等症状。随着病程的进展,血压持久升高,会出现 2 级或 3 级高血压,甚至有高血压急症等。

2. 治疗方法

初期(1 级)高血压我们采用坐位,中后期(2 级、3 级)高血压采用"全身推拿法",具体方法如下:先测一次血压,推拿后再测一次血压。

(1)初期高血压

患者取端坐位,医者取立位,先自头面部前额开始:

① 推头部:自印堂→太阳→颞部→风池;再自风池→肩井穴,反复操作 3~5 分钟。

② 推拿降压沟:用右手推患者左侧降压沟 30 次,再用左手推患者右侧的降压沟 30 次。

③ 推拿颈动脉窦:用上面的方法推抹颈动脉窦,左右各 30 次。

④ 掌根推脊柱:医者用右手掌根推患者脊柱,自上而下推 10~20 次。

(2)中后期高血压

① 仰卧位推腹部:患者取仰卧位,医者取坐位。自胸部→胁肋部→腹部→下肢部,反复推拿 5~10 分钟。

② 俯卧位推脊柱:患者改取俯卧位,医者取立位。自脊柱上端向下推拿 3~5 分钟,再由下肢的上端向下推拿 3~5 分钟。

③ 端坐位推拿法:紧接上法,再加用初期推拿的端坐位,再推拿 5 分钟。

每次在推拿前先测血压,推拿后略休息片刻再次测血压,进行前后比较。表 2-2-3 为推拿治疗 39 例原发性高血压患者的效果比较。

表 2-2-3 推拿治疗原发性高血压患者 39 例的观察简表

治疗前后变化			疗程观察			临床症状	推拿次数及症状改善情况				
姓名	性别	年龄(岁)	病程(年)	推拿前血压(mmHg)	推拿后血压(mmHg)		推拿治疗次数(次)	症状消失	症状显著改善	症状无改善	血压情况
钱某	男	51	11	170/120	150/104	轻	10	是			正常
熊某	男	69	12	162/120	150/102	轻	20	是			正常
周某	男	63	9	160/116	157/100	中	20		是		稳定
朱某	男	52	3	152/120	140/104	轻	11	是			正常
郝某	男	49	5	150/110	140/100	轻	8	是			正常
丁某	女	52	4	160/114	140/100	中	10	是			正常
李某	男	63	8	170/120	154/104	中	11		是		稳定
陈某	男	63	14	180/120	160/104	重	10		是		稳定
刘某	男	67	9	170/110	156/100	重	15		是		稳定
黄某	女	59	7	168/116	150/106	中	10	是			正常

续表 2-2-3

治疗前后变化			疗程观察			临床症状	推拿次数及症状改善情况				
姓名	性别	年龄（岁）	病程（年）	推拿前血压（mmHg）	推拿后血压（mmHg）		推拿治疗次数（次）	症状消失	症状显著改善	症状无改善	血压情况
彭某	男	60	12	180/120	160/100	重	7		是		基本稳定
陈某	女	65	16	170/110	150/100	重	15		是		基本稳定
吴某	女	64	16	160/116	150/106	轻	6	是			正常
王某	女	70	20	170/120	156/106	中	10		是		基本稳定
赵某	男	86	31	190/120	170/104	重	6		是		稳定
黄某	男	58	6	160/116	150/100	中	10	是			正常
叶某	男	44	5	150/114	140/90	轻	6	是			正常
郑某	女	46	4	160/114	150/110	中	10	是			正常
李某	男	51	6	150/118	140/110	轻	5	是			正常
肖某	男	59	8	170/120	150/110	重	10		是		稳定
吴某	男	60	10	170/120	154/110	重	8		是		基本稳定
杜某	男	62	9	170/110	150/104	中	8	是			正常
刘某	男	57	11	170/120	152/104	中	10	是			正常
叶某	男	62	7	180/118	160/110	重	5		是		稳定
谢某	男	63	11	168/120	150/100	中	10	是			正常
马某	男	64	15	180/118	170/110	重	6		是		稳定
叶某	男	68	13	180/120	166/108	中	10	是			正常
李某	女	60	11	164/118	150/92	轻	10	是			正常
李某	女	83	21	190/120	170/110	重	8		是		不稳定
张某	男	64	2	160/100	140/80	轻	8	是			正常
除某	男	56	3	150/95	120/70	轻	3	是			正常
初某	男	56	4	170/104	130/94	轻	5	是			稳定
谢某	男	47	7	160/110	146/98	中	10		是		稳定
杨某	男	58	6	190/128	170/108	中	6		是		稳定
刘某	女	53	7	180/110	150/100	中	7	是			正常
张某	男	49	3	180/110	150/100	中	5	是			正常
司某	男	57	4	170/110	160/94	中	5	是			稳定
秦某	男	61	11	160/100	140/90	重	10		是		稳定
杨某	男	56	15	220/120	180/100	重	20		是		稳定

说明：1.表内血压变化，均以推拿前后半小时为限。2.临床效果，以女性、体胖、中后期高血压患者略差。3.近期疗效较为显著，远期疗效除巩固治疗外，另与饮食、情绪、劳累、身体有关。

二、心血管神经官能症

心血管神经官能症是以心血管、呼吸和神经系统症状为主要表现的临床综合症,临床和病理均无器质性病变。本症也称神经性血循环衰弱症、焦虑性神经官能症等。

心血管神经官能症多见于 20~40 岁青壮年人群,且女性多于男性,尤见于更年期女性。但老年人也可发病。目前病因尚不清楚,可能与体质、神经、行为、外周环境、遗传等因素有关。

患者的神经类型常为弱型,较抑郁和焦虑忧愁,在精神上受到刺激或工作较紧张时,往往不能使自己适应这种环境而易发病或使症状加重。患者的家庭成员中可有神经官能症,也提示本症与同一家族的神经类型和受相同的外周环境影响有关。

1. 临床表现

以心血管方面症状突出:① 心悸,自觉心搏动增强,有心慌感,有心动过速(100~120 次/分)或过早博动,而使自觉症状更为显著。② 呼吸困难,主观感觉吸入空气不够用,因而需做深呼吸或有叹息样大呼吸。由于呼吸深度和频率增加,故容易发生换气过度而引起呼吸性碱中毒,如眩晕、四肢麻木、搐搦等。③ 心前区疼痛,常为心尖区及左前胸部下区刺痛或刀割样痛,为时数秒或持续数小时的胸闷、隐痛。疼痛的出现一般与体力活动无关,且多在静息时发生。有时在工作紧张、情绪激动后可持续数天或更长。④ 自主神经功能紊乱症状,多汗、手足冷、两手震颤、上腹胀、腹痛、尿频、大便次数增多或便秘等。⑥ 其他症状,如疲倦、失眠、睡眠不深或多梦、低热、食欲缺乏、头昏、头痛、肌肉痛等。

体征主要有心动过速,偶有早博,心尖冲动较强有力,心尖或胸骨左缘有轻微收缩期杂音。有时可出现高动力循环状态征象,如心率加快、心音增强、胸骨左缘喷射性杂音,动脉收缩压轻度升高,舒张压偏低,脉压增大,有时甚至可有水冲脉,出现动脉枪击声、毛细血管搏动等。

心脏 X 线检查无异常,心电图可示窦性心动过速、房性或室性早博或非特异性 ST 段及 T 波变化。

2. 治疗方法

推拿治疗通常采用辨证论治、辨病论治、辨位论治三者结合的方法和原则。

(1)患者取仰卧位,铺上推拿巾,医者坐于患者右侧,用四指平推法、梳肋法等手法在胸部两侧和胁肋部,反复施术 3~5 分钟;再点揉膻中、内关、神门穴 3~5 分钟。

(2)紧接上法,再让病人取俯卧位,医者体位不变或改站立位,先用掌根揉法、㨰法、点揉法在背部的"五经"和穴位上操作 3~5 分钟;再重点揉两侧天宗穴,以左侧为重点,交替点揉 2~3 分钟;而后点揉心俞、膈俞、肝俞、肾俞等穴 3~5 分钟。

以上推拿方法结束后,在背部和脊柱部采用闪火拔火罐法 3~5 分钟,以左侧为重点。

(3)辨证加减:① 心悸、呼吸困难、心前区疼痛者,重点手法在胸、背部操作;② 自主神经功能紊乱者,除以上手法外,另加辨位论治的手法,根据病变部位加以手法进行治疗;③ 失眠、头昏、头痛等,除以上手法外,加以头部的点穴揉法、掌心擦法、单抱推法、双抱推法进行治疗。

以上手法每次治疗 30 分钟左右,每日或隔日治疗 1 次,5 次为 1 个疗程。

三、临床应用体会

(1)推拿治疗部分心血管疾病,不但病人乐于接受,而且常能获得预期的疗效。它无副作用,是一种有潜力、有前景的治疗方法。

(2)推拿治疗心血管疾病的主要原理是运用各种正骨的手法作用于机体,将血管内的"血垢"清除,并使血管壁的弹性增强,促进血液的流动,加速血液循环。

(3)推拿对心率、心律、心功能均有调节和稳定作用。

(4)推拿对血压偏高或偏低也有明显的调节作用。前苏联学者根据神经节反射理论,推拿相应部位,可反射性地影响头部、颈部及上肢血管的功能,对血压有良好的调节作用。日本学者对高血压患者进行腹部推拿,观察到收缩压降低 3～15 mmHg。由此可见,推拿对治疗心血管疾病确有一定的疗效。

(5)周老深深体会到采用推拿治疗心血管疾病开展得还不够广泛,研究得不够透彻,有待于我们进一步深入研究和广泛地应用于临床。

第二十四节　平衡刮痧疗法的临床应用与研究

刮痧疗法属于中医独具特色的传统外治疗法之一,一般多用于夏、秋季节,因受秽浊、疫气而引起的"痧症"。

一、刮痧疗法的源流

首先要了解"痧"和"痧症"。痧,即皮肤上出现的一些紫红色的、细小的形如沙粒的出血点。多是疾病引起的现象或产物,所以在"沙"字上加"病字头"而成为"痧"字。而"痧症"是指夏、秋季之间,因感受风、寒、暑、湿之气,或因感受疫气、秽浊之气而见的身体寒热、头眩、胸闷、恶心、腹胀、腹痛,或神昏喉痛,或上吐下泻,或腰如带束,或指甲青黑,或手足直硬麻木等一类病症。

"痧"和"胀"有其共同的特点:一是用工具刮摩皮肤可出现有紫红色或紫黑色的沙点子(痧斑、瘀斑);二是发病时都会出现头昏脑胀、胸腹胀闷、腹部胀痛、周身酸胀、肢体胀麻等发胀的证候,所以痧症又叫痧胀。

对于痧症的治疗,除了刮痧外,还有"痧毒在气分者刮之;在血分者刺之(放血);在皮肤者焠之;痧毒入腑者宜荡涤攻逐之"。刮痧疗法对于痧症的治疗,并不完全是单一使用的,在某些特定的情况下常常配合使用放痧疗法、扯痧疗法等手法,及配合其他疗法辨证运用。

放痧疗法是用特定的工具在病者身上迅速点刺,然后在点刺的部位上挤出一点血液来,使邪毒从血液中排泄出。它具有"发散""清泄"的作用。

扯痧疗法是医者用自己的拇指、食指、中指三指提扯病者的皮肤和一定的部位,使表浅的皮肤和部位上出现一些紫红色或暗黑色的痧点子。

二、刮痧的原理

平衡刮痧疗法是根据中国传统医学的阴阳、脏腑、经络、营卫气血等学说和理论,针对病人阴阳失衡状态调整阴阳平衡、上下平衡、左右平衡、前后平衡、内外平衡的刮痧方法。医者遵循"急则治其标,缓则治其本"及"虚者补之,实者泻之"的原则,运用各种不同的刮板,按一定顺序刮,使局部皮肤发红、充血,从而起到醒神救厥、解毒祛邪、活血行气、补虚泻实等功效。人体的脏腑、经络、营卫、腧穴把人体连结成一个从内及外与从外达内的治疗反应通路。通过运用一定的工具刮摩人体皮肤,作用于某些腧穴(即刮痧的经穴部位)上产生一定的刺激作用,从而达到疏通经络、通调营卫、调和脏腑的目的。脏腑协调,营卫通利,经络顺畅,腧穴透达,人之生命活动正常,人体机能趋于平衡,则疾病无由发生。

三、刮痧疗法的治疗原则

（1）三因制宜，辨证、辨位施治。

（2）分清疾病的标本、先后缓急。

（3）扶正祛邪，辨别疾病的邪正虚实。

（4）要精选适宜的治疗部位。临床上要根据疾病证候，通过中医辨证方法而施以相应的主刮或刮痧治疗部位。

四、刮痧疗法的具体方法

有补法和泻法两种。根据病情、患者体质、年龄等，虚者轻手法短时间为补，实者重手法较长时间为泻。

五、对于刮痧疗法应有的认识

（1）疗效是确切的。

（2）不可能包治百病。

六、刮痧疗法的方法与步骤

（1）工具以往常用铜钱、瓷匙、纽扣等边缘光滑圆钝的物体，现在一般用牛角（可能也有硬塑料质）制成，形状为长方形，边缘圆钝光滑。

（2）步骤：头颈部疾病通常采用端坐位。先将植物油等介质涂在需要治疗部位，而后进行刮拭或在推拿、针灸治疗后进行操作。胸腹部疾病通常采用仰卧位，下肢部可采用仰卧位或坐位，脊柱部或下肢后侧多采用俯卧位。

（3）方法

① 轻刮法：在针灸、推拿后，在需治疗部位涂上介质，用刮板边缘着力于皮肤，轻而缓慢地平衡性地顺次刮拭，以皮肤红润为度，一般 3 分钟。

② 中刮法：紧接上法，根据病情的需要，加重刮拭力度，以出痧不紫为度，一般 3 分钟。

③ 重刮法：紧接上法，根据辨证、辨病和辨位的原则，再加重刮拭力度，以出痧淡紫为原则，一般 5 分钟。

以上方法可以作为辅助诊断的方法，也可以单独施以治疗一些疾病。

七、刮痧疗法治病时的注意事项

（1）视病情而施术。

（2）重视刮摩时的消毒工作。

（3）注意环境和温度。就诊环境应保证清洁卫生舒适，并且温度适宜。女性患者应注意对暴露部位进行适当遮护，保护患者隐私。

（4）刮摩过程中，观察患者有无异常和不适。

（5）刮痧完毕后，用干净的医用棉球擦干患者身上的水渍、油质、润肤剂等，让患者穿上衣服，坐下来或是让其休息一会儿，稳定后方可结束。治疗期间患者注意休息，不宜做繁重劳动。

（6）一般刮摩的主要部位是脊椎、颈项、胸腹部等处，而面部、腋窝、腹股沟、生殖器及邻近部位慎用。

八、平衡刮痧

（1）平衡刮痧法是在全身各部位遵循平衡原则和方法，两侧同时自上而下、自内向外、从左向右根据阴病阳治、阳病阴治的原则而治病的方法。

（2）在用平衡刮痧法治疗病人时，要阴阳兼治，一般先治阳经，后治阴经。如呼吸系统的疾病，可以先在上肢的手阳明大肠经刮拭，然后再在手太阴肺经上刮拭，再配合其他治疗，效果明显。

（3）在应用平衡刮痧法时，应根据病人的病情、体质采用轻、中、重刮法，但手法不宜过重，刮得太重，可造成瘀血，阻塞毛细血管，不但达不到促进血液循环的目的，而且给病人造成痛苦。手法过轻，也起不到治疗效果。

（4）在治疗时一般本着急则重刮、缓则轻刮、强者重刮、弱者轻刮、热者重刮、寒者轻刮、实者重刮、虚者轻刮的治疗原则，同时要加上辨病、辨证、辨位原则。

（5）头面部慎用刮痧，孕妇肩部、腹部、腰骶部禁用刮痧，其他部位慎用。皮肤病患者、全身重症感染者、血液系统疾病患者、婴幼儿、传染性疾病患者不可采用刮痧疗法。

九、刮痧疗法的禁忌

有些病症不适合运用这种治疗方法，如各种急性传染病、急性高热病患者，急性骨髓炎结核性关节炎，急性腹痛症以及传染性皮肤病，水火烫伤，各种皮肤溃疡，疮疡，肌肉肿块，结核等。另外，有些妇女在行经期或是妊娠期，有很多部位不能随意刮摩，否则易致经期紊乱、流产、早产等，而对于某些年老体弱者，或是久病虚弱者、心血管疾病患者，操作时也都当小心谨慎，细心从事。

十、刮痧疗法的适应证

（1）适应证：① 热证；② 急证；③ 配合其他疗法。

（2）较为系统地介绍痧症及刮痧治疗的书则为清代郭右陶的《痧胀玉衡》。另外，清代陈汝钰的《痧惊合璧》也记载了 40 多种痧症。根据描述症状分析："角弓反张痧"类似现代医学的破伤风，"坠肠痧"类似腹股沟疝，"倒经痧"类似代偿性月经，"鼓胀痧"类似腹水，"盘肠痧"类似肠梗阻，"头风痧"类似偏头痛，"缩脚痧"类似急性阑尾炎等。近 20 年来，我们通过反复实践，将平衡刮痧疗法应用于头痛、偏头痛、颈椎病、肩周炎、肩颈综合征、网球肘、胃痛、腹泻、腰椎间盘突出症、梨状肌综合征、急性腰扭伤、膝关节骨性关节炎、哮喘等多种常见病、多发病的治疗。

十一、病例选摘

【例】　患者白××，男，58 岁，河北人。患腰椎间盘突出症、腰肌劳损 4 年，经针灸推拿等疗法治疗多年，时常反复，治疗未愈，后来南京进修工作，慕名前来治疗。刻下：腰及左下肢疼痛，夜间痛甚。经查：L4、L5、S1 之间椎间盘突出。经针灸、推拿、平衡刮痧疗法综合治疗 10 次，临床痊愈，半年后随访（电话）无复发。

第二十五节　平衡拔罐疗法的临床应用与研究

"平衡拔罐疗法"是医者以竹罐为主要工具，利用燃烧的方法排出罐内空气造成罐内负压，使罐吸附于人体胸部、腹部、四肢、腰部及脊柱等经络腧穴、患处或体表的某些部位，产生刺激，使被拔部位的皮肤出现红润、充血等现象,以达到机体平衡对称的拔罐疗法。

拔罐疗法是传统中医常用的一种治疗疾病的方法,周老自 20 世纪 70 年代末开始应用和研究"平衡拔罐疗法",经过近 30 年的应用、研究、摸索,从理论到实践,再从实践到理论,反复推敲,"平衡拔罐疗法"不但能治疗多系统的常见病、多发病及疑难杂病,而且能起到保健强身、益寿延年的作用。

一、理论依据

阴阳的概念起源很早,据考证,在原始社会后期就出现了。阴阳学说的形成,在殷商时期就具雏形了。"阴阳"二字首见于《周易》,《易传系解上》说:"一阴一阳谓之道。"祖国医学认为世界是物质的,是阴阳之气相互作用的结果。阴阳代表两个相互对立的事物,又可以代表同一事物内部所存在的相互独立的两个方面。阴阳学说在人体结构研究中和疾病治疗上都有应用。

中医理论认为:人体的疾病阳证可以转化为阴证,热证可以转化为寒证,实证可以转化为虚证,表证可以转化为里证,并且可以相互转化。阴阳学说理论不仅用于病因,更可以指导治疗。"平衡拔罐疗法"具有调整阴阳的作用。

二、"平衡拔罐"的原则与临床应用

1. 原则

(1)人体除前正中线的任脉和后正中线的督脉上的穴位全身只有一个外,其余穴位均为左右对称的,拔罐治疗时除任、督二经穴位外,其他穴位均平衡对称拔罐。

(2)诸病取中为本,兼顾四肢为辅。不论是保健还是治疗,以脊背部为重点。

(3)上病取下,下病取上;左病取右,右病取左;前病后治,后病前治;内病外治,外病内治。

(4)胸病取背,背病取胸,诸病兼治。

2. 临床应用

(1)头痛:取督脉(上病下治)。

(2)呼吸系统疾病:取胸部双侧穴位和背部的双侧穴位拔罐,例如咳嗽、哮喘、支气管炎等。

(3)消化系统疾病:取腹部双侧穴位和腰背部双侧穴位拔罐,例如腹泻、便秘、五更泻、肠功能紊乱等。

(4)生殖泌尿系统疾病:取下腹部双侧穴位和腰骶部双侧穴位拔罐。

(5)颈椎病:取两侧对称的头颈夹脊。

(6)腰椎病:取两侧对称的竖棘肌、骶棘肌。

(7)运动系统疾病:可取局部与对称相结合的原则,例如鹤膝风,取两侧对称的膝部和股四头肌。

(8)保健强身:可在腹部和脊柱部采用"平衡拔罐疗法"。

3. "平衡拔罐疗法"的要点及注意事项

(1)"平衡拔罐疗法"应根据病情及保健的需要决定疗程。其拔罐的时间原则上应根据患者和保健者的病情、体质、年龄等要点而定。

(2)临床中为虚证应以补法为主,可以留罐或吸附时间较长;若为实证、年老、弱小者可以用闪火法而不留罐,时间应较短。总而言之,以皮肤红润为好。

(3)拔罐时不要将点燃的火棒放在罐边,以免烫伤皮肤;拔罐的时间不宜太长,不要将皮肤过分拔紧;吸附的松紧,除火力外,还决定拔罐的速度;取拿火罐时,一定要先以手指按压罐口的皮肤,使空气进入管内,不宜硬拔,以免损伤皮肤。

（4）某些疾病传染期或传染性疾病不宜采用，还有皮肤溃破、感染时不宜采用。另外，孕妇、年事已高、体质虚弱者应禁用或慎用。

第二十六节　平衡点穴法的临床应用与研究

平衡点穴法又称指针疗法、按压疗法，是指医者以单手或双手的手指以及指间关节，通过平衡性手法和方法，作用于患者的身体部位和穴位，以此治疗和预防疾病的方法。在远古时期，人们在日常生活、劳动中常会出现这样或那样的伤痛，这时自己或同伴就会用手在局部或周围进行抚摩，用手指揉一揉、压一压，这样便形成了点穴疗法的雏形。平衡点穴法以中医经络腧穴理论为基础，通过按压痛点或阿是穴达到调理脏腑、扶正祛邪、疏通经络、行气活血止痛之目的。常用于治疗内科、外科、妇科、儿科、伤科及五官科的一些病症，在养生保健和预防疾病方面，有着药物和器械无法代替的作用。

平衡点穴法是中医推拿疗法中的一个重要组成部分，有着悠久的发展历史。远在两千多年前的春秋战国时期，点穴疗法就在民间广泛运用了。相传名医华佗曾用指压点穴结合中药、针灸，成功地抢救了尸厥患者。中医经典著作《黄帝内经》中也有许多关于点穴推拿法的记载，点穴治疗的病症有痹证、痿证、口眼歪斜及胃痛等。《素问·举痛论篇》云："寒气客于胃肠之间、膜原之下，血不得散，小络急引故痛。按之则血气散，故按之痛止。"《黄帝内经》中还记载了用于点按或按压的点穴工具。葛洪的《肘后备急方》中载有救治卒中的方法："令爪其病人人中，取醒。"这表明点穴疗法不但可用于治疗常见病、多发病，而且可用于治疗急症。明代杨继洲在《针灸大成》中首次提出"指针术"，且已有了较具体的论述。现在，随着针灸疗法和推拿疗法的不断发展，点穴推拿疗法临床运用的穴位大量增加，手法也从单纯的点按发展为以点按为主的多手法综合运用，其治疗范围也不断扩大。点穴推拿已逐渐形成一种独特的治疗方法。

一、平衡点穴法的特点

（1）平衡点穴法既可以治疗疾病，又可以养生保健，还可以用于急救。因此一定要掌握一些指压疗法的知识、方法和技能。在诊断明确、点穴准确、选穴恰当、手法适宜的前提下坚持治疗，常能取得一定的治疗效果，直至达到治愈的目的，此法经济实用，没有大的危险性，是值得推广的治疗方法。

（2）适应范围广泛，从我们30年的临床观察和经验来看，平衡推拿法除对一般的常见病效果确切外，对于一些疑难病症，如腰椎管狭窄、腰椎间盘突出症、糖尿病、高血压、低血压、胃下垂、阳痿、早泄等，也可收到较好的效果。尤其是慢性功能性疾病或长期服药效果不明显的疾病，只要坚持指压治疗，往往可以收到很好的治疗效果。此法还可以用于一些突发性疾病的抢救。在当今化学药物所致药源性疾病和药源性死亡有增无减的情况下，平衡点穴法指压疗法更加体现出了"绿色疗法"的广阔前景。

二、平衡点穴法的原理

平衡点穴法的治疗原理主要以中医和现代医学的一些相关理论为基础。

1. 中医学的原理

（1）调整脏腑功能，增强人体抵抗力。中医学认为，经络是人体气血循行的通道，具有沟通上下内外，联络脏腑肢节的作用。穴位是经络在人体表面的反映。通过经络的联系，脏腑的病理变化可以反映到人的体表。外邪侵袭体表时，可以通过经络传入内脏，而体表接受的各种刺激也可传导到体内的脏腑。平衡点穴法通过刺激一定的穴位治疗疾病,依靠的就是经络的传导作用。

(2)疏通经络,行气活血。经络是由经脉和络脉共同组成的,其中经脉又是由十二正经和奇经八脉构成的。手的三条阴经自胸的内侧循行到手;手的三条阳经自手的外侧循行到头;足的三条阴经自足的内侧循行到腹;足的三条阳经自头的外侧循行到足。它们都按照一定的走向循行于人体的头面、躯干、四肢及体内的脏器,是经络系统的主要部分。奇经八脉中的督脉和任脉分别起着统管阳经和阴经的作用,此二经合于十二经又总称十四经。

(3)"以痛为腧"和"痛点转移"。平衡点穴法主要是在痛点上施以各种手法,逐渐使"痛点"消除,治愈疾病,趋于健康。也可采用上病下治、左病右治、循经取穴等方法,使施术处的痛感超过病灶本身的痛感,从而减轻或消除疼痛,达到治病的目的。

2. 现代医学的原理

(1)刺激压痛点能改善病变部位的血液循环,加速局部和机体的新陈代谢,增强病变部位组织的再生能力,促进功能恢复。

(2)改善神经调节功能。指压使局部神经感受器受到刺激,并传导到中枢神经,再由中枢神经系统"处理"后传导到刺激部位,以适应刺激。穴位受到刺激超过或者抑制痛觉所产生的影响,出现类似"新痛胜旧痛,短痛胜长痛"的效果,从而达到镇痛的目的。

(3)刺激穴位,可使脑组织释放一种叫做内啡肽的物质。此物质可与脑组织内的吗啡受体结合而产生类似于注射吗啡的镇痛效果,从而达到止痛的目的。

三、平衡点穴法的疗程

平衡点穴法的疗程如何计算?什么病几次为一个疗程?治疗某病需要多少天合适?这也是在治疗过程中,病人常会问我们的问题。一般的疾病,每天进行点穴1次即可,或隔日治疗1次,3~5次为一个疗程。总而言之,"时间服从于疗效"。如果治疗后病人身体反应加重或产生某些不适感,可以隔两日治疗1次。得病时间较短、病情较轻的疾病,症状消失即可停止治疗。得病时间较长的慢性病,以治疗10次为一个疗程,疗程之间可以不间隔。有些疾病的治疗,疗程之间可以间隔半个月至一个月。总之,要因人而异,必要时点穴治疗可一直进行到疾病的症状消失为止。

四、平衡点穴法的注意事项

平衡点穴法过程中会出现各种各样的情况,为防患于未然,医者在进行治疗前应注意以下的问题:

(1)要掌握常用的经络、穴位和相关的医学基础理论知识,取穴要准确,手法要正确,这是前提和基础。

(2)在进行头部推拿时,应事先剪好指甲,并修磨圆钝,卸除手上一切有碍施术的物件,如戒指等,以免划伤皮肤。

(3)操作时双手应保持清洁和温暖,同时注意力要集中,并要不时观察受医者在推拿过程中的反应。

(4)医者应是健康者,否则会成为传染源或是某些疾病的传播途径。点穴法的房间应保持清洁,空气流通,特别是在夏季更应如此。冬季室内应保持一定温度,防止病人感冒。

(5)精神极度紧张或过度疲劳的人,应在消除紧张或疲劳之后,再接受点穴治疗或保健。

(6)在点穴治疗过程中,如发现受医者出现头昏、胸闷、恶心、欲吐、心慌、肢体发凉、出虚汗、面色苍白,或疼痛特别明显,甚至无法忍受时,可以点压人中、足三里、合谷、手足指端部,同时把门窗打开,使室内的空气更加流通。有条件时可以给病人进食少量糖水、糖果、蛋糕等甜品,帮助病人恢复。

（7）在上背部进行指压疗法时力量不宜过大,用力过重,病人可出现暂时性呼吸停止。这时要立即循经拍打肩、背、颈、头等部位,帮助病人缓解。

（8）对于病情严重的病人,要适当配合药物和其他疗法治疗,以免贻误病情。病情危重的,应立即送往医院救治。

五、平衡点穴法禁忌证

（1）不明病因、没有经过相关检查、没有明确诊断的病人。

（2）急性脊柱损伤,包括脊柱滑脱的病人。

（3）严重心脑血管病、肺病或者体质过于虚弱的病人。

（4）各种骨折、骨关节结核、骨肿瘤及严重的老年性骨质疏松症的病人。

（5）容易引起出血的疾病,如血友病、血小板减少性紫癜、过度贫血。

（6）妊娠 3 个月以上,特别是有习惯性流产病史者。

（7）各种急性传染病,如急性黄疸性传染性肝炎、肺结核浸润期、流感等,以及胃或十二指肠溃疡病急性穿孔。

（8）病变部位有严重皮肤破损、皮肤病患者。

（9）精神障碍病人。

（10）婴幼儿头部不宜施术,尤其是囟门未闭者。

（11）过饥、过饱,或惊恐、愤怒、过度悲伤时不宜施术。

六、平衡点穴法"功夫"的练习

（1）从事点穴疗法的医务人员,不仅要有娴熟的基础理论和技巧,还要有一定的指力,俗称"功夫"。"点穴＝力量＋技巧",单纯用力不行,而一味使用技巧却没有力量,同样达不到治疗效果。因此,对施术者的指力和臂力,包括体质都有一定的要求。通过锻炼,点穴手法才能达到"持久、有力、柔和、渗透"的程度。

（2）从事点穴的人或指压爱好者,为了增强体质或具备良好的体力,可以练习太极拳、太极剑及基本的武术套路或内养功法等。臂力练习主要可通过俯卧撑来达到目的。全掌撑地俯卧,做双臂屈伸运动。要求躯体挺直,不塌腰挺腹。当两臂屈曲时,整个躯体下落;当双臂伸直时,则躯体上升。每次练习不少于 5 次,可根据自己的体力和锻炼情况,逐渐增加。

（3）指力练习

① 五指俯卧撑练习:双手五指成爪形,指端着地,躯体挺直,做俯卧撑。开始练习时,训练强度可根据自己的体力情况而定。在运动过程中,运动时间和运动强度可不断增加,逐渐用四指、三指进行练习。

② 五爪练习:用一青石制成五爪桩,根据医者的体质和指力确定它的重量,一般以 5～10 千克为宜。可用它做抓起或翻转练习。

③ 抓坛子练习:用小口径的坛子一个,重 5～10 千克。练习者腕关节垂直,五指紧抓坛口,继而上提,或将坛子做翻转运动。双手交替进行,反复练习。每天早晚各一次,每次抓的次数与时间可量力而行,不宜用蛮力。

④ 哑铃练习:用一对 10 千克左右的哑铃练习抓握、肘关节的屈伸、肩关节的吊举、双手的平举分合。以上的几个动作交替反复练习。

⑤ 击打沙袋练习：自制长 50 厘米、宽 25 厘米的口袋一个，布质要好些，装满黄沙或大米。用双手正反拍打 50 次左右，并根据情况逐渐增加。

⑥ 握拳练习：双手反复做伸指或握拳动作的练习。伸指或握拳时都要用力。

（4）平衡点穴法常用手法

① 掐法

A. 医者用右手拇指指爪部着力，掐取一定的部位或穴位，垂直用力掐，又称指压法。沉肩、屈肘，腕关节伸直，虎口张开，拇指指间关节屈曲约 90°或伸直。

B. 前臂静止用力，掐指施治部位。用力持续平稳，由浅入深，由轻渐重，不可使用暴力。施术时不可揉动，以免损伤皮肤。

C. 若用于急救，则应突然用力，快速掐取，至患者恢复神志为止。

D. 掐法属强刺激手法，适用于头面部及四肢经穴，如人中、内关、合谷、百会等穴。掐法具有开窍醒脑、回阳救逆、镇惊安神、行气通络、活血止痛等作用，主治昏迷、惊厥、休克、中暑、惊风、癔病发作等危急病症。本法为点穴疗法的首选手法。

② 点法

点法又称点穴法，医者用手指或借助其他物体的力量在一定的穴位或部位上进行点压，以达到刺激经穴的目的。点法通常分为指点法、肘点法、木椎点法。

A. 指点的动作要领为：医者用拇指或食指、中指的指尖在患者的穴位上按压。为了增强刺激量，可两指甚至多指合用，同时用力，由轻渐重，使局部酸胀得气。

B. 肘点法的动作要领为：医者通常将右肘关节屈曲，用肘尖着力在患者的穴位或相应部位进行施力。此法压力较大，渗透力强，体质虚弱者慎用。

C. 木椎点法的动作要领为：医者用木制椎形的点压棒或硬塑料制品，在患者的经络或穴位上进行点压。要求用力适宜，切忌点伤皮肤。主要适用于环跳及肌肉厚实丰满之处。

点法临床应用广泛，适用于全身各部位的经络或穴位。点法具有开通闭塞、补泻经气、调和阴阳、通络止痛等作用。在应用时可根据治病和保健的需要，轻点、中点、重点选择使用，使得受术者既能取得治疗和保健作用，又能感觉舒适。

第二十七节　平衡推拿整脊八法

一、医患合作

运动是整脊治疗中的重要部分，主要是医者要坚持练习，提高自己的治疗能力，同时患者也要自我修炼，平时可练五禽戏、太极拳等强身健体。许多疾病尤其是运动系统疾病，患者往往通过采取卧床休息的方式便可缓解疼痛，若再及时治疗，配合上医者的针灸、推拿手法，坚持自我康复训练，便能取得良好的疗效，得到快速恢复。

二、动静结合

在整脊临床上，维系脊柱的肌肉和韧带，也就是通过脊柱骨关节的夹板达到对脊柱骨关节的固定作用。脊柱的肌肉和韧带劳损，往往会导致脊柱骨关节的错位，进而引起脊柱运动力学、生物力学失衡。因此，患者自我练功的目的主要是使其脊柱达到平衡。

整脊治疗中要求动中有静,动是为了静,不动则不能静。如治疗颈椎曲度紊乱的颈椎病,采用动态的手法正骨后还需要配合患者的自我颈部运动,从而恢复正常的颈椎生理曲度,维持人体静态平衡、动态运动的正常。再比如,典型的腰椎间盘突出症是活动时姿势不当、力度不当所致,在治疗上则运用"因其源于动,而制之以静"的原则,以卧床休息为主,故有"椎间盘突出须睡好"一说。

三、筋骨并重

脊柱劳损病不单单是突发的外伤引起,更多的是由长期的单侧某一肌群损伤而导致的脊柱骨关节错位。所以在治疗脊柱劳损病时不仅要通过推拿手法舒筋解肌,更要配合整脊手法调整脊柱关节的紊乱、错位,从而达到筋骨并治。

脊柱骨折中复位要求做到"对位对线",所谓"对线"即指恢复原来的解剖生理力线。这生理力线主要是脊柱的生理曲线,特别是腰椎和颈椎的曲线。临床中几乎所有的脊柱劳损都源自于椎曲紊乱。椎曲紊乱的病理基础就是椎体关节三角力学结构位移后出现"骨牌效应"所致。而椎曲紊乱起源于维持椎曲的四维肌力不平衡,所以要正骨调曲,就必须要理筋。理筋、调曲、练功三大原则,最终的目的是调曲。

四、内外兼治

《灵枢》曰:"内合于五脏六腑,外合于筋骨皮肤。是故内有阴阳,外亦有阴阳。"整脊治疗常用拔罐、药敷、针灸的外治法,可以有效松解肌肉韧带的粘连,活血化瘀,改善局部循环,恢复肌容积、肌张力。通过正骨、调曲,可以使关节复位,减轻软骨、椎间盘的压力,使被压迫的脊髓、神经根得到松解,缺血得以改善。有些内服方可消减椎间盘突出的炎症、水肿,也可延缓椎间盘的退变,改善脊髓、神经根的功能。

五、上病下治

上病下治是中医整脊的一大创新。《灵枢·筋脉篇》论及:"厥头痛,项先痛,腰脊为应。"脊柱轮廓应力是平行四边形平衡的。平行四边形的数学法则是对边相等、对角相等。因此,在临床上,寰枢关节错位调腰骶角;颈曲变直、反弓的颈椎病,调胸椎和腰椎;胸椎侧凸,调腰椎的。中医整脊认为腰椎是脊柱结构力学、运动力学的基础,因此,整脊时,颈椎、胸椎、腰椎一同。

六、下病上治

下病上治也是一大创新。根据脊柱圆运动规律,脊柱骨关节紊乱、侧弯或椎曲改变,都维持在一中轴线上,例如:脊柱颈、胸、腰段三个节段中,活动度最大的是:颈段是 C1-C4,胸段是 T1-T5,腰段是L1-L3。因此,腰下段的病变,必须纠正腰上段的侧弯;颈下段的病变,必须纠正颈上段的侧弯。例如:腰椎滑脱症——必须纠正上段腰椎的反弓、侧弯,滑脱才能复位。急性腰扭伤——通常是 L4、L5 关节错缝,只要在胸椎枢纽作一小旋转,即可复位。

七、前病后治,腹病治脊

指脊源性胃肠功能紊乱、脊源性妇科病、脊源性男性性功能衰退等,这些病变源自下段胸椎及上段腰椎骨关节紊乱,导致支配该脏器的脊神经根紊乱而产生功能性病变。

八、后病前治,腰病治腹

腰椎的稳定,后缘靠腰背的竖脊肌,前缘靠紧贴后腹膜的腰大肌和腹内压。因此,腹内压是稳定腰椎的重要内动力。腹肌松弛、腰椎不稳,多患慢性腰痛。所以,临床有"腹针疗法"治疗腰痛。腹部内环境与腰椎的内环境是相互影响的,典型的的腰突症有便秘、小便短赤。

第二十八节 "以痛为腧、痛点转移法"在平衡推拿中的应用

疼痛是与明确或潜在的组织损伤有关的不适感觉和情感经历。疼痛不仅能及时反映疾病有躯体上的不适,而且可以伴随着情感上和心理上的变化。由此可见,临床中疼痛点既是经络气血运行受阻之处,也是病理的主要矛盾所在,推拿医生在治疗时根据病情,以痛为腧和痛点转移的治疗方法是行之有效的,井、荥、输、经、合中的输即可治疗肢节疼痛。

一、疼痛治疗的原理

"以痛为腧"主要是提高痛阈、降低痛反应性、提高痛耐受性等的方法与途径。而痛点转移则是在提高痛阈的前提下,通过各种手法,更换部位,采用不同强度和频率的刺激传入,可以淡化和转移大脑皮层对原有疼痛信号的反应(即减轻或缓解)。

"痛点转移"是指利用各种特定的手法和方法,将疼痛或疾病病灶痛点进行转移,疼痛也往往随之减轻,痛点消失,疼痛也随之消失。

周华龙主任在两者基础上,早在1991年就独有建树地提出"心理推拿"也是痛点转移的一个重要方法和手段。

二、治疗方法

周华龙主任总结出两大原则和方法:从临床长期以来的观察发现,针对中重度的疼痛症状,可以采用"以痛为腧""痛点转移"的治疗方法。根据病情、患者身体的素质、痛证病程、疼痛程度选择相应刺激的强度。

推拿镇痛,很早以前就广泛应用于临床,早在《素问·举痛论篇》就记载:"寒气客于背俞之脉,则脉泣(涩),脉注则血虚,血虚则痛,其俞注于心,故相引而痛,按之则热气至,热气至则痛止矣。"

(1)以痛为腧:就是抓住疼痛的主要矛盾所在的原则,通过直接推拿法在疼痛点进行推拿,手法以"痛点用力法",消除炎症或解除痉挛,纠正错位的交锁、破坏的保护膜,疏通经络、气血,化不通为通,变痛为不痛,以达到解除病痛的目的。

(2)痛点转移:以间接推拿法为主在患处所属脏腑、经络及肌肉的起止点和神经敏感点施以各种方法和手法,或在离患处较远的部位选穴,力争做到特定体位找痛点、创造条件促转移、适当手法促转化,达到止痛的目的。

三、临床应用

祖国医学认为"有诸内,必形诸外。"疼痛是脏腑、经络等学说中的一些全身性和局限性刺激点的反应,也是诊断和治疗疾病的一种依据。临床中有许多疼痛点就是疼痛的反应点,如临床上消化系统疼痛常在下肢的足三里穴,在背部的脾俞、胃俞穴有明显疼痛和压痛;循环系统疾病在左侧的天宗穴

和背部的心俞穴、膈俞穴上有疼痛和压痛;肝胆疾病常在右侧肩胛部和右胁后部有疼痛和压痛;胆囊炎在胆囊穴压痛;腰部疾病在 L4、L5 棘突旁有明显的疼痛和压痛;肩关节疾病常在"肩三点"处明显疼痛;坐骨神经痛常在环跳、承扶、殷门、委中、承山等穴处有疼痛和压痛;网球肘多在曲池穴有疼痛和压痛;面瘫常在乳突处、颊车穴有疼痛或压痛;颈椎病常在颈椎横突和棘突有疼痛和压痛;冈上肌肌腱炎在冈上肌部有明显疼痛或压痛;腰三横突综合征常在腰三横突处有明显压痛和疼痛;急性腰扭伤在腰部的一侧有疼痛和压痛;臀上皮神经炎在臀部上方有疼痛和压痛;梨状肌综合征在梨状肌处有疼痛和压痛等。

四、病例选摘

(1) 推拿对急性胃脘痛的观察:胃脘痛是临床常见病、多发病,采用摩推"三脘",点双足三里、双内关、双三间的方法治疗多例胃脘痛,具有收效快的特点,而且效果很满意。

【例】 患者汪××,女,32 岁。于 1999 年 4 月 26 日,因"上腹部疼痛 2 小时"就诊。患者 2 小时前因过食冷饮后感上腹部疼痛,冷汗淋漓,面色苍白。后于我处就诊,排除相关妇科、外科疾病后,拟论为"急性胃脘痛(急性胃炎——寒湿型)",以上法治疗。治毕即愈,随访 3 个月,至今未复发。

(2) 推拿对急性面瘫及三叉神经痛的观察:面瘫和三叉神经痛都是神经系统的疾病,病人非常痛苦,时而影响面容,我们曾对百例此类病人进行观察,推拿一个疗程(成人 10 次为一个疗程,小儿面瘫 5 次为一个疗程)大多数即可痊愈。

【例】 患者李××,女,62 岁,退休教师。因"右侧眼下,上颌上、下疼痛半年"就诊。患者在外院诊断为"三叉神经痛"并予以手术治疗,效不佳。患者无法张大口腔,只能进食流质,痛不欲生。后经上法 7 次治疗,可以正常饮食。

(3) 推拿对急性腰扭伤的观察:急性腰扭伤是临床的常见病、多发病,多见于脑力劳动者,我们曾进行 200 例急性腰扭伤的疗效观察,有效率达 95% 以上,具有收效快、疗效确切等特点。

【例】 患者张××,男,52 岁,市政府公务人员,因"弯腰不慎腰部疼痛 1 天"就诊。就诊时无法行动,由秘书背入诊室。上法治毕即自行活动自如。

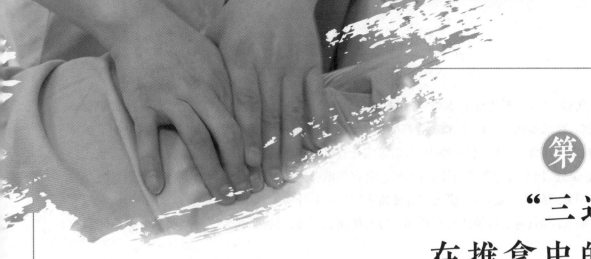

第三章

"三通法"
在推拿中的运用

根据祖国医学的理论体系,在临床中有多种疾病是由于脏腑受阻不通,经络痹阻不通,气血瘀滞不通而造成,故用"通"法可达到治疗的目的。多年来,我们在临床中运用"三通法"的推拿手法,治愈或改善了许多的常见病、多发病以及一些疑难杂病。现归纳如下,以作引玉之砖,并请批评指正。

一、"三通法"的指导思想

"三通法"即用手法达到:通脏腑、通经络、通气血。推拿是运用各种不同的手法,有选择地作用于人体,以通达脏腑、疏通经络、流畅气血,使阴阳相对平衡,从而调理机体功能,防治疾病。早在《内经·血气形志篇》中就指出:"形数惊恐,经络不通,病生于不仁,治之以按摩醪药。"这说明很早以前的医家们就得知很多病属经络不通,而内联脏腑。《灵枢·海论篇》中又指出:"经络是内属脏腑,外络肢节。"故肢体损伤后,会发生不同程度的经络、气血阻滞等病理变化,因而脏腑、经络、气血三者皆是相辅相成的,由此可见,"三通法"运用于临床具有一定的价值,并有一定的效果。以"通"为第一要义,采用手法治疗可以达到通脏腑、通气血、通经络的目的。因为六腑以通为用,腑不通则脏受阻,气为血之帅,血为气之母,气血运行,气滞血亦滞,且经络受阻,则气血周流不畅。所以,通过推拿手法行经络、点穴位、带腠理,无不着眼于"通",来调节脏腑、经络、营卫、气血的生理功能,促使病理状态向正常范围转化。

二、"三通法"的临床应用

祖国医学的整体观认为,脏腑、经络、气血在生理上相互依存,相互促进。在病理机制上可以相互影响,相互转变。《素问·调经论篇》中曰:"五脏之道,皆出于经隧,以行气血,血气不和,百病乃变化而生。"这句话意思是人体气血失调、营卫不和,可导致多种疾病的产生。气血通过经络行至周身,经络内属脏腑,外络肢节,沟通和联系人体的脏腑、组织、器官、孔窍、皮毛、筋骨等,使人体的各部功能保持相对的协调平衡。在临床中运用"三通法"不但治愈和改善了多种运动系统的疾病,而且治愈和改善了多种消化系统、循环系统、神经系统的疾病。

1. 通脏腑法在临床中的应用

脏腑是人体内部的脏器,脏包括心、肝、肺、脾、肾,腑包括胆、胃、大肠、小肠、三焦、膀胱。各个脏腑虽然各有其不同的功能,但它们又相互制约、相互联系、密切合作。概括地说,脏腑的生理功能活动是以精、气、血、津液为其物质基础,而脏腑又是生化精、气、血、津液,促进新陈代谢,维持人体机能活动的主要器官,也即脏是贮藏精气的,腑是受纳、传导、消化、吸收、排泄的。反之,腑不通则脏受阻,气滞则血瘀。《素问·举痛论篇》中曰:"寒气客于背俞之脉,则脉泣(涩),脉泣则血虚,血虚则痛,其俞注于心,故相引而痛,按之则热气至,热气至则痛止矣。"这段话说明寒邪侵犯了背部俞穴之后,引起经络的涩滞不通,气血因而运行不畅而引起疾病,又如《灵枢·本输篇》中说"肺合大肠,心合小肠,肝合胆,脾合胃,肾合膀胱"。这样一脏一腑,一阴一阳,互相配合,共同完成化生气血津液等方面的生理功能,一旦某脏腑有了病变,则可以影响到其他脏腑,如肺气不降,可致大肠失于传导,而出现大便秘结不通等症;心热太甚,则移热小肠,致小便黄赤;肝气郁则胆不疏,而胸胁苦满,饮食不节;脾胃受阻,故不思饮食,脘腹痞满;肾阳虚则膀胱气化不利而致小便潴留等。因此,在临床上推拿时采用通脏腑的方法进行治疗可收到满意之效。

(1)治疗冠心病

冠心病系指冠状动脉粥样硬化性心脏病,是由某些原因使冠状动脉壁形成了粥样斑块导致血管腔的狭窄或梗阻影响冠状动脉的血液循环,使心肌缺血、缺氧所造成的。本病属于祖国医学的"胸痹""真心痛"等范畴。中医认为在本病的发病过程中,心肾是病之本,痰浊、气滞、血瘀是病之标。血脉与胸阳因受痰浊、气滞、血瘀而阻痹,不通则痛,痹阻较轻者,其痛短暂,痹阻较重者,则可见四肢逆冷,汗出脉微欲绝等阳气暴脱之象。对治疗本病,早在《灵枢·厥病篇》中对厥心痛症状的描述如"痛如以锥针刺其心""真心痛手足青至节"及《金匮要略·胸痹心疼短气篇》所记述的症状均包括冠心病的心前区疼,其治疗则偏重于通阳为主。由此可见,我们在临床上采用"通脏腑"的方法治疗冠心病,也是以通心阳为主,重点放在推揉胸、背上,其胸部是以五指平推、拇指推,以推而行气血,在背部采用五指撒揉和点揉腧穴,重点揉督脉、膀胱经。点揉大椎、肺俞、心俞、膈俞、内关等穴。尤其要谈到的是通过临床数例的观察,在推拿背部时,左侧的天宗穴同样是主要穴位,其方法是用右手拇指的螺纹面在天宗穴上点揉3~5分钟,以左侧为主,以上方法治疗共需20~30分钟。病人心痛、胸闷的感觉,很快得到改善。祖国医学认为肺主一身之气,心为君主之官、主血脉,统一身之血,冠心病是由于心气不足,以致气血不能正常循行而使心血瘀阻,因此点揉心俞、肺俞是可以得到效果的;膈俞乃血之会,点揉膈俞可以宽胸理气,活血化瘀,内关乃手厥阴心包经的络穴,又和阴维脉有密切的关系,心包络起于胸中,出属心包络,所以内关为主治本病其中的一要穴。

(2)治疗便秘

经临床观察,用通脏腑法治疗不论是老年性便秘还是习惯性便秘、顽固性便秘均有一定的疗效。我们采用通脏腑法推拿治疗了一位有28年的便秘史女性患者,42岁,系意大利的一位医学博士,也是国际针灸班的一位学员。她便秘28年伴患月经不调,经多方治疗未愈,推拿前仍3~4日大便一次或每服消导通便药方可大便,便中夹有少量黏液伴腹胀、脘腹隐痛、睡眠不佳等症,检查腹肌紧张、肠管不柔和蠕动偏慢。肠内有少量气体,胃下垂6厘米,此乃气机阻滞、脏腑不通、传导失司,以通脏腑法推拿治疗10次而痊愈。其主要操作方法是患者取仰卧位,医者坐于患者右侧,在腹部自右侧按升结肠→横结肠→降结肠乙状结肠→直肠的方向,也就是顺时针的方向在腹部采用拇指晃推、四指平推、摩推等法反复数次按摩与导引,然后在神阙、大横、天枢、气海、关元等穴进行点揉数次,再用拇指或四指并拢由上而下抹腹部,用五指撒揉及四指揉、点、按、擦等法在督脉和膀胱经的五脏俞反复施术以达到通脏腑之功用。如82岁高龄的刘××,患便秘10余年,先经服中西药及开塞露可解大便,后服任何药物也不解大便,采用通脏腑法推拿治疗10次而愈。

2.通经络法在临床中的运用

经络学说体现了中医学的整体观念,阐明了人体各部位的联系。经络可沟通内脏与内脏之间,内脏与体表之间,体表与体表之间,使体内所有脏器与体表的一切组织密切结合,构成多种复杂的功能活动。人身气血,贵于流通,经络就是运行气血的道路,一旦经络被气血阻滞,造成不通,就会产生"疼痛症",即中医所说的"不通则痛",因此,拟通经络法就是刺激经络,调动经气,推动气血的运行,排除阻滞经络的病体,以促进经络畅通,调整脏腑的机能,促进体内新陈代谢,增强抗病能力,从而达到防治疾病的目的,早在《素问·血气形志篇》中曰:"形数惊恐,经络不通。病生于不仁,治之以按摩、醪药。"王冰注中曰:"惊则脉气并,恐则神不收,故经络不通,而病不仁,按摩者开通闭塞,导引阴阳。醪药,谓药酒也,养正祛邪,调中理气也。"由此可见,我们在临床中,采用通经络法治疗坐骨神经痛、三叉神经痛、面神经瘫痪、肋间神经痛、神经衰弱、胃肠神经官能症、臂丛神经痛、腓总神经损伤等病症,效果满意。

临床上,我们采用通经络法治疗坐骨神经痛,不论是原发性,还是继发性坐骨神经痛,推拿治疗效果都较明显。原发性坐骨神经痛在外院采用过针灸、药物、割治等法治疗未愈,经推拿治疗1~2个疗程(10次为一个疗程),效果较为满意。又如继发性坐骨神经痛,我们曾经几十例腰椎间盘突出症所引起的坐骨神经痛,在外院诊断并需手术治疗的,后经手法治疗后临床痊愈,早在1961年发表在《江苏中医》期刊上。后来我们又继续治疗一些病例,经观察手法治疗效果较满意,避免了手术治疗的痛苦。如当涂县的施××,女性,32岁,已婚,邮电局的话务员,于1983年9月19日来诊,腰及右下肢疼痛半年,经多方治疗未愈,并逐渐加重,不能步行,生活不能自理,坐立不能持久,刻下腰痛依存,伴右下肢放射痛,抽搐性疼痛。查:脊柱正中线生理弧度变直,以右腰骶关节为痛点,以右侧腰骶关节压痛明显,腰活动:前屈15°、后伸10°、左屈15°、右屈20°,屈颈试验阳性,右直腿抬高25°,直腿抬高加强试验阳性。摄片提示:腰5骶1椎间盘突出症偏居中型,以右侧为主(碘油造影)。某部队医院拟定1983年8月24日晚已灌肠,准备25日上午手术治疗,因患者恐惧而来我院推拿治疗。采用手法牵引,推拿加火罐,并嘱患者自身进行腰腿部功能锻炼,以上法隔日治疗1次。回诊:经推拿3次后,症状及体征均有改善,自身从当涂县乘车或步行来宁诊治,咳嗽也无明显疼痛,仍以原法治之。共推拿治疗了15次而临床痊愈。

如患者刘××,女,38岁,工人,腰及两下肢疼痛半年之久,经服用西药、针灸等未愈,刻下仍感疼痛,夜间尤甚,伴两下肢放射性疼痛,疼痛剧烈时生活不能自理,来诊时需别人搀扶,或用自行车推来。查:脊柱正中线及生理漩涡均差,两侧腰骶部压痛明显,直腿抬高试验两侧均为35°,曾在1976年拍片示:第5腰椎骶化,第1骶椎隐裂,棘突发育不全,第1骶椎棘突游离,第4、5腰椎退化。今查:血沉4 mm/h,抗"O"333,碱性磷酸酶10单位,曾经某部队医院专家诊断为:下腰畸形合并中央型腰4、5椎间盘突出症,决定手术治疗,否则有下肢瘫痪的可能。因患者恐惧手术,坚决不愿手术而来推拿。后经手法、拔火罐治疗10次后临床痊愈。

再如采用通经络法治疗面神经瘫痪,我们观察了80例(曾发表在《推拿医学》期刊上)疗效满意。如:患者王××,女,46岁,工人,患有三叉神经痛及面神经瘫痪症数月,经治未愈,后用推拿10次而痊愈。

3. 通气血法在临床中的运用

气血的阻滞在临床中不但能导致运动系统疾病,而且能造成呼吸系统、消化系统、泌尿系统、生殖系统等多种疾病,如五脏的心气不振、肺气不宣(畅)、肝气不舒、脾气不升、胃气不降则能导致五脏、六腑全身机能失调之疾病。因此,我们首先要了解一下气血在机体中的生理作用和病理变化,才能正确地采用通气血法。众所周知,气有两种含义,一是指营养人的精微物质,如水谷之气、呼吸之气等;二是指脏腑组织的活动能力,如心气、脾气、胃气及经脉之气等。这两种含义的气,都充盈于全身的内外上下,推动着生理机能的正常运行。血含有丰富的营养物质,通过气的推动,循着经脉运行于全身以滋养全身。外至皮肉筋骨,内至五脏六腑,都依赖血液的滋养,以进行正常的生理活动,因此,气和血是互根互用密切配合的。所以常有"气行则血行""气滞则血凝""气为血之帅""血为气之母"等说法。一旦气血在机体中失去正常的运行,或阻滞不通则为病,病则气衰,气衰则五脏六腑、十二经脉之功能障碍,百病因此而生。《素问·举痛论篇》中所谓"百病生于气也",此之谓也。再看气血同病的出现之因,在《医学真传》中指出:"人之一身,皆气血所循行……气为主,血为辅,气为重,血为轻,故血有不足可以渐生,若气不足立即死矣。"可是血易枯,血枯生命亦危,血亏则百病丛生。综上所述,临床上因气血运行失常而导致的如气滞、气逆和气陷及血瘀、血滞等病症举不胜举,因而,通气血法在临床运用极为广泛,我们通常对一些冠心病、脑血栓后遗症、胃气上逆的胃病、急性腰扭伤、胸壁扭挫伤(俗称"岔气")及急性踝关节扭伤的瘀血症等气血不通所致者,疗效比较满意。我们在临床中,几年来治疗了200例腰扭伤,大多数乃气血阻滞所致,故出现腰痛、攻痛、窜痛,深呼吸、咳嗽则疼痛加剧(称"闪腰岔气")。我们采用"通气血法"疗效确切,有的一次即可痊愈。又如:苗××,女性,50岁,患有气滞型的胃脘痛,每在剧烈发作时则见胃脘疼痛,痛无定处,嗳气频作,曾诊断为胃窦炎、十二指肠球部溃疡。拟"通气血法",采用拇指提推三脘、气海、神阙等穴,治疗2个疗程,则临床痊愈。再如,我们采用"通气血法"治疗气血瘀阻型的妇女痛经,以手法直接在下腹部施术,经临床部分病例观察,效果明显。

四、对"三通法"在临床运用中的展望

"三通法"是运用朴素的唯物辨证法的治疗方法。因为,人体是由脏腑、经络、营卫气血所组成的一个有机的整体,正常情况下互相依赖,相互制约,反之,失去应起的作用,乃致脏腑不通或经络不通等。"三通法"在推拿的临床中将会起着更大、更广泛的作用,用"三通法将会防治更多的疾病。"三通法"在临床运用将会起到抛砖引玉的作用,将会使更多的同道们采用"三通法"推拿治疗消化、呼吸、循环、泌尿、生殖等系统的疾病,从而使得推拿疗法放出更加灿烂的光辉。

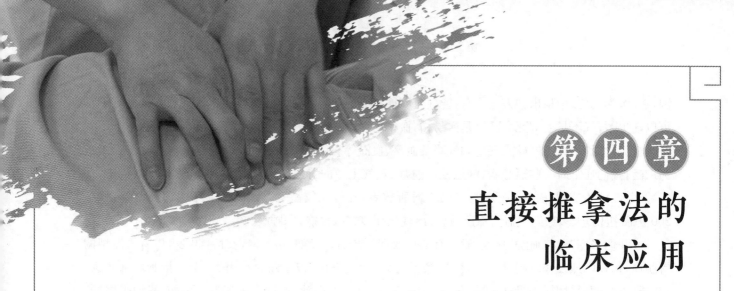

第四章

直接推拿法的临床应用

推拿疗法历史悠久,内容丰富,颇有特色,是祖国医学的重要组成部分。随着社会的发展、人民的需要、推拿医学地位的提高与推拿研究的不断深入,推拿疗法在临床中应用越来越广泛,并在临床中形成了许多流派,而治疗方法各有千秋。我们在继承前人经验的基础上,吸取精华,以整体观念和辨证施治相结合,采用了一系列的治疗方法,根据多种不同的病症,选择性地运用直接推拿法、间接推拿法及强弱、平衡、补泻、诱导推拿法。经多年的临床观察,运用恰当,选择准确,既减少病人的痛苦,又获得一定的效果。本章介绍直接推拿法的临床运用情况。

一、直接推拿法的含义

直接推拿法是根据临床出现的病情,医者用双手在患处直接进行不同的推拿方法及选用手法,采用局部治疗即针对疾病所在治疗,手法先轻后重。此法具有行气活血、温通经络、止痛消肿的作用。一般多用于重症落枕、急性肩关节周围炎、急性头痛、急性腰扭伤、急性胸胁迸伤、表皮神经麻木症等,通常采用三指推法、拿法、点揉穴位法、痛点按压法。

二、直接推拿法的手法选用

1. 三指推法

【形态】医者用右手食指、中指、无名指三指并拢,以螺纹面着力于患处,自前向后或自上而下单方向推动。

【部位】多用于颈项两侧及头面部。

【作用】行气活血、缓解痉挛、消肿止痛。

2. 拿法

【形态】医者以拇指与食指、中指相对用力,拿住某一部位或穴位,逐渐内收用力,用力可由轻渐重或由重渐轻。通常可分指中劲或指尖劲为着力点,区别为指中劲以手指的指腹螺纹面着力,指尖劲则为指尖端着力,在临床上常结合而用。

【部位】肩颈部、肩井穴、合谷穴等。

【作用】疏通气血、镇静止痛、消除痉挛。

3. 点揉穴位(亦称点穴推拿法)

【形态】医者用右手拇指的指尖或偏峰,或借助于其他的力量在一定的穴位及部位进行点压,用力可稍重,以达到刺激经穴的目的。

【部位】全身各部的主要穴位或压痛点。

【作用】缓痉挛、止疼痛。

4. 手掌按压法

【形态】医者用右手掌根或掌心着力于所需要治疗的部位及疼痛点,进行按压,用力由轻渐重。

【部位】腰、胸背部及大面积的疼痛处。

【作用】行气活血、散瘀止痛。

5. 拍打法

【形态】医者用右手掌心或食指、中指、无名指、小指四指并拢,着力于体表或治疗部位进行有节奏地、由轻渐重地击打。

【部位】肩颈部、腰背部、大腿外侧。

【作用】疏风散寒、活血止痛。

三、直接推拿法治疗疾病

一旦出现病症,医者都应迅速地采用治疗方法,首先选用直接推拿法,以快速缓解或改善疼痛。在临床中我们通常用直接推拿法治疗以下几种常见病、多发病,经临床观察,只要手法准确、适中,效果较为满意。

1. 重症的落枕

落枕通常是因卧枕不慎及卧露当风,致颈部转侧不利,疼痛难忍,一般落枕可以采用活动颈部或热敷即可改善或痊愈。重症的落枕颈部疼痛难忍,颈部不能转动,甚则生活不能自理。因此,在临床中遇见这样的病人首先采用直接推拿法,在颈部肌肉痉挛处采用手掌按揉、按压、三指揉、三指推法,反复施术 10 分钟左右,一般 1～3 次即可改善,甚至痊愈。

2. 急性肩关节周围炎

肩关节周围炎在临床急性期以疼痛为主要症状,昼轻夜重,以致不能入睡,或从熟睡中痛醒。通常在临床上首先是采用直接推拿法,在肩关节周围的"肩三点"处采用点揉穴位,反复施术 5～10 分钟,用力由轻渐重,几穴轮流点揉,治疗后配合摇肩动作,临床观察,通常直接治疗后症状明显改善,几次治疗后疼痛明显减轻,甚则疼痛消失。

3. 急性头痛

头痛由多种原因所致,如高血压引起的头痛或因情绪急躁突然引起的急性头痛,表现为头痛欲裂。采用直接法在两侧头部及前额进行推拿,先从前额开始,采用穴位点揉,分别在印堂、太阳、头维等穴进行点揉 3～5 分钟,继则用单抱推、双抱推,直接自太阳穴经颈部推至风池穴,两侧用同样的方法及力量,治疗 5～10 分钟,头痛可迅速改善。如高血压所致的头痛,经推拿后血压也会下降,感觉轻松;如情绪急躁引起的头痛,在推拿的同时,要做好病人的思想工作。

4. 急性腰扭伤

急性腰扭伤是临床的常见病、多发病,推拿科的门诊几乎每天都有,轻则腰痛,活动受限;重则卧床不起,生活不能自理,常有用担架抬来。临床上采用直接推拿法,先在腰部采用掌揉,反复施术 5 分钟,以放松肌肉痉挛,然后采用腰部痛点按压法,很快可改善其病痛。我们曾对 200 例腰扭伤的病人进行观察,总有效率达 95% 以上,有的采用直接推拿法一次痊愈。

5. 急性胸肋迸伤

胸肋迸伤临床上称"闪腰岔气"。岔气后不能深呼吸、咳嗽,否则疼痛加重,上半身不能动摇,转侧不利,检查病侧肩胛区有明显压痛,采用直接推拿法在肩胛区进行掌揉、痛点按压法,配合虚掌拍打法,让病人做深呼吸动作,可很快改善症状,一般每次治疗 10 分钟,1～3 次可临床痊愈。

6. 表皮神经麻木症

表皮神经麻木症亦称股外侧皮神经炎,也是临床的常见病之一。经临床观察,中老年较肥胖的多患此病,常见有股外侧下端出现感觉障碍,甚则有烧灼感、刺痛等,出现以上症状可采用直接拍打法在患处治疗 10 分钟,手法宜轻不宜重,拍打及推拿的范围较大些,以皮肤红润为度。通常采用 3～5 次的直接拍打法即可临床痊愈,麻木消退。

7. 鼻炎

鼻炎常以鼻塞不通、不辨香臭为特点,可用直接推拿的方法,用双手拇指推揉、点揉双侧迎香穴 3～5 分钟;再用拇指或中指点揉素髎(鼻尖)穴 3～5 分钟,鼻即可通畅。通常每日或隔日推拿 1 次,5～10 次为 1 个疗程,症状可很快缓解。

8. 假性近视眼

近视眼以视远物模糊不清,视近物正常为特征,青少年中发病率越来越高。采用直接推拿法在双眼周围进行直接治疗,先以双手拇指螺纹面自头的前额推抹,然后手指往下移至眼眶,用双手拇指抹眼眶、眼球,反复横抹 5～10 遍,点揉睛明、四白、承泣、印堂、太阳等穴,以上法反复操作,一般每次 10～15 分钟,每日或隔日操作 1 次,10 次为 1 个疗程。

四、直接推拿法的运用体会

(1)直接推拿法具有简、便、廉、验的特点,因此,在临床中运用比较得心应手,只要辨证、辨病准确,手法运用恰当,可迅速收到效果。

(2)直接推拿法在临床中运用收效快,痛苦少,病人乐于接受。

(3)经临床观察,直接推拿法在运用中要做到"得进则进,不得进则退"的原则,即手法在明确诊断的前提下,针对一些急性期的病人,选用适当,病人能够接受则继续治疗,可收良效,反之,则效果欠佳,甚至无效,可改用其他的治疗方法。

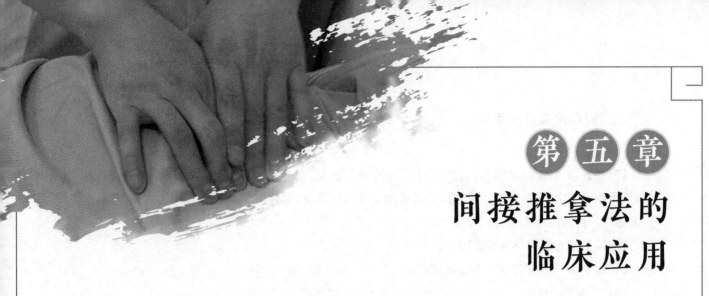

第五章

间接推拿法的临床应用

推拿是一种物理治疗方法,它通过手法作用于人体体表的特定部位,以调节机体的生理病理状况,达到治疗目的。在临床中,采用各种不同的方法和手法作用于所治疗的部位,不同的病症采用不同的治疗方法及手法,通过手法所产生的力,在病人体表特定的部位和穴位上发挥其功效。间接治疗法是我们在临床运用多年的一种有效方法。

间接推拿法是医者推拿时不直接在患者的痛处施以手法,而是在患处所属脏腑的经络穴位及肌肉的起止点上施行各种手法,或在离患处较远的地方循经取穴。此法具有调理脏腑、疏通经络、活血化瘀、行气止痛的作用。经临床实践表明,间接推拿法与"经脉所过、主治所及"的"循经取穴"的有效治疗原则密切相关。本着治病"循经取穴"的原则,采用中医的脏腑经络学说诊断痛症,辨经选穴进行间接性治疗,诚如"腰背委中求,肚腹三里留,头项寻列缺,面口合谷收"。但也可以在辨证的前提下,施以病在下而取相应经的上部穴位,如腿膝酸痛取环跳、上髎等,诸如此类,这种治疗方法不仅运用广泛,而且收效独特。

一、间接推拿法的理论依据

多年来,我们在推拿临床中,采用"四总穴歌"的理论与临床紧密结合,指导临床,治疗疾病。其理论依据则为:委中穴与腰背部的常见病相联系,可治疗运动系统的疾病;足三里穴与肚腹部的常见病相联系,可治疗消化系统的疾病;列缺穴与头项部的疾病相联系,可治疗颈部及头部的一些常见病及痛症;面部及口唇部的疾病常与合谷穴相联系。我们都知道,足三里是足阳明胃经之合穴,足阳明胃经从头走足,循腹里,属胃腹,网络脾脏。通常在本经经气太盛时,胃气有余,就会消谷善饥,小便发黄;经气虚弱时,则胃中虚寒,而产生脘腹胀满而痛。由于本经交足太阴脾经,如脾虚时,则见食则不化,转运失常。倘脾虚有寒,则发生大便溏泻或暴泻不止等症。因此足三里穴,对脾胃功能失调而引起的种种疾病,能起到调整作用,使其恢复常态,所以有"肚腹三里留"之说。委中是足太阳膀胱经所过之处,足太阳膀胱经从头走足,循肩脚,挟背脊,下抵腰部,经腰臀部,下入膝弯后的腘窝部(即委中穴)。本经主一身阳气,而阳气柔和就能养筋,若阳气太盛,就会发生头痛、颈项痛、背脊痛、腰痛等病,委中穴可以调整本经的阴阳偏盛偏衰,治疗腰背疼痛之症,故有"腰背委中求"之说。列缺是手太阴肺经的络穴,别走手阳明大肠经,又是八脉交会穴之一,通于任脉,任脉与督脉相通,头项为督脉所循行之部位,从经络学说来看,各种邪气侵扰、经气失调所引起的头项强痛均可采用本穴而取得治疗效果,故有"头项寻列缺"之说。合谷是手阳明大肠经之原穴,经络循行路线系从手走头,本经气有了变化,会使气血壅滞不通,发生颈部肿大和齿龈疼痛,即凡面部及口齿诸疾与合谷穴关系密切。推拿本穴有较好的镇痛安神、通经活络、疏解表邪的作用,故有"面口合谷收"之说法。综上所述,"四总穴歌"的理论在临床中一直起着广泛的指导作用。

二、间接推拿法的手法

（1）点法

【形态】医者用手指(拇指、食指、中指)的偏峰或指尖,在身体某一部位或穴位处深而持续地点掐,用力由小到大,由浅入深。操作时患者可能会有得气反应,会使酸胀的感觉自穴沿经传至病所,此法又称"指针疗法"或"点穴法"。

【部位】主要穴位及神经敏感点。

【作用】行气活血,疏经通络,解痉止痛。

（2）挤捏法

【形态】医者用双手指分别置于四肢的内、外、上、下侧,沿着经络、肌肉、肌腱以及穴位敏感部位进行挤捏。

【部位】四肢的经络循行线及主要穴位。

【作用】行气止痛,疏经活络。

（3）掌根推法

【形态】医者用掌根着力于患者肢体的所需部位上,紧贴肌肤,根据病情的虚、实而自下而上或自上而下,不宜用力过猛,以免推破皮肤。

【部位】腰及背部、四肢、督脉和膀胱经。

【作用】行气活血,疏经通络,祛瘀止痛。

（4）背抖法

【形态】患者取站立位,医者背对着患者的背部,两肘关节弯曲,挽住患者的两肘部,医者的腰臀部紧贴患者的腰臀部,而后身体向前俯,膝关节微屈,缓缓地将病人背起,当背起时应嘱患者不要屏气,使全身自然放松。

【部位】胸椎、腰椎及脊柱关节。

【作用】行气活血,疏通经络,滑利关节,松弛腰椎。

（5）拉抖法

【形态】患者取俯卧位,医者立于下肢的一侧,嘱患者双手抓住治疗床头,医者两手抓住患侧下肢的踝部,双足蹬住治疗床栏,身体向后,以自身的重量牵住患侧下肢向后牵拉,在牵拉的过程中,呈波浪形抖动,持续3分钟左右。每次拉抖可重复3～5遍。

【部位】上、下肢。

【作用】通经络,利关节,松弛腰椎。

三、间接推拿法的临床运用及特点

间接推拿法在临床运用较为广泛,并有独特效果。其特点归纳为以下几点:

（1）循经取穴推拿法:也就是临床出现的病症一旦明确诊断,通过辨病辨证之后,采用相应的治疗方法,循着相应的经络取相应的治疗穴位。临床中治疗急性胃脘痛以及消化系统的常见病、多发病,我们多间接性地循脾胃经取足三里、三阴交等穴,其方法是点揉双足三里、双三阴交,方可收效。如推拿治疗冠心病、高血压等循环系统常见病时,常间接性地循心、肝等经取穴,如取心和心包络的内关、心俞穴,及表里有关的天宗穴。通过临床观察,治疗冠心病取天宗确实有一定的疗效。又如治高血压取肝经的太冲及胆经阳陵泉、丘墟等穴均可以收效。

（2）远部取穴推拿法:也就是临床出现的病症,在明确诊断的前提下,采用在疾病的远部进行间接性地取穴推拿的治疗方法。最常见的是推拿治疗腰背部等运动系统的疾病,取远部的委中、阳陵泉、承山等穴进行点揉;又如推拿治疗面神经瘫痪,采用间接性地取远部的合谷等穴;再如间接推拿法治胃脘痛,取远部的足三里、合谷、内关等穴均可收效。

(3) 近部取穴推拿法:也就是针对临床出现的病症,在辨病辨证的前提下,采用在疾病的近部进行取穴的治疗方法进行间接性的推拿。最常见的是推拿治疗膝关节积液,浮髌试验阳性,在治疗过程中,我们不论是手法还是拔火罐均采用近部间接性的治疗,其主要方法是在膝关节的两侧(即上、下)施以手法或火罐。

(4) 远近取穴推拿法:即在临床出现病症,在辨病辨证的前提下,明确诊断,采用灵活多样的治疗方法,既从远部取穴,又从近部取穴,远近结合治疗。这样既收效快,病人又乐于接受。如推拿治疗胃脘痛,在远部可取足三里、三阴交等穴,在近部可取上、中、下三脘进行点揉、摩推;又如推拿治疗高血压,其主要表现为头晕、头痛、面部烘热等症,在治疗时可取远部的太冲,丘墟等穴,又取近部的风池、太阳等穴;又如推拿治疗女子少腹痛、月经痛等病症时,既采用近部的气海、关元、中极穴少腹摩推,又配以远部的血海、三阴交等穴,颇有独特之效。

(5) 诊断与治疗疾病:间接推拿法在临床中,不但可治疗疾病,还可以帮助诊断疾病。如常见的外伤初期前来诊治,医者在未明确诊断时,则应先予明确诊断,方能施以治疗方法,诚如:摸底不清不宜下手。推拿科临床中较常见的踝关节扭伤所致的第五趾骨基底部骨折,是否有骨折可采用间接性的方法,用右手的拇指、食指、中指拿住患侧足小趾,轻轻抽动,如果明显疼痛,有骨擦音,即可考虑有骨折的可能,反之,则无骨折等。

另外,采用间接推拿法可治疗或改善一些疑难杂症,如我们曾治疗一位男性陈旧性腰椎压缩性骨折的花甲病人。其骨折已年余,腰及下肢活动受限,步履不便,伴腰痛、便秘、小便淋漓等症,采用间接推拿法在腰椎骨折部位的上、下两端,进行手法治疗,佐以拔火罐,不但能促进血液循环,而且能促使骨痂生长,配合药物,病人感觉尚好,且乐意接受。

四、间接推拿法的运用体会

(1) 间接推拿法是采用各种间接性手法运用于临床治病,并视疾病阶段及病人的症状及体征而选择的一种治疗方法。

(2) 间接推拿法在临床中运用,不但可以治疗疾病,还可以帮助诊断部分疾病。

(3) 间接推拿法是在直接治疗法所不能采用的情况下而选用的,病人乐于接受,并有一定的疗效。

(4) 间接推拿法在临床运用中,不但收效好,而且运用范围较为广泛,值得临床推广和借鉴。

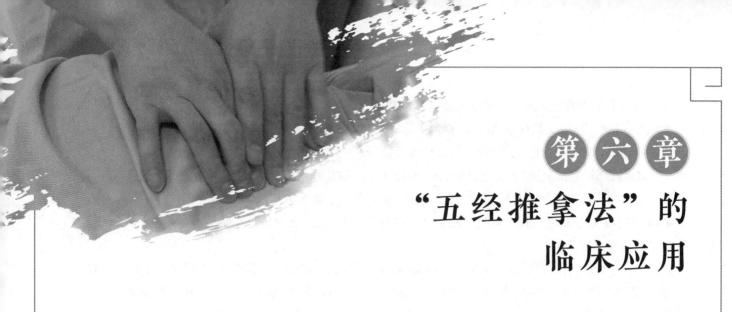

第六章

"五经推拿法"的临床应用

　　"五经推拿法"即是医者用各种特定的手法在患者督脉、膀胱经、华佗夹脊的五条经脉上自上而下地选择性地进行推拿操作,通过手法作用产生的良性刺激而达到治疗某些疾病的一种疗法。周老通过40余年的临床观察及研究发现,五经推拿法具有独到之处,它不但具有治疗疾病的作用,而且具有强身、保健、增强机体免疫功能的特有作用。现将其临床运用情况作一整理,请同道们予以指正。

一、"五经推拿法"的理论指导

　　周老在多年的临床实践中悟出"推、拿、揉、挤、捏,手法在经穴"的道理。祖国医学理论认为:五经分布于脊柱及脊柱两侧,而脊柱处于督脉与双侧足太阳膀胱经的循行通道之上。督脉是统率全身阳气的经脉,自下而上贯通人体四肢百骸,起着调节人体气血阴阳的重要作用,而五脏六腑几乎所有的背俞穴都分布在太阳膀胱经上。《灵枢·经脉篇》中写道:"督脉的经脉,从尾骨尖的长强穴分出,沿脊柱两旁上循颈项,散布头,下行的络脉,延至肩胛骨,向左右分别行于足太阳膀胱经,入内贯脊柱两旁的肌肉,故督脉能总运背部经气,另手足三阳经脉均与督脉交合于大椎,所以督脉还总督一身之阳,为阳脉之海。"而现代医学则认为脊柱椎管内外,有丰富的静脉丛与脑、胸腔、腹腔、盆腔脏器的静脉丛直接、间接相互交通,脊柱内外还有丰富的淋巴管和动脉,是脊柱的营养循环结构。从神经生理角度看,脊神经同脑神经一起构成周围神经系统,它们又各有传入神经和传出神经。脊髓还对机体内部器官的功能起着重要的调节作用。另外,美国医生丹尼尔·大卫·帕尔马(Daniel David Palmer)在1885年用旋推棘突复位的方法治愈聋哑病人和心脏病人,然后,他依据大量的临床实例,提出了系统的按脊疗法的理论。他认为脊柱是人体的控制器,一旦大脑和躯干之间"精神冲动"的正常传导出现障碍,则可以导致多种疾病,他用"按脊疗法"治疗疾病多达几十种。由此可见"五经推拿法"及类似的手法治疗早已广泛运用在临床之中。

二、"五经推拿法"的手法运用

　　通过十多年的潜心研究、探索及观察,反复筛选,在五经推拿时我们常采用以下几种手法。

　　(1)掌根揉法

　　【形态】医者用手掌大鱼际或掌根部吸定于五经的一定部位或穴位上,腕部放松。前臂做主动摆动,要求贴紧肌肤,压而不重。

　　【部位】五经部的上、下。

　　【作用】疏通经络,理气止痛。

　　【主治】治疗和调理相应脊柱节段源性疾病。

（2）疏经揉法

【形态】医者用右手拇指、食指、中指分别置于脊柱两侧，螺纹面为着力点，自上而下经循行部位连续揉动腧穴部，用力稍重，反复施术 3～5 遍。

【部位】五经部的上、下。

【作用】活血化瘀，缓痉镇痛。

【主治】治疗和调理相应脊柱节段源性疾病。

（3）振颤法

【形态】医者用右手的掌心置于患者的脊柱部，自上而下或自下而上进行有节奏的抖动。要求有内力运至两上肢，要频频抖动。

【部位】脊柱部。

【作用】松骨柔筋，疏通经络。

【主治】治疗和调理相应脊柱节段源性疾病。

（4）指尖揉法

【形态】医者用右手的食指、中指、无名指、小指四指的指尖部着力于脊柱两侧做刺激性的揉动，用力应适中，揉动时可自下而上或自上而下。（注：双手同时采用称八指尖揉法，刺激量较大）

【部位】脊柱两侧。

【作用】活血止痛，通经活络。

【主治】治疗和调理相应脊柱节段源性疾病。

（5）双龙回旋法

【形态】医者用双手大拇指螺纹面为着力点，在脊柱两侧呈回旋形，沿督脉循行部位来回做揉推样动作。要求手法柔和，往返协调。

【部位】脊柱部。

【作用】温经散寒，活血止痛，理气通滞。

【主治】治疗和调理相应脊柱节段源性疾病。

三、"五经推拿法"的临床运用

临床中我们根据疾病发生的部位和有关系统，有选择性地在五经部进行手法操作。临床中，当出现面瘫、颈椎病、头痛、三叉神经痛、高血压、耳聋、耳鸣病症时，在风池、风府穴至 C6 段采用推拿手法操作 15～20 分钟，隔日 1 次；呼吸系统的疾病如支气管炎、支气管哮喘及上呼吸道感染时，采用在 C7 至 T3 节段进行手法治疗 15～20 分钟，隔日治疗 1 次；循环系统的冠心病等多采用在 T3 至 T7 节段进行手法治疗 15～20 分钟，另加点揉天宗穴；消化系统的胃炎，胃溃疡，急、慢性肠胃炎，溃疡性结肠炎及十二指肠炎等可以祛风化痰，疏经通络。偏重于火的（面色潮红，烦躁不安，指纹鲜红，脉弦数）应增加清心火、清肺经、按揉手三线的次数与时间（可按上方增加一倍），按曲池、大椎各 1 分钟，以清热化痰、通络。偏重于气滞的（面色苍白，精神疲倦，指纹淡红，脉涩）应多按气海、关元、肺俞、心俞、肾俞等穴，以行气化痰。偏重于惊恐的（面色青黑，啼哭不停，指纹青黑，脉弦）应多按印堂穴，揉太阳穴，按神门穴，以镇静安神。

四、病案举例

【例】　患者陈××，女，5 岁，本县郊区人，1985 年 3 月 10 日就诊。其母代诉，2 年前一次发高烧后，有一天早晨，突然仆倒，不省人事，两眼上翻，口吐白沫，手足抽搐，发出似鸡叫的声音，约 20 分钟苏醒后,一切如常人。开始时每月发作1~2次,数月后发作次数逐渐增多。近半年来,每日发作1~2次,经中西医多方治疗,不见显效。

检查:患儿身体尚好,面色潮红,痰盛壅塞,口吐黄痰,脉弦数。

诊断:小儿癫痫属偏火型。治疗以清化热痰、舒筋活络。

操作方法:因当时病未发作便按上方施术,清心火,清肺经,按原方加至500次,揉按三线阴面增加一倍时间。加按曲池、大椎穴,以增强清火之功,经过一次治疗,当日未发,治疗第一疗程的时期只发作3次,第二疗程只发作1次,经三个疗程后停止施术。3年后随访,未复发。

五、体会

本病与心、肺、肾三条经脉关系非常密切,尤其是小儿发育尚未健全,因此,疏通这三条经脉十分重要。手三线阴面是肺、心、心包络路线所过,揉按这三条经脉及与其相表里的大肠、小肠、三焦经脉和与肾经互为表里的足太阳膀胱经不仅可以行气通络,促进血液循环,促进新陈代谢,而且能增强体质,扶正祛邪,提高抵抗力,利于本病的康复。从本病的病因分析,虽有痰、火、气、惊四种,但关键在于痰,因此在治疗过程中,应着重祛痰,兼顾其他方面。推运胸部能祛痰,清心火,清肺经,按曲池、大椎穴能清火;按气海、关元穴,推运膀胱经,能行气;按神门穴,按揉心经,能镇静安神。总之,对本病应分清症状,辨证施治,手法灵活,方能取得良好的效果。

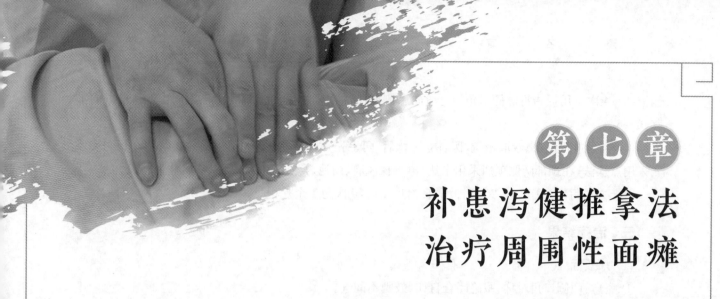

第七章

补患泻健推拿法治疗周围性面瘫

周围性面瘫又称为面神经麻痹,主要是面部神经受损致使面肌瘫痪的一种神经缺损症状,主要表现为一侧面部表情肌瘫痪导致的口眼歪斜,患侧额纹减弱或者消失等证候,本病发病率为(11.5～53.3)/10万,现代医学对其发病机制未完全明确,认为和面神经非特异性炎症相关。中医认为此疾病属"面瘫""口僻""吊线风"范畴,与面部筋脉失于濡养,风热或风寒入侵有关,临床上常用祛风散寒、疏经通络的办法治疗本病。

我们中医院推拿科面瘫专病门诊曾采用补患泻健法推拿治疗周围性面瘫患者152例。经初步观察疗效满意,现小结如下。

一、临床资料

(1)一般资料:本组152例中,男性96例,女性56例;年龄最小者12岁,最大者68岁,平均34岁;病程最短者2天,最长者11年;部位在左侧者88例,在右侧者64例;病情轻度者30例,中度者99例,重度者23例;疗程5次以内33例,6～10次64例,11～20次36例,21～30次13例,31次以上6例。

(2)临床表现:中青年发病最多。常为单侧,两侧少发,急性起病,表现为一侧面肌完全或不完全瘫痪,患侧额纹消失,不能皱眉。眼睑不能闭合而眼裂增宽,不能闭眼,用力闭眼时可见眼球上翻。患侧鼻唇沟变浅,口角下垂,因口唇不能闭合,鼓气或吹口哨而漏气,进食时食物易存在于颊齿间,同时可伴流泪和流涎。

(3)分度情况:轻度,口角向健侧歪斜,歪斜角度<(5°～10°),鼻唇沟变浅,眼睑闭合不能,眼裂增宽0.2厘米,患侧额纹消失;重度,口角向健侧歪斜,歪斜角度10°以上,鼻唇沟变浅或消失,眼睑闭合不能,眼裂增宽0.5厘米,患侧额纹消失。

二、治疗方法

(1)补患法:患者取仰卧位,医者立于患者头部,施术于患者面部。先用掌擦法在患侧面部摩擦,以面部红润为度,在患侧的地仓、颊车、颧髎、四白、鱼腰等穴采用轻擦、轻揉法进行操作,每次4～5分钟。如口角歪斜角度大,应重点在地仓、颧髎、颊车穴点揉,若眼睑不能闭合,重点在瞳子髎、攒竹、鱼腰穴点揉,捻动患侧上眼睑,自目内眦至目外眦,5～6次。

(2)泻健法:患者取仰卧位,医者立于患者头部,施术于面部。医者用手将患侧口角向患侧下颌角方向牵拉并固定,另一手在健侧采用重擦、重揉法进行操作。并点揉地仓、颊车,要求手法操作时,刺激量较患侧为重。在颊车、地仓穴还可采用点按法,每次在健侧操作5～6分钟。

(3)牵正法:在补患泻健操作的同时,配合牵正法,患者取仰卧位,医者一手将患侧口角向患侧下颌角方向牵拉并固定,另一手的食指、中指分别放在健侧口角的上、下方,用力沿上、下唇将口角向患侧推,3～4次。用拇指将健侧口角沿上唇向患侧推移,再用拇指将健侧口角沿下唇向患侧口角方向推移,5～6次。

(4) 颈后放松法:患者取坐位,医者立于背后,两手先拿肩井,以酸胀为度。点拿风池,在患侧翳风穴采用点揉法,在颈部两侧项肌采用拿法,再点揉风府、曲池、合谷等穴,最后以拿肩井为结束。

以上方法每次治疗15～20分钟,隔日治疗1次,5次为1个疗程。

三、治疗结果

(1) 疗效标准

① 痊愈:两侧口角对称,眼睑闭合自如,鼓腮不漏气。

② 显效:两侧口角对称,大笑时可略见口角歪斜,眼睑能闭合,但无力。

③ 好转:患侧口角歪斜小于5°,眼睑不能闭合。

④ 无效:口角歪斜无改变,眼睑不能闭合。

(2) 疗效结果

152例中治愈125例,占82.24%;显效19例,占12.50%;好转6例,占3.95%;中断无效2例,占1.31%。最短治疗1次,最长治疗30次,平均治疗9次。

四、典型病例

【例】 患者李××,从20天前受凉后出现左眼闭合不全,口角向右侧歪斜,刷牙时有口角漏水,进食时食物残留于左颊部,感左耳后疼痛,但周边没有疱疹,当时无头晕、头痛、恶心、呕吐、耳鸣、听力下降、流泪,即求诊我院神经科门诊,行颅脑CT检查:基本正常,可以排除中枢性面瘫,考虑"周围性面瘫",予以口服激素、营养神经、改善循环处理,症状没有好转。

经同事介绍针灸推拿治疗面瘫效果比较好,遂至我门诊求医。采用补患泻健法推拿治疗7次,达到临床治愈。患者左眼可闭合,闭目较紧,口角稍有歪斜,左耳后疼痛消失,无发热、流泪、视物旋转、听力改变等症状。

五、体会

(1) 周围性面瘫发病具有一定的季节性和复发性,多发生于秋冬季节,患者多因为劳累过度或不慎受风,导致本病发作。在日常生活中,易患人群平时应该加强身体锻炼,提高正气,抵御外邪,做到"正气存内,邪不可干"。

(2) 推拿治疗周围性面瘫,具有疗效确切、安全性高、避免了药物对肝肾功能的损害、患者易接受等特点,对于国家和医院来说,能够有效地缓解医疗资源的浪费,对于患者来说,可以帮助其早日重返社会。

(3) 对于极少数面神经功能不能恢复者,可以采用进一步治疗,例如面神经管减压术等疗法。

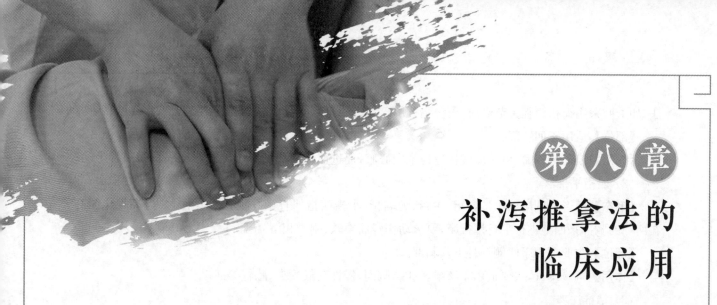

第八章
补泻推拿法的临床应用

推拿是中医外治法的一种，是在长期实践中根据疾病发生发展过程的规律，按照辨证施治的治疗法则而制定的，《黄帝内经》曰："有可按者，有不可按者，故首先辨证"。所以，推拿不仅仅是对疾病的局部治疗，而且是以阴阳五行、藏象经络理论为指导的整体治疗方法，根据疾病的需要，选择应用治疗方法和手法，做到应补则补，应泻则泻，"虚则补之，实则泻之"。补，就是补益体质和调整机能的不足，以消除一切衰弱症状的一种方法，《黄帝内经》曰："形不足者、温之以气，精不足者、补之以味"和"虚者补之，损者益之"。意思是说凡机能减退的要给予强壮的方法和手法，营养不良的给予补益的方法；泻，是泻邪气之有余，凡是有直接祛除体内病邪的作用，或抑制组织器官功能亢进的治疗方法和手法都可以采用。因此，在临床上则根据虚证、实证的病因及症状，采用不同的推拿方法进行补虚泻实达到平衡。

一、补泻推拿法的临床理论指导

病有虚实，治有补泻，虚则补之，实则泻之。在推拿治疗时通常以手法向心性的为补，轻巧柔和、慢而弱的手法为补，临床中常用于治疗虚证；而离心性手法及重而刚强的手法为泻，临床中常用于治疗一些实证，最常见的外伤性血肿出现局部肿胀等。通常用手法由肿胀中心向四周推拿，使之消肿，达到泻的目的。人们对推拿手法的补泻作用积累了丰富的经验，并进行了不断的总结。临床中，邪正在相争过程中，是互为消长的，正长则邪消，正消则邪长，邪正的消长，反映出两种不同类型的病理现象，即"虚证"和"实证"。虚实，是中医辨证理论上的一个中心，沈金鳌说："万病总不出虚实两大类，而治疗也总是不离开补泻两法。"明确地指出虚实是结合了病理变化所共同反映的症状，所谓虚是指正气不足，气血虚衰而言，所谓实，并不是指病人气血壮实，而是指病邪亢盛而言。由此可见，在治疗疾病时，采用虚则补之、实则泻之的手法进行推拿治疗，颇有良效。

二、补泻推拿手法的运用

临床中，实证患者，往往机体耐受力较强，脏腑机能常过亢。运用以"刚"的手法，因为"刚"的手法刺激量较强，能抑制其功能过亢，使体内阴阳维持在相应的平衡；而虚证患者，机体耐受力弱，脏腑机能低下，则运用"柔"的手法刺激量较弱，适应机体承受力，能调节和提高机体脏腑功能。在推拿治疗过程中，凡具有直接祛除体内病邪作用，或抑制脏腑机能亢进作用的称为"泻"，凡能补充人体物质之不足或增强脏腑机能作用的，称为"补"。补泻推拿法，是在辨证施治的理论指导下，医者运用手或身体其他部位，以一定的力、运动方向、大小，选取相应的施术部位和穴位进行治疗，达到其治疗目的。

1. 补法

（1）拇指推法

【形态】医者右手拇指的指腹或偏峰附于机体，由机体的远端向近端（向心性）地施以推进的手法,如上肢采用拇指由腕关节经肘、肩至胸,顺着上臂向心性地推进。

【部位】适用于四肢部。

【作用】推而行气血,可将血液快速地推向心脏,促进血液循环。

（2）四指平推法

【形态】医者分别用双手的食指、中指、无名指、小指四指伸直微并拢,分别用四个指头的螺纹面在两侧的胸部来回地进行平行性推摩,要求动作轻而柔软、刚柔相济。

【部位】主要适用于两侧锁骨下及胸部。

【作用】宽胸理气,主要适用于咳嗽、气喘、胸闷、慢性支气管炎、感冒等症。

（3）掌推法

【形态】医者用右手掌心或掌根部附着于机体,由机体的远端向近端（向心性）地施以推进的手法。如上肢采用拇指由腕关节经肘、肩至胸,顺着上臂向心性地推进。

【部位】主要是腰背部、四肢部。

【作用】行气活血。

（4）轻摩法

【形态】医者用手指或手掌附着于机体,在机体某一部位上轻巧而有节奏地进行摩动,要求操作时用指或掌在皮肤表面做旋转摩动,故有"轻摩为补"之说,一般固定在一定范围之内。

【部位】腹部、背腰部。

【作用】摩而温之,可温经散寒、健中益肾。

（5）擦法

【形态】擦法是医者用手的掌心及鱼际部着力于机体,在机体的肌肤来回擦动,达到有温热之感。

【部位】面部、腹部、腰部为重点。

【作用】擦而温之,可温经散寒、活血止痛。

2. 泻法

（1）双手挤捏法

【形态】医者用双手拇指、食指、中指、无名指交替地有节奏地在四肢的内、外、上、下侧自体内向体外做挤捏动作,如上肢自肩关节向下进行挤捏,下肢自髋关节向下进行挤捏。

【部位】四肢部。

【作用】挤而捏之,具有排挤之作用,通经活络。

（2）掌推法

【形态】医者用右手掌心或掌根置于机体相应部位,自上而下或自内向外地做平推动作,用力由轻渐重。

【部位】脊柱部、下肢前后侧。

【作用】通经活络,通腑泻热。

（3）肘推法

【形态】医者右肘关节屈曲,以肘尖部置于相应的部位（自大椎穴经脊柱至尾骶部）自上而下以肘关节着力进行推动,要求视体形而相应地施力,不宜用猛力,更不宜将皮肤推破。

【部位】脊柱部。

【作用】通腑泻热。

（4）拇指晃推法

【形态】医者用右手拇指的偏峰置于腹部,以四指晃动带动拇指,自右侧的大横穴,即升结肠→横结肠→降结肠→乙状结肠→直肠的顺序进行推动。

【部位】腹部。

【作用】通腑泻热，推陈出新，促进胃肠蠕动。

三、补泻推拿法在临床治疗中的运用

补泻推拿法在临床中的运用极为广泛，采用补泻推拿法治疗五脏六腑的病变，不但可以治疗整体的病变，还可以治疗局部的病变；不但可以治疗急性的虚实病证，还可以治疗慢性的虚实病证。补泻法在内脏中的应用：多年来，我们观察到治疗一些急性发作的重病人可采用重手法，强刺激穴位，采用泻法，能达到开窍醒神、祛瘀理气、镇静安神的作用；而在治疗一些体质虚弱、慢性消耗性，尤其是消化系统的慢性病，治疗时就以手法在腹部、背部的有关穴位，以轻柔、顺时针方向的轻摩，可以产生热量，达到温中补虚的目的。通过多年的临床观察，推拿不论对呼吸系统疾病，还是对循环系统的疾病，均有一定的疗效。如我们用补虚泻实的方法推拿治疗冠心病、高血压均获一定的疗效。又如同补虚的方法，治疗气不足的感冒及老年性的哮喘及慢性支气管炎，均获得一定的效果，既无副作用，病人又乐于接受。补泻法在消化系统的脾胃虚弱或肠腑燥结时的运用，效果则更为明显，如补虚法治疗脾胃虚弱证的慢性结肠炎、虚寒性的胃脘痛，经临床观察确实得到满意之效。曾经以通腑泻实法治疗肠腑燥热的便秘，治愈或缓解了顽固性便秘。还有用补虚泻实的方法推拿治疗泌尿系统的"闭证"，本病原因不外乎湿热壅结于膀胱，肾阳不足，命门火衰等，因此，辨证施治，以补或泻的方法对"实证"和"虚证"的小便闭塞，采用推拿的方法亦同样达到相应的效果。综上所述，补泻推拿手法在内脏中运用颇为广泛，也颇有疗效，并且将会越用越广泛，治疗的病种将会越来越多。现举病例说明之。

1. 呼吸系统（虚证以补法）

老年支气管哮喘：

【例】　患者周××，男，56 岁，某厂工程师。咳嗽、哮喘已历 10 余年。

10 余年前出国工作，因气候条件不适应而患此病，经治每年夏季则复发，发作时，咳嗽气喘，服中西药效果甚微，略白痰，如泡沫状，痰量尚少，甚则咳时夜间不能寐。闻及喉中明显的哮鸣音，肺部有湿啰音，有时伴有轻度发热。

此乃年逾半百，肺肾两亏，拟用温补肺肾、止咳平喘的方法治疗。其手法在胸部采用四指平推法。拇指推膻中，反复操作，在背部的心俞、肺俞、肾俞、脾俞、胃俞、肝俞进行点揉，抹膀胱经，加以拔火罐，补法操作，共治 10 次，症状大减，巩固 5 次基本临床痊愈，以后很少复发。

2. 消化系统

（1）慢性结肠炎（虚证以补法）

【例】　患者童××，女，38 岁，某烟厂工人。腹痛腹泻半年余，曾经住院用中药、西药治疗，仍未愈，每日解 3～4 次，质稀，伴腹痛，饮食不思，形体消瘦，面色无华，伴有神疲乏力，失眠多梦，舌淡苔薄，此乃脾胃虚弱、中焦失健，拟健中助运法治之。推腹部，四指摩推神阙、气海、关元，点揉足三里、三阴交，反复施术 10 分钟，背部采用抹法、捏脊，配以拔火罐的补法，10 次而治愈，每日解 1 次大便，饮食、睡眠均好。

（2）习惯性便秘（实证以泻法）

【例】　患者潘××，女，32 岁，外省某厂工人。腹胀便秘已历 8 年，经服药治疗未愈，4 日一次大便，干结难下，伴腹胀、腹痛。查：腹肌有抗力，较硬，肠管不柔和，并有气体，此乃肠燥便秘。拟通腑理气为法治之，拟腹部以拇指晃推、点揉、掌按法，反复施术，在背部单纯用抹脊等通泻的手法治疗 5 次，而大便已解。

四、治疗体会

（1）补泻推拿法是手法治病的大法之一，多年来用于临床多发病常见病，不但可以用于消化系统、呼吸系统、循环系统，而且广泛地运用于运动系统及外伤性疾病，不但用于成年人，而且可以广泛地用于小儿科，只要辨证准确，手法可以达到补虚泻实的作用。

（2）手法柔则为补，刚则为泻，然而，在实际临床运用中有时又要"以柔制刚"，在这些原则指导下，可根据患者的体质、胖瘦、疾病的性质及所施手法的部位来确定具体手法，即所谓"辨证运用手法"。

（3）补泻推拿法的手法在临床运用疗效的优劣，除明确诊断外，关键是手法的熟练程度，该补则补，该泻则泻，熟能生巧，得心应手。

（4）补泻推拿手法在临床运用，施医者必须认真负责，一份功夫，一份效果，有些疾病需得到病人的密切配合。反之，若得不到病人的配合，有些疾病的治疗效果就要打折。

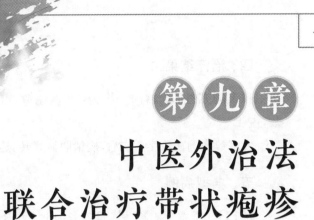

第九章

中医外治法联合治疗带状疱疹

带状疱疹是水痘—带状疱疹病毒(V2V)侵犯和感染引起的一种病毒性皮肤病。其发病急骤,好发于春秋季节,不受年龄的限制。据报道,全球普通人群带状疱疹的发病率为(3～5)/1 000人年,亚太地区为(3～10)/1 000人年,并逐年递增2.5%～5.0%。带状疱疹的住院率为(2～25)/10万人年,死亡率为(0.017～0.465)/10万人年,复发率为1%～6%。

中医认为其病因病机:疹毒侵入机体并潜伏,无明显临床症状,也无法被察觉,在阳气升发的季节,风热病流行时或在潮湿的环境中易诱发此病,或在人体抵抗力降低、情志内伤及内生湿热助邪的情况下透散于外,前者为虚,后者为实。根据"郁则发之"的治疗原则疹毒宜透发于皮肤,"见皮治皮"只需透散,清热解毒,祛湿,疹色红赤者还需凉血活血,便可取得良效。

我们采用综合治疗的方法,一般10～15天临床痊愈,如治疗及时很少留有后遗症。比较系统地观察了100例,疗效满意,现小结如下:

一、一般资料

100例带状疱疹患者中男性49例,女性51例;年龄最小者21岁,最大者93岁;60岁以上者53例,35岁以下者47例;病程最短者3天,最长者30天;疱疹生于头面耳部10例,生于腰部及以上者55例,腰部以下者17例,隐藏者18例。100例均为门诊病例。

二、治疗方法

(1)平衡针灸法:视皮疹的部位,按上下平衡、左右平衡进行进针。常规消毒后,沿皮疹分布区域用1～1.5寸的针透刺,留针15～30分钟。在针刺时加用TDP治疗仪局部照射患处。

(2)平衡拔罐法:紧接上法配合平衡拔罐法,沿疱疹发展方向用截断性进行吸拔罐,以皮肤红润微紫为佳。3～5个大罐,采用闪火拔罐的方式进行。

以上方法每天治疗1次,10次为1个疗程,一般2个疗程即可痊愈。

三、疗效标准

(1)痊愈:疱疹结痂,大部脱落,无疼痛临床症状。

(2)显效:疱疹结痂,部分脱落,尚有轻微症状。

(3)有效:疱疹干瘪,部分结痂,疼痛减轻。

(4)无效:病情无明显改善,疼痛明显。

四、治疗结果

100 例患者通过治疗,结果为:78 例痊愈,占 78%;14 例显效,占 14%;4 例有效,占 4%;4 例无效,占 4%。

大多数病例在治疗 3 次后,病情明显好转,通常初、中期的带状疱疹通过 10 次治疗后基本痊愈。

五、典型病例

【例 1】 患者李××,男,22 岁,2013 年 5 月 12 日就诊,中等结实身材,3 天前左半胸胁部出现疱疹,疱疹色红,疱壁紧张,黄豆大小,量多,灼热刺痛,难以入睡,面淡红,口苦,易出汗,舌红,苔黄厚腻,脉弦滑数。诊断:带状疱疹。辨证:肝胆湿热证。经上述疗法治疗,3 次治疗后,疼痛减轻一半,可以安稳睡觉,10 次治疗后达到临床治愈。

【例 2】 患者朱××,男,68 岁,因带状疱疹半年未进行及时、系统、对症治疗,未愈,疼痛迁延、难忍,彻夜难眠。治疗 7 次后疼痛减轻,夜间能够入睡,但局部疱疹未能全部消退。

六、治疗体会

1. 从多年的临床实践来看,带状疱疹是因水痘—带状疱疹病毒(VZV)感染所致,民间俗称为"蛇串疮"。一旦发生应及时对症治疗,治疗越及时,效果越好。反之,效果越差,并留有"神经痛"的后遗症。

2. 带状疱疹,在过劳、抵抗力下降、外伤或患有恶性肿瘤时,潜伏的病毒就会发作。

3. 在治疗带状疱疹的同时,嘱患者忌食腥、"发"物及辛辣助火之品,在保证营养的前提下,宜进素淡清火之食物。内衣勤换洗,并置于阳光下紫外线消毒,皮肤避免日晒及高温环境,保证充足的睡眠,适当锻炼,提高机体抵抗力。

4. 明确诊断,及时治疗。72 例中有位年龄最大的患者,胸背疼痛一月,难于确诊,后经观察是肺癌伴骨转移,而胸背部疼痛是一种诊断上的假象。

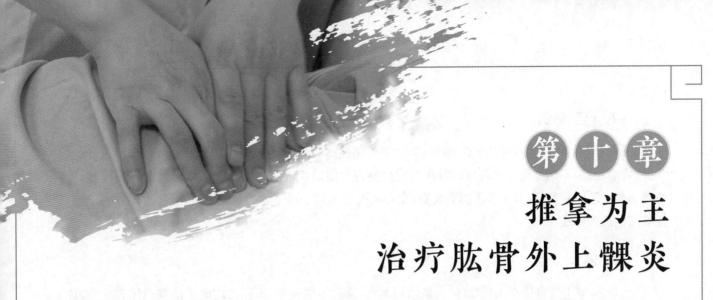

第十章

推拿为主
治疗肱骨外上髁炎

网球肘,现代医学称为肱骨外上髁炎,是一种常见的慢性劳损性疾病,多发于网球运动员、羽毛球运动员和家庭主妇等肘部使用过多的人群。中医则认为本病是伤筋,由风寒所致,形成"不通则痛"的病理状态。本病起病大多缓慢,一般无明显外伤史。起病后,患肘感酸痛无力,局部轻度肿胀。劳累疼痛加剧,并可涉及前臂、肩前部,但关节活动仍在正常范围,做前臂旋前动作时,容易诱发疼痛发作。

我们自2005年至2015年采用推拿加围针治疗网球肘210例,现小结如下。

一、临床资料

一般资料,本组210例均为门诊病人,其中男性90例,女性120例;年龄最小者31岁,最大者67岁;病程最长者3年,最短者2周。

二、治疗方法

(1)挤捏法:通常取坐位,用健侧的五指呈对抗性挤捏患侧上肢,以肘关节上下5寸为重点,反复地进行挤捏、抓拿。最好自肩关节开始捏至肘关节,再向下挤捏至腕关节,共5～10次,用力由轻渐重。

(2)点穴法:紧接上法,再用健侧的拇指、食指、中指分别点揉曲池、手三里、外关、内关、合谷等穴,以曲池穴为重点,几穴轮流点揉。点揉穴位时,先用手指的螺纹面开始轻点轻揉,待适应后,用力逐渐加重,使之有酸胀麻感。而后用手指的指尖进行点揉穴位。这样刺激性较大,感觉较强,点揉穴位时间共约10分钟,请勿点破皮肤。

(3)围针治疗:用1.5寸体针5～8根,常规消毒后,在痛点周围进行进针,留针15～20分钟,5次为1个疗程。

三、治疗结果

(1)疗效标准

① 痊愈:肱骨外上髁压痛消失,上肢活动恢复正常,"网球肘试验"阴性。

② 好转:肱骨外上髁疼痛减轻,活动患肘仍有疼痛。

③ 无效:肱骨外上髁疼痛不减,"网球肘试验"阳性。

(2)疗效分析

在门诊治疗210例中,痊愈153例,占72.86%;好转46例,占21.90%;无效治疗中断者11例,占5.24%。总有效率占94.76%。

四、典型病例

【例】 患者曹××,男,51岁,因"右肘关节外侧肿痛2月伴持物无力1周"来诊。就诊时患处红、肿、疼痛均甚,不能弯曲。患者自诉曾在当地医院行封闭治疗,注射后症状缓解,但症状容易反复,无外伤史。X线片显示:肘关节无明显病变,无骨质改变。后予以上述疗法治疗,3次后活动自如,达到临床治愈的标准。

五、体会

(1)推拿手法直接作用病灶区,一般指阿是穴,通过不同频率,不同力度的手法刺激体表腧穴,加快局部微循环,抑制炎症等致痛因子,达到镇痛的作用。

(2)推拿手法直接作用病灶区,因为与疾病相关体表的腧穴部位是病邪外出最短、最直接的通道,有利于迫邪外出,予邪气以出路,达到"邪去正自安"的目的。

(3)因为本病的病灶比较浅,治疗本病强刺激的手法应该少用或者刺激时间相应减少,避免医源性损伤,多用一些轻柔的手法,使得病灶附近的肌群得到放松,缓解肌紧张、痉挛,增快患处的血流速度,加快炎性物质的代谢,达到止痛的治疗目标。

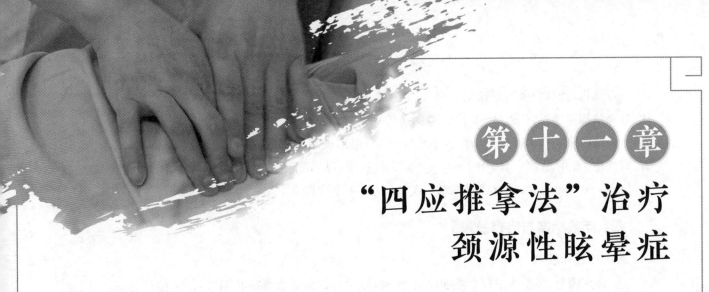

第十一章

"四应推拿法"治疗颈源性眩晕症

颈源性眩晕，又称椎动脉颈椎病、椎动脉压迫综合征、眩晕型颈椎病，其发病与椎动脉具有相关性，主要表现为眩晕及平衡问题，以颈部疼痛及感觉障碍为特征。平衡问题是颈源性眩晕的关键，易由体位变换导致眩晕，有时还会伴有恶心、呕吐等症状，恢复体位后症状快速缓解。颈源性眩晕属于中医"眩晕病"范畴，《灵枢·卫气篇》言："上虚则眩。"同时还有"无风不作眩""无虚不作眩"的说法。

近年来我们采用"四应法"推拿治疗颈源性眩晕症 50 例，效果满意，现小结如下。

一、临床资料

本组 50 例中，男性 24 人，女性 26 人；年龄：30 岁的 11 人，31～39 岁的 14 人，40～49 岁的 13 人，50～59 岁的 7 人，60 岁以上的 5 人；职业：工人有 23 人，干部有 17 人，其他职业有 10 人；病程：3 个月以内的 14 人，4～6 个月的 6 人，7 个月～1 年的 11 人，1～2 年的 10 人，3 年以上的 9 人；治疗次数：10 次以内的 28 人，11～20 次的 14 人，21 次以上的 8 人。

二、诊断标准

(1) 本组 50 例病人有 46 例经 X 线片证实有颈椎骨质增生，报告为颈椎病；并报告有颈椎生理前凸消失，椎间隙狭窄、颈韧带钙化等表现。

(2) 每位病人均有眩晕、恶心、欲呕、头痛、颈项疼痛，有的伴有猝倒、持物落地、视物不清、肩臂麻木疼痛、四肢无力、肢体发凉，仰头视天则症状加重，甚则目不能睁、头重脚轻，有的自觉地面旋转等症状。

(3) 椎间孔挤压试验、臂丛牵拉试验均为阳性，结合临床症状一般可以确认。

三、治疗方法

治疗颈源性眩晕症的方法主要是"四应法"，即应症状、应部位、应经络、应穴位。应症状：就是医者在治疗时针对患者出现的眩晕、恶心、欲呕等症状；应部位：就是医者在治疗时抓住患者的颈部为重点部位进行；应经络：就是在治疗时选手三阴、手三阳、督脉和膀胱经；应穴位：就是医者针对病情选择性地点揉百会、太阳、风池、风府、听宫、听会、大椎、手三里、曲池、内关、合谷等穴。

具体方法：患者通常取坐位，医者立于患者背后，在两侧肩颈及背部采用滚法，反复施术 3～5 分钟，以放松肌肉，缓解痉挛。继则医者立于患者正前方，以左手五指（拇指与其余四指分开）进行单抱推，而后再自风池推至肩井穴，左侧以同样的方法操作，往返 3～5 次，并用拇指点揉百会 5～10 遍。然后医者立于左侧面，以左侧掌心贴于前额，右手五指分别置于颈后两侧大筋（拇指在左侧，其余四指在右侧）进行拿揉。操作时右手用力将颈椎向上提拿，并点揉风池及风府穴。点揉风池时，自风池揉至肩井穴;点揉风府时,自风府点揉至大椎穴,紧接着右手五指分开,在背部的督脉和膀胱经进行五指撒揉,自肺俞揉至腰椎,往返 3～5 次。继则挤捏两上肢,点捏手三里、曲池、内关、合谷等穴,反复 3～5 次,最后以梳肋和拿肩井为结束。手法完毕后,再加火罐的补法,在肩部、颈部的大椎、风池、肩中俞、肩外俞、肩井、天宗穴处,用 2～4 个火罐交替吸拔,以局部红润为度,以补而和之。以上操作方法全过程需 20～30 分钟,通常隔日推拿 1 次,10 次为 1 个疗程。

四、疗效标准与治疗效果

(1) 疗效标准

① 临床痊愈:经手法治疗后颈项疼痛、头痛、眩晕、恶心、欲呕等症状消失,颈项活动自如,无明显不适之感,并恢复原工作。

② 好转:经手法治疗后主要症状好转,颈项活动较治疗前明显好转,并能从事一般工作或半休。

③ 无效:经治疗后症状和体征均无明显改善,或经常反复发作。

(2) 治疗效果

本组 50 例中,痊愈者 34 例,占 68%;好转者 15 例,占 30%;无效者 1 例,占 2%。总有效率为 98%。

五、病案举例

【例】 患者董××,女性,43 岁,某单位公务员,2011 年 7 月 8 日,以"颈项部酸胀不适,伴时有眩晕、恶心发作,多于清晨起床或者抬头看上方物品时头部位置改变而诱发,一次眩晕发作时间约为 2 分钟,恢复原头部位置快速缓解。经查颅脑 MRI、耳鼻喉科专科和眼科专科检查,排除了神经性、耳源性、眼源性眩晕。颈椎 CT 显示:颈椎多节段骨质增生和相应椎间盘突出,经服药治疗未愈。刻下:上述病情依存,每遇寒冷及气候变凉而疼痛加剧。甚则日发数次,经检查症状与体征符合颈源性眩晕。以"四应法"治疗。

一诊:2011 年 7 月 10 日,经治疗自觉颈项部酸胀感较前几日稍微缓解,但眩晕时作,没有缓解。

二诊:2011 年 7 月 12 日,手法治疗后头颈部疼痛明显减轻。眩晕、恶心发作次数减少 2 次,伴随症状有明显改善,仍以原法进治。

经 2 个疗程的手法治疗后,"颈源性眩晕症"符合临床痊愈,半年随访未见复发。

六、体会

(1) 颈椎病在临床不论是症状,还是体征,其表现颇为复杂,现代医学早就将此病分为神经根型、脊髓型、椎动脉型、交感神经型等。而祖国医学中无专题论述,也无此病名,但考其病因病机及临床表现,乃属"痹证"之范畴。此篇主要阐述的是椎动脉型,也就是中医认为的昏厥症。

(2)《素问·痹论篇》曰:"风寒湿三气杂至,合而为痹也。痹者,闭也"。有闭塞不通之意。盖痹证的成因是风寒湿邪侵袭人体,致使经络、气血壅滞,不能畅通,故"不通则痛,通则不痛"。由此可见,我们采用"四应推拿法"加拔火罐综合性治疗,可收到良好的效果。

(3) 头为诸阳之首,内藏神明,为清空之脏,位居之高,内涵脑髓,以统全身。因此,在治疗颈源性眩晕症时理应以单抱推和双抱推,提拿颈项,松弛任、督二脉,点揉百会,以通百脉之会交之处,并以拔火罐引血上行,滋养髓海。《难经》曾曰:"督脉为病,脊强而厥。"督脉循行脊背,直贯颈项头顶、贯通上下,为阳脉之海。故在治疗颈源性眩晕症时,以手法在背部做五指撒揉,在督脉和膀胱经用拨经法和疏经法,以点揉各脏背俞穴,以舒通督脉和膀胱经之气,使全身之阳气得以煦之,血能溶之,脑髓得以滋之,故诸症消除。

（4）我们还体会到治疗颈源性眩晕症时要将"被动"和"主动"相结合。在推拿治疗的同时配合颈肩部的主动运动，多做仰望动作、左右旋转颈部等运动，特别是低头伏案工作者尤其要强调动静结合、劳逸结合、配合锻炼，效果明显，反之，效果欠佳。

（5）眩晕症在临床中症状错综复杂，常有可能是其他病变所致，故在临床上首先要明确诊断，排除骨结核、肿瘤等恶性病变，以免造成不良后果。

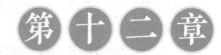

椎动脉型颈椎病的诊断与治疗

椎动脉型颈椎病是以眩晕为其主要临床表现,常伴有恶心、呕吐、视物不清、猝倒等症状的一种颈椎病,是中老年人的常见病、多发病。多系颈椎骨质增生压迫或刺激周围的血管神经及软组织所致,我们推拿研究室采用牵引、推拿、口服中药、体疗等方法综合治疗本病 150 例,取得较为满意的效果,现小结如下。

一、临床资料

本组 150 例患者,男性 87 例,女性 63 例;年龄最小者 26 岁,最大者 72 岁,平均 38 岁;病程最短者 4 天,最长者 6 个月;疗程 5 次以内 76 例,6～10 次 56 例,11～20 次 18 例;本组病例 90％以上均有 X 线片诊断,45％有 CT 诊断。

二、诊断与鉴别诊断

1. 诊断标准

前卫生部疾病诊断标准:椎动脉型颈椎病有头晕、头痛、耳鸣、耳聋、视物不清、颈肩部疼痛、恶心呕吐、位置性猝倒、持物落地等症状且颈椎侧弯后伸时症状加重。X 线片显示:横突间距变小,颈椎关节增生。CT 片示:左右横突孔大小不对称,一侧相对狭窄。

2. 鉴别诊断

(1) 前庭周围性眩晕:是因前庭器受损所致,主要表现为眩晕呈旋转或上下左右晃动的感觉,当感到头部或躯体向一定方向转动的,称之为自动性旋转性眩晕。时间较短,数分钟或数日,很少超过数周,程度较重,当感到周围景物向一定方向旋转者,称之为他动性旋转性眩晕,为典型的真性眩晕。

(2) 前庭中枢性眩晕:主要表现为眩晕呈旋转性或摇摆感、侧拉感、地动感、眩晕持续时间较长,可在数月以上,程度较轻。该病损部位在脑干的前庭神经核,常见于脑干的血管病炎症、多发性硬化、肿瘤和颅窝蛛网膜炎。

(3) 全身性眩晕:主要表现为头昏、头晕、血压不稳定,多见于心血管疾病、高血压、低血压、颈动脉窦综合征。

(4) 眼源性眩晕:主要表现为眩晕、目胀、视物不清,多见于先天性视力减退、屈光不正、青光眼。

(5) 精神性眩晕:主要表现为遇外界强烈刺激而诱发头昏、头晕,多见于神经衰弱、更年期综合征、癔病等。

(6) 美尼尔氏综合征:发病突然,有房屋旋转、耳鸣,有时为单侧性眼球震颤,常伴有恶心、呕吐、面色苍白,甚则出冷汗,其病因是由于内耳迷路水肿引起的一种眩晕,发病多由于变态反应、水盐代谢紊乱或内耳血管痉挛导致淋巴液分泌过多或正常吸收障碍。

三、治疗

1. 牵引治疗

(1) 器械牵引:患者端坐在颈椎牵引机下,颈椎牵引带前后分别固定在下颌及枕部,然后进行牵引,牵引的重量以 10~12 千克为宜,牵引时重量根据病情和患者体质、年龄酌情加减,牵引的重量由轻到重,每次牵引时间在 20 分钟左右。

(2) 手法牵引:患者端坐,医者立于患者一侧,一手拇指、食指分别置于风池穴,另一手掌托住下颌,两手同时向上用力牵引颈椎,力量由轻到重,用力不宜过猛,时间在 2~4 分钟。

(3) 床边牵引:患者取仰卧位,颈部置于床缘,头部后仰,通过头部后仰的重力自身牵引颈椎,一般为 20~30 分钟。

2. 手法治疗

(1) 端提推拿法:患者取端坐位,医者在手法牵引的同时,进行小幅度的颈部左右旋转和屈伸动作,在颈部两侧方肌施以拿捏法,自风池拿至肩井,往返 4~5 次。

(2) 颈棘部推拿法:患者取端坐位,医者在其棘突上或棘旁压痛点上进行点揉,自风府点揉至大椎,往返 4~5 次。

(3) 五经推拿法:医者在患者督脉、膀胱经、华佗夹脊五条经脉的穴位上用推抹法、揉法施术。

3. 中药治疗

中药辨证论治基本方:丹参 10 g、赤芍 10 g、羌活 9 g、当归 10 g、黄芪 12 g、全虫 3 只、甘草 5 g,水煎温服,每日 1 剂,连服 7 天为 1 个疗程。颈肩痛加葛根,恶心、呕吐加半夏、生姜,耳鸣、耳聋加熟地,失眠加酸枣仁、合欢皮,头痛加白芷。以上可随证加减。

4. 体育疗法

(1) 左顾右盼法:通常取站立位,身体自然放松,特别是颈部肌肉要求放松,正视前方头部随视力平行线而左右交替转动,先向左顾,而后右盼,反复 10 次,动作要求缓慢。

(2) 屈颈仰天法:体位或坐或立,头部慢慢向下做屈颈动作,尽量使下颌角接近胸骨柄上端,然后头颈部再慢慢向上做仰头后伸动作,尽量后伸到最大限度,往返 10 次,切忌太快。

(3) 圆形旋转法:取坐位,立位亦可,头部先从右向左往后至右呈圆形慢慢转动 10~12 次,而后从左向右往后至左呈圆形慢慢转动 10~12 次,两眼在头部转动时可以闭上,也可微微睁开随之转动,要求缓慢而行,切忌快速,以免头晕。

四、疗效标准与治疗结果

1. 疗效标准

(1) 痊愈:症状完全消失,恢复原来工作。

(2) 显效:主要症状消失,恢复原来工作,劳累后自觉有少许症状存在。

(3) 有效:主要症状改善。

(4) 无效:症状无改善。

2. 治疗效果

150 例中治愈 112 例,占 74.67%;显效 23 例,占 15.33%;有效 11 例,占 7.33%,无效 4 例,占 2.67%。

五、颈椎病诊断经验

临床上颈椎病可分为六大类型:(1)颈型颈椎病;(2)神经根型颈椎病;(3)脊髓型颈椎病;(4)椎动脉型颈椎病;(5)交感型颈椎病;(6)混合型颈椎病。每一类型颈椎病都有其特征性的症状:(1)颈型颈椎病,主要表现为颈项部僵硬不适,有时候左右转动脖子时会"咔咔"作响。(2)神经根型颈椎病,主要表现为颈椎不同节段的神经根受到刺激,而引起相应上肢局部出现放射感和麻木感。(3)脊髓型颈椎病,主要表现为共济失调,脚踩棉花感,下肢乏力,行走不稳可伴肌肉萎缩,影像学检查可显示脊髓受压迫的征象。(4)椎动脉型颈椎病,主要表现为颈项部不适,伴有头位改变时的眩晕发作,应排除神经系统、内耳性、眼源性等相关疾病。(5)交感神经型颈椎病,交感神经型颈椎病临床表现复杂多变,可有头痛眩晕、恶心呕吐、视物不清等非特异性症状,临床确诊难度大。

颈椎病分型如此复杂,临床症状多变,易于和其他系统疾病相混淆。周华龙主任诊断和治疗颈椎病有其独特的一面,现将其经验总结如下:

1. 视力模糊真凶为何是颈椎病?

颈椎病是因颈椎间盘突出或椎间盘变性及局部的骨质增生,压迫局部的脊髓、血管、神经而导致的一系列症状。由于颈椎间盘骨质增生,导致颈椎两侧椎动脉狭窄,影响到视觉中枢的供血,从而出现了眼睛不适的情况,如视力模糊、重影等症状,这就解释了为何眼睛的症状病根却在颈椎上。

颈椎病真"狡猾",伪装多,识别难。除了视力问题,其他如头晕恶心、高血压、胃病、肢体发冷等也许都是颈椎病的"假面具"。

2. 头晕伴恶心

有些患者整天觉得头晕晕的,头晕时还可能出现恶心的症状,这有可能是由于颈椎压迫导致脑部缺血不足所致。

3. 肢体发冷

有些患者总感觉手脚冰冷,以为是血液循环不好导致的,其实也可能是颈椎病在作祟。交感神经兴奋时,血管张力增大,血管收缩,远端肢体血液供应减少,手脚发冷。

4. 心慌伴胸背痛

自觉心慌胸闷,后背疼,经常被诊断为"心绞痛",但没有心脏病证据,可能系交感神经兴奋所致,颈椎病才是祸首。

5. 出汗障碍

天热出汗多了,而如果仅限于身体一侧肢体,头部、颈部、双手、双足、四肢远端或半侧身体出汗,那就要警惕颈椎病了。也许是由于自主神经平衡失调所致,这也源于颈椎病。

6. 吞咽困难

据介绍,有些患者会出现咽部发痒、有异物感,后又觉吞咽困难,间断发作,时轻时重。患者有时被怀疑为食管癌,但胃镜检查正常,经CT扫描显示为颈椎病。据临床统计显示,有2%的颈椎病患者会出现吞咽困难的症状。

7. 高血压

颈椎病可能致使人体血压忽高忽低,这与颈椎增生的骨质刺激椎管内交感神经有关。患者可能会伴有颈部疼痛、酸胀、上肢麻木等一系列的症状。这类患者如果被当成普通的高血压患者来医治,往往效果不佳,只有找到根源,治疗颈椎病之后,血压才会随之下降。

8. 胃病

有部分颈椎病会使交感神经受到刺激或损伤,进而引起胃肠交感神经的兴奋。出现口干舌燥,厌食、腹胀不适、打嗝嗳气、上腹隐痛、恶心呕吐等症状或者是引起食欲增强、反酸烧心、嗳气以及饥饿时疼痛、进食后缓解等类似消化性溃疡的症状。治好颈椎病后胃病症状随之消失。

9. 排查颈椎病,早发现早治疗

周华龙主任提醒,颈椎病伪装很多,诊断并不像想象中那么简单。医生在询问病史、检查的基础上,还需经过慎重分析、鉴别之后才能得出结论。有时候还要排除眼源性及耳源性眩晕、脑出血、脑梗、消化系统疾病等器质性疾病才能做出诊断。

如果治疗一段时间后效果不佳,应该及时找正规医院对颈椎做进一步检查。如果颈椎病一直被误诊,症状会加重,生活质量得不到保证,更严重的会导致脑梗等疾病。

六、体会

(1) 颈椎病目前治疗方法有手术治疗和非手术治疗两种。手术治疗法,有些病人不易接受,我们采用推拿等非手术治疗,简便易行,副作用小,病人容易接受。

(2) 手法治疗是治疗本病的主要方法,且直达病所,松解颈部肌肉痉挛,扩大椎间隙,促进血液循环,在治疗过程中,颈棘部的压痛点是治疗的关键,也是重点施术部位。

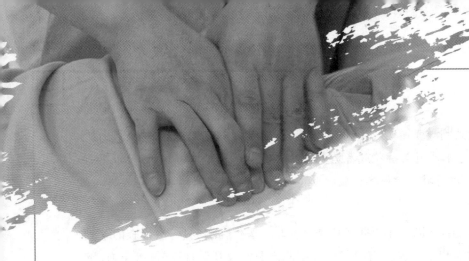

第十三章
抖法的
临床辨证经验

一、定义

抖法是医者用手指或手掌在患者的某部位、穴位上进行左右、前后、上下或呈圆形有一定频率地抖动。

二、作用

抖有动摇之意,故谓"抖而动之",可疏通经络,内动脏腑,增强脏腑之气,调节脏腑阴阳之平衡。

三、动作要领和功效

1. 点抖法

【动作】医者手掌平放,用中指和食指的内劲,腕关节灵活地随着局部肌肉的弹动而上下抖动,要求速度快而均匀,并有深透内部之感。

【部位】腹部多用。

【主治】内脏功能虚弱,脾胃不健,并可辅助诊断腹部胀满属于水疾、气体或食积等。

2. 按抖法

【动作】医者用手掌轻按在腹部或腰部,以内动之劲使手腕抖动。

【部位】腹部、腰部。

【主治】可治脾胃不健、肾亏腰痛等。

3. 环形抖法

【动作】医者以手掌呈半圆形,从掌根开始到小鱼际,再到小指、无名指、中指、食指、拇指,最后到大鱼际,又回到掌根,如此往复,呈圆球形抖动。

【部位】腹部多用。

【主治】脾胃虚弱、运化失司者。

4. 撒抖法

【动作】医者用手背贴紧于患者腹部或体表做来回形如撒种样抖动。

【部位】腹部多用。

【主治】脘腹痞满、腹痛、便溏及便秘。

5. 合抖法

【动作】医者两手面平放,夹住患者两季肋部,由两侧向中间进行挤而抖动。

【部位】腰、腹部两侧肌肉丰满处。

【主治】胸胁满闷、肋间神经痛、肋软骨炎、慢性肝炎及脂肪肝。

四、经典病案

【例1】　子宫癌术后尿潴留

初诊：1998年12月4日晚。

患者于××，女，64岁，1998年12月3日在某空军医院行子宫癌切除术。术后12小时未见排便、排尿和排气，小腹疼痛难忍，后在12月4日晚来接我去治疗。查：小腹胀满、拒按、痛苦面容。随即用腹部抖法5～10分钟，虽有尿意，但未解出，间隔30分钟后，再行腹部抖法5分钟，即有小便。

复诊：1998年12月5日晚，经前腹部抖法治疗后症状基本消失，再以腹部抖法5～10分钟。随即小便排出，尿量基本正常。随后连续几天电话联系，一切正常。

【例2】　右肾切除术后尿潴留

初诊：1999年7月5日。

患者蒋××，男，69岁，1999年7月4日在江苏省某三甲医院行右肾切除术后小便近8小时未解，也未见矢气，病人腹痛难忍，呻吟不已，迫使医者接来针推医生，随即在腹部用抖法连续3～5分钟，30分钟后排气、排便。

【例3】　麻痹性便秘

患者孙××，女，45岁，学校教员。患者在1983年上半年因劳动中不慎引起农药中毒，致使肠管麻痹，不能蠕动，大便不通，急于求医，当时经市兄弟各医院，采用中西医两法，以各种泻药治疗半年之久无效，后经友人介绍来我院诊治。当时由人架来，痛苦面容，人体消瘦，精神显得十分紧张，恐为恶性病变，只能勉强进一点流汁，不敢饮食，甚至喝水都感到腹部疼痛难忍，便秘期长达23天之久，常靠灌肠排便。综合上情，故投以手法治疗的同时，并做好病人的思想工作，双方配合，经过1个疗程的治疗才闻及腹部有轻度肠鸣音，经历3个疗程（30次）的推拿治疗而临床痊愈，一年后随访无不适之感。

【例4】　便秘

患者刘××，男，82岁，退休干部，大便5～7日1次，达3年之久，经服泻药方能大便。开始服用果导、番泻叶、麻仁丸等大剂量的泻药，夏天都要穿着棉衣，维以巩固治疗30次，临床症状基本痊愈，后来每日3次平衡推拿，保持大便基本通畅，达到临床痊愈标准，并嘱其合理饮食、多运动等。

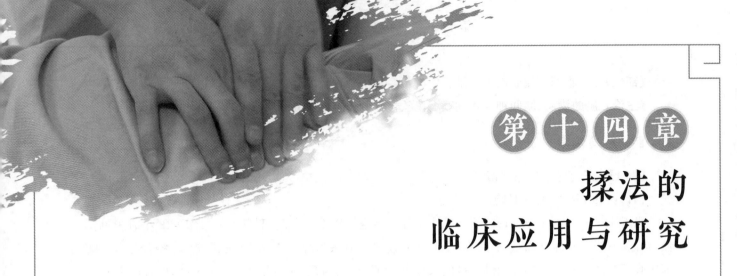

第十四章

揉法的临床应用与研究

一、定义

揉有研磨之解,由摩法演变而来。其法是医者以手指指面、掌根或鱼际吸定于一定的部位或穴位上,带动皮下浅层组织,有选择地定点或移动性地使用在患者的机体上,呈圆形样进行回旋运动。

周老深知揉法的操作形式不是一成不变的,而是因疾病类型、操作部位等的不同而随时变,做到辨证、辨病、辨位、辨体,三辨一体化诊疗思路。尤其在与筋伤、痉挛相关的运动系统疾病的治疗方面,根据"筋喜柔而恶刚",治疗上应避免强刺激,以免疼痛、痉挛加重,手法作用力以平面用力为主,手法以轻柔为宜,操作上要求垂直用力虽轻而不浮。在揉法作用下局部产生轻松舒适之感,通过其对中枢的作用,从而达到放松肌肉,缓解痉挛,镇静止痛的目的。本章重点介绍金陵推拿流派的揉法特色。

二、揉法的分类

1. 按作用点不同划分

(1) 掌揉法

【动作】医者用掌根或掌面着力于患者机体上揉动,可吸定或移动性地进行,要求贴紧肌肤,压而不重。

【部位】常用于肩、背、腰、臀、膝等部。

(2) 点穴揉法

【动作】医者用拇指、中指、食指点于经穴上缓缓揉动,以酸胀为度。

【部位】体表各处经穴。

(3) 五指撒揉法

【动作】医者用拇指、食指、中指分别沿着患者督脉和膀胱经循行部位连续揉动,要求力量平衡。

【部位】自大椎、肺俞穴至八髎、长强穴。

(4) 鱼际揉法

【动作】医者用鱼际部在患者的体表和关节处揉动。

【部位】腰背部及四肢。

(5) 肘揉法

【动作】医者屈肘,用肘尖部在患处或穴上揉动,力量不宜过重,以免损伤肌肤。

【部位】臀部、环跳多用。

(6) "万"字揉法

【动作】医者用两拇指在脊柱两侧呈"万"字形沿督脉经循行部位来回做揉推样运动,要求手法柔和,往返协调。

【部位】自大椎至尾椎处。

2. 按力度划分

(1) 轻揉:力度仅限于肌肉之间,轻柔缓和,常用鱼际揉,为补法。

(2) 重揉:力度深透经穴、骨骼,沉重较急,常用拇指或多指揉、掌根揉,为泻法。

3. 按手法分

(1) 指揉:以拇指面按于患处或穴位,尤以小骨缝之间,旋转加力,直达深层,为泻法。

(2) 掌揉:以鱼际处或掌根吸定施治部位,带动皮肉、筋脉做轻柔缓和的环旋动作,使功力慢慢渗透入深层,为补法。若以掌根相重叠重揉于腰骶部,为泻法。

4. 按方向分

(1) 顺揉:顺时针方向或顺经络走向揉动,为补法。

(2) 逆揉:逆时针方向或逆经络走向揉动,为泻法。

(3) 双向揉:顺时针方向和逆时针方向揉动交替进行,为平补平泻,具有双向调节的功能和作用。

三、揉法的临床应用

揉法主要用于与脊柱相关疾病的疼痛,如颈椎病、颈源性眩晕症、肩颈综合征、颈性头痛、颈源性心脏病、颈部扭伤、胸椎小关节紊乱、第 3 腰椎横突综合征、腰椎退行性脊柱炎、腰椎间盘突出症、胃脘痛、呃逆、便秘、糖尿病、腹泻、痛经、月经不调、盆腔炎等。

四、揉法的主要原理

(1) 揉法以手触感为基础,即以触感获得信息,如发现条索状、硬结点、压痛点即可以为病痛的反应点。

(2) 揉法可以沿督脉和膀胱经寻找病理反应点,即压痛点,把局部的病理反应与五脏六腑、四肢、百骸、五官、九窍的病变联系起来,确定治疗的方法。

(3) 督脉为阳脉之海,统率全身之阳气,主干行于背部正中,经脊里而属于脑,与脑和脊髓均有密切的关系。脑为髓海,人体的一切活动都受其支配。所以,通过脊柱及脊柱两旁的揉法可以振奋阳气,调整脏腑,平衡阴阳,达到治病的目的。

(4) 运用推拿手法治疗疾病实际上是一种力的运用技巧,同时在推拿治疗过程中注重"治神"。推拿同时也是一种在医者意念支配下进行的有序的规范化的高级运动形态。

五、典型病案

【例 1】　痛经

患者王××,女,25 岁,因"下腹部隐痛 2 天"来我门诊处,自述 2 年前出现不规律性经期后出现隐痛症状,身体乏力,精神不振,易感冒。患者面色欠明润,偏白,脉缓无力,舌淡苔白。腹部超声显示:腹部脏器无异常表现,此为痛经,证属气血亏虚型。治疗上以掌揉和指揉为主,掌揉主要操作部位为腰骶部,接着重点指揉相关腧穴补益气血、疏经止痛,重点的穴位有三阴交、血海、肝俞、肾俞、关元、脾俞、次髎、第 17 椎等。每个经期前 3 天进行治疗,共治疗 3 个周期,达到临床治愈标准,随访半年未复发。

【例2】 急性腰扭伤

患者陈××,男,43岁,医院保安,因"腰部疼痛1小时"经同事搀扶求诊,自述1小时前因路面结冰,不慎滑倒,扭伤腰部,出现左侧腰部疼痛,不能直腰,活动受限,无其他不适。腰椎CT示:腰椎正常。查体:患者左侧L4椎旁处有一固定痛点,无其他不适,此为中医的筋伤病,证属外伤血瘀型。治疗以揉法为主,采用阿是穴和远端配穴相配合的疗法,治疗上让患者取俯卧位,先用轻柔的掌揉法放松腰部痉挛的肌肉5分钟,起到疏通活血的作用,接着用拇指揉阿是穴,重点刺激,患者经过上述治疗后,自觉症状缓解一点,最后让患者取站位,取远端腰痛点穴位,重点刺激,一边刺激穴位,一边嘱咐患者缓慢活动腰部,经过治疗后,患者自述疼痛缓解八成左右,可自行走出门诊,继续上班。

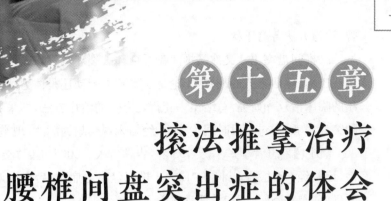

第十五章
擦法推拿治疗
腰椎间盘突出症的体会

擦法是医者肘关节微屈,松肩垂肘,腕关节摆动,以掌背、小指关节或掌背小指、无名指、中指关节合用及小鱼际部,用一定的压力着力于有关治疗部位,两手交替地进行擦动。常规擦法可以分为四大类:掌指关节擦法、指间关节擦法、小鱼际擦法、肘擦法。

擦法具有舒筋活血,滑利关节,缓解肌肉、韧带痉挛,增强肌肉韧带活动功能,促进血液循环及消除肌肉疲劳等作用。

擦法是主治手法,平衡推拿时除面部和腹部不用外,原则上其他的部位均可用,尤以脊柱及四肢最为常用,是不可多得的好手法。适用于多系统疾病的治疗,犹以运动系统、软组织损伤、神经系统的疾病疗效显著。

著名老中医朱金山先生经过 60 多年的推拿实践将擦法分为撵擦、滑擦、吸定擦法。周华龙主任将三种擦法继续用于临床,治疗腰椎间盘突出症等多种疾病,现将其应用情况小结如下。

一、擦法介绍

(1)撵擦法

【形态】医者微握拳,以掌指关节着力于体表,以 0.5～1 寸的距离,向前擦动。要求手法强而有力,重而不板。

【部位】腰背及脊柱、四肢部。

【主治】腰突症、高血压及失眠等。

(2)滑擦法

【形态】医者用小鱼际或掌指关节着力于体表,以 3～5 寸的距离向前擦动。要求有一定力量,速度比较快而均匀。

【部位】腰背及脊柱、四肢部。

【主治】腰突症、腰肌劳损、网球肘和肩周炎等。

(3)吸定擦法

【形态】医者以小鱼际或掌指关节的尖端置于患者某个部位或穴位上或压痛点上,有力而有节奏地进行擦动(主要体现固定不移动)。

【部位】多用点腰部及四肢的痛点或穴位。

【主治】腰突症、颈椎病等。

二、病案介绍

现将我们用擦法治疗腰突症的情况简要小结。近年来腰椎间盘突出症的治疗仁者见仁,智者见智,治疗方法各有千秋。

腰椎间盘突出症又称腰椎间盘纤维环破裂症,近年来经临床观察,此病好发于各年龄层次。随着现在工作、生活方式的改变,不论是从事脑力劳动还是体力劳动的人都会发病。周华龙主任通过几十年的临床治疗和研究,总结出一套行之有效的治疗方法,即采用五点平衡推拿法。CT、MRI 确诊后的腰突症患者,通过一段时间治疗后,经临床观察颇为满意,现举具有代表的病例说明之。

【例1】 患者李××,男,58岁,吉林省人。2002 年因"腰痛伴双下肢麻木 1 月余"在其他医院诊治,该院经 CT 检查,诊断为"L5/S1 椎间盘突出症"。后在硬麻下行"L5/S1 椎间盘摘除术"。术后恢复良好,腰痛减轻,行走及活动改善。

2006 年 2 月 21 日该患者因"腰痛 1 周伴双下肢疼痛 3 天"经人介绍请周华龙主任会诊。周主任为患者做了腰部检查,双下肢直腿抬高试验(左为 15°,右为 30°),结合病史及体检诊断为"L4/L5、L5/S1 腰突症术后复发"。在患者 L4、L5 棘间、棘旁及两侧腰肌以滚法进行施术 15~20 分钟。滚法在患者两侧下肢继续施术。配以平衡拔火罐治疗,25 分钟术毕。

复诊:次日就诊时自述,已有一月余因腰痛致睡眠欠佳,昨夜腰痛减轻,睡眠改善。后经 3 次治疗症状明显改善,腰痛减轻,行走及活动自如。查双下肢直腿抬高试验左为 30°,右为 45°。7 次后临床痊愈,双下肢无麻木感,双下肢直腿抬高均为 70°,要求继以上法巩固疗效,再做 3 次。

【例2】 患者张××,男,48岁。于 2005 年 12 月 28 日因"腰痛 1 月加剧 3 天"来诊。患者因弯腰拾物后,突然腰痛,不能行走及活动,当夜无法入睡。次日用轮椅推入诊室,由家属抱扶上诊疗床后,呈痛苦面容,当即为他做了腰部 CT 检查,L4、L5 棘间压痛(因不能翻身及平卧,未能做直腿抬高、屈颈试验)。结合病史、症状在 CT 报告出来前初步诊断为"L4/L5 腰突症",并观察舌红苔黄腻。经 CT 检查后示:L4/L5、L5/S1 椎间盘突出。医者在患者腰部 L4、L5 棘间、棘旁及两侧腰肌用掌揉法、滚法、指揉法进行反复施术,以承扶、委中、承山穴为主。后用火罐在患者腰臀部、下肢后侧进行拔罐治疗。整个治疗共 30 分钟。

治疗后,患者在家属搀扶下走出诊室。翌日上午复诊时,患者自己步入诊室,并自述昨夜安然入睡。5 次治疗后患者腰痛基本消失,行走、弯腰、活动均自如。

6 个月后随访,一切安然无恙。

【例3】 患者郭××,女,54岁,桂林人。2002 年 4 月 10 日来南京看望在宁工作的女儿。因"腰痛伴左下肢放射痛 10 天"就诊。患者 10 天前因突感上症,无外伤史。先在外院拟"腰突症"用溶栓酶治疗 2 次,未愈。经女儿同事介绍请周主任诊治。

周主任为患者检查腰 L4/L5、L5/S1 棘间压痛明显,左直腿抬高试验 40°,右直腿抬高约 70°。初步诊断为"腰突症",后采用同样的手法加火罐治疗。治毕疼痛减轻,但数小时后感疼痛不减,以夜间尤甚。治疗 2 次反复出现上述症状,周主任考虑患者腰部占位性病变,随即行血沉、FPA、AKP 等试验室检查,报告结果均增高,周主任立即建议患者转诊江苏省肿瘤医院,进行系统检查。后告之,此患者患"多发性脊髓恶性肿瘤",不久后患者死亡。

以上三例病案,有其代表性。一位很重,但经过及时而恰当的治疗而临床痊愈。经半年和一年的随访,未见复发而正常工作。其病例二是 L4/L5、L5/S1 椎间盘突出症,经手术后而复发严重,不能正常工作,生活不能自理而来推拿治疗。经用以滚法为主治疗后半年未发。病例三是某大医院以腰突症诊治,以溶栓酶进行溶栓后,症状不但不减,反而加重。后虽经滚法治疗后症状明显减轻,疼痛明显改善,但在夜间疼痛即发作,甚至疼痛难忍。经 4 次滚法推拿后,临床难于痊愈,就给予各项检查,考虑腰椎占位性病变。

以上三个病例,供同道在诊治过程中参考,并对特殊情况加以小心应对和防范。

三、应用体会

（1）滚法作为临床上最常用又最基本的推拿手法之一，具有灵活多变的特点。医者只有勤于练习，认真体会各手法中的奥妙，才能将其很好地应用于临床，真正做到手到病除。以上三种滚法，要应用得当，辨别施用。前二者为轻而柔和，后者为重而坚实，三个手法应用时要恰到好处。

（2）滚法为治疗大手法之一。滚法推拿对于生理功能起到调理作用，能使有病的或受伤的组织从病理状态逐渐恢复到生理状态。

（3）滚法在治疗过程中能给机体以独特的机械刺激，使生理组织器官起良好感应。如擤滚和滑滚的刺激富有柔软性和节律性。患者感觉很舒适，效果比较明显；吸定滚的刺激深刻有力，通过刺激才能渗入肌肉的深层而加强对组织的感应，使疼痛的部位和痛点得以改善和缓解。

（4）三种滚法应用时不要用猛力，不宜粗暴，手法中滚法为用力的手法，但要熟练，特别是年轻医生要下功夫练习，真正做到重而不板，轻而不浮，方能达到手到病除。

（5）据 2007 年《健康报》报道：腰椎间盘突出症是常见病，在我国的发病率极高。同时腰椎间盘突出症的手术治疗在我国已普及到县级医院。

手术率已达到 80％以上。但效果如何呢？中国中医科学院首席研究员孙树椿教授介绍，据统计，腰椎间盘突出的手术适应证大约占 10％，由于临床上盲目扩大适应证。现在的手术成功率只有60％～70％。而美国骨科医师学会有专家指出："切除椎间盘是为了缓解坐骨神经痛，而不能恢复腰椎的正常力学功能。"

（6）我国脊柱外科泰斗葛宝丰院士对手术切除腰椎间盘的后遗症深有体会：椎间盘摘除术可使椎间盘由于摘除而椎间隙变窄，椎体塌陷，而椎间盘突出症引起的结构力学紊乱，如腰椎侧弯、椎曲变直等却未能矫正，从而继发多个椎间盘突出、退变。所以，之前的第二个病案即是如此，手术的创伤及出血可引起椎管内瘢痕组织增生及粘连；手术可能会破坏脊柱的稳定性，引起脊柱滑移；手术可能会破坏脊柱的生物力学，继发创伤性骨、纤维结构的增生。全椎板或半椎板切除后，后方软组织可突出椎管并与硬膜粘连。综上所述，笔者认为明确诊断的腰椎间盘突出症，应先以保守治疗为主，以手法矫正脊柱力学平衡为主，调整椎间盘的稳定等是一个比较好的治疗方法。

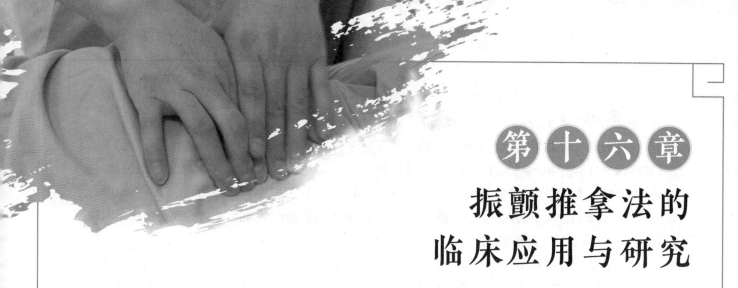

振颤推拿法是医者用手指或掌心贴于患者的穴位或一定的部位上,做连续不断的快速颤动,使被推拿的部位产生振动感。本法施术时,结合相关手法,运用恰当,验之临床,能取得其独特之疗效,周华龙主任经过多年的观察并对其进行研究,振颤推拿法在临床中运用,不但是治疗疾病的一种好手法,而且是增进人体健康及保健强身的好方法。近年来国内外医学专家对振颤推拿法研究颇深,指出了振颤推拿法对人体能产生很大影响,不仅能恢复疲劳,提高身体素质,还能提高机体的免疫功能,是药物所不能代替的。振颤推拿法始终被临床广泛运用,疗效独特,还取决于辨证运用。多年来我们将振颤推拿法运用于临床,现将运用情况小结如下。

一、振颤推拿法运用方法和特点

据有关文献记载,振颤推拿法很早已经在世界许多国家运用。如美国专家认为:振颤推拿法是通过医师的手指或全手,在治疗部位上施以振动或颤动的动作达到治病的目的。前苏联专家认为:振颤推拿法(包括连续振动、间歇振动)可增强变弱的反射,使消退的反射得到恢复,并有止痛甚至麻醉的效果,还认为振动推拿法可以使心脏神经肌肉的兴奋性减弱,血压下降,还能促进肠胃蠕动,甚至促进还原作用。法国专家认为:颤动法是一种压推法,它是不断地重复地用手掌或指尖进行,传给病人机体的有节奏的颤动,产生深透的机械性波动传达到体内。我们在临床中所用的振颤推拿法有以下两种:

(1)手指振颤法

医者通常取立位,精神集中,在施术前,深吸一口气,将全身的"气"与"力"运至右手食指、中指,然后将手指置于患者的穴位上,此时前臂和手部的肌肉要强劲有力地做静止性用力,使功力集中于指端,使手指部发生振颤,患处有颤动感和温热感,并将感觉发生效应。

(2)手掌振颤法

医者取站立位,精神集中,在施术前,深吸一口气,将全身的"气"与"力"运至上肢和右手掌,使力量集中于掌心,将掌心贴于患者应治疗的部位,此时前臂和手部的肌肉要强劲有力地做振颤动作,并连续不断地快速颤动,使被推拿的部位和相应的部位有温热舒适的感觉。

二、振颤推拿法的临床应用

据相关资料和文献报道,振颤推拿法除治疗运动系统疾病外,还可以治疗内分泌、消化、循环、泌尿等系统疾病,还可以防治乳腺增生、失眠、更年期综合征。同时,振颤推拿法用于腹部可以美容,还可以防治性冷淡、阳痿,可以促进骨折的愈合。而我们近年来用振颤推拿法治疗的病症包括:呼吸系统的咳嗽等;运动系统的颈椎病、肩周炎、腰椎间盘突出症等;消化系统的急慢性肠胃炎、溃疡性结肠炎、便秘、消化不良等;泌尿、生殖系统的尿潴留、小儿遗尿、慢性盆腔炎、痛经、月经不调及循环系统的冠心病等常见病。

三、振颤推拿法运用体会

(1)振颤推拿法是推拿手法的其中之一,主要是用手法的直接传导作用机体,使局部感受器将信息不断传到中枢神经系统内,大脑综合振颤的效应而使机体发生变化。振颤腹部可以通过作用于腹腔神经丛引起相应腺体皮质兴奋,达到治疗的效果。

(2)振颤推拿法在运用过程中,体会到"功夫"二字。我国传统的推拿术,在国外尤其在欧美被统称为"功夫"。"功夫"应该要经常练习,特别是振颤推拿法要日积月累,才能掌握这种纯熟的技艺、方法和本领。因此,要掌握振颤推拿法应该刻苦练习。

(3)振颤推拿法在临床运用中,还应该强调"力"与"巧"相结合,所谓"力"即力量、力气;"巧"即技巧、巧劲、用力的技巧。不要用蛮劲,以力带巧,以巧用力,力与巧紧密结合。

(4)振颤推拿法在临床运用过程中,还应根据病证进行辨证施治,有些疾病在运用过程中,以此法为主,辅助一些常用手法。

四、典型病案

【例】　慢性胃炎

患者江××,34 岁,公司白领,因"胃部胀气,反酸 10 天"来我门诊处寻求推拿治疗。患者自述患慢性胃炎病史 3 年余,近期因工作压力大,饮食无规律,同时与同事争吵,有矛盾,遂出现胃部胀气、泛酸症状,自服吗丁啉等胃药,效果不理想。

通过观察,知其这次发病和情绪有关,加上其已有胃部相关病史,治疗上运用心理推拿法为主,面对患者的心理问题,采用心理开导疏通的方法。同时针对患者胀气和泛酸症状,主要采用上述的振颤法进行治疗。本患者共经过 7 次治疗,达到临床痊愈。

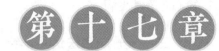

第十七章
"复式推拿法"在儿科病的临床应用

在小儿推拿中,将一连串的手法动作组合起来,按规定的程序和次数进行操作,并冠之以特定的名称,称为"复式推拿法"。因为这些操作方法往往是用一种或几种手法在一个穴位或几个穴位上进行的,在小儿推拿治疗方面颇具特色。近年来,我们将复式推拿法应用于治疗儿科的常见病,颇有良效。

一、手法的起源

复式推拿法,从古流传至今,各家说法不一。《幼科推拿秘书》称为十三大手法;《窍穴图说推拿指南》称为大手术;《小儿按摩经》将此归于手诀中;《小儿推拿方脉活婴秘旨全书》称为十二手法;《小儿推拿秘诀》称为手上推拿法;《小儿推拿疗法新编》归于复合手法等。虽名称不尽相同,但这些操作方法作为小儿推拿治疗方法的特色,仍然被沿用至今。

二、手法的命名

复式推拿手法的名称都是原来特定的,这些名称一是根据操作法的形象而定。如:黄蜂入洞《幼科推拿秘书》云:洞在小儿两鼻孔,我食中,将二指头,一对黄蜂也。其法屈我大指,伸我食中,将二指入小儿两鼻孔操之。如黄蜂入洞状。此类者还有乌龙摆尾、凤凰鼓翅、猿猴摘果、老虎吞食等。其二是依据其手法和操作穴位的名称而定。如:运水入土为用运法操作于小儿肾、脾二经,因肾属水,脾属土,故名,此类者还有运土入水,揉耳摇头,揉脐及龟尾并擦七节骨等。其三是依据复式操作法的功能主治而命名,如抖肘走气可行气消滞,主治痞症;飞经走气可清肺利咽开音,主治咽痛失音。

三、临床应用

(1) 辨病应用

复式推拿法虽总归于推拿手法之列,但因小儿发病的外感病和内伤病、饮食病居多,其手法应用,亦以解表类和消导类为多,且应用范围甚广。解表类如:黄蜂入洞,常用于外感风寒,发热无汗,鼻塞,呼吸不畅等症。打马过天河、水底捞明月均可清热退热,主治发热、高热神昏等。擦脐及龟尾并擦七节骨,为调理大肠之妙法,主治泻痢、便秘等症,是目前儿科推拿常用手法之一。运土入水、运水入土等可健脾助运,润燥通便,滋肾利水,亦为临床常用,主治脾胃虚弱、腹泻、腹胀、食谷不化、便秘、小便赤涩频数等症。按弦走搓摩可理气化痰消积,主治咳嗽、哮喘、痰积。开璇玑法可开胸理气、健脾和胃,主治胸闷气喘、咳痰不畅、呕吐、食积、腹胀痛等。开窍镇惊类:如丹凤摆尾可开窍镇惊,主治惊风。

【例】 患儿余××,男,3岁。其父母代述:患儿前天随家长去白鹭洲公园游玩,感受风寒,遂出现鼻塞、流涕、喷嚏,昨起咳嗽,痰白稀,肢冷,无发热。查:T 37.2 ℃,P 80 次/分,呼吸音稍粗,两肺未闻及干湿性啰音,舌质淡红,苔薄白,脉浮紧,指纹淡红。此病为上呼吸道感染。拟用:开天门 40 次;推坎宫 40 次。揉太阳 40 次,黄蜂入洞 40 次,黄蜂出洞 40 次,推三关 200 次,开璇玑 40 次,按弦走搓摩 20 次,总收法。经 2 次治疗症状消失,临床痊愈。

(2)辨证应用

复式推拿手法以中医学"整体观念"为指导思想,在临床诊治疾病中,以辨证施术为原则,在辨别阴阳、表里、寒热、虚实的基础上,尤其重视手法的补泻作用。常用一种或几种手法,在一个或几个穴位上进行治疗,即使同一穴位,由于手法操作方向及补泻手法不同,故所起效果也不同。且有规定的操作程序和次数。如揉脐及龟尾并揉七节骨,《幼科推拿秘书》载:"此治泻痢之良法也。龟尾者,脊骨尽头鸠尾穴也,七节骨,从头骨数第七节也。其法以我一手用三指揉,又以我一手托揉龟尾,揉脐,自龟尾擦上七节骨为补,水泻专用补。若赤白痢,必自上七节擦下龟尾为泻。推第二次,再用补,先去大肠热毒,然后可补也。"术中穴位,推上七节骨为补,推下七节骨为泻,故操作方向不同,补泻作用不同,其功效亦异。

【例1】 患者卢××,女,10 个月。其父母代述:患儿腹泻 1 天,大便 7 次,质稀薄,有泡沫,色淡不臭,纳差,无呕吐,小便清长。查:神清,精神尚可,眼球无凹陷,肢软,舌苔白腻。大便常规检查:未见异常。属寒湿中阻,脾运失健。治以祛寒除湿,温中健运。拟诊:推脾土 100 次,推大肠 100 次,运土入水 100 次,摩腹 200 次,揉脐及龟尾并擦上七节骨 100 次,捏脊 3 遍。经上法治疗 1 次而愈。

【例2】 患者张××,男,6 个月。其父母代述:患儿经常于夜间 1 点左右,出现不明原因的哭啼,紧偎母怀,似乎有害怕什么似的。经查患儿无尿床,喂食后仍不缓解,哭闹近 2 小时才能安然入睡。遂至儿童医院检查,查不出任何原因,显示一切正常。经多方求医,来至我门诊,详询病情,诊断为"小儿夜啼",属于心神受扰型,旧时称为"夜哭郎"。治疗以镇静安神为主。治疗方法:清肝经,清心经,掐揉小天心,掐揉五指节,清补脾经,清天河水。推拿方解:清肝经,清心经,清天河水以清心除烦;掐揉小天心,掐揉五指节以镇静安神。

四、润滑剂的选择

由于小儿皮肤娇嫩,要求操作轻快、熟练、柔和,不宜过分用力,为减轻摩擦,避免损伤皮肤,治疗时需采用各种润滑剂辅助操作。润滑剂的选择除了常用的润滑、保护小儿皮肤之品,如滑石粉、爽身粉外,还根据其特定的操作及主治功效而选择使用。如:水底捞月,取冷水为介质,主治火热、高热,对邪入营血的各类热证、实证尤为适宜。而开璇玑法则取葱姜热汁操作于胸腹部,以达到开胸理气、健脾和胃的目的。

五、应用体会

(1)复式推拿手法虽然复杂,但只要在临床上辨证准确、补泻适宜、操作熟练,则能得心应手,事半功倍。

(2)复式推拿法操作方法和穴位在头面及四肢。只要医者用"心"去做,患儿和家长都乐于接受。

(3)复式推拿手法应用于临床,虽然治疗小儿多系统的疾病,其机理还需进一步探讨和研究,更有待于推广应用。

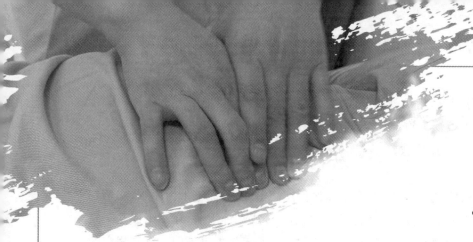

第十八章

心理推拿法的
临床经验

"心理推拿法"就是在临床治疗过程中,医者针对不同的疾病采用心理治疗与推拿手法相结合的一种治疗方法。通过十多年的临床摸索和探讨,在施术治疗过程中常常感到许多病症如果加上良好的心理暗示往往会起到意想不到的疗效,周老把这种心理诱导称为"心理推拿法"。

"心理推拿法"就是在治病过程中,恰到好处地把心理疗法运用于推拿的常见病、多发病、疑难杂病。推拿疗法在临床中能治疗和预防内科、妇科、儿科、精神科、伤科等多种疾病,运用范围广泛,病种繁多,有的是以手法治疗为主心理治疗为辅,有的则是以心理治疗为主手法治疗为辅。总之,二者缺一不可。因此,医者要很好地把医学和心理学融为一体,正确处理人的身心疾病问题。医生服务的对象是人,是一个有理想、有感情、有躯体、有心理的活生生的人。人们生活在自然和各种复杂的社会环境中,就必须使自己适应各种环境,顺乎自然,使得身体和心理保持和谐、统一。周老的"心理推拿法"运用于临床,颇有良效。

一、心理推拿法的理论依据

通过细心的观察及大胆的摸索,心理推拿法在临床中不知不觉地每天在运用,而且受益匪浅。心理学贯穿医学的每一门学科,医学心理学是医学和心理学交叉的一门学科。心理学一词源于希腊文,意思是"灵魂之科学",是研究人的科学的重要组成部分,它既是一门理论性很强的科学,又是一门应用范围很广的科学。明代著名医学家李时珍提出了脑"为元神之府""泥丸之宫、神灵之集"的论断,指出脑是高级神经中枢的地方,是脑神经所在处,它聚集着人的精神。神经系统是心理活动的主要物质基础。神经元具有接受刺激、传递信息和整合信息的功能,当刺激作用于感受器时,感受器发生兴奋,兴奋以神经冲动的方式经传入神经传到神经中枢,中枢对传入的信息进行整合处理,产生兴奋过程。而在浩瀚悠久的祖国医籍中,就特别强调"医心"的重要性,所谓"医心"者,即医其"心病",俗有"心病须心药"之说。《秘藏宝钥》中还指出:"心药不知何许药也,不详其性状,不明其用量,亦不悉其产地,切善用之者,尝能愈其他医药所不能愈之疾,而奏效甚奇。""医心"还包括说理、开导的心理治疗,此法起源于《内经》,在《素问·师传篇》中就指出:"语之以其善""导之以其便""开之以其苦",就是解除病人的心理疾苦。临床中,医者在治疗时关键的一句话能治疗多年的顽疾。反之,也能触发一个人的生命危机。因此,良好的医患关系是治疗成功与否的关键。

二、心理推拿法的临床运用

(1) 病情的分类

临床中疾病可分为两种情况,一是功能性,二是器质性,二者常互相影响,相互转化。有很多慢性病的病情加重或复杂化,往往与其生活中发生严重影响疾病的精神因素有关,精神状态在很大程度上影响着疾病的程度和结局,有时精神上的创伤比躯体上的器质性损害更为严重。最常见的医患交谈时,最为困难的是医生怎样把疾病的情况告诉给病人,尤其是重症病人,甚至于是绝症病人。因此,在进行保证治疗的前提下,必须做好检查、检验和核实工作,确保排除了器质性病变的可能,证明病人所患主要是功能性疾病时,方能进行,不可把器质性病变误认为功能性疾患,也不能把异常现象说成是正常现象。

（2）语言的引导

确定了病情,就要恰如其分地把病情如实地告诉病人。最好的办法应是循序渐进,引入话题,要尽力避免使用对病人不利的语言,既要提出病情的要害,又要不伤害病人的心理,建立良好的医患关系。要用广博的医学知识和熟练的心理治疗技巧,注意语言的科学性、正确性、严肃性,必须做到言而有效。例如,可以将"预后不好"说成"不够理想",把"骨癌"说成"包块"或"进一步检查",对"无法医治",则可以说成"好得比较慢";对一些老年性"骨刺"可以说成"正常的老化";"残废""准备后事"之类的语言最好不用。门诊中,我们几乎天天遇到颈椎病等中老年常见病、多发病,这些是由于退行性病变所致,在不发作时病人无痛苦,但是在急性发作时,病人感觉痛苦,通常在门诊采用推拿、拔火罐、针灸等手法加上心理治疗即可以解除病情。

三、病例举隅

【例】　患者赵××,34 岁,男,公司职员。因"颈项部酸胀不适 1 年"来门诊治病。初见患者,其面色欠光泽,眉头紧锁,心事忡忡,问起有什么不适时,遂将手中的颈椎 CT 片交给我看,很少主动交流。CT 显示:颈椎生理曲度变直,伴有多节段颈椎椎体侧缘骨质增生,C5/C6、C6/C7 轻度突出,硬膜囊受压。看完片子后,问其具体症状。患者回答:就是低头工作时间久了就觉得颈椎酸胀不适。查体:颈椎下段椎旁轻压痛,压顶试验和臂丛牵拉试验都是阴性,霍夫曼征也是阴性。我便向其说明,"你的颈椎病,不严重,可以治愈。"此时患者才主动说,颈椎骨质增生、颈椎生理弧度变直。这些问题,很多医生和网上的专家都告诉他病情很严重,不容易看好,等等。导致他最近一段时间,吃不下饭,睡不好觉,甚至想自杀。接下来,我用心理开导的方法引导他,开出了一副"心药"解开了他的心结,同时也用针灸、推拿的治疗方法缓解症状。40 分钟后,患者完成了 1 次治疗后,颈椎的酸胀感好了七八成,深深地长叹了一声,把最近一段时间的害怕、无助等负面情绪释放了出来。然后便教导患者一些颈椎保健操的动作,嘱咐其注意保暖和锻炼。共治疗 5 次,达到临床治愈。临床中我们这些年来着重采用心理和推拿疗法治疗了多发性骨折、心脏病、神经官能症、精神病、颈椎病、高血压、面瘫、胃病、中风后遗症等部分病人,收到了满意的效果。

四、运用体会

（1）"心理推拿法"在临床运用中将会越来越广泛,越来越被人们所重视,在此,作为医生应实事求是地向病人说明疾病的发生、发展、治疗及预后等情况,不能生硬唐突甚至出言不逊,造成患者精神上的恶性刺激,不但治不好病,反而使患者气愤、苦恼、伤心、消沉,增加精神负担,加重病情,更有甚者产生轻生的念头。

（2）医生应该学些心理学,要懂得心理学,并很好地应用心理学,将心理学和推拿手法结合,每个推拿医生都应会运用"心理推拿法"。

（3）病人要配合治疗,正确认识疾病,树立战胜疾病的信心。人的一生总会遇到不顺心的事,人人都有喜怒哀乐。因此,人们非常需要身心的自我调养,这样才能永保身心健康。

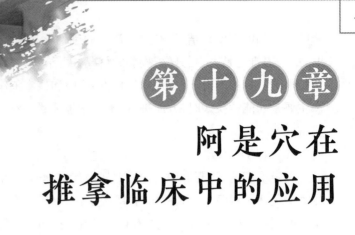

第十九章

阿是穴在推拿临床中的应用

  "阿是穴"就是临床上当医者掐病人某一部位时,病人随即喊出"啊"的声音,以示反应,此处即是穴位,形象地取名为"阿是穴"。阿是穴又叫作天应穴,以压痛是穴,没有固定的部位,这类穴位是在一定的病理状态反应下出现的。在《扁鹊神应针灸玉龙经》中写道阿是穴名为天应穴、不定穴。《千金要方》:"言人有病痛,即令捏其上,若果当其处,不向孔穴,即得便快或痛,即云阿是,灸刺皆验,故曰阿是穴也。"临床观察阿是穴在一定条件下,能出现固定穴不能具有的作用,显示出很好的治疗效果,特别是在疼痛为主症的某些病症尤为明显。另外,从临床的多年观察发现阿是穴的治疗作用已为人们所熟知,并且已在临床上广泛地应用。然而阿是穴不仅有治疗作用,而且对某些疾病有诊断作用,并早在《灵枢·官能篇》中就有了记载。现将笔者数年来采用阿是穴诊断和治疗疾病的方法和点滴体会作一整理。

一、阿是穴的诊断和治疗作用

  祖国医学认为"有诸内必形诸外",并指出:阿是穴就是经络学说中的一些局限性皮肤刺激点的反应,如临床上常有的酸痛、麻木、快感、冷热、跳动、条索等现象通常可作为诊断及治疗的一种依据。阿是穴也是体表经气集聚之处,病理上是疾病反应之处,也是治疗上刺激的部位,在许多压痛点中最明显的常可作为诊断和治疗各种疾病的部位。如临床中,最常见的消化系统疾病在下肢的足三里穴,在背部脾俞、胃俞上有压痛;循环系统疾病在天宗穴,在背部心俞、膈俞穴上有明显压痛;肝胆疾病,常出现在右侧的肩髃部及右胁肋部的疼痛或压痛;腰部的疾病在L4、L5脊柱旁有明显压痛;肩关节疾病通常在"肩三点"有明显压痛;坐骨神经痛常在环跳、承扶、殷门、委中、承山穴有明显压痛;网球肘多在曲池穴有明显压痛;面神经之疾,常在听宫、听会、耳门、翳风穴有压痛;头痛常在太阳穴有压痛,因此常在治疗手法操作时,采用点揉、按压压痛点,可逐渐缓解。另外,经多年观察得出,常有肩颈、上肢同病,胸腹同病,腰腿同病,治疗时,头颈及上肢疾病多采用手法在颈椎部进行强刺激,对于胸腹部疾病多用手法在胸椎部进行强而有力的刺激,对于腰及下肢疾病多用手法在腰椎部进行强而有力的刺激。另外,还有肩颈、上肢同治,腰腿同治,胸腹同治,头面同治的治疗法则,常常也同样收到良好的效果,病人感觉也很舒适。

二、阿是穴的治疗方法

  (1) 胃脘痛的治疗方法

  胃脘痛又称"胃痛",由于痛近心窝故亦有称为"心痛"者。引起胃脘痛的病症很多,如常见的急、慢性胃炎,胃或十二指肠球部溃疡,胃痉挛,胃神经官能症等。本症发作时是以疼痛为主要症状,采用阿是穴的推拿方法治疗本病,其主要原则是行气止痛,主要方法是先取仰卧位,点揉中脘、下脘、足三里、三阴交穴;后采取俯卧位,点揉膈俞、脾俞、胃俞,几穴轮流操作,反复点揉 5～10 分钟。用力由轻渐重,不宜用力过猛,通常施术 3～5 次,隔日或每日治疗 1 次,疼痛即可减轻或消失。

（2）冠心病的治疗方法

冠状动脉硬化性心脏病简称为"冠心病",多见于中老年,在我国女性多于男性,现代医学认为系由于冠状动脉粥样硬化导致不同程度的心肌缺氧缺血而发病,其主要症状为胸骨后有阵发性疼痛。本病临床常以胸闷、心痛为主要症状,采用阿是穴的推拿方法,主要是方法简便,疗效快。其原则是通阳止痛,通常先取仰卧位双手推胸部,以宣通阳气,紧接着以点捏内关穴（双）,共 5 分钟左右,而后取俯卧位以拇指点揉心俞、膈俞、天宗等穴,时间为 5～10 分钟,通常全过程 15 分钟,一般施术后胸闷、心痛的感觉随之减轻。

（3）坐骨神经痛的治疗方法

坐骨神经痛是指坐骨神经通路及其分布区的疼痛,是临床上的常见病、多发病,其原因常分为原发性、继发性和反射性三种,其主要症状是沿坐骨神经走向,即腰、臀、大腿后侧、小腿后外侧、足背等处发生放射性、烧灼样或刀割样疼痛,常以疼痛为主要症状。治疗时采用阿是穴推拿,以通络止痛为原则,常取俯卧位,先用掌揉法自腰部至下肢以助放松,而后重点采用强手法刺激环跳、承扶、殷门、委中、承山等穴,反复点揉,用力由轻渐重,反复施术 10～15 分钟,一般 5～10 次即可以改善症状,甚至症状消失,以至临床痊愈。

（4）肩关节周围炎的治疗方法

肩关节周围炎简称肩周炎,又名冻结肩,它是一种肩关节周围软组织的无菌性炎症。本病是中老年的常见病、多发病,急性期常以剧烈疼痛为主症,因此,在临床上采用阿是穴推拿的方法,病人常取坐位,医者用左、右手的拇指、食指、中指反复在患侧肩关节周围点揉肩贞、肩髃、肩髎、天宗等穴,手法用力由轻渐重,先轻后重,每次点穴 5～10 分钟,一般治疗 5 次疼痛逐渐减轻或消失。

（5）面神经瘫痪的治疗方法

面神经瘫痪亦称"面瘫",为颅神经病变中最常见的疾病。任何年龄均可发病,但以青壮年较为多见,本病发生的原因,多因急性非化脓性茎乳突孔内的面神经发炎,以及面部受风着凉所引起,通常认为是局部营养神经的血管因受风寒而痉挛,导致该神经缺血、水肿而致病。其主要症状是以口眼向一侧歪斜,耳后乳突部常有明显的疼痛,一侧眼不能闭合,流泪,不能皱眉,说话和饮食均不便。采用阿是穴的推拿方法治疗本病,经观察疗效比较满意。其方法是病人常取端坐位,医者立于对侧,用右手的拇指、食指、中指三指点揉面部的太阳、印堂、人中、地仓、颊车、听宫、听会、耳门、翳风等穴,几穴轮流点揉。我们在临床上治疗特点是面瘫初期通常在健侧用强而有力的手法,患侧用弱而轻的手法,面瘫中后期采用平衡性手法进行点揉,每次治疗 15 分钟,早期面瘫一般 10 次推拿后可临床痊愈。

（6）三叉神经痛的治疗方法

三叉神经痛,是指面部三叉神经分布区内发生阵发性、烧灼样疼痛,多发生在中年。三叉神经共分三支,第一支为眼支,第二支为上颌支,第三支为下颌支,通常在临床上以第二支、第三支同时疼痛者较多。常见一侧分布区的疼痛发作,出现阵发性闪电样剧烈疼痛,如刀割、如钻刺,常有明显压痛点。经临床观察,采用阿是穴推拿治疗效果满意,病人乐意接受,尚无副作用。常用右手拇指、食指、中指交替地点揉太阳、地仓、颊车、风池、合谷等穴,每次点揉 5～10 分钟,5～10 次为 1 个疗程,一般手法治疗后疼痛可逐渐缓解。

三、阿是穴在临床运用体会

（1）阿是穴在临床中运用极为广泛,不但广泛地运用于治疗运动系统疾病,而且可以广泛地运用于消化、循环、神经等系统的常见病、多发病。临床观察，只要手法轻重适宜、压痛点准确，均可获得良好的效果，无不良反应。

（2）祖国医学认为：阿是穴可能是经络、筋经、气血的集聚所致，压痛点是症结之所在，因多种内脏疾病可形诸于外，早在《医宗金鉴·正骨心法要旨》就明确地指出："按其经络，以通郁闭之气，摩其壅聚，以散疗结之肿。"因此，以通为法即是以消除压痛点为主要治疗目的。

（3）阿是穴的治疗方法可能是通过手法"力"的作用，对人体的穴位进行强有力的刺激，将力作用于体内病所，从而调整机体功能，消除疼痛而达到防治疾病的目的。

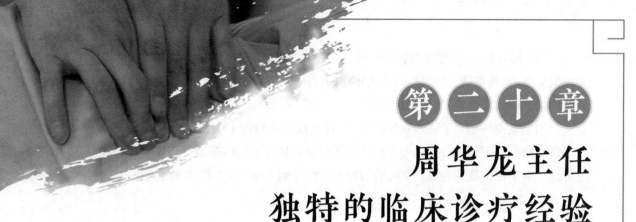

一、独特诊法

重视诊断,而"望诊"则是诊断中的首关。

1. 望诊法

病例1 患者主诉为"腰痛",但患者有面色姜黄、贫血貌、身形羸瘦、不欲言、声音低迷等恶病质体征。因此,结合其腰痛"治不愈"现象,考虑患者为转移性病变后,对患者进行了相关对症检查,诊断为"肺癌转移性骨癌",3个月后死亡。

病例2 患者虽无例1中的恶病质体征,但患者有"治毕减轻,后有加重,且有昼轻夜重"现象,故考虑其非良性病变后,经检查,诊断为"胃癌转移性骨癌",4个月后死亡。

病例3 患者虽然只有"食欲不振"这一主症,但依据患者无"糖尿病"及"结核"等病史,结合患者"面色晦暗""消瘦"及"食欲不佳"等消耗性体征,故考虑患者存在未发现之他病,建议其进一步检查以确诊,患者腹部CT检查,示:肝脏右叶后部占位,半年后死亡。

以上三例病例主诉,虽然都是临床常见及多见症状,但择其在望诊望面色、望气血、望神中具有典型性的特征和代表性,可以看出"望诊"的独到之处。周老诊断常奉:中医学的"望诊"诊法正是通过观察患者外在气血、征象、神色等来研究其内脏的活动规律,并认识内脏的实质,以及疾病的发展与顺逆和转归。正所谓"视其外应,以知其内脏"。

2. 问诊法

"问诊"是医者语言在临床中的主要表现,是医者"声"与患者"心"的交流和沟通的重要途径和传达方式。合适、恰当的问诊可以达到使患者以"心"治"身"的功效。周老一贯主张和重视"愈身先愈心,愈病先愈人"。从1990年开始,周华龙主任就在临床上创立了独特的"心理推拿法",将心理学与推拿学结合,恰到好处地运用于临床,治愈了许多病人。如挽救对人生失去希望的高考落榜生,拯救将要失去家庭的抑郁症患者,创造了不可估量的精神和物质财富,该课题获得首届国际自然疗法成果奖项。

3. 触诊法

如具有代表性的腹部三抖法。

(1)点抖法:通过在腹部以快速、柔和、均匀而深透的手指指端点压抖动法,达到疏通经络、行气活血、内动脏腑和增强脏腑的目的,调节脏腑平衡,并有准确诊断出胃癌患者病例。

(2)按抖法:通过在腹部"以按为抖,以抖为按"的手掌按压抖动法,达到温中散寒、活血化瘀、行气消积的目的。主治胃肠功能紊乱、消化不良、痛经、盆腔炎、前列腺炎等多系统疾病。

(3) 环形抖法(亦称球形抖法):通过在腹部"以掌为球,以指而抖"的掌虚指实的环形抖动法达到行气活血、调理脏腑、消积导滞、化瘀止痛的目的。主治消化不良、腹部手术后肠粘连、腹泻、不完全性肠梗阻、痛经、盆腔炎、前列腺炎等。

周华龙主任创立了许多独特的手法,有其自己独特的手法观,并总结出具有学术代表性的"平衡推拿八法",得到业内行家和专家的认可和称赞。如对手法形态的全新诠释,"似撒非撒,似提非握"的方法。对手法力度有着深刻见地的"轻而不浮,重而不板"的要求,并尊崇手法是力度与技巧的完美结合,以心指导手,"心手结合"的手法观。

二、独特的治法

1. 独特"取穴"

周老取穴遵循少而精的原则,以少而精的取穴达到多而广的疗效,并以"阴阳相配"和"正奇互辅"达到事半功倍之效。如头部取太阳配率谷;面部取地仓透颊车;肩部取肩内俞配肩髃;颈部取风池配肩井;肘部取曲池配手三里;腕部取外关配内关;腹部取大横配天枢;腰部取肾俞配腰眼;腿部取足三里配三阴交;足部取太冲配厉兑等。

2. 独特方法

周老的"平衡推拿法"在业内享有盛名,"平衡推拿法"是在导师朱金山先生学术流派基础上经数十年潜心研究,上万次在病人中进行临床治疗,并结合临床教学、临床研究而创。"平衡推拿法"是针对临床常见病、多发病及疑难杂病,由于脏腑、气血、阴阳等失去平衡而创立,并在治未病领域有着重要的学术地位和影响。医者用取穴平衡、手法平衡、经络平衡,以及病人的治疗、体位平衡等一系列要求,用各部位不同的手法按仰卧位、俯卧位、坐位等体位,自上而下、从左向右、从前向后进行平衡推拿的顺序,达到调整人体阴阳平衡、脏腑平衡、气血平衡、心理平衡、机能平衡等,起到治疗、预防和保健等作用。该疗法的创立得到国际、国内同行的好评和认可。意大利等中医学校曾于2013年专程来中国南京学习"平衡推拿法"。

3. 独特手法

周老遵循古典有关论述,参考近代的远端取穴、局部取穴、对症取穴的一般规律,遵循病症之虚实、新久、动静、缓急,经过数十年的临证探索,总结了"虚则补上""实则泻下""新则取末""久则取本""动则求远""静则求近""急则治标""缓则治本"的原则,创立"平衡推拿手法八法",继承出新,创立了新的手法体系。如头部的啄法、面部的牵正法、颈部的端提法、咽部的合法、脊柱部的通督法、腹部的三抖法、四肢部的三搓法及四肢部的挤捏法。

4. 独特针法

(1) 疾刺法:疾刺法是用1寸的毫针,在体表穴位、皮肤、浅表神经等病变和相应部位与区域,进行快速而较为强烈的针刺操作,刺而不留。疾刺法在治疗临床儿科、外科、神经科、五官科疾病中有着独特的疗效。

(2) 集刺法:集刺法是根据治疗部位和病证,用3寸、1.5寸或1寸的毫针在施术区域进行补泻或平补平泻的密集针刺法进行治疗,临床多用于头部、面部、颈部、脊柱部以及腹部和骶尾丛神经,有着屡起奇效的收获。临床施术于八髎穴,对治疗前列腺炎、尿频尿急、小儿遗尿、小儿腹泻等病有独特疗效。

采用集刺法取长强配合气海、关元、中极穴,在治疗妇科常见、多发的疾病领域能够达到较为满意的临床效果。盆丛又名骨盆丛,或腹下丛,是以副交感神经纤维为主的自主神经丛,它支配直肠、膀胱、子宫、阴道等器官的平滑肌和腺体的活动。盆丛位于腰椎下部、骶椎上部的前方,消化、泌尿、生殖系统都受它支配。

5. 独特教学观

周老创立了临证学习思维方式——悟。重视学习的悟性、领悟、感悟,即培养学习的悟性,领悟学习的过程,感悟学习的成果。特别是医学学生,领悟学习过程中的教训,感悟通向成功的经验。

6. 独特的医学观

周老历经近40年医、教、研之路,上承大师之精,下启自家之萃,总结出独特的医学观:

医者能看多远,靠的不仅是双眼,更是胸怀。

医者能登多高,靠的不仅是身躯,更是意志。

医者能做什么,靠的不仅是智慧,更是双手。

医者能走多久,靠的不仅是理想,更是双脚。

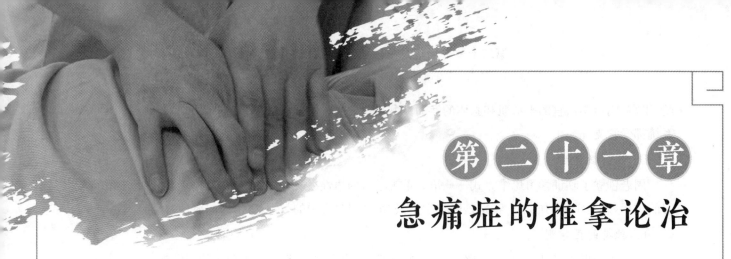

第二十一章
急痛症的推拿论治

一、论治概述

推拿疗法有着悠久的历史,起源于人类的初级阶段,几千年来它的医疗范围并不局限于腹痛腿酸,也不局限于骨关节及软组织损伤的病变,而是运用于各科的多种疾病,更包括急痛症,而且颇有良效。推拿治疗急痛症,很早以前就比较广泛地运用于临床,早在《素问·异法方宜论篇》中明确地指出:"其民食杂而不劳,故其病多痿厥寒热,其治宜导引按跷。"又如《素问·玉机真藏论篇》中亦曰:"病名曰肝痹,一名曰厥,胁痛出食,当是之时,可按若刺耳。……发瘅,腹中热,烦心去黄,当此之时,可按可药可浴。……病名曰疝瘕,少腹冤热而痛,出白。一名曰蛊,当此之时,可按可药。"这些急痛症的治疗均"可按"。充分说明了推拿很早就在急痛症中广泛地运用了,尤其是著名医家扁鹊曾用推拿治疗虢国太子的尸厥证,就是典型的例证。现代也有很多医家用推拿治疗急痛症,为广大病员服务,深受欢迎。近几年来,全国各地中医院设立了急诊室。我们注意吸取他人之经验,用推拿治疗了一些急痛症。经临床观察,疗效满意,病人也乐意接受,现小结如下,以抛引玉之砖。

二、论治机理

推拿疗法具有消炎镇痛的作用已被证实,推拿治疗急痛症的主要机理是根据中医经络学说,以痛为腧,循经取穴之法,在疼痛的区域及周围采用大面积的㨰、推、拿、按、摩等法,以促进局部血液循环加快,达到缓解症状、止痛的目的。大量实践证明:揉擦疼痛的地方,疼痛便可减轻或解除。1965年,伦敦大学和加拿大麦吉尔大学的疼痛研究专家帕特里克和罗纳德共同提出闸门控制理论来解释止痛的问题。他们认为神经系统无论在何种情况下只能处理一定数量的感觉信号。当痛觉信号超过一定限度时,脊髓里某些细胞便会产生对这些信号的抑制作用,仿佛是把它们拒之门外。所以,当揉擦的感觉与疼痛感觉一起达到脊髓时,疼痛信号就不易越过"闸门"。所以,疼痛顿觉减轻。韩济生教授的解释是:粗纤维神经(揉擦产生的感觉由粗神经纤维传导)对细纤维神经(疼痛由细纤维神经传导)有抑制作用。由此可见,我们通过手法即可以减轻或抑制疼痛。另据报道,大脑和脊髓里能产生强有力的抑制疼痛的物质——内啡肽。这种物质在体内产生并分离出来时,就会阻断疼痛报警系统的通路,从而达到止痛效果。而祖国医学则认为:凡机体气血瘀阻,脏腑失调,每易出现痛症。其表痛在体表;里痛在经络之间,或涉及全身范围。人体的生命活动是通过"经脉流行不止,环周不休"。"气伤痛",从整体上来说,就是脏腑经络气血阴阳偏盛偏衰的变化;从局部来说,就是经络瘀阻,气化不行。实则邪气闭阻,气滞血瘀;虚则脉络气虚,经脉失养,或气因虚而滞,或血因虚而凝,最终都是气机不利,不通则痛。故临床上多种急病多有痛,因此,拟"通"为用,达到止痛之目的。还有,止痛机制的"神",中医认为神气足则易克制自己,忍受疼痛,止痛也易生效;神气虚怯则脆弱,克制力差,疼痛则呻吟恐惧,治疗也难于奏效。因此,在治疗急痛症的过程中除采用推拿手法外,还应重视病人的情绪。

三、论治范围

推拿治疗急痛症的范围广泛,通过临床观察,推拿对内科、儿科、妇科、外科、伤科等科的部分急痛症均可达到有效治疗目的。早在《圣济总录》中就称推拿有"开达抑遏"的作用,并明确地指出它的适应证:凡风、寒、暑、湿、饥、饱、劳、逸八种因素所致的疾病均能采用推拿治疗。又指出:"凡人体肢节,脏腑积而疾生,宜导而宣之,使内疾不留,外邪不入,若损伤折跌者,以清正之。"而且强调主要适应证是内科的消化系统疾病,由此结合临床观察,以下多种疾病均可采用推拿治疗,现拟主要简述,恐有挂一漏万,予同道正之。如:急性头痛、牙痛、三叉神经痛、肋间神经痛、急性胃脘痛、急性肠胃炎、急性面神经瘫痪、冠心病的心绞痛、女子少腹痛、痛经、急性颈部扭伤、急性腹扭伤、急性踝关节扭伤、腰椎肥大急性发作、急性坐骨神经痛、足跟痛、急性肩关节周围炎、急性失音、急性落枕等。

四、论治原则

疼痛是临床上最常见的推拿适应病之一,为许多病症所共有,并不能视为一种独立病症,它可以成为某一疾病的重要症状,临床上痛症通常分为寒、热两大类。《素问·痹痛篇》中曰:"病者,寒气多也,有寒故病也。"《儒门事亲》中曰:"诸痛为实,实者热也。"由此可见,痛症不外乎寒热虚实,气滞血瘀所致,《黄帝内经》中,黄帝问:愿闻人之五脏卒痛,何气使然? 歧伯曰:经脉流行不止,环周不休,寒气入经而稽迟,泣(涩)而不行,客于脉外则血少。客于脉中则气不通,故卒然而痛。又曰:寒气客于脉外则脉寒,脉寒则缩蜷,缩蜷则脉细急,则外引小络,故卒然而痛。寒气客于背俞之脉,则脉泣(涩),脉泣(涩)则血虚,血虚则痛。其俞注于心,故相引而痛。按之则热气至,热气至则痛止矣。临床中医者根据病人的主诉,对疼痛的性质认识并不要轻而易举地得出决论;根据人体的差异、病人的得病过程、病人的耐受力,有的轻微刺激便引起剧烈的疼痛,有的强烈刺激,产生剧痛,仍可忍受。因此,因人、因病、因时、因地而决定病痛的程度及预后,采用必要的治疗原则和方法。由此可见,急痛症的治疗原则不外乎寒痛者热治,热痛者寒治,虚痛者补治,实痛者泻治,急则治其标,缓则治其本。

五、论治举隅

(1) 推拿对急性菌痢的观察:1981 年初夏,周华龙主任曾与本院肠道门诊协作,由肠道科明确诊断,推拿科推拿治疗,经数例观察,效果满意。

(2) 推拿对白血病的观察:1986 年我们曾对一名 39 岁的患白血病女性进行推拿治疗观察,在推拿期间,嘱病人不服任何药物,并定期去他院做血液检查,经 2 个疗程的治疗后,病人感觉症状良好,血液化验也有明显好转。

(3) 推拿对急性胃脘痛的观察:胃脘病是临床常见病、多发病,采用摩推"三脘"、点双足三里、双内关、双三间的方法治疗多例胃脘痛,具有收效快的特点。

(4) 推拿对急性肠胃炎的观察:我们自 1980 年对 100 多例小儿及成人急性肠胃炎的观察,推拿治疗具有独特之疗效,曾观察有些病人用中西药合治,效果甚微,用推拿 1～3 次即可痊愈,病人也乐意接受。

(5) 推拿对急性面瘫及三叉神经痛的观察:面瘫和三叉神经痛都是神经系统的疾病,病人非常痛苦,时而影响面容,我们曾对百例此类病人进行观察,推拿 1 个疗程(成人 10 次为 1 个疗程,小儿面瘫 5 次为 1 个疗程)大多数即可痊愈。

(6) 推拿对急性腰扭伤的观察:急性腰扭伤是临床的常见病、多发病,多见于脑力劳动者。我们曾进行 200 例急性腰扭伤的疗效观察,有效率达 95％以上,具有收效快、疗效确切等特点。

(7)推拿对急性失音者的观察:急性失音,多见于文艺工作者,常在演唱及长时间的讲话后易发生,轻者声音嘶哑,重者不能发音,我们曾采用推拿胸部、喉部、颈部治疗本病,只要手法运用得当,随即可以发音。

(8)推拿对腰椎肥大急性发作的观察:此类病人多见于中老年人,当在急性发作时生活都不能自理,病人十分痛苦,采用其他方法又收效慢,因此,我们曾进行观察,在推拿治疗的同时,嘱病人配合腰腿部的自身运动,不但症状改善快,而且效果得以巩固。

(9)推拿治疗急性坐骨神经痛的观察:坐骨神经痛多见三种情况,而我们通过临床观察,继发性的比较多,多为腰椎病所继发,因此,推拿施术时,常以腰部手法为主,兼顾患侧坐骨神经的痛点进行施术,相互结合,疗效快,后遗症少。

六、体会

(1)急痛症的病人,通常发病快,来势凶,变化多,如不及时救治,轻者增加病人痛苦,重者危及生命。《素问·阴阳应象大论篇》主张:"善治者治皮毛……,治五脏者,半死半生也"。因此,有些急痛症要在有医疗保证的基础上进行推拿治疗。

(2)疼痛是一种复杂的心理生理过程,受众多心理因素的制约,因而受主观因素影响较大,很难用客观指标确定疼痛的程度,临床上可根据病人疼痛的性质、部位和发作等情况协助诊断。因此,当病人有疼痛症状时,在没有明确诊断之前,不可随便使用镇痛方法。首先要明确诊断,分析病因。临床上对疼痛的定位诊断和病因诊断,要依靠详细地询问病史,仔细地观察和检查病人,配合做一些必要的检验,以明确治疗范围,采用必要的手法,施以解痛的方法。

(3)急痛症的部分病种通过推拿治疗确有良效,因此,此文仅拟抛砖引玉,其目的是扩大推拿治病的范围,只有通过扩大范围,才能不断总结,加以提高,以致完善,使推拿疗法发扬光大。

(4)急痛症的推拿治疗,对于某些疾病,确有独特之处,又无副作用,很少有过敏、过量等意外,是男女老幼均可接受的一种有效治疗方法。随着现代科学的发展,推拿疗法必须在前人的基础上,要有所提高,有所创新,扩大治疗病种和范围,只有这样才能把推拿事业向前推进,使推拿医术这颗明珠发出更加灿烂的光辉!

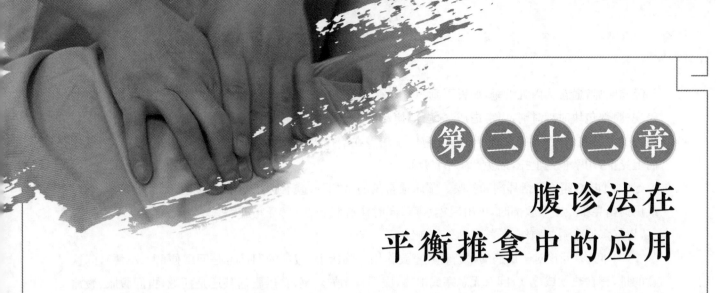

第二十二章
腹诊法在平衡推拿中的应用

腹诊是运用中医理论知识对人体腹部进行诊察,用来诊断局部或全身病变的方法。腹诊源远流长,它是在《内经》《难经》的理论基础上发展起来的一种诊断方法。中医自唐代传入日本以后,腹诊也广泛地运用于针灸、推拿。日本吉益东洞曰:"腹为生之本,百病根于此,故诊病必诊腹。"腹诊法内容丰富,包括了腹部的望、闻、问、切。不仅运用于内科、外科、妇科、儿科,而且还广泛地运用于推拿科。古代医者对腹诊早有论述:"胸腹者,五脏六腑之宫城,阴阳气血之发源,若知脏腑如何,则莫如诊胸腹。"近代医者骆俊昌也指出:"诊腹方知气血之升降,明脏腑之盛衰。"由此可见,它在诊断学中意义重大。近几年来,我们逐渐将腹诊法运用于推拿科来检查和治疗疾病,受益匪浅。

一、腹诊法的基本理论

"有诸内必形于外"是腹诊法的基本理论。由于胸、腹、胁肋与脏腑、经络和募穴之间有着密切的联系,所以,凡脏腑疾病临床表现及其病因病机均能在胸腹胁肋上反映出来,诊者可根据其征象诊断内部脏腑之病变。《灵枢·胀论篇》中曰:"胸腹脏腑之部也",即胸腹胁肋为人体脏器所藏之所,对五脏六腑有保护作用,且脏腑气血皆汇聚于胸腹之中。《素问·藏气法时论篇》有"肝病者,两胁下痛引少腹""脾病者,身重,虚则腹满肠鸣,飧泄,食不化"等的论述。此外,胸腹胁肋及经络循行之部位,腹诊可根据其证候出现的部位所属经脉以及经脉穴位来判断脏腑之病位。

二、腹诊的方法及临床意义

腹诊时医者通常嘱患者全身放松,特别是腹部放松,医者一手或两手四指螺纹面及掌面着力于腹壁。按右下腹→右肋弓下→腹中部→左上腹→左肋弓下→左下腹→小腹的顺序进行推摩。若病人较肥胖或腹肌紧张,可用双手在腹壁上轻轻地摩数次,以助放松。腹诊法即可根据腹部不同的外形、部位和所触知的病变,从而推测出疾病的原因、病理变化、预后、治疗的难易,以此制定治疗方法及顺序。腹部推拿对部分疾病,尤其是消化系统、生殖系统、泌尿系统的一些常见病可有独特的疗效。经临床观察,腹诊法可协助诊断和治疗胃脘痛、急慢性肠胃炎、消化不良、胃肠功能紊乱、便秘、痛经、尿潴留、遗尿等病症。

三、腹诊法的重要内容

通常以望、闻、问、切为主要内容。

(1)望诊:望诊为四诊之先。"有诸内必形于外",人体内部如有异常变化,必然会反映于体表。望诊就是用眼睛来观察患者腹部的外形变化来判断疾病部位、性质的一种诊法。病人取仰卧位,首先望腹部的外形,正常的情况为腹部低于胸骨柄,如隆起明显,通常为肺气不宣,肝气不舒,胃气不和;下腹部隆起明显,通常为内脏下垂,如胃下垂、肾下垂、子宫下垂等;全腹膨隆伴有肠鸣音亢进为肠梗阻的表现;腹部包块时现时消,可考虑疝气;腹部搏动可见瘦弱或心脏病患者;腹部如有明显包块,应根据包块的大小和病人的主诉加以辨证,并施以手法。在治疗内脏下垂时,用推拿手法向上托,可用拇指向上晃推,用掌根向上托,以免产生不良反应。

(2) 闻诊:闻诊包括耳闻和鼻嗅。临床最常见的是"下水道不通"出现的肠梗阻,可闻及肠中漉漉;或用拇指晃推及掌摩腹部时,可出现震水声;同时伴有腹胀、肠鸣音亢进等脾不运化的症状。另据观察,胃气多通常嗳气频作,肠气多则矢气频频。

(3) 问诊:问诊对于疾病的诊断有其重要作用。临床上,腹部的问诊常是问二便(大、小便),问饮食的量,喜食热饮或冷饮,问有无恶寒或怕热,腹部有无灼热感,食后腹痛甚还是痛减,再问腹胀、腹痛的情况,即可辨别虚实、寒热。《金匮要略》中指出:"痛者腹满,按之不痛为虚,痛者为实,可下之。"腹满为一种症状,有虚实之分。实证腹满,内容充实、紧张,用力按压腹壁有力;虚证的腹满,腹壁张力低或腹壁松弛,按之无力。腹满便秘者为实证,腹满腹泻或伴有腹水者多为虚证。因此,宜在问明病因、症状的基础上明确诊断,再施以手法治疗。

(4) 切诊:即触摸腹部。常用右手或双手按压腹部,其顺序一般是自上而下,先触胸胁以探明虚实,次为上腹,再为脐部,最后为下腹部。主要鉴别点为:鼓音为气滞或肠胀气;实音为饮食积滞。再触摸腹肌是否紧张、肠管的柔和度、有无包块等。

① 小肿块是实质性脏器还是肿瘤、囊肿、炎性肿块等。临床上根据包块的部位、大小、硬度、压痛、活动度来鉴别肿块性质。

② 根据痛点鉴别疾病的部位及所在脏器。胃病痛点多在剑突偏左侧;十二指肠病变痛点多偏右上侧;肝胆疾病也表现为右上腹痛点;中腹部常表现脐周痛,多为冲脉寒气凝聚;脐下正中处痛,为有气上冲而动,痛不休的病在任脉;脐周痛可摸及包块,按之可移动,多为虫积;右下腹局限性压痛,拒按伴发热,多为肠痈;绕脐攻痛,按之坚满,大便秘结,心烦口渴,是肠燥;小腹作痛,痛引睾丸为疝气。

③ 压痛与反跳痛:正常腹壁浅部触诊不引起疼痛。腹膜炎、脏器炎症、空腔脏器痉挛以及腹壁的炎症都可以产生不同程度的压痛。反跳痛常表示炎症累及腹膜。腹痛喜按为虚,拒按为实,右下腹按之灼热而有压痛为肠痈。

四、腹诊的辨证及手法

(1) 腹部浅表性的手法:用四指摩法和掌摩法推拿。

(2) 腹部深透性的手法:用点抖、振颤法。

(3) 腹部向上推手法:用向上的掌托法和逆时针方向的掌推法。

(4) 腹部向下推手法:用四指抹法、掌抹法、顺时针方向的掌摩法。

(5) 覆手按压法:当腹肌痉挛时,右手的力量不够,再用左手掌心覆于右手背上按压。

(6) 三指深按法:通常将右手的食指、中指、无名指并拢,让病人做腹式呼吸,随腹上下起伏做三指深按法,目的一是探摸深部的包块,二是找压痛点。

五、运用腹诊法的体会

(1) 腹诊法在推拿临床中,不仅仅用于治疗疾病,而且主要是用于协助诊断一些疾病。在明确诊断的基础上,才能施以准确的手法治疗。

(2) 腹诊法应配合现代医学的一些诊断方法,特别是对包块的诊断应结合 B 超、CT 等检查,才能确诊。

(3) 腹诊法不仅用于诊治腹部疾病,更重要的是用于全身疾病的诊治。

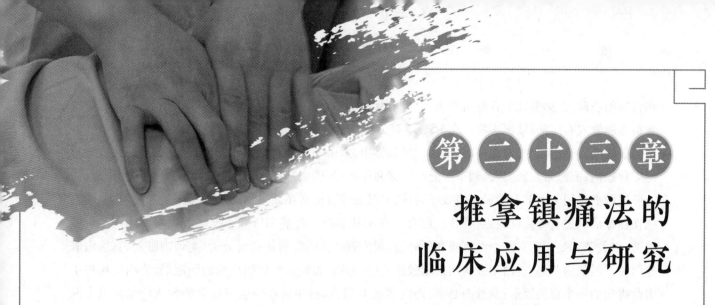

第二十三章
推拿镇痛法的临床应用与研究

推拿既是人类最古老的一种疗法,又是一门年轻而有发展前景的医疗科学。在实践中,人们发现推拿能使疼痛减轻或消失,并且逐渐认可推拿有很好的镇痛作用。推拿镇痛,很早以前就广泛地应用于临床,从《黄帝内经》和《黄帝歧伯按摩十卷》这两部我国最早的医学巨著中推拿的比重之大,就可知推拿在中医领域中的重要性。另在《黄帝内经》中,很早就记载了推拿可以治疗痹证、痿证、口眼歪斜和胃痛等症。自古至今,疼痛与镇痛一直被医学界所关注、研究并发展之。周华龙主任自20世纪70年代至80年代初,随名老中医朱金山先生对推拿镇痛法在临床实践和理论方面进行了摸索、探讨和研究,在治疗内、外、妇、儿科痛症方面,取得了一些效果并有一些体会。

一、推拿镇痛的机理探讨

推拿镇痛具有独到之处,这已被无数临床实践所证实,其机理主要是根据中医脏腑、经络学说,以痛为腧,循经取穴之法,在疼痛的区域及周围采用大面积的㨰法、推法、拿法、按法、摩法、点法、掐法等,以促进局部血液循环,达到镇痛的目的。大量事实证明:揉、擦、点、按疼痛的部位,疼痛便可减轻或缓解。

1965年,伦敦大学和加拿大麦吉尔大学的疼痛研究专家帕特里克和罗纳德共同提出闸门控制理论来解释止痛的问题,他们认为神经系统无论在何种情况下只能处理一定数量的感觉信号。当痛觉信号超过一定限度时,脊髓中某些细胞便会产生对这些信号的抑制作用,仿佛是把它们拒之门外。所以,当揉擦的感觉与疼痛感觉一起到达脊髓时,疼痛信号就不易越过"闸门",所以,疼痛顿觉减退。韩济生教授认为:粗纤维神经(揉擦产生的感觉由粗神经纤维传导)对细纤维神经(疼痛由细纤维神经传导)有抑制作用。因此,通过推拿即可减轻或抑制疼痛。另外,大脑和脊髓中能产生强有力的抑制疼痛物质——内啡肽。这种物质在体内产生并分离出来时,就会阻断疼痛报警系统的通路,从而达到止痛的效果。

综上所述,现代医学把推拿镇痛的机理归纳为两种:一种是在20世纪60年代提出的闸门学说,推拿抑制了粗神经纤维新传导的疼痛信号的经过,就像关闭了闸门一样,从而达到止痛的目的;另一种是在20世纪70年代提出的大脑皮层、中枢干扰学说,认为人体内存在着人脑抑制疼痛的反射,从而证实了推拿的镇痛度应与大脑皮质参与神经中枢的作用有关。

二、疼痛的临床表现与镇痛的应用

祖国医学认为"有诸内必形诸外",疼痛是脏腑、经络等学说中的一些全身性和局限性刺激点的反应,也是诊断和治疗疾病的一种依据,临床中有许多疼痛点就是疾病的反射点。如临床上的消化系统疾病疼痛在下肢的足三里穴,在背部的脾俞、胃俞穴有明显疼痛和压痛;循环系统疾病在肩部天宗穴和背部的心俞穴、膈俞穴上有疼痛和压痛;肝胆疾病常在右侧肩胛部及右胁肋后部有疼痛和压痛;胆囊炎在胆囊穴有压痛;腰部疼痛常在 L4、L5 棘突旁有明显的疼痛和压痛;肩关节疾病常在"肩三点"处有明显疼痛;坐骨神经痛常在环跳、承扶、殷门、委中、承山等穴处有疼痛和压痛;网球肘多在曲池穴有疼痛和压痛;面瘫常在乳突穴、颊车穴处有疼痛和压痛;颈椎病常在颈椎横突和棘突有疼痛和压痛;冈上肌肌腱炎在冈上肌部有明显疼痛或压痛;腰三横突综合征常在腰三横突有明显压痛和疼痛;急性腰扭伤在腰部一定有疼痛反应点;梨状肌综合征在梨状肌处有疼痛和压痛。据笔者观察,自髋关节、膝关节、踝关节到足跟部有几十个疼痛和压痛处,而内脏病变的疼痛体征可分为:类似内脏痛、真性内脏痛两种。类似内脏痛,是由于致病因素刺激体腔壁(如胸、腹腔),即体壁内面而引起的,为内脏疾患中引起疼痛的一个重要因素;真性内脏痛,即内脏确有痛觉,自主神经中也有痛觉的传入纤维。以上两种归纳为牵涉性内脏痛,牵涉性内脏痛还可出现在心绞痛时,表现在胸部或沿左臂内侧向下一狭长带状区域痛。胃有疾病时,疼痛在肩胛之间。肾结石疼痛,牵涉到腹股沟部或睾丸。

许多人曾用不同的方法研究过牵涉性内脏痛,有人在内脏患病时,曾找到痛觉过敏区,并发现这些痛觉过敏区的皮神经所属脊髓神经节,与患病脏器的自主神经所属脊髓神经节是一致的。

三、推拿镇痛的应用体会

(1) 脏器的疾病,可在相关脊髓节段采用各种不同的推拿手法、方法,以达到镇痛的治疗目的。

(2) 消除痛点推拿法,在痛点和压痛上进行推拿治疗,即"以痛为腧""以消痛点"推拿法。

(3) 采用"直接法""间接法"结合,推拿镇痛治疗。

(4) 采用"上下联系法""左右联系法""前后联系法"进行推拿镇痛治疗。

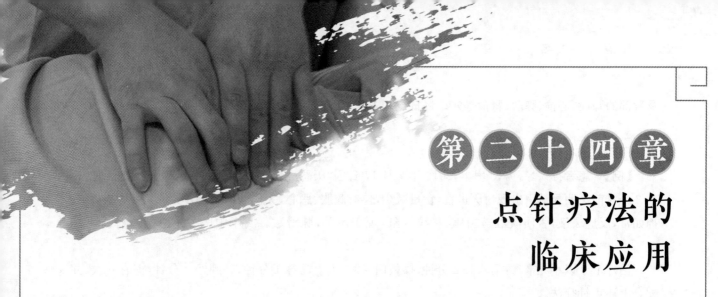

第二十四章
点针疗法的临床应用

点针疗法是用 1～1.5 寸的毫针,在患者的穴位和体表进行快而准的点刺,不留针,通过刺激经络和穴位,以达到治病防病的目的。点针的方法是用 75％ 的酒精棉球将点针部位消毒,用右手拇指、食指、中指、无名指夹住针柄和针体,用针尖在四肢及躯体的体表进行较强而快速的刺激,一般根据病情轻重点刺 5～10 个穴位为好。点刺时应避开血管。通常点针每日 1 次或隔日 1 次,依病情而定。

一、点针疗法的临床应用

小儿点针疗法已有悠久的历史,主要适用于小儿腹泻、小儿厌食、小儿近视眼、小儿遗尿、小儿麻痹证、小儿脑瘫、小儿发热、小儿流感、小儿咳嗽、小儿夜啼等多种常见病、多发病和某些急性病症。

1. 小儿腹泻

按以下方法进行点针:仰卧位,点脐旁 1 寸,上、下、左、右共 4 穴,再点足三里、三阴交等穴;俯卧位,点大肠俞、脾俞、胃俞、腰眼、长强等穴。腹泻停止后禁用。

2. 小儿咳嗽

点刺天突、列缺、合谷、外关、大椎、肺俞、大杼、风门等穴。每日点刺 1 次,3～5 次为 1 个疗程。

3. 小儿厌食

主要点刺内关、合谷、手三里、三阴交、脾俞、胃俞、大肠俞等穴。每日点刺 1 次,3 次为 1 个疗程。

4. 小儿遗尿

主要点刺气海、关元、中极、三阴交、肾俞、膀胱俞等穴。每日 1 次,3～10 次为 1 个疗程。

5. 小儿疳积

主要点刺足三里、三阴交、阴陵泉、隐白、公孙、太白、肝俞、脾俞、胃俞等穴。每日点刺 1 次,10 次为 1 个疗程。

6. 近视眼

主要点刺睛明、承泣、攒竹、鱼腰、丝竹空、四白、印堂、风池、风府等穴。每日点刺 1 次,10 次为 1 个疗程。

7. 小儿夜啼

主要点刺印堂、百会、曲池、内关、劳宫、中冲、太溪、照海、太冲、足三里、三阴交等穴。每日点刺 1 次,5 次为 1 个疗程。

8. 小儿哮喘

主要点刺穴位:上肢选肺经、大肠经的常用穴位 3～5 个;下肢选脾经和胃经的常用穴位 3～5 个,及背部的肺俞、心俞、脾俞、肾俞等穴。每日点刺 1 次,10 次为 1 个疗程。

二、典型病例

【例】 患者孙××,男,3 岁半,2016 年 7 月 17 日因"厌恶进食 2 个月"前来就诊,其奶奶代述:患儿 2 个月前无明显诱因出现讨厌进食,食量减少,伴有腹胀、恶心,大便有时稀薄不成形,观其儿童,精神如常,反应灵敏,舌质淡红苔白腻,指纹淡红,现于风关,脉滑数。属于中医"小儿厌食,脾胃不和证"。

治疗上予以小儿推拿:运八卦 2 分钟,揉板门、揉二人上马各 1 分钟,补脾经 2 分钟,捏脊 6 次,并配合上述点针疗法。

2016 年 7 月 19 日二诊:患儿进食无增加,但腹胀、恶心等消化道症状较前改善,坚守原治疗方案,继续治疗。

2016 年 7 月 21 日三诊:患儿开始逐渐主动要求吃饭,饭量稍微有所增加,日常活动较前明显增多,继续治疗。

患儿继续治疗 12 次,症状显著改善,进食量和同年龄段的儿童一样,恢复了以往的天真活泼,达到了临床治愈的标准。

证属脾胃不和,运化失健。脾气通于口,脾胃不和则口不知味,因而食欲减退,饮食乏味,厌恶进食,食量较同龄正常儿童显著减少。脾失健运,中焦气滞则胸脘痞闷,胃气上逆则嗳气泛恶,运化不健则偶尔多食便脘腹饱胀,脾失升清则大便偏稀。舌苔白腻者为湿困脾阳之象。

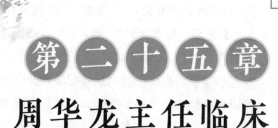

第二十五章

周华龙主任临床"望神"诊治疑难杂病集萃

"望诊"是中医四诊法的重要组成部分,而"望神"则是望诊之首。中医学不仅通过解剖分析的直接观察方法认识脏腑的形态和功能,更通过"望神"途径,运用哲学思维,以整体观察的方法来认识脏腑的生命活动规律和病变过程以及病理状态。"望而知之者谓之神也"即是对望诊的肯定,也是对望诊提出的要求。周华龙主任集40余年临床医疗、教学、研究经验之精华,总结并独有见树地创立了"平衡推拿法"这一金陵学术流派,在同行中享有较高声誉。现将他在诊病中望神方面之经验,略选疑难杂病中的病例简作整理,敬请指正。

【例1】 患者张××,男,71岁,因"腰痛2月余,伴有纳差"慕名前来求诊。患者平素体健。2011年国庆节后,突感腰痛,渐有加重之势,不能行走及活动,无双下肢麻木及疼痛现象。且伴有食欲不振,饮食减少,体重减轻明显。患者就诊时神清,精神差,面色萎黄,贫血貌,身形羸瘦,舌苔厚而黄腻,不欲言,音沉低迷。小便正常,大便3天左右1次。查:脊柱腰段生理弧度改变,L4-L5、L5-S1棘间、棘旁压痛明显,无叩击痛,双下肢直腿抬高试验(一)。

周华龙主任拟诊:(1)腰椎退变。(2)腰突症(L4-L5、L5-S1)。(3)腰痛(性质待查)。后予以毫针在患者L4、L5及L5、S1棘间和棘旁进行补法治疗,15分钟毕。指导学生在患处以掌揉法、擦法、补法治疗10分钟。再用平衡闪火拔罐疗法以平补平泻法进行拔火罐治疗,以局部皮肤红润为度。治疗完毕,患者可以自己穿鞋、下治疗床,并自行步出诊室。次日复诊时,患者自行步入诊室,自述疼痛感略有减轻。后继续予首次治疗方法给予治疗,患者自觉症状减轻。

三诊时,患者述疼痛反复,且感夜间症状加剧,并且仍感食欲不佳伴明显消瘦。周华龙主任即让患者查血沉、癌胚抗原。3日后,结果提示:血沉71 mm/h,癌胚抗原98 ng/mL。遂转入肿瘤科进一步诊治。后家属告知,患者为"前列腺癌",1个月后患者病逝。

【例2】 患者严××,男,50岁。因"腰痛半月加剧3天"慕名前来求诊。患者平素体质健壮,半月前无诱因下出现腰痛,无双下肢麻木及疼痛,近3天来症状有明显加剧之感,影响行走,精神及饮食尚可,未有形体明显消瘦现象。患者就诊时,神清,精神尚可,面色略呈浅黄色,舌红苔黄,无明显消耗性面容,脊柱腰段生理弧度存在,L4-L5及L5-S1棘间压痛,无双下肢压痛。周华龙主任拟诊:(1)腰椎退变(L4、L5、S1)。(2)腰椎间盘突出症(L4、L5、S1)。(3)腰椎转移性病变(性质特查)。周华龙主任指导进行治疗,患者俯卧位,以普通毫针在患者L4、L5及L5、S1棘突间、棘旁以泻法为主进行针刺20分钟,针毕予局部以掌揉法、多指揉法、擦法进行平衡推拿约15分钟,再予闪火拔罐以泻法为主进行治疗。

治疗后,患者可自行下治疗床,第三日后复诊,诉腰痛虽有减轻,但感夜间加重,影响睡眠,有昼轻夜重的现象,周华龙主任给予患者治疗5次,患者腰痛未有显著改善,即予以试验室检查血沉、癌胚抗原。检查结果提示血沉20 mm/h,癌胚抗原62 ng/mL。后建议转入专科医院进一步检查以明确诊断,后该患者诊断为:(1) 肝癌。(2) 腰突症(L4、L5、S1)。患者 5 个月后死亡。

【例3】 患者夏××,男,42 岁,司机。因"食欲不佳半月"就诊,患者半月来,自感食欲不振,略有形体明显消瘦,无多饮、多尿现象,无头晕,大便尚正常。患者就诊时,面色晦暗,神清,精神尚可,舌苔黄灰色。患者自诉半月来消瘦明显,否认"糖尿病"及"结核"病史,查血糖水平正常。周华龙主任嘱患者应积极检查以进一步确诊。患者诉已在当地医院查血沉、血糖及 CT 检查。血沉、血糖及 CT 检查均无异常提示。周华龙主任建议患者前往省级专科医院检查:(1) 癌胚抗原;(2) 胸部 CT;(3) 腹部CT。并于一周后前来复诊。一周后,患者携相关检查报告前来复诊。报告示:(1) 癌胚抗原 93 ng/mL;(2) 胸部 CT 检查未见异常提示;(3) 腹部 CT 示:肝脏后叶见一 1 厘米×1 厘米×2 厘米占位性病变。第一次 CT 检查因患者体位原因漏诊。患者预后:患者 3 个月后死亡。

【讨论】

以上三例病例是周华龙主任临床诊断中的冰山一角,虽然都是临床常见及多见症状,但其机理都有待深究,择其在望诊望面色、望气血、望神中具有典型性的几例病例供参考。从三例病例中可以看出周华龙主任之所以重视望诊中望神,有其独到见地:

病例 1 中患者主诉虽为"腰痛",但患者有面色萎黄,贫血貌,身形羸瘦,不欲言,声音低迷等恶液质体征。因此,结合其腰痛"治不愈"现象,考虑患者为转移性病变。

病例 2 中患者虽无病例 1 中的恶液质状态,但患者有"治毕减轻,后有加重,且有昼轻夜重"现象,故考虑其非良性病变。而病例 3 中患者虽然只有"食欲不振"这一主症,但依据患者无"糖尿病"及"结核"等病史,结合患者"面色晦暗""消瘦"及"食欲不佳"等消耗性体征,故考虑患者存在未发现之他病,建议其进一步检查以确诊。中医诊病,以望诊为首要,而望诊尤以望神为重,神的盛衰虚实可以作为了解疾病发生、发展及预后的重要参考之一,尤其可以作为了解脏腑精气充实与否的重要标志,并借此预估疾病的吉凶和变化。神的盛衰是生命力盛衰的重要体现,神的存在是人体生理活动的主宰,形离开神则无,形依存于神而生,形与神俱,神为主宰,《素问·移精变气论篇》:"得神者昌,失神者亡。"因神的产生是以精气血液而化,精气血液的充盛是养神的基本内在和重要途径。

是否有神,皆与精气血液的充盈与否及相关脏腑机能的盛衰有关。周华龙主任重视"望神"以判断气血。《素问·八正神明论篇》中曰"血气者,人之神"。患者的面色可谓血、气之貌,是患者疾患的外在表现与反映。周华龙主任经常教导:"中医学的'望'诊法正是通过观察患者外在气血、征象来研究其内脏的活动规律,并认识内脏的实质,所谓'视其外应,以知其内脏'。"故周华龙主任在诊病中抓住"望神"这一关键,在诊断方面独有建树。

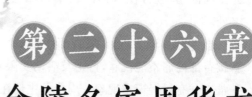

第二十六章 金陵名家周华龙骨伤科临床经验选萃

周华龙主任从事中医推拿、针灸、骨伤临床医疗及教学40余年,积累了丰富的临床经验,提出了临证观、手法观、教学观和医学观等观点。其在骨伤科领域形成了独特的临证观:明确诊断,对症治疗,有效医嘱;独到的诊断和治疗方法;筋骨临证论治结合、急性损伤和慢性劳损结合、解剖和功能结合、局部与整体结合等。现将其骨伤科临床经验整理如下。

一、独特诊法

1. 视诊法

患儿,2岁,男。家属代诉"右侧肘关节疼痛2小时"。患儿晨起时家长牵拉患儿上肢时用力不当,后患儿右侧肘关节处疼痛,活动受限,遂来就诊。刻下:患儿哭闹,痛苦面容,以左手护其右侧肘关节处。周华龙主任以玩具诱其动右手,患儿右侧上肢不能上举,诊断患儿为"右侧肘关节半脱位",后予以X线片检查确诊。确诊后以手法迅速将其复位,后患儿停止哭闹,右侧上肢能够上举,并活动自如。

2. 触诊法

触诊是临床诊治疾病的重要方法和最直接的手段之一,尤其是在骨伤科领域。周华龙主任在40余年临床经验基础上,总结出"三部触诊法",并运用于临床诊治,取得较好的效果。

(1)指触法:医者用手指在患者病变部位进行触诊,多在指、趾或小关节、脊柱及关节连接处。指触法要求以相对集中、柔和的手指指端力量进行检查。

患儿,女,3岁。因"左手拇指根部疼痛伴活动不利3个月"就诊。后周华龙主任在其患处进行指触法检查,诊断为"右侧拇指腱鞘炎"。予以中药外洗治疗,10次后临床痊愈。

(2)掌触法:医者用单手掌或双手掌在患者病变部位以手掌心或掌根进行检查。多用于躯干或四肢。

患者,男,62岁。因"左下肢摔伤后疼痛1天"就诊。患者1天前摔伤后左下肢疼痛,急诊担架抬入诊室。刻下:左下肢远端瘀紫、肿胀,左足不能着地。后周华龙主任以双手掌触法进行检查,拟诊为"左下肢胫骨远端骨折"。遂拍X线片检查,报告提示:左胫腓骨远端螺旋形骨折。

(3)复合触诊法:根据病证、病位辨证施诊,如单手指、掌结合,双手指、掌结合,可用于全身各关节部位。

患者,女,15岁。因"右足外侧扭伤后疼痛2天"就诊。患者2天前因活动不当,致右足外侧肿痛,活动受限,遂来就诊。查体:患者右足外侧肿胀、青紫。周华龙主任以复合触诊法在其右足患处进行检查,拟诊为"右足第5跖骨基底部骨折"。X线片检查结果提示与拟诊符合。

3. 多方位叩诊法

叩诊法是骨伤科临床较常用的诊断方法之一。尤其是在某些器质性病变中有显著的效果。周华龙主任创立"多方位叩诊法"(单指叩法、多指叩法、掌叩法、拳叩法)用于临床诊断和治疗,有独到之处。

患者,女,56岁。因"腰背部疼痛2个月"求诊。患者因劳累后出现腰背部疼痛2个月,就诊时患者腰背部疼痛不能夜寐,行走及活动受限较为显著,且患者纳差、消瘦明显(否认糖尿病史,血糖检查正常),并有昼轻夜重现象。周华龙主任在患者脊柱部自第1胸椎至第5腰椎节段进行多方位叩诊法进行检查,拟诊为"多发性脊柱根性病变",并建议患者转至专科医院进一步检查、确诊。后患者经检查诊断为"多发性脊髓肿瘤",于1个月后去世。

二、独特治法

1. 筋骨临证论治结合

在骨伤临证中,尤以骨质病变和破坏时,周华龙主任要求在重视骨质的同时,不能忽视骨质周围相关肌肉、韧带、肌腱和筋膜等在病变过程中的作用和功能。不仅强调骨结构变化,更重视软组织病变造成的骨、关节等整体动态功能改变。不仅重视关节运动和体内位移效应作用,更重视软组织本身的病理性机制和功能。

2. 急性损伤和慢性劳损结合

周华龙主任在临证中,对于时间掌握恰到好处,不能太过,也不能不及。因此在明确诊断后,应力求做到"及时、对症处理"的骨伤治疗原则。在急性损伤治疗中,以标本兼顾,并以治标为重,要求及早进行。此时(多在72小时内)瘀血尚未凝结,整复创伤较小,易于恢复。特别是在骨质损伤初期数小时内,移位骨折仍存在自然修复机制和回复力,患者往往痛苦小,恢复快。而在慢性劳损治疗中,应以标本兼治原则为指导,求本为主。治疗不仅考虑患处的修复,更要以患处整体的骨质及软组织整体功能为全局,循序渐进。不可一味地只求骨折固定和愈合,而忽视病变软组织的再次或重复损伤、出血及炎症加剧改变。

3. 解剖和功能结合

临床骨伤科病变多以骨质破坏和软组织损伤为主。周华龙主任在临证治疗时,多采用效果好、操作相对简单容易、痛苦小、愈合恢复较快、后遗症及并发症相对少且无医源性损伤和病变的方法。因此,在解剖与功能的关系处理上,尽可能达到对线、对位良好的解剖复位,或较理想的近解剖复位。但在一些特殊情况下,不一味地追求解剖复位,而以达到功能复位为目的则更可取。成人、儿童及老年患者加以区分,其功能要求不同,亦不拘于常数,一切从临证实际出发。

4. 局部和整体的结合,方药分"三期"治疗

(1)损伤期:此时因机体损伤,气血、筋骨、经络、脏腑受损多以出血导致的"瘀"为主。气血溢于脉外,而致瘀滞肿胀、疼痛大作,在治疗上应以"止"为主,一为止血,二为止痛。止血有行气止血、补气止血等辨证而用;止痛则可减轻患者痛苦。

(2)生长(修复)期:此期损伤修复,破坏生长趋于恢复,但同时瘀滞消而未尽,骨质、关节制动受限,因此治宜"活",一为活血,二为活动关节。以被动活动治疗为主,多以通络法为主。

(3)预后期:此期肢体功能未完全恢复。因此,以"理"法为治则,一为理筋整复,二为调理脏腑,护脾胃、补肝肾为主。

5. 内外结合

不仅重视骨伤的外在临床表现,更注重脏腑功能,强调"以内养外,内外结合"的原则。

(1)护脾胃:骨伤患者因长时间休养,运动减少或制动,脾胃虚弱,进而影响水谷精微消化吸收,筋脉失养。养护脾胃则宜于补养气血,助筋脉气血恢复。

（2）补肝肾：可加速筋骨的续接，帮助伤肢康复，亦可起到理筋整复、恢复运动功能之作用。

三、体会

中医骨科临床诊治仁者见仁，各具特色，而诊断是治疗的首要前提。临证时，在明确疾病诊断后辨证施治，尽可能采用创伤小、疗效好的中医药治法。在治疗时，因时、因效制宜为中医骨科治疗的临证原则，并加强辨证为纲，方可取得较满意的疗效。

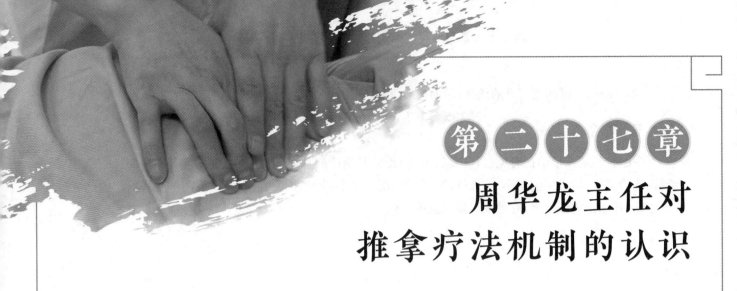

第二十七章

周华龙主任对
推拿疗法机制的认识

推拿疗法已有几千年的悠久历史,早在《素问·血气形志篇》中就有"形数惊恐,经络不通,病生于不仁,治之以按摩醪药"的记载。随着时间的推移,推拿疗法不仅未被湮灭,而且越来越被人们所重视,充分说明了它有强大的生命力。

一、推拿疗法治病机理的初识

推拿能治疗多种疾病,这已众所周知,并无法否定,其机理中医认为是医者以手法或器械作用于机体的脏腑、经络和穴位,按经络的循行和分布走向,达到平衡阴阳、调理脏腑、疏通经络、行气活血的目的。《医宗金鉴》中写道:"按其经络,以通郁闭之气,摩其壅聚,以散瘀结之肿,其患可愈。"《素问》中又曰:"按摩可使筋节舒畅,血脉流通,盖按其经络,则郁闭之气可通,摩其壅聚,则瘀结之肿可散也。"而现代医学则认为:推拿疗法是用各种不同的手法作用于体表神经感受群,使神经产生冲动和传导,由传入神经达到中枢神经,引起高级中枢相应区域的兴奋或抑制,使兴奋波沿一定的循行路线扩散,又通过传出神经在推拿的部位产生酸、胀、麻等感觉,达到调节机体神经的作用来防治疾病。并认为:推拿疗法的物理刺激使作用区能引起生物物理和生物化学的变化,使局部组织发生生理反应。这种反应,通过神经反射与体液循环的调节,一方面得到加强,另一方面又引起整体的继发性反应,从而产生一系列改变,达到愈病的目的。

(1)推拿对皮肤的作用:可促进皮脂腺的分泌,有利于汗腺的代谢,改善皮肤营养,增强皮肤的弹性和光泽,还可扩张皮肤的毛细血管,加大单位面积的血循环量,改善局部血液循环。

(2)推拿对肌肉和骨骼的作用:可提高肌张力,增强肌纤维弹性,消除肌肉水肿、酸痛,松弛肌肉痉挛,修复肌肉撕裂,还能解除关节骨膜嵌顿,整复关节畸形和脱位。

(3)推拿对内脏的作用:能促进胃肠蠕动功能,增加胃液的分泌,改善食欲;反之,可以抑制胃肠蠕动,使蠕动减慢,治疗急、慢性腹泻。还可增加肺活量,促进 CO_2 的排泄,增强肺功能。还能松弛膀胱括约肌,起利尿排便的作用,治疗小便潴留。推拿还可纠正心律,调整血压,对治疗冠心病、高血压有较好的效果。在临床观察到推拿还能使体内的红、白、淋巴等细胞得到重新分布,增强白细胞吞噬细菌的作用,故对治疗霉菌性肠炎和细菌性痢疾也会收到一定的效果。

二、推拿疗法与脏腑经络的关系

脏腑、经络是中医学的基础理论,中医各科皆以它为启蒙,为指导。脏腑之间与外在组织器官及气、血、精、津、液之间的关系均贯穿着整体观念和辨证论治的精神,神经功能丧失、肌肉萎缩以及实质性疾病,通过手法直接治疗或功能锻炼,方能收效。临床中亦需按中医的整体观念、辨证施治的原则,进行治疗。

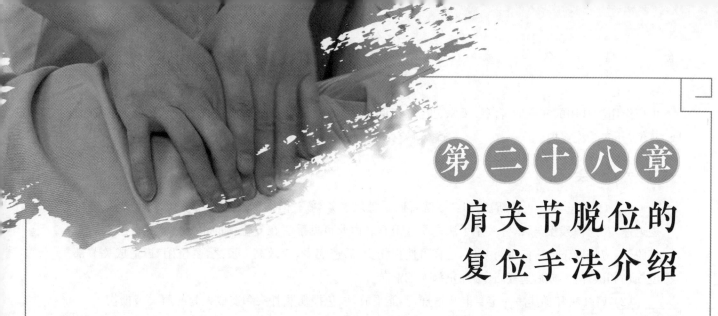

第二十八章 肩关节脱位的复位手法介绍

肩关节脱位是临床上的常见病、多发病,或因跌扑而致,或因牵拉所伤,亦有曾因脱位,又因抬举取物、伸腰打欠所致。临床上通常分为急性外伤型、陈旧型和习惯型。脱位后局部畸形,呈方肩,肘内侧不能贴胸臂,患肢手不能摸到对侧肩部,有明显外伤者局部肿胀疼痛;陈旧型和习惯型肿胀不明显,其共同特点为歪头、垂肩、肩关节功能障碍、局部肿痛、畸形。习惯型的脱位是微肿不红,畸形不显,外伤型的脱位是红肿、畸形、疼痛加剧,关节功能受限。本病在临床上复位方法颇多,在此不一一赘述,现将几种极为常用的整复方法作简要介绍,请予指正。

一、肩扛法

医者和患者均为站立位,先以医者的肩峰处置于患者脱位的腋下,医者的背靠着患者的胸,两手抓住患者手腕部,患者手臂垂直,用医者和患者自身的重量,利用医者肩峰"顶"的力量,进行复位。本法适用于一切肩关节脱位,一般要求医生身高要比病人高,当站立时患者双脚要离开地面,病人不能趴在医者身上。本法安全可靠,操作简单。

二、脚蹬法

医者一人,助手一人,患者取仰卧位,医者立于患侧,脱去相应侧的履,将脚蹬在患者腋下,两手握住手腕部;助手用布带置于患者腋下,立于外侧方,前者用脚蹬和手拉持续 10～15 分钟,后者随之用力牵拉,两者合力,即可复位。本法适用于一切肩关节脱位,年老体弱者最为适宜。

三、桌子牵引法

患者将患侧肩关节置于桌面,腋下紧贴桌面,加质地松软的垫,助手与患者呈对立面,抓住患侧的手腕,进行牵拉 10～15 分钟。待患者肩部及手臂的肌肉松弛后,医者两手分别托住患者腋下,进行上提,医者与助手同时用力,即可复位。本法适用于身体强壮、合作不好的患者。

四、梯挂法

通常采用梯子呈 35°～45°靠墙,在相应的梯档上加垫枕头一个,医者两人,一人抱住患者腰臀以下,令患肩腋下置放在一垫有枕头的梯档上,另一人抓住患者的患肢手腕部进行牵拉。抱住患者的医者可渐渐将患者往下松开,此时借梯档的支点作用,并利用患者的自身重量和医者的对抗牵引,即可复位。本法适用于其他手法无效者以及陈旧性的脱位。

五、点穴麻醉法

为了在复位时减少病人的痛苦,且操作方便,通常在复位时采用点穴麻醉,经临床使用,有良好的止痛作用。常用的穴位是:合谷、天宗、少海、三间、落枕等穴。主要方法是用右手的大拇指点捏以上穴位,几穴轮流点捏。

六、体会

(1)《医宗金鉴·正骨新法》曰:"手法者诚正骨之手务矣。""但伤有轻重,而手法各有所宜,其痊可之迟速,及遗留残疾与否,皆关乎手法之所施得宜。"由此可见手法在复位中的重要性。在此强调肩关节脱位,应按脱位的方向进行复位,这样可使损伤少,后遗症少,疗效高。反之,复位困难,造成关节部位损伤和破坏,形成后遗症,还会加重病人的痛苦。

(2)肩扛法和梯挂法一定要上肢垂直,不能平放,以免损伤肱骨头和造成人为的肩关节损伤。

(3)复位后的固定,我们通常用一团棉花缠紧,置于腋下,要求紧贴,外敷祛瘀散(协定处方),用绷带固定,用三角巾兜住肘关节,套在颈部,以防止自身脱位和损伤。

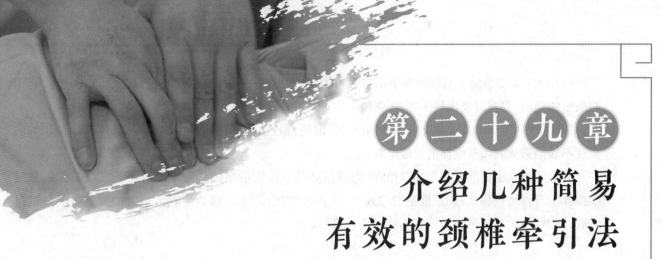

第二十九章

介绍几种简易
有效的颈椎牵引法

颈椎病又称颈椎综合征,是临床上的常见病、多发病,好发于长期伏案或长时间保持低头工作姿势的人们,如教师、编辑、会计及电脑操作和流水线工作人员。由于受到诸多原因的限制,许多人都不能及时到医院进行很好的治疗。在此,我们介绍几种颈椎牵引法,供大家参考。

一、椅背牵引法

坐在办公室或家中有靠背的椅子上,双手扶住椅子,保持好身体的稳固,闭上眼睛,放松全身。把颈部靠贴在椅子靠背上,慢慢仰头,并使其向后下垂吊3～5分钟。在垂吊的同时,头可向左慢慢转动3～5次后再向右转动,每日可反复做2～3次。

做此法时要注意:

(1)椅子的靠背边缘最好是光滑圆润的,若棱角比较明显,可垫置毛巾或衣物等,以免损伤颈部皮肤。

(2)牵引时,动作应轻、慢,不要过快,过猛,且时间不宜过长。

(3)牵引结束时,先抬头坐稳,后睁眼。

二、床沿牵引法

在家里看电视或休息时,横躺在床上,放松全身。把颈部搁于床沿,让头自行下垂10～15分钟,以感觉舒适为好。

做此法时要注意:

(1)在牵引过程中,要控制好牵引的力度和操作的速度。牵引要缓和、平稳,切不可求快,要全身放松,特别是颈部要放松。在悬垂时,头也可慢慢地向左、右转动。

(2)要先躺好,再把头置于床沿外进行牵引。牵引结束时,先把头置回床上,静躺一会儿,再睁目坐起,或翻身起来。动作要缓慢,不能快速或直接坐起,特别是老年人和患有高血压、眩晕、心脏病、哮喘等疾病的患者更要注意,以免造成意外。

三、门框悬吊牵引法

此法需要自制一个牵引吊带。具体方法是:选两条质地柔软、结实的长毛巾,纵形对折叠成长条状,把两端缝在一起,使中央保留空隙成一圆套,再用绳带把两端系好,后把绳套中点处固定并悬吊在门框上。牵引高度略高于患者坐位时的高度,头部置于圆套内,然后在座椅上加垫5～6本书,便可以牵引了。牵引3分钟去掉一本书,隔3分钟再去一本,如此反复5～10分钟。

做此法时要注意:

（1）由于需要借助于自制的牵引吊带进行操作，因此对吊带的牢固性和可靠性要求比较高，要用两条新的毛巾，缝制时要比较牢固。

（2）在用吊带牵引时，要先坐稳，把书垫好，取适合自己的体位和适中的高度，以免因体位不好和高度不够而造成对颈椎椎体的过度牵拉。

以上三种牵引法都有一个重要前提，那就是必须在医院的明确诊断之后方可酌情进行。若是颈椎椎体本身器质性病变，如颈椎半脱位或脱位、颈椎结核、颈椎肿瘤等患者禁用上法。空腹或过饥过饱时、饮酒之后、心情不好及情绪不稳时不宜进行。

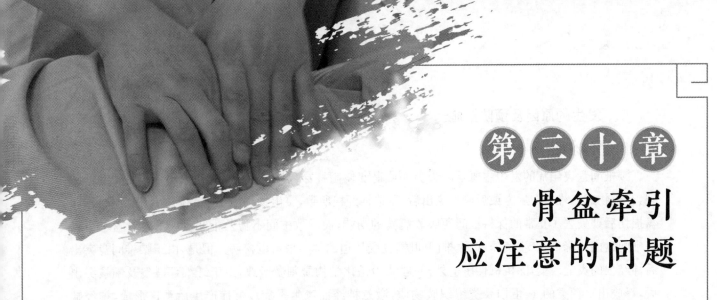

第三十章
骨盆牵引应注意的问题

临床中非手术治疗腰椎间盘突出症最常用的方法是骨盆牵引加推拿,在临床中我们采用此法治疗了几百例患者,取得了比较满意的疗效。但骨盆牵引不当引起症状加重等不良现象也常有发生。本章介绍3例因骨盆牵引后症状加重而手术的病例,希望广大医学同仁引以为戒。

一、典型病例

【例1】 患者男,37岁。腰痛伴下肢疼痛3个月,弯腰步履活动均受限,在当地医院诊治1月余,症状未减来诊。刻下:腰及下肢疼痛,不能站立和行走,由人扶持而来,痛苦面容。检查:脊柱呈"S"形弯曲,L4、L5、S1棘突旁明显压痛,直腿抬高试验右20°,左40°,屈颈试验(+)。CT示:L4、L5椎间隙后缘见软组织密度影,向右后方椎管内明显突出,右侧神经根及硬脊膜明显受压。诊断为L4、L5椎间盘突出症。处理:(1)骨盆牵引;(2)推拿加拔火罐。骨盆牵引重量为20 kg,患者按常规牵引15分钟后,再加大牵引重量和紧束腰围,维持牵拉15分钟,共牵引30分钟。牵引完毕,由于松解牵引带和腰围太快,致使患者腰及下肢疼痛更甚,烦躁不安,大汗淋漓,面色苍白,不能站立和行走。随即转院手术治疗。

【例2】 患者男,47岁。因腰痛3年余就诊。患者反复发作,近2个月来左下肢出现放射痛,逐渐加重,腰部活动受限,步履艰难,夜间翻身困难。查:腰椎向左侧弯,腰部生理弧度变直,L4、L5压痛,直腿抬高试验左20°、右45°,屈颈试验(+),"4"字试验左(+)、右(-),加强试验左(+)、右(-)。CT片示:L4-L5、L5-S1椎间盘向左后突出。诊断:腰椎间盘突出症。处理:(1)骨盆牵引;(2)推拿加拔火罐。骨盆牵引重量为20 kg,时间为30分钟。患者牵引15分钟后,请进修医生束紧牵引腰带,稍加大牵引力10分钟,患者无不适之感。30分钟牵引完毕后请进修医师松牵。由于松解牵引带和腰围太快而造成患者疼痛难忍,不能起床,痛苦面容,随即转院而手术治疗。

【例3】 患者男,44岁。患腰椎间盘突出症多年,2年前曾用牵引加推拿治疗2个疗程后症状基本消失。近因劳累过度腰痛多发,伴右下肢疼痛来诊。查:L4、L5压痛明显,腰椎呈"S"形弯曲,直腿抬高试验右15°,左40°,屈颈试验(+),加强试验左(+)、左(-),CT片示:L4-L5、L5-S1椎间盘突出,压迫硬膜节,诊断为腰椎间盘突出症。处理:骨盆牵引加推拿。骨盆牵引重量为22 kg,时间为30分钟。患者牵引30分钟后,松下牵引带即感腰腿疼痛明显,不能行走,后患者详细叙述其患有皮肤结节病,长期服用激素,造成骨质疏松。加之松解牵引带和腰围造成椎体间椎间盘等软组织突然回纳,可能压迫更加明显。

二、发生的原因及预防措施

1. 原因分析

腰椎间盘突出症的发生主要是因为损伤或退变使髓核穿入纤维环胶原纤维的网络,使纤维环破裂,突出物进入椎管向后方或后侧方突出后,压迫神经根所致,突出物一般压迫一侧神经根,同时椎间盘损伤后即失去了正常的保持椎间距吸收震荡的功能,而导致椎间不稳及椎间盘狭窄。骨盆牵引可使椎间盘内压降低,产生负压,增大椎间间隙,使受压迫的神经根得以松解。但是,由于腰椎间盘突出后神经根的炎症改变,除机械性压迫外,一般认为是化学物质刺激所致,由于纤维环破裂及髓核突出后,释放出含糖类的 β-蛋白及类组织胺物质,激惹神经而产生炎症。炎症产生后粘连形成,神经缺血,兴奋域降低,轻微刺激即可引起疼痛。而单纯的压迫周围神经只引起麻木而不产生疼痛。因此,在临床上,下肢疼痛较重者,可以认为受压后炎症较重,而不能说明神经根受挤压严重,这时病程上属急性或亚急性期,反之亦然,这时骨盆牵引对解决腰痛及下肢放射痛来讲意义不大。相反,由于骨盆牵引力或回纳时力的作用,使突出物刺激已有炎症的神经根而产生疼痛加重的症状,因此,选择骨盆牵引时除病例的选择外,还应注意牵引的重量和松解时的方法。

2. 预防措施

(1)临床医生要对腰椎间盘突出症有足够的认识,要问清病史,明确诊断。手术与非手术的病例要认真鉴别。急性期应以卧床休息为主,亚急性期和慢性期以轻手法和体疗为主。

(2)临床医生应对骨盆牵引的作用、机理有深刻的认识,特别是在松解牵引机和松解腰围时不能太快,以免造成不良后果。

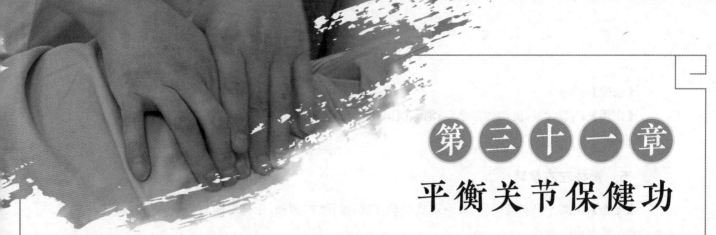

第三十一章

平衡关节保健功

平衡关节保健功是用各种锻炼和运动的方法,使得人体主要的关节即下颌关节、椎体关节、肩关节、肘关节、腕关节、髋关节、膝关节、踝关节得以润滑,肌肉骨骼健壮,脏腑调理,经络疏通,气血阴阳平衡,达到有病防病,无病强身的目的。此功法简便易学,不受环境及场地的限制,可随自己不同情况而定时、定量操作,并且老幼皆宜,尤其适合于中老年人及运动系统疾病的患者。

具体功法如下:

(要求:练功前,不宜空腹或饱胀,身体松弛,可以适量饮用温开水,排出大小便,有意识地使头、躯干、四肢、全身关节放松,大脑处平静状态,摒除杂念。)

一、摩掌抹面

【形态】双手掌面相互搓热后,贴于面额,在面部上下搓抹,要求不宜太重,但也不能轻浮。每次操作1分钟左右。

【部位】面额部。

【作用】疏风散寒,放松面肌,改善血液循环,可以防止面瘫,面肌痉挛,抗伤风感冒,面肌松弛,消退老人斑、减轻皱纹等。故有"摩掌抹面抗伤风"之说。

二、叩齿漱口

【形态】可以开口唇或闭口唇,用自己的上齿叩击下齿,来回叩击30秒左右。要求由轻渐重,但不宜太重。

【部位】口腔、下颌关节、表情肌等。

【作用】疏利关节、健壮肌肉,对颞下颌关节炎、牙周炎、松齿有一定疗效,可以改善各种牙病。故有"叩齿漱口牙不松"之说。

三、左顾右盼

【形态】两脚呈八字形平放,与肩同宽,以颈椎为轴,头向左或向右徐徐转动1~3分钟,目尽量随之转动,要求不宜太快,以免发生意外。

【部位】颈椎及项部。

【作用】滑利关节,调节关节紊乱,调节疲劳,清利头目,可以防治颈椎病、肩颈综合征、落枕、头项僵痛等多种常见病。

四、前伸探海

【形态】两脚放平,与肩同宽。先将头颈部向前伸屈,再将头颈向后收回,来回伸屈1分钟。练习时速度宜缓慢,身体尽量保持不动,头颈向前向后最大限度运动。

【部位】颈椎。

【作用】调节颈椎,协调颈部循环,消除肌肉疲劳,改善颈部血液循环,减轻颈椎的压迫和粘连,主治颈椎病。

五、脊柱左右旋转

【形态】两脚平开与肩同宽,双手自然摆动,以胸椎、腰椎为轴,先自左向右后自右向左旋转,3～5分钟,要求动作缓慢。

【部位】胸椎、腰椎关节。

【作用】能滑利松弛关节,疏通经脉,可治疗脊柱小关节紊乱、腰肌劳损、腰椎病、肥大性脊椎炎等。

六、双手攀足

【形态】两脚并立,两手微握拳或交叉掌,弯腰向前以手攀足,要求膝关节不屈曲,弯腰幅度由小到大,每次弯腰20次。

【部位】腰椎诸关节、髋关节及下肢。

【作用】补肾强腰,疏通上下经络、气血,对腰痛、髋痛、坐骨神经痛、腰肌劳损均有一定的疗效。故有"两手攀足固肾腰"之说。

七、环跳飞轮

【形态】身体直立,先以左脚向前一步,呈弓字形,右手自后向上往前再落下,往返环转20次,再以左手自后向上往前再落下,往返环转20次。要求:用意不用力。

【部位】上肢、肩关节。

【作用】滑利关节、疏通经络。主要用于治疗肩周炎、肩颈综合征等。

八、展翅扩胸

【形态】两脚分开,比肩略宽,双手同时从胸部向外展翅分开,与肩平。要求挺胸收腹。

【部位】肘关节。

【作用】滑利肘关节,并能宽胸理气、通调水道。主要用于网球肘、肩周炎、胸闷、心悸、肺部疾病。

九、湖心划船

【形态】两脚并立,两手下垂,掌心朝后,向后背上抬,然后翻掌向上向前,前后划动40次。

【部位】肘关节、腕关节。

【作用】疏通气血,解除粘连,滑利关节。可防治肩周炎、网球肘、腕管综合征、腱鞘炎、手指麻木等。

十、轮臂冲天

【形态】两脚分开,比肩略宽,两手握拳,左右交替握拳的手向上冲击,呈冲天状,轮流交替3～5分钟。

【部位】肩关节、肘关节、腕关节。

【作用】强壮筋骨,滑利关节,调和气血。可防治肩周炎、网球肘、腕管综合征、手指麻木等。

十一、屈膝下蹲

【形态】两足并拢,屈膝屈髋,下蹲上起,反复 20～40 次,要求臀部尽量靠近足跟部,足跟着地。

【部位】髋关节、膝关节、腰椎部。

【作用】调理肠腑,通调大便,滑利关节。对便秘、肠功能紊乱、关节强直、髋关节、膝关节病变有一定的疗效。

十二、研磨双膝

【形态】双脚站立,与肩相平。双手掌心贴于膝关节上,自内向外环形旋转,再自外向内环形旋转,各旋转 1～3 分钟。

【部位】膝关节。

【作用】滑利关节,强壮筋骨。对膝关节骨性关节炎有一定的疗效。

十三、左右踢腿

【形态】立正或扶持他物。两下肢轮换前后踢腿,踢腿时脚部绷直,1～3 分钟,用力循序渐进,不宜用猛力。

【作用】疏风散寒,通络止痛。对下肢坐骨神经痛,风湿性肌肉炎,腓肠肌痉挛,中风后遗症,膝、踝关节强直均有一定的治疗作用。

十四、背后七颠

【形态】身体站立,双手下垂,两足跟同时抬起,离地 2～3 寸,踮脚,上身保持正直,挺胸、收腹,头向上顶,同时双足跟着地,往返 20～40 次。

【部位】足部、跟部。

【作用】贯通气血,通经络,调脏腑。可以防治内脏病和运动系统疾病。俗有"背后七颠百病消"之说。

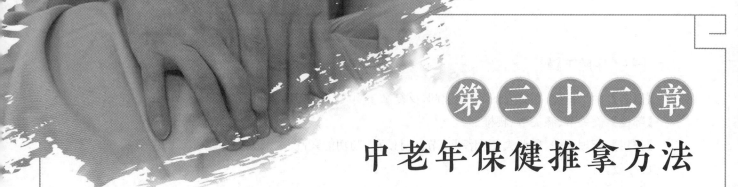

第三十二章 中老年保健推拿方法

推拿疗法是我国医学的重要组成部分之一,古代谓之按摩、按蹻。其特点是简、便、验、廉。推拿是医者根据不同的病情,运用各种不同的手法,有选择地作用于人体,被动性的手法刺激引起局部和全身的反应,使经络疏通,营卫调和,气血流畅,阴阳相对平衡,以消除病理因素,调整机体功能,达到防病治病的目的。早在《黄帝内经》《诸病源候论》《医宗金鉴》等著作中对推拿疗法治病的原理就有阐述。说明推拿疗法具有调节阴阳、疏通经络、开达抑遏、宣通气血、活血散瘀、消肿止痛的作用。其关键在于手法的运用,要想达到理想的效果,主要看各种手法掌握的熟练程度及如何适当而有效地运用。

一、胸腹部推拿的方法与作用

1. 方法

患者通常取仰卧位,医者坐于右侧,用右手五指(拇指在患者胸部右侧,其余四指在左侧)自胸部的中府、云门、膻中、期门、章门等穴处进行五指推揉,几穴反复施术,时间为2分钟。紧接着用拇指推、四指梳肋法在胁肋部进行推拿,其拇指在右侧胁肋部,其余四指在左侧胁肋部,两侧胁肋交替施术2～3分钟。继则手下移至腹部,右手用拇指晃推法和四指摩推法,自上腹部开始,在神阙、大横、天枢、气海、关元等穴推揉,几穴轮流反复进行,时间为2分钟。然后用四指摩推,以肚脐为中心,反复摩推10～20次。而后右手食指、中指、无名指并拢,在肚脐周围进行点抖数次。根据病情选择性地采用掌摩、抓提、点抖、按抖等手法治疗。

2. 作用

推拿胸部的作用是宽胸理气,宣肺平喘,清咽开喉,增强心肺功能。此法主要用于治疗冠心病、高血压、支气管炎、支气管哮喘等。胁肋部推拿可疏肝解郁,行气止痛,通常治疗慢性肝胆疾病。腹部推拿可直接作用于腹内脏器,尤其是胃肠和肝脾,能促进其血液循环,刺激胃肠和肠系膜上的神经感受器,在中枢神经系统的调节下,引起迷走神经兴奋,促进胃肠平滑肌收缩,使胃肠蠕动加强,同时也可促进胃液、胆汁、胰液和小肠液的分泌,增强胃肠的消化和吸收功能。

实践证明,推拿腹部可以使胃肠运动和分泌功能减弱者增强,过强者可变为正常,又可通过神经反射使交感神经兴奋,促其运动和部分功能维持正常。推腹对胃内食物淤积、胃溃疡、十二指肠球部溃疡、胃肠神经官能症、便秘、神经性腹泻、慢性结肠炎以及肠功能紊乱等症均有效。推拿腹部还可以治疗泌尿生殖系统疾病。

二、腰背部推拿的方法与作用

1. 方法

患者取俯卧位,医者位于左侧。先在患者背部用右手五指撒揉、掌根揉反复推揉5分钟。然后采用滚法及选用推拿的一些手法,交替地自背部大椎穴操作至腰骶部,反复施术5分钟。

2. 作用

(1) 推拿腰部的作用:腰为肾之府,乃肾脏所居,藏精、生髓,系先天之本。右为命门,喜温而恶寒,故推拿命门具有祛风渗湿、温通经络、益肾固精、补益命门的作用。现代医学认为,推拿腰部既可使局部毛细血管扩张,促进血液循环,改善营养,加速代谢产物的排出,又可刺激感觉神经末梢,故有利于病损组织的修复。推拿腰部不但能治疗运动系统之疾,而且能防治泌尿、生殖系统之病。

(2) 推拿背部的作用:背部乃督脉、膀胱经所行,督脉为阳经之海,循行脊背,直贯颈项、头顶,贯通上下。膀胱经为五脏六腑之俞所居,在治疗时用五指撒揉、拇指点揉法在督脉和膀胱经上施术,可以治疗冠心病、心绞痛、风湿性心肌炎、颈椎综合征等多种疾病。

三、四肢推拿的方法与作用

1. 方法

四肢推拿法通常分为上肢推拿法和下肢推拿法。

(1) 上肢推拿法:患者取坐位,医者分别在患者的手三阴、手三阳经上自肩关节向下进行挤捏。医者用右手的拇指、食指、中指、无名指交替挤捏至手腕部。两上肢的方法相同。肘、腕关节采用点揉、伸展法为主法反复交替进行,时间为 15～20 分钟。

(2) 下肢推拿法:患者取卧位,医者取立位或坐位。通常采用双手挤捏法、㨰法、点揉法等,在下肢的足三阴、足三阳经上用左右手的拇指、食指、中指、无名指交替施术,反复 2～3 次。然后用擦滚法自下肢上端后侧至足跟部,前侧至胫骨前缘(足三里穴)处施术。

2. 作用

四肢为手三阴、手三阳、足三阴、足三阳经脉循行之路,因此,推拿四肢不但可以直接治疗四肢的疾病,还可以使四肢关节灵活自如,更重要的是可以通过经络的传导作用治疗很多内脏疾病。

四、头、颈部的推拿方法与作用

1. 方法

(1) 头部推拿方法:患者取坐位,医者立于对面。首先自头部开始单抱推和双抱推。医者右手五指分开呈八字形,用四指指腹螺纹面着力,自左侧太阳往颞部推至风池,再自风池推至肩井,往返 3～5 次。右侧用左手以同样的方法进行。双抱推用双手进行,医者用双手拇指分别自前额(右手拇指在左侧,左手拇指在右侧)经太阳穴抱推。然后,用双手掌根自前额推往颞部,至风池,往返 3～5 次,手法力度要适中。

(2) 颈部推拿方法:患者取坐位,医者立于左侧面,左手掌心置于患者前额,右手分别用食指、中指、无名指进行点揉、拿揉、抹顺颈部,反复交替施术 5 次。

2. 作用

头为诸阳之会,内藏神明,为清空之脏,乃百脉所通。颈项系十二经络聚会之所。通过各种手法可使百脉调和,清利头目,镇静安神,平肝潜阳。因此,推拿头颈在临床上能治疗高血压、冠心病、三叉神经痛、面神经瘫痪、偏头痛、鼻炎、眩晕、失眠、颈椎综合征、感冒等症。

五、手足部推拿的方法与作用

1. 方法

手、足部推拿通常采用梳法、点穴法、捻法。其方法是医者用左手握住患者的手或足,右手拇指的偏峰在相应治疗部位的手背或足背上进行梳推,反复交替施术。再用医者的右手拇指、食指抓住患者的 10 个指头或趾头交替地捻转,反复操作 3~5 遍。足部可增擦涌泉穴。其方法为先让患者俯卧,医者用掌心紧贴于涌泉穴,进行搓擦 20 次,使之温热。

2. 作用

手法可使手足的气血调和,十指灵敏,有助于经络畅通,主要治疗手足瘫痪后遗症。足心(涌泉)乃足少阴肾经,是浊气下降的地方,所以擦涌泉穴可导引肾脏虚火及上身浊气下降,并能清肝明目。

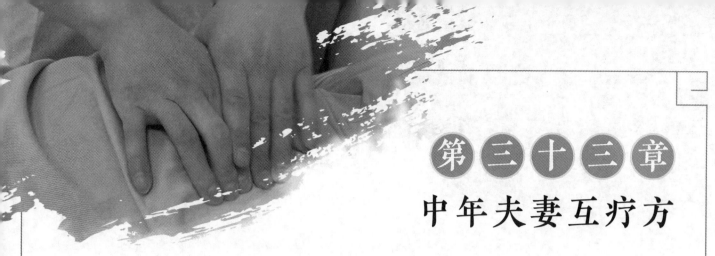

第三十三章

中年夫妻互疗方

　　我为什么选这样敏感和突出的选题？是因为近20年来临床几乎每天都发现：人到中年，不论男女，身体上的问题越来越多，越来越复杂，不仅是女同志的更年期，男同志也依然存在心理和生理问题。我常说女同志到了50岁，从头到脚都存在一些这样或那样的大问题和小毛病；男同志到了50岁，如果不注意饮食和运动等问题，也同样出现肥胖、肚子大、头晕、前列腺肥大等一系列问题。

　　有位朋友，今年48岁，可给人的感觉似乎足有84岁。他有一个让人"妒嫉"的家庭，有一份令人羡慕的工作。但他近来在家总是对夫人、孩子发脾气，以致夫人、孩子不敢和他多说话。在单位一遇到事情就恐慌不已，整天愁眉不展。他自己也说不出什么缘故，只是觉得有些不对劲，经常心慌、头晕、头痛，晚上觉也睡不好，老是出冷汗。他很苦恼，总是感到得不到周围人的关心和理解。人到中年，许多朋友或多或少都会出现类似的情况。这就是医学上所说的更年期综合征。

　　有些朋友认为"更年期"一向都是有关女性的话题，其实，这个由中年步入老年的生理过程男女都有。该综合征的临床表现为心慌、易怒、烦躁不安、失眠、多梦、盗汗等，在女性还有月经不调等症状。多数患者的性格变得喜怒无常，脾气也古怪起来。这不仅影响了亲情、友情，也妨碍了自己正常的工作和生活。现介绍一种简便易行的方法，供中年夫妻们互疗时参考。

　　(1)患者俯卧(平趴)在床上。施医者位于患者左侧，右手五指分开，以手指螺纹面为着力点，在患者背部进行五指撒揉，并用中指稍用力点揉两肩胛骨中心点(天宗穴)，反复操作3～5分钟。继而用右手掌根沿患者脊柱自上而下揉推数遍。然后将右手食指、中指、无名指稍分开，中指放在患者脊柱上，其余两指放在脊柱两侧，自上而下用力点揉至腰部，往返数次。脊柱和脊柱两侧分别为人体的督脉、华佗夹脊和足太阳膀胱经，用三指点揉(亦称疏经揉法)和掌根揉法作用于这些经络，对于调节人体功能很有好处。接着，施医者双手拇指与其余四指分开，以双手的螺纹面为着力点，对患者两侧腰肌拿揉3～5分钟，继则用掌根在患者腰部进行揉推，以有温热感为度。以上治疗手法可做10～15分钟。

　　(2)上法完成后，患者取坐位，闭目放松。施医者立于患者前方，双手四指固定患者头部，用拇指螺纹面自眉间抹向两侧太阳穴，并点揉太阳穴，反复5～10遍。然后用拇指点揉头顶部百会穴5～10次。继则用双拇指轻抹眼球(闭目后)数次，再用两拇指点揉鼻翼旁凹陷处，用左掌心擦患者右侧面、额部，用右掌心擦患者左侧面、额部，以有温热感为度。以上推拿治疗共需20～30分钟，每日1次，或隔日1次。

　　更年期综合征常见于50岁左右的中年人。中年人是"上有老、下有少"的家庭顶梁柱，并担负着事业上的重任，加之本身又处于一个由中年进入老年的生理转折阶段，更应注意自我调节。要提高自身的心理素质，保持良好的心态，遇事切不可钻牛角尖。还要注意身体的保养，加强营养和锻炼，以充分的准备度过更年期。

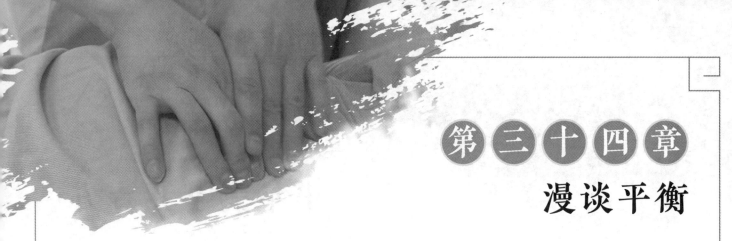

第三十四章
漫谈平衡

平衡是指一种稳定的状态,即使受到多种对立方面的影响,若每一部分都互相抵消,使整体无变化则称为平衡。

"平衡医学"主要是从根本上改善人体气血循环,平衡脏腑功能,疏通经络,纠正人体阴阳虚实状态。中医认为百病生于气,万病皆因气所致,人体内的阴阳失衡而生病。主要利用物理疗法例如针灸推拿等中医外治疗法和内服汤药两大类治疗方法,从调理阴阳之气入手,适用"实则泻之,虚则补之;寒则热之,热则寒之"的中医理论,充分调动人体的免疫功能,达到扶正、祛邪、行气活血、通络祛痹的自然治疗作用。

《易经》、"道""儒"等传统民族文化的核心无不渗透到中医学说理论中,将当时的哲学理论成果——阴阳学说、五行学说、脏腑学说等用于人体的生理、病理的阐述和治疗之中,无处不反映着平衡的思想,最集中地表现在强调阴阳平衡、五脏平衡、人与自然平衡、人与社会平衡以及治疗和用药平衡等诸多方面。

平:平均地,静也;衡:中也,正也。平衡指包括哲学上的统一、同一、调和、和谐、稳定、有序等。平衡又指矛盾的双方暂时共居于同一个统一体中,表现相对稳定的状态。

由此可见,我们医生所追求的目标就是维持患者的"平衡"状态,从而为患者解除痛苦。

一、治病和保健的平衡

什么情况下需要保健?什么情况下需要治病?对于这个问题,很多人都是模糊不清的,不知该如何选择。其中如何维持治病和保健之间的平衡又是十分重要的。当你身体的阴阳状态处在一方大幅度领先或者优势而导致对立方十分虚弱,通过本身自带的维持平衡系统的机制发挥不了作用时,这个时候你需要的是治病方法而不是保健。另外一方面,当你处于亚健康状态或者疾病的稳定期,虽然人体的阴阳状态不是绝对平衡,但也维持着相对平衡或者两者之间的误差处在较小的范围,通过自我保健或者医生专业保健,可以激发自身维持平衡的机制发挥作用,保持相对健康,达到平衡状态,这个时候你需要保健。举个例子:有一个小国家,由于自己国家维持治安警察的数量十分少,不足以维持国家社会的安定,导致社会十分混乱,百姓不能安居乐业,社会的平衡被打乱。解决这个问题有两个方法:第一个是向旁边的国家求救,寻求更多的警察力量,维持治安;另外一个方法就是自己国家慢慢培养警察。治病就像是第一种方法,当通过自己本身解决不了眼前的问题时,就需要借助外力,达到平衡。保健就像第二种方法,激发自己本身的力量去维持平衡。治病和保健,没有孰优孰劣之分,只是不同状态下选用最好的治疗方法而已。

二、中医和西医的平衡

现近社会有一部分大众,对于中医和西医的治疗方法存在着或多或少的偏见和不满。抨击中医的说:中药成分不明确,经络目前都没有证明其存在的确切证据等观点;抨击西医的说:西药副作用大,西医治标不治本等。因此维持中西医之间的平衡就显得十分重要。我觉得能够生活在中西医两种医疗体系并举共同为群众的健康保驾护航的中国感到十分自豪。

如何维持中西医之间的平衡,我的观点是从目前现状分析:危急重症尤其是急症、重大车祸、严重烧烫伤、需要手术治疗的疾病等,优先选择西医疗法,在这里需要说明一点,不选择中医的原因,不是中医不行,而是西医在这方面,优势更大。同时,中医在疾病其他阶段和保健方面,同样发挥着西医不可比拟的作用,例如恶性肿瘤的姑息疗法中提高患者的生活质量,减少一些不必要的手术等。

总之,中医和西医只是治疗方法不同,选择对患者最好的治疗方法是一个合格临床医生的基本工作。

三、医患之间心态平衡

在临床上,我们经常第一眼察觉到的不是患者的症状而是患者的表情,准确来说是因病而痛苦的表情。由于疾病的影响作用于人的心理产生喜、怒、忧、思、悲、恐、惊这七种情绪变化,称为七情。七情产生于人体脏腑功能活动,如果脏腑气血之间失去了平衡,就会影响人体的情绪变化,同样人体情绪的变化也会影响脏腑的功能状态。如果不同情绪之间的平衡被打破,心理上失去稳态便导致疾病的产生。因此,患者在治疗期间应该注重保持积极阳光的心态,对未来充满希望,不要过度悲观厌世。同时,医生在诊治期间也应该时刻关注患者的心理变化,适时开导,利用各种方法激励患者,帮助患者树立信心。

四、中医疗法的平衡

中医的治疗思维和治疗方法的各个方面都透露着平衡的思维,例如实则泻之、虚则补之、寒者热之、热者寒之等思维。中医学从另一个角度来看,就是平衡医学。疾病的产生源于阴阳平衡的失稳,疾病的好转和康复同样也是来源于阴阳平衡的稳定。

在中医外治法中,也透露着平衡思维。人有疾病就出现不平衡,采用上病下治、左病右治、前病后治的按摩方法使机体达到平衡,使经络、气血平衡,使病灶处的细菌、病毒得以消除。由于主要是查找阿是穴,即反应敏感的部位,无须懂得穴位的位置,一般患者都可用此法按摩治疗。按揉患肢对侧的相对应位置(即左侧有病治右侧、右侧有病治左侧),如果两侧股骨头都有坏死的问题,则按揉耻骨、小腹和尾骨上的阿是穴(压痛点),即两边有病治中间。按揉腹股沟的压痛点(阿是穴),即后面有病治前面,在每个压痛点按揉是以隐性(阴性)痛点(不按揉不痛)治疗显性(阳性)病灶的方法,一般不在病灶处施术,而是从四面八方施术,使刺激通过"反射"对患病部位进行调节,使之恢复平衡,不但使局部,而且使整体得到平衡,类似这样的例子不胜枚举。

最后,整个大千世界,小到原子夸克等微观世界,大到星系宇宙等宏观世界,都需要维持其自身与周围环境的平衡。平衡的思想其实在千年前就深深影响着每一个中国人,例如中国"和"的思想。万物生于平衡,万物毁于失去平衡。

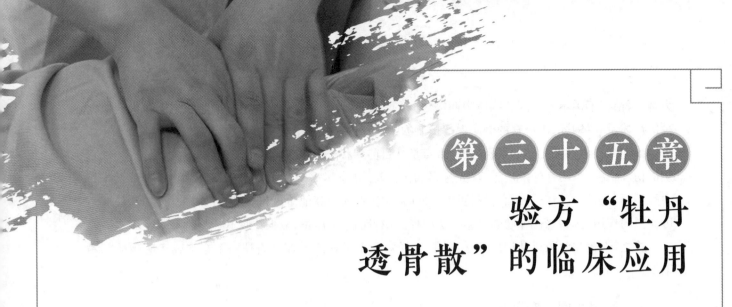

第三十五章

验方"牡丹透骨散"的临床应用

"牡丹透骨散"是江苏省著名正骨、推拿老中医朱金山在多年的临床实践中,根据"要治其痛,必攻其瘀,要消其肿,必活其血"的治疗原则而自配的一张外用处方。多年来验之临床,实有良效。本方自1956年编入南京市中医院协定处方,门诊临床一直运用,不但骨伤、推拿科采用,而且内科、外科也常用以辅助治疗一些疾病。现将近年来运用情况介绍如下,供临床参考运用。

一、方药组成

牡丹皮 60 克,透骨草 60 克,追骨风 60 克,荆芥 30 克,赤芍 60 克,当归 30 克,苦参 30 克,升麻 30 克,川椒 60 克,艾叶 15 克,高良姜 15 克,白芷 30 克,甘草 30 克。制法:上药 20 剂,共研粗末,分装,每袋 120 克。功用:活血化瘀,温经散寒,消肿止痛,祛瘀生新,促进骨痂生长。

二、适应证

(1) 跌、打、扭、挫伤的瘀血肿痛之症;

(2) 骨折后期骨痂生长缓慢,可以促进骨痂生长;

(3) 风、寒、湿侵袭引起的经络痹阻、气血不和等症。

三、用途与用法

(1) 熏洗法:每次用药一袋(120 克),以纱布包好煎煮,煮沸后倒入盆内或桶内,将患处或应洗部位先熏后洗再泡(烫时熏,温时洗泡),每日熏洗 1～8 次,每次 10～15 分钟,药水冷后熏洗即止,每袋药可连用 3～5 天,然后更换另一袋。

(2) 热敷法:用本方药物 240 克加酒糟或麦麸约 480 克,放入锅内炒热,用纱布小口袋装好,置于患处外敷。

四、临床运用举例

【例 1】 促进骨痂生长

患者张××,男性,57 岁,干部。初诊于 1980 年 7 月 7 日,右下肢胫腓骨骨折 3 月余,经住院治疗后对位对线尚可,但局部微有红肿疼痛,需持拐杖步履,膝关节活动尚可,久立或行走后则症状及体征均感加剧,局部肌肉明显萎缩 2 厘米,骨折部位压痛明显,摄片报告为:右下肢胫腓骨双折,无骨痂生长,此乃骨折后期,气血亏虚。治法:行气活血,补骨生新,牡丹透骨散 5 包熏洗。复诊:1980 年 7 月 11 日,洗后红肿疼痛基本消失,自感症情明显好转,可不用拐杖步履,仍用上方 5 包熏洗。三诊:1980 年 8 月 5 日,牡丹透骨散 10 包熏洗,一个月后症状全部消失,两下肢肌肉相比基本正常,X 线片报告为："右下肢胫腓骨陈旧性骨折线已愈合,无移位。"一年后随访,一切正常,并已上班工作。

【例2】 创伤性关节炎

患者吴××,男性,18岁,体操运动员。1979年4月来诊,右手腕关节舟状骨骨折,经治骨折愈合,局部及关节处略有畸形,影响功能锻炼,前来我院就诊。症情同前述,查患侧肌肉较健侧萎缩明显,腕、掌、指关节活动不利,诊断为:创伤性关节炎。后经牡丹透骨散10包熏洗,并配合功能锻炼,症状消失,关节功能活动恢复正常,并能参加全国体操比赛。

【例3】 痹证(寒痹)

患者周××,男性,33岁,农民。1979年10月4日来诊,左膝关节疼痛1日,经针灸、服药等治疗未愈,每遇风寒及下冷水则疼痛加剧,遇寒痛甚,得热痛减,夜间尤甚,甚则行走不便,后来我院诊治。症情同上所述,查关节活动略有受限,内有响声,皮肤无红肿,无外伤,舌质淡,苔薄白,此乃风寒侵袭、经络失和所致,以疏风散寒、舒经活络、行气活血为法治之,经牡丹透骨散3包熏洗后而痊愈,恢复正常。

【例4】 乙脑后遗症的手足痉挛

患者宋××,女孩,2岁,1980年10月7日来诊,患"乙脑后遗症"半年之久,经针灸、服药、理疗等治疗后症状略有好转,但两下肢不能行走,站立不稳,右下肢为甚,伴有左手掌指关节挛缩不用,不能伸屈,在针灸、推拿的同时,配合牡丹透骨散熏洗3个月后,上述症状基本消失。

【例5】 网球肘

患者姜××,男性,40岁,工人。1980年4月6日来诊,右肘关节疼痛。反复发作半年,经治未愈,患者感觉疼痛,活动欠便。劳累后疼痛加剧,右手握物无力,甚则不能提拿重物。查:右肘关节曲池穴压痛明显,此乃经络、气血失和。拟舒经活络、行气活血为法治之,在推拿的同时配以牡丹透骨散3包熏洗,5天后症状消失。

【例6】 产后关节痛

患者夏××,女性,35岁,工人。1979年10月10日来诊:产后43天感两手腕关节疼痛软甚,经外贴药膏等治疗无效,且疼痛逐渐加剧,遇寒则痛甚,查关节无红肿,压痛明显,此乃产后血虚,感受风寒湿邪,血得寒则凝,致血滞脉络,运行失利,用牡丹透骨散熏洗10天后则疼痛消失。

【例7】 踝关节扭伤

患者房××,男性,18岁,农民。因劳动不慎将右踝关节扭伤2天,局部肿胀、疼痛,行走不便,活动及负重时疼痛加剧。查:右踝关节活动功能受限,皮肤青紫,局部肿胀,此乃伤后气血阻滞经络,拟舒经活络、行气活血为法治之,用牡丹透骨散熏洗4天后症状及体征均消失,并能参加劳动。

五、方义浅析

牡丹皮:入心、肝、肾经,活血化瘀,常用于瘀血、跌打损伤;赤芍:凉血清热、活血消肿、散瘀止痛,治疗瘀血引起的疼痛、跌打损伤、腰背疼痛;升麻:解表镇痛;白芷:祛风渗湿,散寒止痛,消肿排脓,用于跌打肿痛、气滞血瘀;透骨草:散风祛湿止痛,用于风湿疼痛,筋骨拘挛;当归:补血活血,用于跌打损伤、肢体麻木、风湿等症;川椒:温经止痛;甘草:缓急止痛,入十二经脉;追骨风(鼠曲草):治风湿腰腿痛等症;苦参:可清热止痛;艾叶:温经散寒止痛,治风寒性腰腿痛;荆芥:发散风寒,有旺盛皮肤血行之功用;良姜:温经散寒,行气止痛。上药同用,可起温经散寒、行气活血、消肿止痛、祛瘀生新之功。"牡丹透骨散"中所用的药物均为常用药,药源广泛,本方药物组成严谨,疗效确切,故值得推广使用。但"牡丹透骨散"系外用方,切勿内服,另外,在运用过程中,切忌将皮肤烫伤或起疱,小儿使用要特别谨慎。

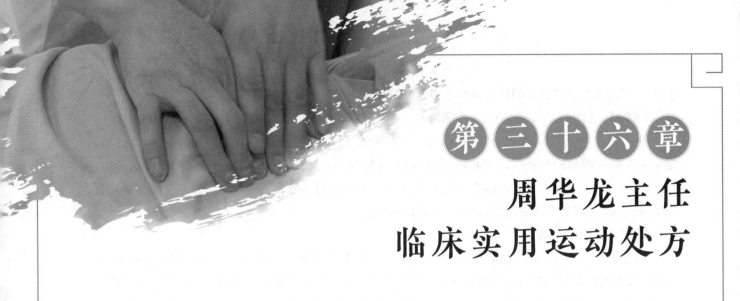

第三十六章

周华龙主任
临床实用运动处方

第一节　肩颈腰腿痛的运动处方

一、肩部运动处方

（1）摇肩法：通常取站立位，两脚呈稍息姿势，比两肩略宽，肩部自然放松，以患侧肩关节为中心，肘关节屈曲，由前向后或由后向前，做环形运动。一般每次做摇肩动作50～100次，初期可做50次，中、后期做100次，酌情而定，动作要领为由慢渐快。

（2）举手法：体位同上，患肢仍屈肘，靠近胁肋部，然后将手臂自下而上伸直，与躯体呈平衡位，与地面垂直，再把手臂返回原处，如此反复持续30次。动作要求达到最大限度，暂时须自我克制疼痛。

（3）爬墙法：身体站立，两足分开，略比肩宽，面对墙壁，用患侧四指扶墙，沿墙壁持续向上爬行，使上肢高举到最大限度，或手抓粉笔，将每天上爬的高度划道横线，做个记号，逐渐增高，每天做爬墙动作30次。

（4）甩手法：身体仍呈站立位，下肢呈"八字"形分开，患侧上肢下垂，做前后甩臂动作30～50次，甩臂旋转范围先由小到大，循序渐进，逐渐增加次数和加大范围。

以上四种方法可每天早晚各做1次，每次20～30分钟，四种方法可交替施术，轮流操作。

二、颈部运动处方

（1）左顾右盼法：通常取坐位、闭目，身体自然放松，特别是颈部肌肉要求放松，正视前方，随着视力的平行线左右交替转动头部，通常先向左顾，继而右盼，反复10次，要求缓慢而行。

（2）圆形旋转法：体位同上，头部先从左→前→右→后→左呈圆形慢慢转动10次；而后以相反方向呈圆形慢慢转动10次。要求缓慢而行，切忌过快、过猛，以免头晕。

（3）屈颈仰天法：体位同上，先将头颈慢慢向下做屈颈动作，再使头颈部慢慢向上做仰头、后伸动作。尽量后伸到最大限度，往返10次左右，切忌快速。

（4）耸肩动颈法：身体呈坐位或站立位，两足分开，与肩等宽，肩颈部自然放松，以两肩颈做由下向上耸肩动作。做耸肩动颈动作时，两肩臂可向后做牵拉活动，往返10次。

以上四种方法每天早晚各做1次，每次20～30分钟，可以交替操作。

三、腰部的运动处方

（1）叉腰旋转法：通常身体呈站立位，两足分开，与肩等宽，两手叉腰，以腰臀部为中心，做左、前、右、后、左呈圆形摇晃动作,再做相反方向运动,范围由小到大。

(2)弯腰攀足法:体位同上,接上法用双手十指交叉,掌心向上,高举过头,使腰部微微过后伸。然后双手经面前,掌心向下,做弯腰动作,上下往返 20 次,量力而行。要求弯腰时尽量使腰部呈 90°弯曲,双手力争能到足背或地面,两下肢膝关节不宜弯曲。另外,弯腰时上、下往返不要太快,以免头晕或造成不良反应。

(3)前俯后仰法:体位同上,两足自然分开,全身放松,尤其腰部肌肉放松,两手叉腰,先做向前弯腰动作,前俯 30 次,而后做后仰动作 30 次。做前俯后仰时切忌太快,尤其是患高血压的病人动作一定要缓慢。

(4)腰部侧屈法:上法做完后,体位仍同上,两手仍叉腰,做左、右侧屈腰部活动,通常先向左侧,后向右侧。要求做左右侧屈活动时,以最大限度为好,缓慢进行,每侧 30 次。

以上四法每天早晚各做一次,每次 20～30 分钟。

四、腿部运动处方

(1)旋膝摇髋法:通常取站立位,呈稍息姿势,腰部弯曲,双手掌心按在双膝关节上方,双膝关节由前向右再向后至左呈圆形旋膝 30 次,然后向反方向呈圆形旋膝运动 30 次。而后再站直身体,按着以上的方法做摇髋 30 次。

(2)跷腿蹬足法:身体站立或仰卧,下肢自然放松,先抬起右下肢,接着屈膝屈髋,用左手捏握住右足趾部,然后做蹬足伸腿动作,再以同样的方法做左下肢跷腿蹬足法。

(3)踢腿压腿法:体位同上,紧接上法,先将健侧下肢抬放在高于下肢的桌凳上,然后用上半身的压力向前做弯腰、压腿动作 20 次,继则将患侧下肢抬放在桌凳上(循序渐进,开始不宜勉强),然后用上半身的压力向前做弯腰、压腿动作 20 次,最后分别做踢腿动作 20 次为结束。

(4)踏足收势法:以上三法做完后,以踏足法为收势而结束。具体方法是身体站立,全身放松,先抬右足,反复交替,原地踏足 20 次,要求抬足时腿面与躯干呈 90°。

第二节　强直性脊柱炎的运动处方

一、运动处方

强直性脊柱炎的患者,在脊柱还没有完全强直(不能活动)之前,就应该争取时间做医疗体操,使未受侵犯的关节继续保持活动性,预防强直发生。同时,对已受侵犯的脊柱关节,只要还没有完全强直,医疗体操可起到一定的治疗和预防作用。

(1)仰卧位,两臂上举放在头后,两腿同时屈膝收腹(屈起离床),然后两腿用力蹬直放下。

(2)仰卧位,做仰卧起坐,可以先抬起两臂放头后,然后挥动两臂帮助坐起。

(3)屈膝屈髋法:取坐位,双膝或单膝弯曲,后双手抱膝,由远到近用力弯曲。

(4)前踢后伸法:站立位,稳定好身体,尽力做向前踢腿、向后伸腿运动。

(5)抬、压腿法:接方法 4。把腿置于方椅上,使腿与地面平行,尽量抬腿、压腿。

(6)屈膝旋膝法:双腿稍微弯曲,双手掌扶于髌骨上,360°转圈。

(7)脚踏膝动法:用毛巾包住可乐瓶,可乐瓶内装满水,双脚踏踩使可乐瓶来回滚动以活动两膝关节。

(8) 跷腿压膝法:左腿置于方椅上,站或坐稳,用右手轻轻压左侧膝盖。后接用左手压右侧膝盖,交替进行。

二、病案举例

【例】 患者王××,男,38 岁,驾驶员。因"背腰部变形、疼痛 6 年,加剧 3 个月"就诊。6 年前经检查,诊断为"强直性脊柱炎",背腰部疼痛,劳累后痛剧,影响睡眠,每天吃 4～6 片曲马多。

整个背部后弓畸形,腰背强直,腰、髋关节活动受限,下肢拘挛重滞乏力。近 3 个月来腰背痛较剧,尤以夜间为甚,自述常半夜痛醒,每晚只能安睡 2～3 小时。诊见患者关节强直,弯腰幅度受限,脊柱胸腰段弯曲明显,后凸呈"驼背"样畸形,加力后稍能伸直,但疼痛较剧,深呼吸可致背痛加剧。X 线片显示脊柱骨小关节面模糊不清,脊柱呈竹节样改变,椎体呈方椎样改变,骶髂关节间隙狭窄模糊不清,呈致密性炎性改变。血沉为 55 mm/h,类风湿因子(RF)阴性,HLA - B 27 阳性。用毫针刺激和手法指尖刺激整个椎间盘,加 TDP 神灯、刮痧、拔火罐等治疗,10 次为 1 个疗程。7 次治疗后,疼痛减轻,每日 1～2 片曲马多,夜间可入睡 4～6 小时。

> **【按语】** 综合治疗再加力所能及的运动疗法,可明显改善病变部位的血液循环,增强该组织的代谢活动,促进炎症因子的吸收,从而抑制或阻断强直性脊柱炎的发展。脊柱刺激法作用于整个脊柱,通过从下到上连续不断的刺激,一方面可以改善因强直性脊柱炎骨质增生压迫周围运动神经即交感、副交感神经而引起的全身症状,另一方面也可以被动运动各脊柱间的小关节,减少骨桥的形成。推拿手法对强直性脊柱炎有较好的治疗作用,推拿作用于背部督脉等五经及五脏六腑的腧穴,可振奋阳气,补益肾阳;擦膀胱、综合治疗配合运动疗法不但可以调整五脏六腑的功能,而且可以祛除受感之六淫,从而使筋节舒畅、血脉流通,有利于机体趋于健康。

第三节　失眠的运动处方

一、运动处方

1. 干沐浴

临睡前 30 分钟,排除一切杂念,用左右手交替地按摩,从头部→面部→胸部→腹部→神阙为结束,可以用右手按摩左侧躯干部,用左手按摩右侧躯干部,轻轻抚摩,待有睡意时按下法。

2. 擦涌泉

可在临睡前 40 分钟,端坐位,左足抬放在右腿的膝关节上方,用右手掌心贴于涌泉穴进行来回搓擦 5～10 遍,用力由轻渐重;而后右足抬放在左腿的膝关节上方,用左手掌心贴于涌泉穴进行来回搓擦 5～10 遍,用力同上。

3. 中药泡足

俗语说:"热水泡脚,当吃补药。"通常在临睡前 60 分钟,用红花、合欢皮、夜交藤、远志等常规量煮水,用盆或小木桶泡脚。最好双足同时泡到足三里穴。

二、病案举例

【例】　患者龚××,男性,63 岁,干部,1998 年 7 月来诊。自述:因老伴突然去世,遭受精神打击,随即整夜不能寐,很少睡上 2～3 个小时,伴有头晕、头昏、头痛、精神不振、胃纳欠佳。经过多项检查,未见明显阳性指标和体征。经朋友推荐来平衡推拿并配合 1、2、3 项方法,治疗一个疗程,症状明显改善,嘱其坚持用 1、2、3 项方法维持治疗。一年后随访,每天基本能睡 7 个小时,其他症状随之消失。

【按语】平衡推拿法,是一种良性的物理刺激,以各种手法的作用通过经络和神经系统的反射机制而获得效果。通过各种手法,以疏通经络,平衡阴阳,调动人体内在积极因素,使人体生物钟有节奏地按正常规律运行,使不正常的睡眠得以康复。平衡推拿法可促进局部血液循环,扩张血管,增加有效血流量,同时改善颅内外血运,提高大脑的供氧量,有益于大脑皮质的功能调节,对益智强脑、增进睡眠具有独特的效果。在推拿治疗神经衰弱和失眠的同时,根据病情可选择心理疏导配合手法治疗,帮助病人分析、了解自己患病的原因,以消除病人怀疑心理和焦虑情绪,调动病人与疾病作斗争的主观能动性,这对病情的好转和巩固有颇大的好处。

第四节　腰肌劳损的运动处方

一、运动处方

1. 摩擦壮腰,温经散寒

患者身体站立,呈稍息姿势,先用双手掌心相对摩擦温热后,将两手分别置于两侧腰部,做上、下摩擦 50 次左右,使皮肤有温热感方可。手法要求轻重适宜,不得用猛力,切勿擦破皮肤。

2. 按揉痛点,行气活血

接上法,按揉腰部痛点。两手微握拳用手背或掌指关节分别在腰部的两侧寻找痛点。找到痛点后,用手背掌指关节或虚拳按揉痛点 3～5 分钟。

3. 叉腰旋转,滑利关节

仍呈站立稍息姿势,两手叉腰,以腰臀为中心,左右做转体动作,各转 50 次。要求不要转得过快,也不宜太慢。

4. 弯腰攀足,固肾益精

接上法,用双手十指交叉,掌心向上,高举过头,使腰部微微过伸。然后双手平举至前面,掌心向下,做弯腰动作,反复 20 次。要求尽量弯腰至 90°,力争双手触到足背或地面,两下肢膝关节不要弯曲。另外,每次弯腰时的节律不要太快,以免头晕或造成不良反应。

5. 踢腿压腿,松弛经络

上法做完后,做踢腿和压腿动作。本法对腰痛伴有坐骨神经痛有较好的效果。其方法是身体仍站立,两下肢分别做踢腿后,将下肢抬放于桌凳上,用身体的重量向前做压腿动作,左右分别做 20～30 次。以上全过程需 30 分钟,每天早晚各做 1 次。经临床观察,采用此法效果满意,无副作用,中、老年患者尤为适用。

二、病案举例

【例】 患者周××,男性,33 岁,会计,2001 年 4 月 9 日来诊。

10 年前腰部曾有轻度外伤,因长期久坐工作,经常引起腰骶部疼痛,近来工作量较大,腰部疼痛加重。久坐后不能站立,每遇阴雨腰痛即发。查:腰骶部脊柱无明显异常,腰腿活动无障碍,腰骶部两侧压痛广泛,以两侧竖脊肌压痛明显,腰部感觉较迟钝。诊断为腰肌劳损。用平衡推拿及拔火罐 3 次,配以长期运动疗法,2 年后随访,未见复发。

【按语】 腰肌劳损又称慢性腰痛,有病程长、恢复慢、易复发等特点。多因长期从事久坐及弯腰工作,或因腰部外伤未彻底治疗及腰骶小关节不对称,而造成腰部肌肉、筋膜等软组织慢性劳损。中医多认为腰痛有三,不外于肾虚、风寒、外伤。腰肌劳损多由风寒和劳损所致,脉络阻塞、气血不畅引起。施以综合治疗加之运动疗法可疏通经络,松弛筋肉,消除瘀滞;加之拔火罐能使局部汗孔开泄,促进寒气外排,疏通阻滞经络,温通气血,促进血液循环。坚持运动疗法,不但能使腰肌劳损尽快康复,而且可减少腰肌劳损的复发机会。

第五节　腰椎间盘突出症的运动处方

一、运动处方

1. 仰卧位

先抬健侧下肢,伸直向上抬 70°～80°,然后轻轻伸直向下放回原位,再抬患侧下肢,尽力向上抬 70°～80°,然后轻轻伸直向下放回原位,如此反复各抬 10 次。

2. 直立位

在有条件的情况下,两足并拢,两手上举,用手握住上面的横木将身体渐渐拉直,腰部也保持正直,先按顺时针方向旋转腰部 10 次左右。然后按逆时针方向旋转腰部 10 次左右,每日练习 2～3 遍。

3. 旋转腰部法

双足分开,与肩同宽,双手叉腰。尽量做前、左、后、右、前 360°旋转腰部运动。动作宜慢且到位。

4. 弯腰触足法

取坐位,两腿伸直。上身向前倾,双手尽量碰触两脚尖。

5. 前俯后仰法

取直立位,保持两下肢直立,弯腰时双手尽力够地,再做后仰运动。宜缓慢、轻柔地进行运动。

6. 跺脚后跟法

穿平底软底鞋,身体稍微前倾,双手扶稳,稍用力跺脚后跟,左右交替进行。

7. 跷脚跺跟法

双脚尖稍稍跷起,稍用力跺跺脚跟。

二、病案举例

【例 1】 患者王××,女,43 岁,商场职员,以"双下肢放射性疼痛 4 个月"为主诉,求治于我门诊,患者自诉:曾在多处针灸推拿、贴膏药、小针刀、穴位注射都未有效,双腿依然疼痛不缓解。经同事介绍,患者经由爱人搀扶而来,行走障碍。查体:腰椎生理曲度变直,两侧腰部肌肉较柔软,欠发达,L4-L5、L5-S1 椎间压痛明显,直腿抬高试验左侧 45°,右侧 40°,"4"字试验和梨状肌紧张试验(一),病理征和肌腱反射(一)。腰椎部的 CT 显示:(1) 腰椎生理曲度变直,L4-L5、L5-S1 椎间盘突出,同时 L5-S1 之间椎管狭窄。曾于就近的人民医院就诊,骨科医生建议手术治疗,因害怕做手术,故来我门诊,希望通过针灸、推拿等保守疗法,缓解疼痛,改善症状,提高生活质量。后经手法、拔火罐、刮痧治疗和上述的运动疗法,大约 12 次达到临床痊愈,一开始患者是由别人搀扶进入诊室,治疗结束后患者可以自己走出医院。

【例2】　患者曹××,女性,43 岁,以"腰部疼痛反复发作 3 年,加剧 2 周"为主诉。自述腰痛及左下肢疼痛 2 周。刻下:腰部拘急,转侧不能,痛连左下肢伴麻木,不能站立行走,咳嗽、喷嚏时则疼痛加重。体征:腰椎生理弧度消失,且向左侧弯畸形;两侧腰肌紧张,L4、L5 棘突旁开 1.5 厘米处压痛,并放射至同侧小腿后外侧,直腿抬高试验左 30°(＋),右 50°(＋),拉赛格氏试验(＋),屈颈试验(＋),挺腹试验(＋),足踇趾背伸肌减弱。腰椎 X 线片示:L4、L5 椎体前缘唇样增生,椎间隙前宽后窄;腰椎 CT 片示:L4、L5 椎间盘左后方突出。诊断为腰椎间盘突出症。按平衡推拿法＋平衡针灸＋平衡拔火罐法治疗 10 次后,嘱配合上法运动。随访 2 年,未见复发。

【按语】腰椎为躯干运动的枢纽,起着承上启下的作用,在日常工作、生活中腰椎间盘受力较大,易受损伤而发生腰椎间盘突出症。根据影像学检查结果,按程度可分为椎间盘膨出、突出和脱位;按方向可有中央型、旁中央型和后外侧型。伴随着椎间盘的突出,发生局部椎体位置的改变及椎间盘的变化,同时脊柱的生理曲度也随之出现不同程度的改变。整脊疗法,根据腰椎间盘突出引起脊柱椎体之间力学平衡的失调,表现为典型的腰段脊柱椎体的侧弯、倾斜、旋转移位及生理曲度的改变等,通过脊柱平衡疗法,再加上运动疗法,可调整椎体的移位,恢复脊柱的生理曲度,重新建立脊柱的力学平衡,从而有效地促进腰椎间盘突出症的康复。

第六节　半身不遂的运动处方

半身不遂的病人,除了做全身推拿按摩及瘫痪肢体按摩和被动运动外,还应根据恢复的情况做下列运动,以巩固治疗和尽早恢复有关功能。本着"生命在于运动"的宗旨,只要有活动的能力,不论是哪个关节,还是哪个部位,都应积极采用相应的运动处方。

一、运动处方

1. 仰卧位的运动
先做足踝和足趾的屈伸练习,再做腕、肘关节的屈伸练习,紧接着做髋、膝关节的屈伸练习。

2. 坐起练习活动
最初可由医者扶助从床上坐起,以后逐渐过渡到自己坐起,然后再扶着固定的物体坐到椅子上。

3. 足踏棍练习
用一根长一尺左右的木棍或一斤装的空酒瓶,放置在平坦的地面上,用脚底来回搓动 20～30 次,每天 5～6 遍。

4. 健身球

用两颗圆形的核桃或两个 250 克的小钢球,轮流地在左、右手中进行,反复滚动,每天 5～6 次,每次 30 分钟左右,重点应放在患侧手部。

5. 散步

中风病人只要能下地走路,就要坚持在家中来回地走动,每天坚持散步 10～30 分钟;若自身不能独立散步,请家中的其他人搀扶着进行散步,也应该坚持 10～20 分钟。

二、病案举例

【例】 患者曹××,男,60 岁,干部,1996 年 4 月 9 日来门诊。左侧肢体偏瘫 10 天,于 1996 年 3 月 26 日生气突然倒地,左侧肢体不能活动,语言謇涩,神志不清,立即送本院中风中心急诊室,经头部 CT 平扫诊断为脑梗死,予对症处理后病情稳定,收入院。入院时症见:左侧肢体活动不遂,肢体软瘫,说话欠流利;左侧中枢性瘫痪,左上肢肌力差,左下肢近端、远端肌力均差,左侧肢体肌张力低下,腱反射亢进,舌红苔白腻,脉弦滑。经推拿、针灸治疗,25 天后肌力明显改善,左上肢肌力改善,左下肢近端、远端肌力逐渐恢复。由家属照看,按运动处方练习 3 个月,可徒步独立行走,日常生活能自理。经 1 年随访,无复发。

【按语】中风后遗症的治疗,是临床较为棘手的病症之一。中风偏瘫多由于气虚血瘀、痰浊阻络、痰火上扰、肝阳上亢等原因导致气郁不畅、经脉失养而引起。针灸、推拿配合运动练习均有疏通经络、调节阴阳的作用,而推拿加运动的治疗还具有舒筋通络、活血化瘀、滑利关节、改善肌张力、提高肌力等独到的作用。从西医学解剖生理观点解释,头部针灸、推拿配合运动疗法可以迅速建立起脑血管侧支循环,损害部位血流量增加,脑循环障碍得以改善,促进了脑功能恢复及代偿作用。针灸配合推拿加运动疗法可以加速患肢功能改善,加速康复进程。

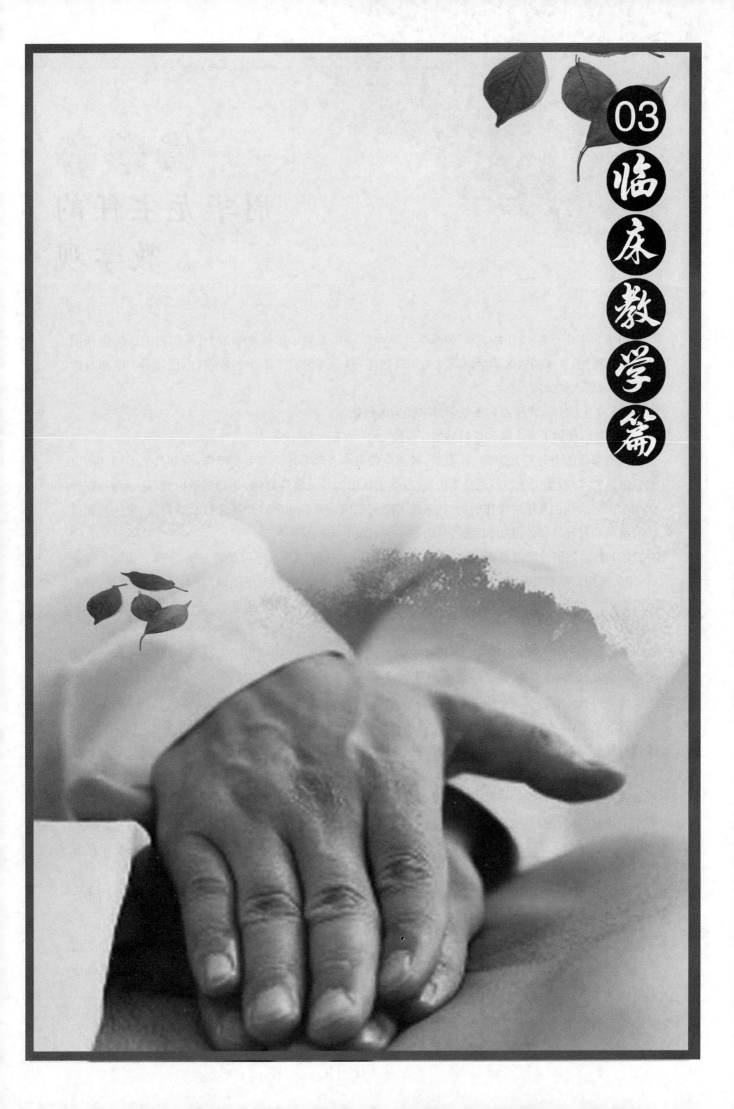

03 临床教学篇

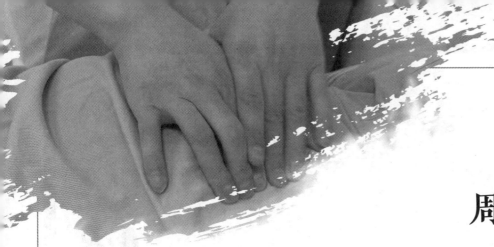

周华龙主任有着40年的教学经历,学生从小学一年级到中医推拿学博士;从国内的医学生到国外的主治医生;从亚洲的医学生到欧美的年轻医生,确令周老有了不少的收获,也积累了一些切身体会和认识,供大家参考。

(1)学生的专业水平是判断教学效果优劣的硬指标。

(2)教学优劣的先决条件是教师的综合能力。

教师综合能力分三个品级。下品者:教学生按书本去学习理论与手法操作,令知其然不知其所以然。中品者:除教学生学习理论及手法,还教学生认识为什么要这样做,令知其所以然。上品者:在教学生学习书本知识及手法操作的同时,还教其如何临床、看病,并令其知道为什么这样做,更让其知道如何继承和发扬老师的方法和经验,从而做一名名副其实的好医生。

(3)教学效果的优劣与否,还取决于学生自己的主观能动性。学习的方法亦分三个品级。下品者:埋头充饥,只顾吃碗里的,图今温饱而已。中品者:胃口好,吃着碗里的,盯着锅里,不知满足,有一定的潜力。上品者:晓得用心挑食,吃着碗里的,盯着锅里的,惦着肚里的,善于消化吸收,能举一反三。

教学是一个永久性的课题,它不仅针对教师,也针对学生,在任何形式的教学中,学生和教师之间的相互交流、影响和启发,都十分重要,十分有益。

读书=教+学。

教学之道,学在于人,教亦在于人。推拿教学和其他学科教学特点有所不同,虽然也有教学大纲、课程教材,课前也写教案,课后也有小结,然而正式到了课堂上,教与学的条条框框被打破。

无论古今,医者仁术,医品即人品,作为一个好的医生,首先强调好的品德,由此可见,教如其人,学如其人。人品高,教品、学品亦高。品者,为德艺双至,缺一不可。

手法好的,为能;心境好的,为妙;手法与心境都好的,为神;手法与心境都好的,并能心神合一的,为逸。在学校里无论是教师,还是学生,常常有滥教充数者,也有滥学充数者。鉴此,自打有幸坐在教师的位置上,周老便时时提醒自己用心。

努力,以过去为学之心,比今日为教之行,将自己做学生和做教师的体验联系在一起,让它们相互对应促动,以便修正拓宽自己的能力,力求不做充数之滥教,不误了别人,也不误了自己。

半个多世纪以来,推拿临床阵地在萎缩,生存和发展面临巨大挑战,这是不容回避的现实,周老近40年来在临床一线的体会是:推拿学源自临床,服务临床,只有顺应临床的教育,才能培养出适合临床的好医生。

推拿学科要培养适应临床的准医生,切合临床、为了临床应是推拿教学的首要目的。教师要有一定的临床基础,且推拿学实践性很强,所以要想更好地传道、授业、解惑,则既有一定的临床基础又有一定理论水平的一线师资很关键。

教材应该符合临床实际,选择一些临床实用、能解决问题的方法和技能作为教学的材料,更要将理论和实践紧密地结合,力求符合现代化临床习惯,并采用通用的规范,使学生学得懂,用得上。

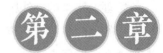

第二章

周华龙主任
中医推拿教学体会

一、推拿的重要性

推拿是中医重要的组成部分之一，是医者施用手法进行治病的一门中医学科，它的教学也是重要的组成部分。自古至今，我们的祖先在长期生产生活实践中积累了丰富的理论和实践知识，以口传心授的方式传授他们的经验。因此推拿的实践教学，在培养推拿人才方面起着主导和决定性的作用。

推拿为我国古代医学十三科之一，历史悠久，源远流长，早在先秦时期，《黄帝内经》中就有推拿治疗痹证、痿证、胃痛等病的记载，可见当时推拿已成为医疗的重要手段之一。到了魏、晋、隋、唐时期，在太医院(专为皇帝宫廷诊病的医院)内设立了推拿科，并有推拿专科医生、推拿博士，而且治疗的范围也很广泛，如《唐六书》中记载，按摩能治疗风寒、暑湿等引起的疾病的治疗。从唐代开始，推拿疗法还传至朝鲜、日本等国，在国外也有一定的影响，宋、金、元时期推拿疗法的运用范围更广泛了。它不但用以治疗"损伤折跌者"，而且用于妇科的"催产"和其他内科疾病。到了明代，不仅设有推拿科，而且在小儿推拿治疗方面也积累了丰富的经验。推拿疗法的发展也不是一帆风顺的，到了清朝时期，由于封建制度的腐朽，以及医学界的相互排斥，那些自认为"大方脉"的"正统"医生们，胡说推拿是"医家小道""有伤大雅"，不能登"太医院"之堂，于是，推拿便被赶出太医院的大门。民国时期，推拿疗法和中医学一起，同遭悲惨命运，几乎被埋没。

新中国成立后，在党的中医政策的指导下，医学迅速发展，推拿行业也兴旺起来，相继在医院设有推拿科，并在中医学院校设立了推拿专业或针推系，安徽、四川等省市相继建立了中医推拿医院，1984年上海中医学院受中央卫生部委托分别开办了全国推拿高等进修师资班以及全国儿科推拿师资进修班。国际上有许多国家也相继派专人来中国学习。总的形势是好的，但现阶段发展推拿事业仍不能满足广大人民的需要。抓紧教学，培养推拿人才，是燃眉之急。

二、理论与实践紧密结合

中医推拿科是一门实践性很强的学科，对其教与学的要求是理论与实践必须紧密结合起来，既不能纸上诊病，只讲理论，不着实际，也不应单纯地介绍经验，而忽略理论指导。

备好内容充实的课，是教师讲好课的基础。教师备课主要是解决信息的变换。首先，需将教材的内容反复阅读，抓住重点内容，才能提纲挈领地讲解，把教学内容和信息传给学员。其次，在教学前，备课笔记须认真书写，并要反复修改。此外，教师应根据教学大纲和学生知识水平及接受能力，结合推拿班级学员的层次，准备讲课内容。如速成班或短训班应根据他们的特点，以通俗易懂速成实用为原则。备课的内容应以教材为主，还要搜集历代医家著作，选择合适的医案，尤其是推拿专业，流派众多，备课教师应取各家之长，排除门户之见，应博览群书，博采众方，将其精华集为一体，教给学生。教师必须要有高度的责任心和百阅不烦、百写不厌的恒心,同时在教学过程中要做到内容熟练、讲解精彩,方能掌握教学的技巧,把详细而全面的内容传授给学生。衡量教学质量主要在两方面:一是备课质量,准备如何;二是表达,有相当多的教师,实践经验非常丰富,但是表达能力有限,学员也达不到理想的学习效果。通过多年的教学实践,我们深深体会到推拿科的教学有其特点:推拿学员之间差异极大,有三级医院的专科医师,也有基层医院的全科医师,更有许多普通民众希望通过学习推拿来自我保健。他们医学基础不同,学成后应用场景也不相同,故因材施教非常重要。此外,理论和实践应紧密结合,单纯谈理论,纸上诊病,学员兴趣不浓,如只谈临床,不谈理论,也只是一条腿走路。因此,必须理论与实践紧密结合,在讲解理论的同时,还应举一些病例充实教学内容,做到有骨有肉。表达应有声有色,学员听时百听不厌,才能真正做到教与学紧密结合。

三、教学目的与要求

教学的内容应该是精炼的教学体系、适当的教学方法、生动的教学情境,使学员们做到理论易懂、方法易会。不懂不会说明你的教学失败。推拿教学,应该掌握其方法,要学会亲自动手操作,熟能生巧,不论是手法教学,还是疾病的临床教学,都应让学员充分地操练,"精谈书本不如一干"。总之,除了让学员掌握必要的理论外,掌握治疗手法和方法也是教学的关键。

教学的目的是为临床工作服务,所以推拿学习还有三个特点:一是了解,二是掌握,三是必会。教师要花费几番心血,学员要具备刻苦钻研的精神,要有几分呆气和傻气,认真学习。"教师领进门,修行在个人",教学相长,相互结合,相互协调,教学一定能取得预想的效果。

推拿的教学要求中,学员记忆和背书也是重要内容之一。推拿教学内容十分丰富,既有中医内容,又有西医内容,既有中医特点,又有西医特长,既有药理,还有方剂等。由此可见,既要掌握理论,又要有临床实践,既要有熟练手法,又要有常见病、多发病的诊断治疗方法,诸如此类,推拿科的教学内容是颇为丰富的,因此对教师的要求是很高的,既要有丰富的理论知识,还要有一定的临床知识和丰富的经验,二者缺一不可。教师应定期上门诊,注意观察病情,掌握常见病、多发病、疑难杂病的病因、病理、临床表现、体征、全身症状、鉴别诊断、治疗方法、疾病的预后等,要认真观察,善于总结。从感性认识上升到理性认识,从理论到临床,从书本到病例,从理论到实践再到理论,如此反复,数年甚则数十年后,教师能够将理论与实践紧密地结合起来,达到抓准重点,精炼内容,课堂上能深入浅出举例生动,语言简练,动作沉着,学员们听得也很有兴趣,不致于厌烦、疲倦,甚至于在课堂上睡觉等。

推拿学的教学要求,有了解、理解、熟练的不同要求。有些知识了解即可,有些知识理解就行,还有些知识一定要求学员死记硬背,否则,每门课程学完后,学生们重点非重点不知,主次不分,到头来还是肚里空空。

四、进修实习医生的教学

推拿专业虽然近年来发展较快,但是底子差,起步低,所以,推拿医生现阶段还存在参差不齐的情况,有大专、中专、盲校甚至还有初中生。所以,宜进行实习生摸底测试,再确定带教内容。若理论水平高应侧重实践的教学;若理论水平低,则侧重先理论后实践。

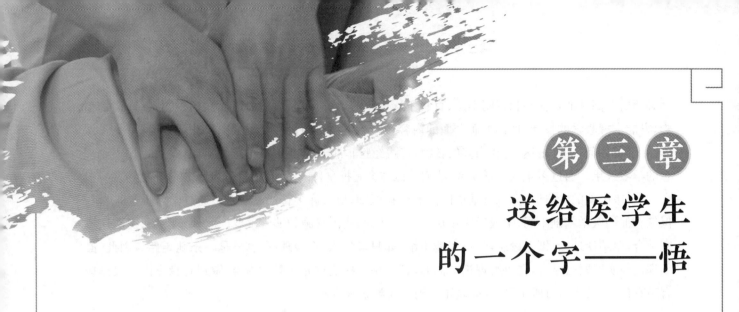

第三章
送给医学生的一个字——悟

多年来,周老带教了许多的国内、外医学生,有硕士、学士、主治医师等,他们大部分都很优秀,都很刻苦,肯下功夫。但经常有学生问:同样都是一双手,为什么老师能够手到病除？老师的手法为何如此神奇？如何才能达到神奇？在此,周老毫不犹豫地送给他们一个字——悟!

作为医生,有的辉煌一生,成为大家,成为人们敬仰的名医、好医生。但也有的人庸庸平生、糊涂一辈子。同样是工作,为何有天壤之别？医学的理论联系实际,说起来很简单,但做起来、做好却很不容易。教学时,周老就教导我们,学医,尤其是学习中医,书本里的知识要吃透。通俗地比喻,不行就把书烧成灰吃下去。再把吃下去的理论运用并指导于实践,与其相结合。再返回理论,真正做到书本和临床融为一体,悟出合而为一来。

古老的推拿学科,为何经千年兴盛不衰,并且逐渐焕发其勃勃生机,被世人青睐与接受？这是源于其疗效显著、治疗范围广泛的结果。学好它就要求既有中医学的理论基础,又要兼备西医学的诊治知识,更要掌握专科的操作技能,甚至还要具备某些边缘学科知识。只有综合各种理论知识达到融汇贯通,才能成为合格的推拿医师。

举个简例,若遇到常见的腹痛病例,首先应通过体检明确诊断,如据其症状判断胃炎还是肠炎;据部位判断胆囊炎、胰腺炎还是阑尾炎;据腹壁紧张程度判断是否存在胃肠穿孔;据性别判断是否有盆腔炎,甚至异位妊娠等。这需要扎实的西医功底。只有确诊后采取下一步的对症治疗,才可能取得一定的临床疗效,否则会出现无法弥补的失误。

推拿手法看似简单,许多学生认为只要有力气就行,其实手法是力量与技巧的结合。必须自己下功夫去体会、去悟才能深得其中奥秘。学生初始随周老学习时,看到他用手在小儿腹部摩一摩、背部推一推,腹泻就止住了。起初觉得不过如此,但自己尝试后才发现,若力量不够,则腹泻不止;若技巧不足,则造成便秘。逐渐认识到老师的手指如此神奇,为了达到这种“点石成金”的神奇,便暗下决心,努力学习,钻进去悟出其中的道理,不断提高自己。

推拿是实践性很强的学科。许多奥秘与真谛必须在临床中体会和积累。比如周老在香港讲学时,在考核毕业生时,出了这样一道考题“‘一旦临症,机触于外,巧生于内,手随心转,法从手出。’请简述你对这段经文的理解”。有位学生回答医生给病人看病时,要用心去对待病人。随即我们祝贺他通过了。虽然他没有一字不漏地背诵出译文,或许他的医术不是很精湛,但他却具备了作为一名医生最应有的品质——用心对待病人。这是成为一名医生的起点。

周老常说,拔拔火罐,病好一半。但许多医学生甚至医生都不会操作,不是拔不上去就是拿不下来,甚至烫、烧伤病人,出现差错或医疗事故。更谈不上娴熟的操作、得心应手地实现治病之效。只有平时刻苦练习,更要善于思考、勤于总结,才能悟出辨证、辨病、辨人、辨时的治病精髓。

多年来有些人会把推拿这门学科说成“祖传”之技,“祖传而非遗传”。其实关键在于是否会传、会学习。当然祖传是一个学习的有利条件,身在此境耳濡目染,可以经常接触患者和病例,随时都有将理论与实践相结合的机会。这样能够学习前辈的经验,但学习前辈的目的不仅是为了继承,更是为了发扬与光大。周老随朱金山先生学习时,经常亲眼看到导师"不可思议"的诊治效果,对导师的一些教导,懂与不懂都先记住,并对他的手法进行形态的模仿,经过自己日积月累的总结练习、潜心思考、刻苦努力,最终悟出了一些看似很玄其实十分科学的真理。周老的手法经数十年的不断磨练,已"形神兼备",被病人和朋友称为"仁心仁术"的"铁掌周"。

又如临床中治疗腰椎间盘突出症方面,周老在苏北一带小有名气。腰椎间盘突出症的许多病人很痛苦,有的医生一看就是"开刀",不少病人在思想上背包袱,身心俱疲。周老在恩师的指导下,创立了"五点推拿法"治疗腰椎间盘突出症(所谓"五点"基本是人体黄金分割点),并结合自己创立的"上下平衡推拿法",为成百上千的腰突症病人进行诊治,取得了一定的疗效。经反复研究,大部分病人能够不用手术而达到临床痊愈,还病人一个健康的体魄和积极的心态。因此被广大病人亲切地誉为"神手"。

通过多年的行医和教学,周老体会到对于每个病都应遵循辨证、辨病、辨位的整体论治原则,既要应用所学的知识,反复推敲疾病的病因、病机、治疗方法及预后,也要有目的地利用现有的科学,特别是现代医学的方法和手段,取长补短,一切以疾病和病人为中心。

医学生对课本要精读而不要照本宣科,只有理解了的知识才能更好地运用它,理解得越深刻,发现问题的能力就越强。周老曾经常反复地教导我们要多读书、会读书,但不要死读书、读死书;要多看病、会看病,看别人看不出来的病、看别人看不好的病。还应认识到上课是学习、看书是学习,上临床见习、实习更是学习,要学习书本上没有写的知识和技能。

凡学过中医的人都知道"望而知之谓之神"。周老曾用望诊诊断了一些病人的生死。公安系统有位病人,腰部疼痛,经多方治疗未愈,随即请周老去会诊。周老详细询问了病史,特别是观察这位病人的神态(该病人已经1个多月不能起床了)。周老避开病人说了一句:"这位病人如果'好',2周内即可起床;如果2周内起不来,他就永远起不来了"。果然不错,不到3个月该病人就"走"了。临床中,只要细心认真,此类例子举不胜举,这就需要过硬的中、西医专业知识与技能,更需要强烈的责任心与悟性。因此,做医生不容易,做个好医生更不容易,要认真,要用心,更要"悟"。

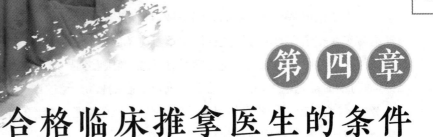

第四章 合格临床推拿医生的条件

百年大计,教育为本;教育大计,教师为本。周老自 1974 年从事教育工作,到现在继续担任中医教学工作。多年来,周老深深体会到习近平总书记的指示:一个人遇到好老师是人生的幸运,一个学校拥有好老师是学校的光荣,一个民族源源不断涌现出一批又一批好老师则是民族的希望。培养合格的人才,党的好政策、领导的培育、导师的引路、个人的努力缺一不可。从一个什么都不懂的孩子,成为一名仁心仁术的好医生,周老的成长道路有几点值得我们学习。

一、勤奋和努力

不断努力,展现新风貌,为中医药教育发展不断蓄力,为自己成为合格医生打下坚实的基础。通过长期勤奋学习,努力工作并长期坚持,使之成为良好的习惯,这是成为合格中医的必备条件。

二、坚守岗位

要立足学术岗位,不断实践,敢于实践,善于实践。一个合格的医生必须坚持不懈地坚守岗位,多治病人,治好病人,不能见异思迁。自觉把求真与求用有机结合起来,经得起挫折、耐得住寂寞,潜下心来做学问、搞临床,努力使自己成为一名合格的中医。

三、学习下功夫

"下功夫"是指要投入时间和精力。要善于学习,努力学习,刻苦学习。火候是一种修养程度,是一种境界。扁鹊见蔡桓公望而知病,张仲景断王仲宣眉落而死,朱金山先生用点抖法诊断肠癌,周老通过望诊诊断过多种肿瘤,看脸色诊断癌症,看形体诊断骨癌等等,这是火候,这是功夫。短时间或者不临床是不可能达到如此境界的。周老通过努力创立了许多独特的教学方法和诊断方法,应用到临床带教和临证治病中,获得一致好评。

现在学习中医的学子们十分努力,背经典,跟名师,学西医,学医技,学外语,学计算机等,十分下功夫。一份耕耘一份收获,一份功夫一份结果,功夫到了,火候也就到了。

四、合格医生要见多识广

见识就是指人的眼界和学识。常言道,"读万卷书,行万里路",这个过程实际上就是增长见识的过程。中医学是一门实践医学,更需要时间的积淀、临床的历练、经验的积累,将见识转化为学识。所以,增长见识,开阔眼界非常重要。周老常和医学生们说,在临床规培中,所遇见的每位老师,都有其特点,哪怕是一点点,日积月累,把每位老师的长处积累下来,你就成功了。

五、合格医生要人品好

人品是指人的品格,医乃仁术,司性命,断生死,为患者生命安危所系,言谈话语,举手投足之间皆有"兴丧"之效。所以，仁心仁术的好医生要做到：不骗人，不坑人，不害人。不用技术、医术去坑骗病人，要用真才实学、救死扶伤的精神和技术去拯救病人，用"心"去安慰每位病人，做一个既能治病又能治病人的好医生。周老多次在全国的学术会议上强调：要学习和继承老一辈、老医生的品德和医德。

六、合格医生应德才兼备

首先，合格的医生不能自封，需要同行认可，而社会认可则更为重要。合格的医生大都是应时、应势、应运而生的。纵然有些因素难以预测，对人的境遇有所影响，但是时运永远垂青于有准备的人。有些人确实因为一个偶然的机遇改变了命运，改变了人生，虽看似偶然，但其中也蕴含着必然。由此可见，做一名合格的医生要天时、地利、人和，要做到德艺双馨、品学兼优、德才兼备，否则便是一句空话、套话。

周老曾给一位医生的评语是：政治合格，医术精湛，作风正派。合格的医学生周老就给他一个评语：品学兼优，当然也是百里挑一。

七、不能见利忘义

合格的医生要以技服人。世谓"天下熙熙，皆为利趋；天下攘攘，皆为利往"。但君子爱财，取之有道，临床诊疗一定要小心谨慎，保持自己的为人处事原则，坚持洁身自好。贪图小利，必有大患。有些医生出门诊，为了多拿挂号费，多提成，采取"快速作业法"，须臾开方，或成箱、整件开药，这也是贪利的一种表现形式。

八、医疗要用心

合格的医生要出言谨慎，不要说"大话"，不恐吓患者，不要出于个人目的妄下结论。"病从口入，祸从口出"，医疗纠纷、医源疾病往往来源于此。合格的医生要知道十年磨一剑的沉思积淀，古人"不游玩"的意义可能就在于此。不能见异思迁、投机取巧、朝三暮四，整天想着改专业或创业。合格的医生要有存心积善以济人的心胸，不可为求名利而害人。

九、要做专业的优秀医者

合格的医生要做到兢兢业业，不辞辛苦，要有奉献精神。努力使自己成为本专业和本行业的优秀医者，传承老一辈中医人博大精深的中医药文化，以其人格魅力感染人、渊博知识培育人、大师风范激励人，在中医药领域自强不息，迎难而上。俗语说：一个好的医生是一面旗帜，一个好的医生就是一座丰碑，愿每位合格的中医朝着这个方向去努力吧！

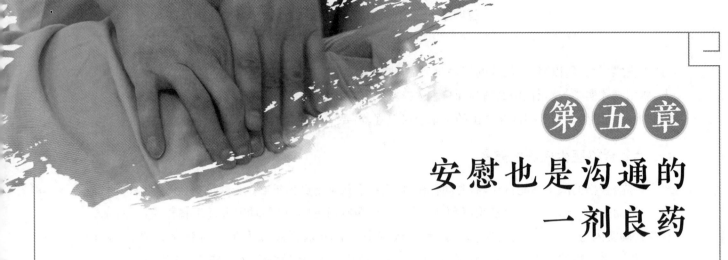

第五章
安慰也是沟通的一剂良药

  当下,有许多疾病需要中西医共同诊疗,中医和西医治疗各有千秋、各有长短、各有利弊。因此要根据病情、病证的发展趋势,病人的心理、生理需要,选择适宜的治疗方法,故仁者见仁、智者见智,需要手术治疗的手术治疗,需要保守治疗的进行保守治疗。总之,一切医疗的出发点和落脚点都是为了病人的健康。在临床上有许多疾病,医者的一句话有时会产生两种截然相反的效果,"一句话送命,一句话救命"。比如当下常见的肿瘤,医者一句"想办法,给您治",病人听后心里很舒服。反之,一句"你的病是肿瘤,回家准备后事吧!"短短的一句话送了患者的命,断了患者对生的希望。

  比如临床上最常见的面瘫,有的经验丰富的医生一看,说句"一定能治好",给病人树立信心,很快病就治好了;反之,"面部表情肌瘫痪了,很难好!"等话语,会给患者以巨大的心理负担,不利于疾病的恢复。周老曾亲手诊治过一位病人,年龄大约 50 岁,还能自己驾车去国外游玩,只是视力不好。当然,可能存在病情发展的缘故,医者给予手术,左眼术后,左眼失去了光明;右眼手术后,右眼也一样失去了光明。病人很痛苦! 一是缺乏沟通;二是缺乏合理的治疗方法。

  目前仍有一小部分医生看病不问病情,往往问诊的第一句话便是"你带了多少钱啊?"把病人吓跑了!

  "良言一句三冬暖,恶语伤人六月寒。"恰到好处的话语让人如沐春风,冷言冷语令人雪上加霜。搭建医患沟通的桥梁,增进医患互信,显得尤为重要。诊疗过程中,除了语言沟通外,学会安慰,亦不失为"一剂良药"。

  "有时,去治愈;常常,去帮助;总是,去安慰。"美国纽约东北部的萨拉纳克湖畔的这段名言越过时空,至今仍熠熠闪光。这句名言明确了医学是饱含人文精神的科学。抽去医学的人文性,就抛弃了医学的本质属性。

  作为医生,"去治愈"需要丰富的科学知识和实践积累,但医学不能治愈一切疾病,不能治愈每一个病人。因此患者也不要盲目依赖医学,对医学产生不切实际的幻想。

  安慰,是一种人性的传递,是在平等基础上的情感表达。安慰也是医学的一种责任,它饱含着医学的人文关怀,决不能敷衍了事。如何学会安慰病人及坚持经常安慰病人,是一个大课题,很见功力。

  医患沟通看似简单,实则体现了医生的责任心。医生应多看、多问、多关心,尽量做到态度和蔼,语气温柔。在医疗服务中,"看一看"确实是重要的,当医务人员注视着患者时,眼神就会向病人传递着同情和关爱,有时一个微笑、一个眼神,爱意就被表达,沟通得以完成。

  试想,一名患者经过多项繁琐的检查与化验,很多时候会感觉自己是躺在冰冷的流水线上,但患者不是电器,医院也不是修理厂,在诊疗过程中医生多说一些暖心的话,行为举止间渗透出一些关怀,会让患者倍感温暖。

　　比如在冬季,患者抽血需要脱袖子,有的穿了一层又一层,如果护士不耐烦地说一句"快点快点,别耽误时间"势必会引起患者的反感。如果再多等一会儿,站在患者的角度想一想:大冷天没开暖气,脱袖子本来就很冷……此时说一句"别着急",相信患者也会积极配合,顺利完成抽血检查。再比如,有些检查需要空腹,如果医护人员少交代一句,患者就会多跑腿。有爱,才是真正的善待。加强医患之间的沟通,既能提高患者对疾病诊疗全过程及其风险性的认识,减少医患之间由于信息不对称而产生的矛盾和纠纷,同时,又能增强医务人员的责任意识和法律意识,提高医疗服务质量。

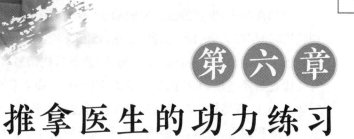

第六章
推拿医生的功力练习和推拿介质

临床推拿医生不但要求有推拿的理论知识,而且要有比较熟练的手法和较好的体质,以便能认真做好每次推拿。作为一名推拿医生,首先应该加强体质和体力的锻炼,其次是加强臂力和指力的锻炼,简单地说,就是要练基本功。

一、全身的练功与锻炼

推拿医生通常要有足够的力量和耐力,也就是说需要一定的气力。推拿是用手或肢体的其他部分,按照各种特定的技术和规范化动作,在病人体表上进行操作。练功的方法很多,根据推拿者的体质或体力情况可练些简化太极拳、基本的武术套路或内养功。

二、臂力练习

俯卧撑练习:全掌撑地俯卧,做双臂屈伸运动。要求躯体挺直,不塌腰挺腹。当两臂屈曲时,整个躯体下落;当双臂伸直时,则躯体上升。每次练习不少于 5 次,可根据自己的体力和锻炼情况,逐渐增加。

三、指力练习

1. 五指俯卧撑练习

双手五指成爪形,指端着地,躯体挺直,做俯卧撑。开始练习时,训练强度可根据自己的体力而定。在运动过程中,运动时间和运动强度可不断增加。可逐渐用四指、三指进行练习。

2. 五爪练习

用一青石制成五爪状,根据医者的体质和指力确定它的重量,一般以 5～10 千克为宜,可用它反复地做抓起或翻转练习。

3. 抓坛子练习

用小口径的坛子一个,5～10 千克。医者腕关节垂直,五指紧抓坛口,继而上提,或将坛子做翻转动作,双手交替进行,反复练习。每天早晚各一次,每次抓的次数与时间可量力而行,不宜用蛮力。

4. 哑铃练习

用一对 10 千克左右的哑铃练习抓握、肘关节的屈伸、肩关节的吊举、双手正反的平举分合。以上几个动作交替反复练习。

5. 击打沙袋练习

自制长 50 厘米、宽 25 厘米的口袋一个,布质要好些,装满黄沙或大米。用双手正反拍打 50 次左右,并根据情况逐渐增加。

6. 握拳练习

双手反复做伸指和握拳动作的练习。伸指或握拳时要用力。

四、推拿常用的介质

推拿运用介质,在我国已有悠久的历史,古代即开始应用各种药物制成的膏作为推拿时的介质。如《圣济总录·卷四》中写道:"若疗伤寒以白膏摩体,手当千遍,药力乃行,则摩之用药,又不可不知也。"也有用麻油作为介质的,如《景岳全书·卷四十五》:"治发热便见腰痛者,以热麻油按痛处搽之可止。"

在我们推拿时,为了减少对皮肤的摩擦,或者为了借助某些药物的辅助作用,可在推拿部位的皮肤上涂些水、酒、乳类、油类液体或撒些粉末。这些液体或粉末统称推拿的介质。推拿介质的种类很多,常用的有水剂、酊剂、乳剂、油剂和粉剂。推拿介质可根据病情选择运用。

1. 凉水

根据病情的需要,对一些急性损伤后引起局部肿痛的或对一些高热的病人,可选用凉水进行局部冷湿敷,或涂凉水再行推拿术。

2. 生姜汁

姜汁可以温经散寒,对一些因受凉而怕冷或寒性病的病人,可用姜汁作介质进行推拿。用时可把生姜捣烂成泥状,放在杯中,推拿前可蘸姜汁涂在推拿部位的皮肤上。

3. 松节油或白酒

根据需要,对一些轻度外伤或风、寒、湿的筋骨病(如腰痛、颈椎病、肩周炎等)病人,可加一些松节油或白酒,以加强手法的作用。

4. 滑石粉、松花粉、痱子粉

粉质类的介质多用于小儿及皮肤较嫩的患者,特别是夏天易出汗,用这类介质可有吸水、润滑的作用,推拿时不易损伤皮肤。

5. 推拿巾

在医院推拿时,不论是治疗疾病或保健推拿,都应该用推拿巾覆盖在身体上。推拿巾可用一条长2米、宽1米左右的棉布制成。采用推拿巾的优点有:① 美观文明,用以覆盖躯体某些不宜暴露的部位;② 保护病人的衣服和皮肤;③ 防止交叉感染,减少传染病或皮肤病的传播;④ 冬天可以保暖,夏天可以吸汗。

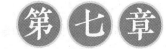

第七章
周华龙主任给国内外学生讲小儿推拿讲稿

各位朋友，大家好！首先我代表南京市中医院和我们推拿科欢迎你们远道而来！在座的各位有中国大陆的、中国澳门的、中国台湾的，还有美国的同仁。

今天由于时间关系，我只能选择一些有代表性的小儿常见、多见病，给大家谈谈我们推拿科治疗的情况，大家可以举一反三。朋友们，推拿治疗小儿疾病已有悠远的历史，曾在英国剑桥传记中心记载过推拿治疗小儿疾病的情况，在日本的谷口书店出版的书籍也介绍过。

例如：小儿腹泻、厌食、便秘、消化不良、伤食（节假日吃多了）等消化系统疾病都可以推拿治疗。

小儿咳嗽是呼吸系常见病、多发病，可用推拿治疗。如果有哮喘、百日咳、感冒后期咳嗽，也可以推拿治疗。

小儿斜颈及落枕，小儿颈椎病，小儿面瘫，小儿臂丛神经损伤，小儿脑瘫，小儿癫痫，小儿近视眼等，都可以开展推拿治疗。

而保健推拿治疗就更有意义！如新生儿保健，一直到学龄前，甚至到读书以后，都可以来推拿治疗，我曾经就治疗过一岁儿童遗尿。

同道们，小儿推拿已有悠远的历史，自古至今一直广泛应用，并且适用范围越来越广。

大家都知道：推拿治疗小儿病，无任何副作用，既能避免药物的毒副作用，也能避免口服药之苦、挂水的输液反应等，患儿家长都乐于接受。

我们推拿科自 1956 年开始开展小儿推拿，一直兴盛不衰，而且治疗病种越来越广泛，患儿来自各大省市。1995 年和 1998 年我曾去香港讲学，为香港等地小儿治疗多种病。2000 年去吉隆坡为马来西亚、新加坡、印尼、菲律宾等国家的患儿治病。由于疗效快，副作用小，深受欢迎。我在 1985 年去福建讲学，在邵武市专家门诊，为他们那里的患儿治疗腹泻、面瘫，很快名噪全市。1991 年参加南京高淳区医生支农，除了为抗洪救灾的人民服务外，还给许多因天气炎热而发热厌食、腹泻的小儿用推拿治疗，效果非常好，赢得了"半仙"的美称！

我是从 1977 年毕业实习开始用推拿治疗小儿病的，后来随师朱金山先生学习小儿推拿，当时我们在朱金山著名老中医（南京市中医院几大名老中医之一）指导下，采用推拿治疗小儿腹泻、小儿厌食、小儿斜颈、小儿近视眼、小儿遗尿、小儿麻痹证，并用于小儿保健等。后来由刘成修、王德富医师用推拿治疗小儿多种疾病，到了 1986 年由江浩、周志翔、高辉医师负责小儿推拿主治小儿疾病，深受小儿和家长的赞扬，有"一次灵"的美称！

我们科在 20 世纪 80 年代，就在小儿推拿治疗和研究方面卓有成就。"推拿阴阳面治疗小儿腹泻的临床研究""推拿治疗小儿斜颈的临床研究"等课题，获得南京市卫生局科技成果奖。

综上所述，我主要是向大家介绍我们科治疗小儿病的推拿方法、推拿适用病种和相关研究。

目前，我们科采用推拿的方法治疗小儿腹泻、小儿斜颈、小儿面瘫、小儿近视眼、小儿咳嗽、小儿桡骨小头半脱位、小儿厌食、小儿遗尿、小儿感冒、小儿疳积、小儿便秘、小儿呕吐、小儿脑瘫、乙脑后遗症等。

我们还一直将推拿用于小儿保健、新生儿保健。在1982年全市卫生系统优秀论文比赛中,我写的《小儿保健推拿》获奖。

下面我给大家介绍几种常见病的推拿方法和保健方法。

第一节　推拿阴阳面治疗小儿腹泻

小儿腹泻为消化系统常见病、多发病。小儿腹泻一年四季都可发生,通常以春秋两季多发。如果治疗不及时、不恰当,会影响小儿的营养,也会影响小儿生长发育,严重的还会引起小儿脱水、酸中毒等一系列症状,甚至危及生命。

一、主要病因

(1) 感受外邪:受凉、发热都会引起腹泻。

(2) 内伤乳食:由于喂养不当,或多食了母乳或吃了不清洁的食物也会引起腹泻。

(3) 脾胃虚弱:由于小儿脏腑娇嫩,脾常不足,又因爷爷喂、奶奶喂、爸爸给、妈妈塞或其他不适造成脾胃虚弱而致腹泻。

二、主要临床表现

一日三次以上即为腹泻。

(1) 寒湿泻:大便清稀多沫,色淡不臭,面色淡白,苔白腻。

(2) 湿热泻:大便热臭,时有身热(少有发热),尿少色黄,苔黄腻。

(3) 伤食泻:腹痛胀满,泻前哭闹,泻后痛减,大便量多酸臭,苔厚腻。

(4) 脾虚泻:久泻不愈,或经常发作,面色苍白,食欲不好,大便夹有奶块或完谷不化,还有的食后即泻,舌淡苔薄。

主要归纳为:虚寒泻——治疗加艾灸、火罐;实热泻——选穴加大横、天枢,单抹脊不捏脊。

如果腹泻每天10次以上,因便中含大量水分,若不及时治疗,可逐渐出现脱水和酸中毒的症状,甚至可危及生命。

三、推拿治疗

我们的推拿方法主要是阴阳面。

阴面——腹部:(1) 四指摩推法;(2) 掌根揉法。

阳面——背部:(1) 抹脊法;(2) 捏脊法。

主要穴位:神阙、气海、关元、中极、足三里、脾俞、胃俞、长强等。

小儿腹泻一般治疗5~10分钟,每日或隔日1次,一般1~3次即可痊愈。

在1978年、1979年我们申报了科研课题,后来由于其他原因而夭折了,但是,我们的论文在国家级期刊发表了。题目为:《推拿阴阳面治疗小儿腹泻122例》,前后对比的病案到现在还存在那里。

小儿腹泻的科研工作虽然没有很优秀的成果,但我们的确做了很多工作,给患儿带来福音。每一个小儿第一次来,我们都要用试管在小儿肛门里掏大便,先检查,后治疗。第二次来再掏大便,先检查,再治疗,直到化验单上痊愈,到现在化验单依然保留在我那里。并且我们还要去随访。我记得很清楚:海校有一位老师的小儿,患霉菌性肠炎,我给他推拿,3天后我让痔科的同学陪我去他家随访。

曾有一个小孩(现在已经读中学了),当时病危通知书已发出,后来接我去出诊,竟奇迹般地止住了病情。病区的医生、护士纷纷让我教他们。

第二节　小儿斜颈

一、定义

小儿斜颈是指以头向患侧斜、前倾,颜面旋向健侧为其特点。通俗地说,就是颈子斜,脸一边大一边小。通常地说,就是先天性斜颈。我给大家解释一下,其实大多数为后天性的,不是先天性的。

推拿治疗小儿斜颈,我们曾经荣获过南京市卫生局科技成果奖。是我们医院推拿科和儿童医院谷兴琳教授联合完成的,共有病例130多例。

二、分型

通过总结,我认为有四种类型。

(1) 肌性斜颈:由于一侧胸锁乳突肌的损伤造成血肿、机化而成。

(2) 二是骨性斜颈:颈部脊柱畸形而引起的。

(3) 神经性斜颈:颈部肌麻痹导致神经损伤而造成的神经性斜颈。

(4) 习惯性斜颈:小儿卧姿或头部习惯于一个头位而成。

三、病因学

(1) 先天性,即在母体中的胎位不正而致。

(2) 生产时产道造成的斜颈。

(3) 电胎吸伤而造成。

(4) 产钳夹伤而造成。

(5) 睡觉姿式不当而造成。

四、症状

(1) 症状:斜颈;头向一侧歪斜;面部一侧大一侧小;后脑一侧大一侧小。

(2) 检查:肌性的斜颈,在一侧颈部有肿块,大如鸽子蛋,小如蛋黄,再小如花生,习惯性地无包块。在座的如果遇到后天的,请认真检查,如实描述肿块的大小、质地的坚硬、推拿是否移动等,否则影响疗效。

五、治疗

多方位推拿治疗,多方位即左侧颈部、右侧颈部、后侧颈部轮流治疗,要求力量与技巧结合。

(1) 主要手法

① 拇指吸定揉:不可用擦法,手法不当很容易弄破皮肤。

② 多指擦法。

③ 弹拨法。

④ 轻轻旋扳法：不可用力。

（2）介质：滑石粉。

一般治疗 10～15 分钟，每日或隔日治疗 1 次，一般要 3～6 个月有效（明显效果）。

尽量不要开刀，开刀会有治疗性损伤，瘢痕收缩。就像衣服破了，缝起来总是有条缝。

（3）家庭矫正方法

① 颈内放盐水瓶。

② 颈内放鸭蛋。

③ 睡觉时头位矫正。

（4）推拿手法总要求

① 功夫学：推拿手法＝力量＋技巧（我的观念）。

② 不宜太重：要领是重而不板、轻而不浮、柔中有刚、刚中有柔、刚柔相济，恰到好处。

③ 太轻不行：达不到治疗的效果。

（5）斜颈的鉴别诊断

① 颈椎先天性畸形（半椎体、先天性短颈）。

② 颈椎损伤（骨折或旋转性半脱位），此病临床较为常见，举例如下：

【例1】　市卫生局某领导的孩子，正好在下班时来诊治，因为没有拍片我未给予治疗，后检查为颈椎半脱位。

【例2】　2006 年 2 月 26 日一位三年级的女生，通过熟人来找我。在春节前就颈项疼痛，在省中、南汽医院等针灸、理疗等未愈，头有歪斜、旋转，我一看就觉得有问题，拍片显示为枢寰椎半脱位。后住鼓楼医院治疗。

③ 锁骨产伤骨折。

④ 炎性病变（扁桃体、颈淋巴腺结核、颈椎结核）引起胸锁乳突肌痉挛。

⑤ 自发性颈椎半脱位。

⑥ 视力障碍引起头颈部倾斜等。

第三节　补患泻健推拿治疗小儿面瘫

一、概念

Bell's 面瘫，也称周围型面瘫，中医称"口眼歪斜""歪嘴"，西医称面神经麻痹，一年四季均可发生。任何年龄都可以发生，儿童也不少见。1985 年我曾在福建邵武市讲学，专家门诊治疗小儿面瘫。在香港和马来西亚都遇见过小儿面瘫，在我的门诊曾治疗过 30 多例小儿面瘫，主要采用"补患泻健"推拿法治疗。

二、病因

现代医学认为：由于滤过性病毒侵犯了第七对脑神经造成了面神经的充血、水肿以致瘫痪。另外，或由于滤过性病毒引起的中耳炎、乳突炎、牙龈炎、扁桃体炎、病毒性感冒均可引起面瘫。

中医认为:由于小儿体质虚弱,风寒之邪侵入,即所谓"正气存内,邪不可干;邪之所凑,其气必虚"导致面瘫。

三、临床症状

早晨起来或一觉睡醒后,家长发现小儿眼向一侧歪斜,额纹消失,一侧眼睑不能闭合,鼻唇沟变浅,人中沟向一侧歪,笑比哭还难看,表情淡漠,鼓气测试(+)。

四、治疗:补患泻健法

补患——用轻而柔和的手法在患侧进行。

补法:轻手法、向心性手法、顺时针手法。

泻健——用重而存力的手法在健侧进行。

泻法:重手法、离心性手法、逆时针手法。

5～10分钟为一个疗程,隔天或每天都可以治疗,成人或较重者可用先针灸后手法进行治疗

五、注意事项

(1) 就诊要及时。

(2) 要用心。

(3) 防止倒错现象。

第四节　小儿咳嗽

小儿咳嗽为呼吸系统的常见病、多发病,多种疾病都可以引起咳嗽。我们主要谈谈急、慢性支气管炎。

一、主要病因

(1) 外感咳嗽:中医认为肺为娇脏,外邪侵入人体,首先犯肺。

(2) 内伤咳嗽:有的小儿体质较差,加之先、后天不足很容易咳嗽。

(3) 免疫机制差:在幼儿园里,经常出现咳嗽,中医认为"正气存内,邪不可干;邪之所凑,其气必虚"。经常感冒咳嗽是肺气不足,卫外不固所致。因此,推拿是最好的治疗及预防办法之一。

二、主要临床症状

(1) 外感咳嗽:鼻塞、流涕、恶寒、怕冷,有的小儿有头疼。

(2) 内伤咳嗽:时间比较长的久咳、干咳、吃饭不香、头发稀疏。

三、治疗

(1) 推拿

① 推拿部位:推胸部中府、云门穴;推背部大椎、大杼、肺俞、风门等穴。

② 推拿手法:四指推法;拇指推法;梳肋法;掌跟揉法;点穴揉法。

(2) 拔火罐:在胸部、背部进行。

（3）点针。

第五节　小儿保健推拿

主要方法就是"全身推拿法"。

仰卧位:胸部→胸胁部→腹部→下肢部。

俯卧位:背部→脊椎部→腰部→下肢后侧部。

坐位:头部→面部。

呼吸系统:重点推胸部和上背部 T7 以上。

消化系统:重点推腹部和脊椎中段 T12 以上。

遗尿等病:重点推下肢和脊椎下段 T12 以下。

还有更简单的可以抹脊、擦脊、点揉足三里。

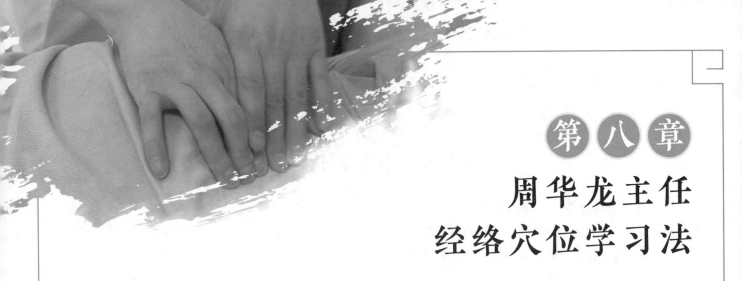

第八章
周华龙主任
经络穴位学习法

几十年来,临床带教中,无论是国内还是国外的学生,都问着一个同样的问题,即怎样简便地掌握经络与穴位。古人曰"……不懂穴位经络,开口动手便错",针对这一点,周老简单地总结一下如何记忆的方法。

经络与穴位非常复杂,熟记和掌握比较困难。我国最早的经典医籍《黄帝内经》就有记载,人体内分布的经络是内部通向脏腑、外部系全身的穴位,如十四经脉、奇经八脉。

晋代皇甫谧写的《针灸甲乙经》(公元282年)是一部早期的针灸学专著,记载了全身穴位名称349个。此后,历代的针灸书籍记载穴位继续增加,如宋朝《铜人腧穴针灸图经》(公元1026年)记载354个穴位。明代《针灸大成》(公元1601年)记载359个穴位。清代《医宗金鉴》《针灸心法要诀》(公元1742年)记载361个穴位。各书对穴位位置及其与经络的联系都有具体叙述。要想很快地、系统地、完整地、全面地掌握经络和穴位的分布与走向是不容易的,故首先要掌握重点,掌握规律。首先掌握经络的走向,可熟记四句话,即"**手之三阴胸内手;手之三阳手外头;足之三阴足内腹;足之三阳头走足**"。记住这四句话也就大致知道了十二条经络的分布走向。然后再图文结合,找出较细的分布走向。简述一下四句话:手之三阴胸内手,就是说手的三条阴经(手太阴肺经、手少阴心经、手厥阴心包经)是自胸部发出,循至上肢的内侧;手之三阳手外头,就是说手的三条阳经(手阳明大肠经、手太阳小肠经、手少阳三焦经)是联接手三阴,自手的外侧发出,循至头部;足之三阴足内腹,就是说足的三条阴经(足太阴脾经、足厥阴肝经、足少阴肾经)是自足的内侧开始,循至腹部;足之三阳头走足,就是说足的三条阳经(足阳明胃经、足太阳膀胱经、足少阳胆经)是自头向下循行至足。这样抓住纲领,再沿经寻穴,就比较容易掌握。诚如"宁失其穴,勿失其经",这句话的意思是在推拿过程中穴位找不准,但找到其经络不但不会影响效果,反而会更加助增疗效。另外,记穴位也可以自编成歌诀,灵活地掌握。比如,掌握背部的五脏六腑之俞,也就是膀胱经的穴位,有大杼、风门、肺俞、心俞等。可以采用"一大杼、二风门、三椎肺俞、四厥阴,心五、督六、膈俞七,八胰、九肝、十胆寻,十一脾俞、胃十二、十三三焦、十四肾,气海、大肠十五六,上次中下八髎穴"等歌诀来记。这样既可以熟记经穴,还可以采用对症推拿治疗疾病。综上所述,通常教育学生记住穴位时,可采用歌诀记忆法和经络走向记忆法。

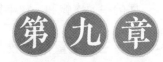

第九章

周华龙：中医推拿界的一面旗帜

随师"金陵名家"周华龙主任进修学习心得

2020年7月至12月我在马鞍山市中医院领导的关怀下，有幸跟诊江苏省级非物质文化遗产项目——"金陵中医推拿医术"传承人南京市名中医周华龙主任学习进修半年。时光荏苒，转眼即逝，但进修期间周老的一言一句之叮嘱、一针一推之教导依然历历在目，印象深刻。现将跟师期间的几点心得总结如下。

一、不忘初心，服务患者，深耕推拿临床一线四十余载

2020年初祖国大地突遇新冠疫情，经过全国上下同心同德、共克时艰。待到初夏时节，全国疫情明显缓解，今日之神州恢复了往昔生机。值此时机，我在马鞍山市中医院领导的关心和推荐下，前往南京市中医院推拿科向周老学习中医针灸推拿。

跟诊期间，让我深深难以理解和困惑的第一个问题就是：周老要求我凌晨5点到门诊跟诊学习。未跟诊时擅自揣测周老意图，周老是针灸推拿名家，凌晨5点开门诊可能和讲究时间的"子午流注针法"有关？跟诊后才恍然大悟，周老之所以几十年来一直坚持凌晨5点开门诊，主要是为了方便门诊病人前来治病，不耽误患者的上班和学生上学，其心其德令我等晚辈深深佩服。古人皆谓"德不近佛者，不可为医"，周老坚守临床一线想患者之所想，并且身体力行而不忘初心，实乃后世医者之楷模。

凌晨5点是我跟诊周老的门诊时间。虽然住的地方离医院很近，但4点20分也必须起床。这个半年是我见过朝霞次数最多的半年；这个半年也让我知道凌晨4点多有很多奋斗者已经开始工作了；这个半年也让我体会到年逾六旬的周老长达几十年风雨寒暑坚守的不易。这个世界上，所有的努力和坚持都会有结果的，没有什么困难是克服不了的。唯有缺乏克服困难和坚持的心，才能阻止你前进的步伐。

二、继先贤之绝技，再创新篇章

周华龙主任师从近代著名正骨推拿大师朱金山先生学习中医骨伤推拿医术。朱金山先生幼年习武，拜名师学习武术、推拿和正骨手法，经过数十年的刻苦钻研，博采众长，同时结合自己多年的临床实践经验，逐步开创了以诊断的"四应六法"和手法的"三通法""三个特点""三个联系"等为特色的金陵推拿医术乃至全国推拿流派中的重要流派。朱老善治疑难杂症，每获良效而享誉国内外。周华龙主任早年以优异成绩进入南京市中医院，并于1978年由市政府指定为学术继承人正式拜入朱老门下跟师学习，勤学苦练、不惧辛劳、刻苦钻研朱老医术。同时周华龙主任在朱老"四应六法"推拿法的基础上开创了一种新的临床推拿法：平衡推拿疗法。在临床上运用此法治愈了众多疑难杂症，例如顽固性面神经瘫痪、颈源性眩晕、血管性头痛、小儿脑瘫等疾患，得到了中医界同行和广大患者的广泛认可

和高度赞誉,患者们曾赞誉周老一雅称:仁心仁术的"铁掌周"。更是被中医界大咖称赞为"中医推拿届的一面旗帜和一座丰碑!"

三、注重推拿教育和流派传承

周华龙主任不仅是一位中医推拿大师,更是一位中医教育名师。周华龙主任深知中医传承的核心问题在于人才的培育,所以周老四十余年来,一刻也未曾离开过其热爱的中医教学岗位。周老早年随恩师朱老多次到访各地医院进行讲座和教学工作;同时曾代表南京中医药大学和南京市中医院远赴新加坡、马来西亚等地进行教学、医疗工作;曾长期致力于残疾人的培育工作,在南京市盲校教导其学生学习中医推拿,关爱残疾人群。

周老临床教学的特点:从临床实际出发,因材施教,擅长启发式教育,重视"悟"的重要性。比如针对医学理论基础和实践能力都差的学生,周老注重教导其理论学习,以理论为基础减轻实践操作比重;针对医学理论扎实的,但动手能力差的学生,周老则偏重临床实践动手能力的培养。并且教学实践中重视"悟"的重要性,倡导"授之以渔"的教学方式。周华龙主任数十年来在临床带教数以万计国内外学生和进修医生,为国内外培养了众多中医推拿人才,可谓"桃李不言,下自成蹊"。曾有一外国学生团体不辞万里远赴南京学习周老的平衡推拿法,周老摒弃门派之别认真教学、倾囊相授,助中医推拿走出国门、走向世界。在学习期间还经常有老患者提及某国某地某些学生的往事,倍感亲切!

作为中国传统文化重要组成部分的中医,其传承的重要性可谓不言而喻。南京市中医院非常重视传承和保护中医院文化和医术,对于具有特色的中医技艺更是倍加呵护。无论是朱金山先生还是周华龙主任都注重学术的传承和医术的教育,"金陵中医推拿医术"经过几代中医人的继承和发扬,一步一步地从"秦淮区非物质文化遗产项目"发展为"南京市非物质文化遗产项目"和"江苏省非物质文化遗产项目",其影响力享誉国内外,造福千千万万患者。

四、注重中医推拿学术和研究工作,倡导医研并进

周老认为中医推拿是一门理论性和实践操作性要求都很高的学科,要想在推拿上取得一定成绩,就要夯实医学理论基础,钻研学术并且在理论的指导下进行临床医学实践和研究。现将周老促进中医推拿学术的相关事件简要总结如下,希望对后继者有所启发。

1. 一个建议:建议创办《推拿医学杂志》

1983 年周老在学习中反复思考,发现几乎所有的学科领域皆有属于自己的专业学术期刊,而中医推拿学当时还没有其专业期刊。周老随即将自己的想法整理为信件上寄给卫生部,引起了领导的重视,并将其信件内容刊登于《健康报》,同时在各方领导和专家的共同帮助下,中医推拿界迎来自己的专业期刊:《推拿医学杂志》。

2. 一个创立:创立"南京市推拿研究室"

周华龙主任从中医推拿临床和教学的实际出发,认为中医推拿的教学和科研工作不应该是一师傅一徒弟的形式,而是要群策群力集众人之所长,故成立专业的推拿研究室成为了必经之路。1986年,周老为时任南京市委书记治疗颈椎病,疗效显著。市委书记非常满意中医推拿传统医术的疗效,特意视察市中医院。周华龙主任努力工作、献计献策,准备相关材料,后由市委、市政府牵头,经多方努力,于1986年南京市第一个推拿研究室(另有中医内科、中药、肛肠科共四个研究室)在南京市中医院开设,并且每年予以政策扶持,大大促进了中医学术的发展。

3. 一个创新：心理推拿疗法

周华龙主任从多年的临床实践中发现病人不仅有生理上的痛苦，更有心理上的伤痕，往往是身心俱疲。周老在古老疗法"祝由"的启发下，逐渐将心理学和推拿学合理结合在一起，形成了心理推拿疗法以验之临床，多获奇效。周老教导学生时强调不仅要成为一名治病的医生，更要成为一名治病人的医生。

4. 一个新的方法：平衡推拿疗法

周华龙主任在前辈们的基础上大胆创新和实践，创造了一种新的治疗方法：平衡推拿疗法。平衡推拿疗法从疾病起于脏腑、气血、阴阳等失去平衡而发病的根本病机出发，根据不同体位，运用不同的手法辨证施治。遵循一定的推拿要求进行规范化操作，从而到达平衡气血、平衡脏腑、平衡阴阳的治疗和保健作用。

5. 立足临床，攻坚克难，寻求有效良法

"人之所病，病疾多；医之所病，病道少"。病人担忧疾病太多，医生担忧的是治疗疾病的方法太少。周老勇于探索，在中医理论的指导下运用中医推拿为主治疗众多疾病，疗效突出并验之于现代科学实验方法，其中疾病包括：高血压、神经官能症、小儿腹泻、面瘫、血管性头痛、颈源性眩晕等多系统疾病和疑难杂症。

五、对后继者们的寄语

周老在临床教学中经常对我们后继者说三句意味深长的话：(1)"万般皆下品，唯有读书高"。(2)"吃得苦中苦，方为人上人"。(3)"革命尚未成功，同志仍需努力"。每一个人都会给自己定一个目标，无论是短时间的阶段性目标，还是终极一生的大目标，都需要我们一步一步去实现。周老的第一句话点明，实现目标的途径：读书。此处的读书，特指学习，无论是在学校里学习还是在社会中学习都在其中，不要读死书，要做到举一反三，灵活运用，方能全面掌握知识，乃至青出于蓝而胜于蓝。周老的第二句话点明面对困难时的方法和心态：吃苦和坚持。前途是光明的，但道路是曲折的。"不经一番彻骨寒，哪得梅花扑鼻香？"实现目标的道路上要做好吃大苦的准备。敢于吃苦，碰到苦事，与苦相伴，战胜苦难，方能成就一番事业。周老的第三句话点明在学术上要精益求精，不能安于现状裹足不前。当我们实现了自己的小目标时，稍作休整后还要整理行装再出发，勇攀下一座高峰。不然就是"不识庐山真面目，只缘身在此山中"，成为下一只井底之蛙啦。

《金陵名家周华龙医术集锦》副主编：程宽

2020 年 12 月 31 日

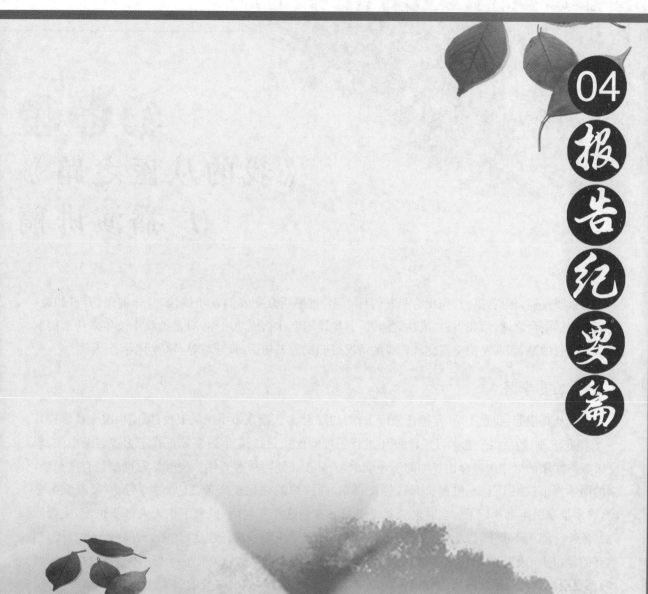

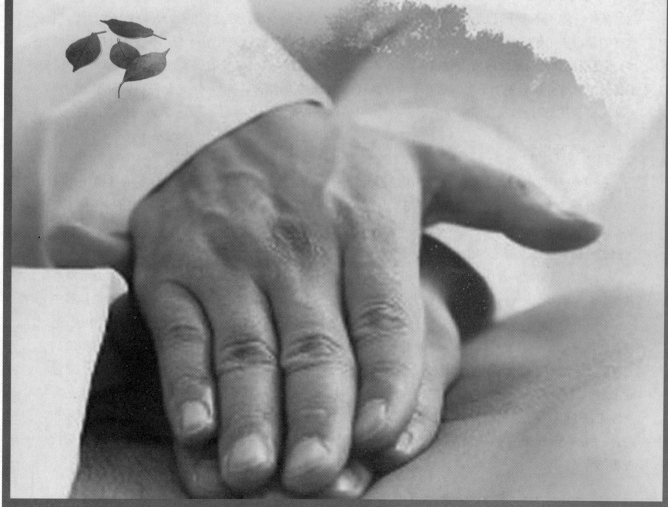

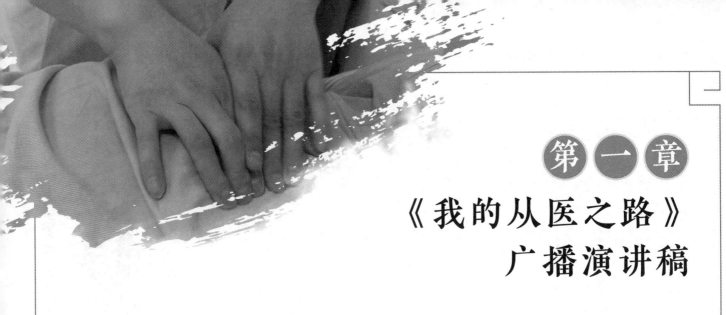

第一章

《我的从医之路》
广播演讲稿

听众朋友们,你们好!首先我给朋友们拜个年,祝愿听众朋友们新年愉快,身体健康,万事如意!应南京广播电台之邀,请我讲讲"成功之路"。其实谈不上什么成功之路,只是把我十余年来从事推拿医学所走过的路,跟朋友们交流交流。我的情况可归纳为三句话:领导培养,导师引路,个人努力。

一、立志学医

这得从头说起:我是1974年担任教师工作,1976年考入南京市中医院卫校(原南中医专科学校),1978年底毕业,随后跟朱老学习。1980年进行了拜师仪式。1983年被领导正式定为省名老中医、享受国务院津贴的老中医朱金山导师的学业继承人,又正式随师从医6年。当时学习推拿是有些想法,别的同学将来都想干针灸、肛肠、内科,轻松得多,而推拿的确比较辛苦,既是体力劳动,又有脑力劳动,许多推拿医生都改行了。当时朱老就是送给了我们这样几句话:推拿工作人人都不想干,主要问题是流汗。能干不能干,以后走着看。开始就像小朋友学走路一样,边"走"边看,看哪些人改行了,当然有的是由于工作需要吧!这时,我就暗下了决心,既然干了推拿就要把它干好,加上当时推拿医师少,而需要推拿进行治疗的病人却很多。记得1997年的时候,挂推拿号的病人往往在清晨四点钟就要排队了。有一位老先生干脆就把席子放在医院门口,睡在那儿排队挂号,这充分说明当时病人的痛苦和无奈。从那时起,我就暗暗地下了决心,不但要做一名推拿医生,而且要做一名好的推拿医生。

二、导师引路

在1980年我出席了江苏省名老中医的经验继承讲习会,随即进行了拜师仪式,在给导师磕头时我就暗自下了决心,我一定要把推拿学好。从此以后,我就虚心向导师求教,虚心向科内的老师学习,虚心向省内外推拿界的老前辈学习,博采众方,博览群书,取各家之长,取各师之长。当时,朱老领着我们去拜访省中医院的施和生老先生,还去扬州拜访了丁鸿山老先生。1983年,我随朱老去上海讲学;去参加北京的全国骨伤推拿名老中医学术研讨会;去安徽、湖北、福建、天津等省市,拜访了罗有名、陶甫、吴英华、尚天裕等老一辈,并进行学术交流。因为,推拿在全国有十几个流派,朱老也是其中之一,所以我们在学习朱老流派的同时,还要取各家之长,甚至还要取世界之长。推拿起源于中国,但是有的国家推拿学科发展比较快,如美国有十几所推拿学校和学院,因此,要想学到知识,为更多的病人解除痛苦,就应该注意汲取众家之长,真正做到"取其精华,弃其糟粕,去伪存真,去粗取精"。通过近十余年的工作,我深深体会到,推拿学是一门科学性很强的学科,要真正学好还是不容易的,也是有条件的,一定要有很高的悟性和坚忍不拔、锲而不舍的吃苦耐劳的精神,并且要求理论与临床实际相结合,手法与诊断相结合,手法与治疗相结合,中医与西医相结合,传统与现代相结合,四诊与特殊检查相结合等。

三、个人努力

学习推拿的确是一件不容易的事，而学好推拿就是更不容易的事情。当时是上午半天门诊，下午半天练功，学理论，晚上还得自学，写读书笔记。一开始练手法，十分钟下来就满头大汗，两三天下来就腰酸背痛，几天就把手部皮肤磨破了。主要的几个㨰法，全靠手背力量，稍用力手背的皮肤就破了，血就会流出来。可真要有不小的毅力。学治疗时，首先学的第一个病就是推拿治疗小儿腹泻，我们就学着朱老的方法，在腹部和背部摩几下，揉几下，小孩就不拉肚子了，简直太有意思，太好了。还有小儿牵拉肘，治疗就像变魔术一样，一会儿就治好了，还学习了治疗高血压、推拿治疗面瘫等。在1985年，我去福建省邵武市讲学，并针对高血压与面瘫开设专家门诊，这两个病的治疗效果很快就得到邵武市病人和邵武市中医院同行的好评。

我们推拿治疗消化系统的疾病也是很受欢迎的。比如说腹泻、便秘等都可以用推拿的方法进行治疗，用手法技巧来抑制和兴奋肠蠕动。如国际拳王乔杜里先生来南京交流工作时，可能是水土不服而导致肠胃不适，国家体委便请朱老和我给他治疗，效果很好，他也很满意。

在临床治疗方面，我们设有面瘫专病门诊、腰腿痛专病门诊和小儿推拿专病门诊。经过多年观察，还是很受欢迎的。像推拿治疗腰椎间盘突出症的效果十分明显，无需手术治疗而临床痊愈。

更重要的一点，近几年来，我们注重把心理学与推拿学紧密结合起来。从1990年开始，我选择了一个研究课题：心理推拿疗法的临床运用。几年来，我就着重在这方面下工夫，用"心理推拿疗法"治愈了许多病人，创造了不可估量的精神和物质财富。我用心理推拿法治疗神经官能症、忧郁症、颈椎病、胃病等病症。如1993年有位高考落榜生，由于高考未被录取，整日闷闷不乐，忧心忡忡，不思茶饭，最后酿成疾病。经中、西药治疗后症状仍得不到改善，后经人介绍来我们科就诊，我用心理推拿的方法很快治愈了他的疾病。诸如此类的病例很多，心理推拿疗法的研究课题，在1992年发表于《按摩与导引》期刊，1993年被评为"世界传统医学优秀成果！"1994年元月二日接到大奖赛组委会及美国中医药研究院的邀请。

四、领导培养

这些年来，我除了工作在医学领域一线以外，自1981年起还担任各种教学任务，不仅担负着国内中医学院、大学的教学任务，还担负着许多国外留学生的教学任务。这些年来由于领导的培养，1986年我担任了南京讲师团讲师，1992年八月我被聘为中国名医疑难杂病研究所特约副教授、特约副研究员，被破格晋升职称。我先后为福建、安徽、盐城、南京等省市的高校学生讲学，曾为日本、美国、澳大利亚、韩国等国的留学生授课，为国内外培养了上千名推拿专业的医师和相关从业者。特别是国外的学员，对推拿专业非常感兴趣。1993年我为日本的留学生讲了一百五十学时的推拿课程，他们非常高兴，留学生在给我的留言薄上写道：非常感谢！从周先生这里学到了很多知识。回国后一定继续努力，争取早日学成。我们对先生终身难忘，也希望先生不要忘记我们。美国西雅图的留学生也是一样，总觉得学习推拿的时间太少，非常感谢老师的教导。

这些年来，我在医疗、教学的同时，还和全科的同志一起搞科研。1986年，在市领导和院领导的重视下，成立了推拿研究室，并选送我参加江苏省卫生厅主办的"科研管理学习班"，还送我去北京科技干部管理局主办的"高级研修班"学习，在高研班中得到了中国中医研究院尚天裕等十多名教授的指点和教导，为我们搞科研、撰写论文奠定了坚实的理论基础。

自1980年以来，我在导师的指导下，撰写并发表了70多篇学术论文；合著了《朱金山推拿集锦》一书，由江苏科技出版社出版，在全国发行；独著了《中老年保健医术》一书，由江苏省科协出版（内部出版);独著了《家庭推拿保健医术》一书,由东南大学出版社出版,全国发行;还合著了《特效按摩加小方治病》一书,并由中国中医药出版社出版,全国发行。其中,《家庭推拿保健医术》一书,1993年被译成日文,作为日本留学生的教材,并选送香港参加书展。随后在2002年至2004年分别主编了五部专业书籍,分别在天津科技出版社、江苏科技出版社出版。以上是我从事推拿医学的一些工作情况,是我应该做的一些事情,也是很平凡的事情,但是这些平凡而平常的事情,得到了各级领导的关心,尤其是学术界的老前辈的关心和重视,我分别在1977年和1986年被团市委评为优秀共青团员。在1991年被评为江苏省优秀青年中医,受到有关部门的奖励;1991年12月22日的《新华日报》刊登了照片和事迹;1991年被《中国名医良药》刊登,并载入《中国骨伤名录》且被载入《名医辞典》;1995年被推荐参加了江苏省选拔优秀中青年破格晋级高级职称的考试和考核;1996年入选《世界名医大全》中,并受聘为香港新闻出版社的名誉顾问;被邀请参加美国、澳大利亚、马来西亚、中国香港等国家和地区的学术交流会和专家门诊及讲学。

目前,在经济建设的大潮中,我们推拿科的全体同志还是坚定不移地在推拿专业的这块土地上辛勤耕耘,因为病人们需要这种治疗方法。市中医院推拿科现有10名医师,有门诊,有病房,大多还是比较齐心协力,勤勤恳恳地工作着。最后用一句通俗语言表达我们普通医生的心里话:用我们推拿医生的汗水和辛苦,换来病人的高兴和欢乐!好,朋友们,再见。

1994年2月18日南京人民广播电台"成功之路"广播稿

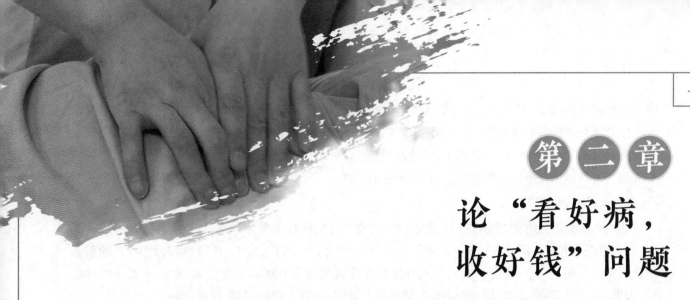

第二章

论"看好病，收好钱"问题

—— 整理自周华龙主任在基层医院院长学习班的讲稿

当下某些领域物欲横流，神圣的医务工作也被部分人群不能理解。身为医务工作人员对现在的医疗境遇还是有一些感慨。近年来，医疗制度不断改革，医疗保险覆盖的人群不断增加，以前只有城镇职工基本医疗保险待遇，而现在又增加了城镇居民基本医疗保险、新型农村合作医疗等惠民政策，而且政府补贴也越来越多，足够体现了国家对这一块的重视。但是还是有些地方没有完全覆盖到，像一些学生，还有在郊区的农民、民工等不能完全享受到政策和待遇。这样就导致一些民众不敢看病，害怕承受太大的经济压力。有些地区，无论是医疗水平发达还是较低的地方都会出现看病困难的问题，特别是某些不良现象出现，如一个挂号单上千元或者是更高，使得普通老百姓看不起病，造成某些医疗领域过分商业化了。那么患者就得掏钱，掏很多钱，掏了这么多钱可能还看不好病。更有可能的是会遇到那些医德不好的少数医务人员，出现误诊，病情扩大化，甚至开一些用不到的检查、药物、治疗。把小病看大，将大病恶化，最后导致患者无法及时治疗而造成不良后果。虽然这些是极少数，但是出现的这些问题严重影响整个医疗行业的形象。

面对这些困惑，我觉得医生应该首先将病看好，才能收好病人的钱。收好钱首先得看好病，要让病人满意，才能收好钱。

一、看好病

1. 看好病，明确诊断

所谓的"看好病"，并不是说百分百地把所有接诊的病人的疾病完全根治，这是不科学的，也是不现实的。这里说的"好"是指医生尽力通过诊治，在身心上控制、缓解、减轻患者的痛楚，改善病情对机体、心理的不良影响。

看好病需要对病人进行有针对性的临床检查，收集与病人健康有关资料的方法。中医四诊包括望、闻、问、切四种诊法。根据中医学理论，人体是个有机整体，局部病变可以影响全身，内部病变能够反映于外。这就是说，外部的疾病表现可以反映内在疾病的本质。所以中医在诊断疾病时，往往通过病人的自我感觉和医生观察到的病人的一些外在表现来推断病人内部的病理变化。《素问·阴阳应象大论篇》中说"以表知里……以诊则不失矣"，认为外在变化可以反映体内病变。《灵枢·外揣篇》则提得更为明确："五音不彰，五色不明，五脏波荡。若是则内外相袭，若鼓之应桴，响之应声，影之应形。故远者司外揣内，近者司内揣外"，认为体表的变化会正确地反映出内在的病变。这种"以表知里"的诊法理论，至今仍在临床上发挥巨大作用。

诊病亦称辨病，即对疾病的病种作出判断，得出病名诊断。疾病的病名，是对该病全过程的特点与规律所作出的概括与抽象。对疾病作出病名诊断，是临床内、外、妇、儿等各科应学习的主要内容。

辨证是中医学的精华,为了弄清辨证的含义,首先要掌握症、证、病、辨证、辨病等概念。病案书写是临床工作者必须掌握的基本技能,它要求将患者的详细病情、病史、诊断和治疗等情况,都如实地记录下来。病案又称病历,古称诊籍,是临床有关诊疗等情况的书面记录。病案是临床医疗、科研、教学的重要资料。对病做出正确的诊断,才能对病做出好的治疗。

2. 让病人满意

让病人满意以提供更高的医疗效能为基础,树立良好的医疗形象为标准,以建立良好的医患关系为重点,以医生和患者满意为目标。要切实转变服务理念,坚持以人为本,将"以病人为中心"的服务理念落实到各项工作中,从维护病人合法权益和促进医院健康发展的角度出发,在临床工作中体现"病人第一,质量第一"。"以病人为中心",要做到三到位:一是心到位,具有高度责任心;二是说到位,加强沟通能力;三是做到位,关怀、检查、治疗到位。

看病治疗时要文明用语,温馨服务,规范操作的同时,不忘人文关爱。第一次与病人见面时,像朋友一样的微笑和问候让病人能够平静地讲述自己的病情,不会激动而语无伦次,在就诊完后也要提醒病人一些注意事项。根据患者不同情况,把"人性化"服务融于医疗服务的全过程,给患者以更多的人文关怀。工作40余年,遇到很多病人,他们曾经年轻有为,事业蒸蒸日上;很多病人是家里的顶梁柱,是主要的经济来源者;很多病人是家中的骄子,突发的事情使他们丧失了健康和自理能力,对他们来说无疑是致命的打击。对疾病的恐惧,对预后的不乐观往往使他们焦虑不安,一些并发症使他们身心备受煎熬,身体外在的形象破坏无疑是雪上加霜。

如何使他们摆脱不良情绪,积极配合治疗,就要求我们医生对病人多理解、多同情、多关心、多安慰、多鼓励,增强病人战胜疾病的信心。不断增进医患良好关系,给病人信心,使其对未来有期望,提高病人的满意程度。在做治疗的同时要时刻关心病人的情况,出现情况可以及时处理解决,确保病人身心安康。

二、收好钱

所谓的"收好钱",是在医疗政策和收费制度规定的范围内,根据患者实际病情需要,在完成合理诊治和患者能够承担的相对条件允许下,进行合法、合规、合理、合情地收费。

1. 规范行为,合理收钱

在医疗市场激烈竞争的情况下,广大病人选择医院就诊,除了医疗质量和技术上的要求外,更注重的是医院收费的合法、合情、合理性。构筑合法的医疗服务收费体系,直接影响医院的声誉、病人的来源和经济效益的提高。因此,医院必须规范收费行为,价格合理清楚。使病人在就医的整个流程中明白自己的交费情况。

2. 加强内部管理,加强行风建设

医疗收费一直备受群众关注,受政府控制,属于法定范畴。同时也关系到病人的切身利益和医院的信誉,是医院品牌效益的主要内容之一。医疗服务作为商品,具有特殊性,病人往往处于被动消费,所以我们必须准确合法收取医疗费用。因此医院必须加强法制教育,增强合理收费的意识,其次加强医德医品医风的教育,用高尚的医德、廉洁的品行、合理的价格来吸引病人。也要建立医疗服务收费公示查询措施,公布违法违规处罚条款等,加强自我约束机制。只有真正地、切切实实地抓好内部管理工作,合理合法收费,才能加强患者满意度和医院竞争中"双赢"的效果。

所以我觉得"看好病""收好钱"两者是不可分开的,是相互紧密联系在一起的,只有将患者的病看好,合理收费,病人才会对医院、医生、治疗师满意,乐意地去支付看病所花费的费用,而不是一种很无奈的心态。"收好钱"对于医院的生存和发展提供了必要的基础和保障,能更好地促进"看好病"。总的来说"收好钱"的前提是"看好病",两者是缺一不可的。

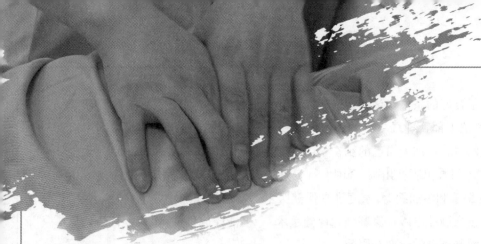

第三章

小科出状元

——摘自《人才》杂志

　　走进南京市中医院推拿研究室，但见墙上锦旗林立，长着宽大的脑门，一副结实的中等身材，年轻却又显得老成持重的周华龙正在以他那纯熟的推拿手法为病人治病，有巍巍颤颤的老者，也有刚出世不久的婴儿，熟悉他的人，都对他羡慕得几乎要嫉妒。是的，他是同龄人中的幸运者、佼佼者，三十多岁，已是中国名医、疑难病研究所特约副研究员，江苏省推拿学会秘书长，南京市中医院推拿科副主任兼研究室副主任、主治医师……这在杏林同辈中实不多见。

　　当我说明来意后，他的学生便拿出在 1991 年 6 月 4 日江苏省青年中医奖励基金首届获奖人员名单，上面清楚地写着：周华龙，1956 年生于南京，具有良好的职业道德，十多年来，在省级以上杂志发表学术论文 40 余篇，编著出版四本推拿书籍，获南京市卫生局科技成果奖五项及优秀论文奖六项……谈到这些，正好他的老师，省名老中医，推拿研究室的创始人，85 岁高龄的朱金山先生走进来，他开门见山地说：小周 1978 年中医专业毕业后，随我从医六年之久，并被领导定为我学业的继承人，他潜心钻研，如饥似渴地吸取着推拿界的各家流派之精华，取众家之长，诊治病患一丝不苟，他的《补患泻健法推拿治疗面瘫》在前人的基础上有所创新，我记得有位老田同志患面瘫两个多月，经多方治疗未愈，后经小周治疗 10 次就痊愈了。还有一位陈老太太，患腹泻五月余，吃了数十剂中药和一些西药仍不显效，经某大医院纤维肠镜检查诊断为溃疡性结肠炎，经他推拿了 10 次也就痊愈。这样的例子太多了。由于他治疗的病种多，服务态度又好，找他诊病的人越来越多，病种也由运动系统的颈椎病、腰椎间盘突出症、肩周炎、坐骨神经痛等病扩大到神经系统面肌痉挛、三叉神经痛、臂丛神经损伤、腓总神经损伤等，还有呼吸系统、消化系统的支气管炎、支气管哮喘、急性肠胃炎、便秘等多种常见病、多发病，还有疑难杂病，深受病人的好评。经他诊治的病人中上至国内外的官员，下至平民百姓，甚至是乞丐，如国际业余拳王乔杜里先生，曾请他诊治过疾病，受到好评。

　　朱老又接着说：他不但医疗方面颇具特色，而且在教学方面也有独到之处，还是一位出色的教师。他从 1981 年开始就为南京市盲校推拿专业授课，为市中医院卫校针推专业、中药专业的学员们讲课，他将理论联系实际，将熟练的手法和精细的理论融汇在一起，学员们听得津津有味。1991 年被聘为南京市讲师团讲师，为国内、外培养了上千名的推拿医师及学员，多次应邀去外地讲学，受到学员们的一致好评。1993 年被南京体育学院聘为中日康复研修班教师，为日本的留学生授课，受到日本留学生的欢迎，学员们在留言薄上写道：非常感谢！从周先生这儿学到了许多知识，回国后一定继续努力，争取早日学成。我们对老师终身难忘，也希望老师不要忘记我们。他的推拿医术为中日两国人民的友谊增添了华彩，朱老先生对他这位高徒的喜爱之情溢于言表。

　　通过交谈，我们知道周华龙秘书长不但医疗、教学成绩显著，而且在科研方面取得了可喜的成果，正如《江苏寻医问药指南》书中写道：他不仅全面继承朱老的学术精髓，而且博采众长，用现代医学的科学方法进行研究、探讨，自 1986 年在南京市政府、院领导高度重视和关心下，成立了推拿研究室，这给周华龙同志的科研工作创造了良好的条件。南京市中医院领导派他参加了省卫生厅主办的科研管理讲习班,并派他参加了北京科技干部管理局主办的高级研修班的学习。在高研班得到了中国中医研究院尚天裕等10名著名教授的指点,加上自己的勤奋学习、刻苦钻研、辛勤笔耕,参加编写了《朱金山推拿集锦》一书,1983年由江苏科技出版社出版,全国发行7万多册;1985年编著出版了《中老年康复保健指南》一书;1991年分别编著和参加编著《家庭推拿保健医术》《特效按摩加小方治病》二书,由东南大学出版社和中国医药科技出版社出版,《家庭推拿保健医术》一书被译成日文,作为中日研修班的教材,并选送香港参加书展,深受读者的欢迎和厚爱。

功夫不负有心人,他除编著出版了四本专业书籍外,还撰写临床性论文20余篇,总结了治疗疾病的经验和方法;撰写了近20篇理论性较强的论文,分别在省级以上杂志发表,并在国际性、全国性学术会议上交流,如《推拿治疗神经系统常见病几则》论文,在北京召开的全国性学术会议上交流及手法表演,赢得了专家及同行们的热烈掌声和喝采。《心理推拿初步体会》论文于1992年被国际首届自然疗法研讨会录用,并载入资料汇编,1993年这篇论文被中国文化研究会传统医学研究会和世界传统医学优秀论文大奖赛组委会的专家们评审为优秀论文,编入《世界传统医学优秀论文集》,并将论文进一步推荐金杯、银杯、钢杯奖的终评角逐,成果丰硕。他得到了各界的关心和重视,他的成就,令同辈人羡慕,得杏林前辈的赞赏,他的导师朱老更是喜滋滋地说:咱们推拿这个小科出了状元。

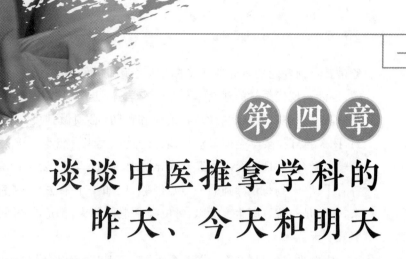

第四章
谈谈中医推拿学科的昨天、今天和明天

我在1980年5月参加江苏省名老中医经验继承讲习会,从此以后江苏省卫生厅和南京市政府就进行了名老中医与学生之间的双向选择,进行拜师仪式。我拜师著名老中医朱金山先生,从此开始了师承导师学术思想和临床经验,并进行了挖掘与整理。当时上午跟师出诊,下午总结,整理导师的经验,做了近40年的学术、学业继承工作。

40年来本人在领导的培养、导师的引路、个人的努力下,为中医推拿学科做了一些工作:在1983年我给前中央卫生部写了我的一点意见,建议创办《推拿医学杂志》;1984年在我的倡议下,又成立了南京第一个推拿研究室;随后我在导师的指导下将心理学和推拿学紧密结合,运用于临床,创立"心理推拿疗法";再在导师"四应六法"的基础上,不断摸索,继承导师的经验,创立了"平衡推拿手法"。我的学术继承人周伟,在前人的基础上创立"五行辨证推拿法"等。为推动推拿学科的发展,2016年5月6日我曾接受《人民日报》的专访,将我对推拿的继承、发扬、创新的内容刊登在报上。今天,我再为推拿学科的昨天、今天和明天,说上几句,谬误之处,请指正。

一、推拿学科的昨天——继承

中医推拿疗法是人类在长期与疾病斗争中逐步形成,用来自我保护和防治疾病的一种行之有效的方法,人们在遇到损伤、寒冷、疼痛等刺激时,就用双手去抚摸、按揉等,这是一种治疗和保护的行为。

几千年来推拿疗法一直应用在临床治疗、教学、研究中。从先秦至民国,经过历代的风风雨雨,几经周折,推拿学科逐渐形成与发展。新中国成立后中医推拿学科在受到党中央高度重视及地方政府的关心下,得到应有的继承。但在继承的道路上也遇到了一些问题和困难。无论怎样,推拿学科的昨天已经过去,再看今天,我们要充分利用现代医学技术,更好地发扬。

作为中医推拿学科的人,首先要把昨天的继承工作做好,才能更好地做好今天的发扬,继承才能更好地延续。做好继承,才能更好地发扬。继承是创新的前提,继承是手段,发扬才是目的。要把几千年的医理、哲学、藏象学说、经络气血、四诊八纲、辨证论治、正骨八法等精髓和灵魂继承、发扬、拓展、壮大、改革创新,努力向老一辈中医人那样。中华兴则中医兴,中医兴则中华兴。更要牢记习近平主席的指示:"我们要继承好、发展好、利用好传统医学,用开放包容的心态促进传统医学和现代医学更好融合。"

二、推拿学科的今天——发扬

中医推拿学科的今天,主要的宗旨是在继承的基础上,更好地发扬。努力做到取其精华,去其糟粕,去伪存真,去粗取精。推拿学科是一门实践性、经验性很强的学科,所以推拿学科的今天,主要任务是要发扬好老一辈行之有效的临床经验和特色手法、诊疗方法。推拿学科关联中医的各学科,各领域,也涉及现代医学的理论体系及边缘学科,更与中、西医的内、外、妇、儿、骨伤等多学科有直接而紧密的联系。多系统疾病的诊断、治疗和预防,必须做到多学科、多领域、多系统的融合。不能故步自封,闭关自守。要学会博采众长、取长补短、大胆设想小心求证、不断创新,做到医学融合、技术融合、跨学科融合、医理融合。我经常教导博士、硕士、学士,要多在临床中接触每位导师,他们都各有长处,各有千秋,学到每位导师的一点点经验,比如一个手法、一种针法、一个方法,只要能治好病,综合起来,你就是一位好医生。所以,每位推拿学科的人,都应在继承好昨天的基础上,发扬好今天,再创新美好明天。

中医推拿学科的"昨天"与"今天"是实现"明天"医学进步的基石,是参与、支撑、实施人类继承中医药传统主力军的一部分。

从昨天到今天,再展望明天,中医推拿学科在党的好政策、领导的关心重视下,我们每一位推拿医生都要争做好医生。从入门就应做到"品学兼优";到了岗位就应"德艺双馨""医术精湛""仁心仁术""大医精诚",对待病人要像亲人一样,要尊重、信任。古称医生为大夫,大夫者,人品高尚之士也。对中医推拿学科中的"知我者",我在几十年前就写了一篇有关的文章《悟》。我在给国内外的学生题字时写了一个字"悟","不知我者"不理解,有的甚至请老师多写几个字,我说你知道这个字的含义和分量吗!

三、推拿学科的明天——创新

中医推拿学科的"明天"终于到来了! 2019 年 5 月 25 日第 72 届世界卫生大会审议通过了《国际疾病分类第十一次修订本 ICD-11》,首次纳入起源于中医药的传统医学章节,这是中国政府和中医学家历经十余年持续努力获取的宝贵成果,我们要在继承中发扬,在发扬中创新。

"针向全球,推向世界"的口号和心愿终于要实现了! 中医推拿学科是东方文化背景的复杂性科学,是人类文化多样性与科学多元化并行的典范。它的天人相应观、整体认知观、辨证论治观构成了学科精髓和具有中国特色的文化底蕴,哲学元素的科学观充分地体现在临床诊疗和预防、保健中。

中医推拿学科的明天,主要任务在于创新,要本着在继承上发扬,在发扬上创新的理念前进。把深厚的中医理论、哲学思想与现代医学、现代科学的前瞻性理论结合起来。

作为创新的明天,中医推拿学科的发展态势从国际到国内是前所未有的。但面临的问题和困难及挑战也是前所未有的。

中医推拿学科的未来前途光明,道路曲折,振兴学科,时不我待,打好继承、发扬、创新之战,刻不容缓。

作为中医推拿学科将来还会面临更多挑战,临床中我们要培养一批想干、能干、肯干,还要培养一批想继承、能发扬、肯创新的推拿学科的人才,更要培养一批想科研、能科研、肯科研的推拿学科的研究型人才。

通过几十年的临床诊疗、教学、研究,深深地体会到中医推拿疗法有独特的理论体系和特有的诊疗方法。

中医推拿学科的明天,急需要有一批不忘初心、脚踏实地的人才,由于推拿医师的职业特殊性,既然选择了这个职业就应有一个充分的准备,干它一辈子;其次是学科特殊性,要求我们要有工匠精神,要做"大医精诚",具奉献精神,不能三心二意,我这一辈子就干好一件事,40 多年的推拿工作,一天也没有离开过推拿岗位,被国内外病人称为"仁心仁术的好医生";还有岗位的特殊性,我 40 年来为了方便病人,每天提早一小时甚至两个小时上班,坚持 40 多年,得到了老名人、老功臣、老艺术家雷建功先生题字"妙手回春真功夫,金陵神针周华龙"。我 40 多年的体会:心无杂念为诚,务实奉献为真,在推拿工作岗位上持之以恒,治病救人,只有这样才能真正体现推拿学者的价值。

综上所述,推拿学科的昨天就是总结过去,今天就是认识现在,明天就是着眼未来。

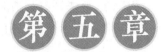

第五章

2018年全国中医药学术流派传承发展南京论坛学术演讲稿

各位专家,各位朋友,大家下午好!

我们南京市中医院有着悠久的历史进程和辉煌的成就!以前,在国庆节前夕,江苏省广播电台、南京市广播电台多次邀请我去谈南京市中医院的发展和辉煌的历史,CCTV也请我和周伟主任做过节目,我觉得非常光荣!

今天我选择分享《骨科名家朱金山治伤经验》,主要目的是宣传我们朱老,他不但是金陵推拿名家,也是骨伤大家,更是武术家!以往40年,我不论在国内还是在国外讲学,第一场讲座必须为《著名老中医朱金山学术思想和临床经验》。

今天因时间关系,我就不按PPT讲,选择一些精华部分和大家一起分享、学习、讨论,敬请指正。

一、朱金山先生简介

朱金山先生(1909—1995),86岁仙逝,是南京市中医院几大名老之一,首批获得国务院特殊津贴的专家,第一本《推拿医学杂志》的编委。很有意思:我在1983年6月写了一封信给前中央卫生部:《我的一点建议》,建议创办《推拿医学杂志》,相关领导很重视,随即将我的一点建议在《健康报》上刊登,题目为《周华龙同志的一点建议》,第二年5月在湖北东湖宾馆开会,责成重庆市科委随即出版了《推拿医学杂志》,朱老任编委。后又出版一本《中医骨伤科学报》,推选我任编委,编辑指导,促成了这件学术界的好事、大事!

二、朱老的"四应六法"

四应六法,四应即应症状、应部位、应经络、应穴位;六法:直接法、间接法、强弱法、平衡法、诱导法、补泻法。四应六法为全国推拿的13流派之一。2008年被认定为"秦淮区非物质文化遗产内容",申遗成功。随后在我们院党委、院领导和有关名老中医的关心下做好继承工作的同时,又进行了发扬,加入周华龙"平衡推拿法"。2015年成为"南京市非物质文化遗产"内容,定名为"金陵中医推拿医术"。2016年又成为江苏省非物质文化遗产。随后成为南京市中医院丁氏痔科、洪氏眼科、金陵中医推拿医术三大版块之一。

三、朱老的独特手法

朱老创立的手法经后人整理共有20多种大手法、80多种小手法,辨证地运用于全身不同系统、不同部位。不但用于推拿学科,还用于骨伤科,不但有气功推拿,还有武术推拿。比如最常见的小儿肘关节半脱位,如果手法得当就会像变魔术一样即刻治愈,如果手法不当,就治愈不了。

他独创的"下颌关节复位法""肩关节复位法"均为独具特色的疗法,1983年卫生部的主持下,召开了中国骨科会议,我随同参加,还有罗有名、尚天裕、吴诚德、李国衡、陶甫等大家,我在大会上做了报告、交流及演示。

朱老的手法不但能治疗疾病,还能诊断疾病,除了骨科手法复位外,还能通过腹部手法诊断消化、生殖、泌尿等系统疾病,甚至肠癌等病。

四、朱老的病人也是朋友

过去我们医院有个特约推拿门诊,13级以上的高干才能进入该诊室诊治,当然后来渐渐地也照顾一些普通群众。

1. 推拿治疗高血压

以前高血压是推拿治疗的禁忌证,朱老开了先河,将推拿前后的血压对比,疗效确切,在1985年全国会议上做了学术报告。我在1989年去福建邵武市讲学,代表朱老就推拿手法治疗高血压讲学。当时5分钱一个号,我在邵武市中医院5元钱一个号,当时应用平衡推拿法、平衡拔罐法。在福建和四川涪陵讲学,用这两种方法深受当地群众欢迎。1985年去盐城讲学,当时讲的内容有朱老的经验和小儿推拿,内容很丰富,时任院长李乃庚是一位老先生,看我讲得有声有色、理论结合实际,就让他儿子拜我为师。

2. 推拿腰椎间盘突出症

1986年首届中国拳击大赛在中国南京召开,国际拳王乔杜里突发腰椎间盘突出症,国家体委和省市体委决定请我们师徒俩给他治疗。我们利用业余时间,在金陵饭店三次便将他临床治愈了。

美国马萨诸塞州州长罗姆尼,因种种原因突发腰椎间盘突出症,我在院长的陪同下,治疗五次而临床治愈了。记者随后采访我,我向他讲述了治疗情况。

五、朱老的成就之一

培养了一大批传承人,从1960年到1987年,开始有学生50人左右,最后进行筛选。第一批:刘成修、李裕顺、周华龙、刘孔江、闻正怡;第二批:杭柏亚、周伟、郭继臣、徐坤;第三批:周天彤、蔡敬等。非遗继承人是有文件确定的,还有十几个人,我们还要把朱老的精神传承下去,继续培养。

全国各地的学生:泗洪有位转业军人,他从小就想学医,没考上,自学后,慕名前来拜师,大冬天坐在朱老家门口一夜,早晨开门跪在门口,师母就劝朱老收下! 我俩写了一封推荐信,到单位做医生。当时朱老和我一个是会长,一个是秘书长。前几年我写了一封推荐信给某三甲医院,就让他当医生。有一句话感动了我,当时正好下雪,他说:我的父亲,下着大雪还在干农活,一顿要喝六碗稀饭。这个学生还是很有良心的! 做学问也好,做事业也好,要有良心,随后我又写了一封推荐信,免试、免考直接工作。

六、朱老的武术

西方也称推拿为功夫学,朱老为武术学会常委、审监委员,和全国武术学会主席王子平都是老朋友,在四川有武术队(护院队)。朱老在80岁还能甩九节鞭! 故事很多,2个小时都讲不完,每次参加全国会议,会议结束时听说明天朱老要走,许多人都要来送行,关键是请朱老打一套少林拳等。"文革"时期,有些人认为朱老有什么来历,便来试一试:朱老在操场上画个圈,从圈内摔倒圈外为输,有的摔出去十几米远。

七、朱老的方剂

最具代表的是活血散,在东南亚都颇有名声,2000 年我受中医药大学和医院派遣,去马来西亚讲学,用此药治疗了多例骨折和软组织挫伤的病人。先是 10 元一张,后卖到 80 元一张,但是还是很受欢迎! 台湾、香港的商人到了机场,还派人来拿活血散。我同学胫腓骨骨折,已住院办了手续并准备手术治疗,用了活血散之后效果很好! 透骨散就更加神奇了,用于骨折中后期,风湿、类风湿先熏后洗再泡,几十年,多学科都在应用。

最后,我再讲几句题外话,我已经讲了 30 多年了,我认为还是很有必要:其一,团结,团结一切可以团结的学术人,要学术,不要玩术;其二,尊老,尊敬我们的家长,尊敬我们的老师,尊敬我们的同道;其三,传承,做好继承更要发扬;其四,珍视情谊(父母情和师生情),学会和知道感恩(父母的养育之恩,老师的再造之恩)。

谢谢!

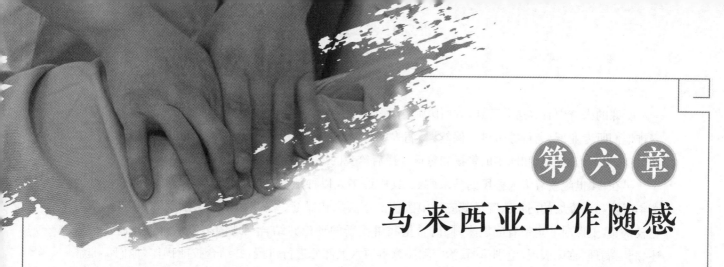

第六章

马来西亚工作随感

2000年我受南京中医药大学和南京市中医院领导的派遣,在马来西亚的吉隆坡同善医院中医专家康复中心工作。

马来西亚位于东南亚,位于赤道附近,终年炎热、潮湿、多雨,属于热带雨林海洋气候,无四季之分。马来西亚人均寿命为男69.7岁、女74.1岁。吉隆坡是马来西亚最大的城市,人口约100万,有"花园城市"和"灯光城市"的美誉。吉隆坡的同善医院是一所由董事会集体领导的慈善性医院,内设西医部、中医部(设有中医内科、针灸、推拿、肛肠等专科),有110年的历史。该院邀请了北京中国中医研究院广安门医院的中医专家和南京中医药大学的中医专家来院工作。我是第三批派去工作的,主要承担医疗兼教学工作。下面将本人的医疗、教学工作的情况简要作一小结。

一、医疗工作:没有病人急,病人多了又看不完,也急

4个月的医疗工作是很有收获的,据门诊统计,共诊治了1107人次,225个病人,病种有26个之多。病人来自10多个国家,主要有马来西亚、新加坡、印尼、中国、日本、韩国、美国、瑞典、挪威等国,他们大多数是在马来西亚工作的。在那里由于气候潮湿,整年天气炎热,加之他们从事的职业有淘锡、割橡胶等,所以职业病(像风湿病——风湿性关节炎、类风湿性关节炎)比较多。225个病人中有风湿性关节炎、类风湿性关节炎、脊髓型颈椎病(车祸所致)、更年期综合征、肿瘤术后、帕金森综合征、中风后遗症、鼻炎、糖尿病、三叉神经痛、偏头痛、腰椎间盘突出症、骨折后关节后遗症、颈椎病、骨折等病,还有小儿厌食、小儿腹泻等病。有些病人经治疗症状改善,有些病人痊愈。

有些轻症病人我采用单一的推拿或针灸疗法就痊愈了,但多数病人采用综合性的治疗方法,如针灸、推拿、牵引、刮痧、服药,外用活血止痛散、熏洗活血汤等,有时还要配合心理疗法。治疗效果满意,深得病人好评,病人最后以四个字来赞扬:仁心仁术。

二、教学工作:将中医推拿推之四方

在马来西亚期间,通常周一到周六上午是我上专家门诊的时间,而每天晚上、周六下午和星期天则给马来西亚中医学院的学生和当地的华人讲学,主要讲解中医学、推拿学、保健学等。

马来西亚人民非常喜爱中华传统医学,只要一听到中国的中医来了,他们会想方设法地请我们讲学和治疗。

每到星期六中午总有车子来接我们,到每个州去。他们事先在报纸上做宣传,刊登照片。第一次是在吉隆坡的中华大会堂讲课,没到听课时间大会堂就挤满了听课的人。他们听课非常认真,有的带着笔记本,还有的带着录像机、照相机等。后来,我们到其他州,就在广场上讲课。还有许多人带着病历、X线片、CT片、MRI片,听完课后,就请专家会诊,更有的人直接把病人带来,请我诊治。当时我讲课的内容是腰椎间盘突出症的诊治与预防,他们非常感兴趣。因为马来西亚位于赤道附近,终年炎热、潮湿、多雨,属于热带海洋性气候,因此他们那儿腰腿痛的病人特别多。

听课的人群中有普通老百姓,有西医师、中医师,更有病人。我分别进行了安排:中医学院的学生安排他们听专业课;老百姓听科普保健课;病人安排治疗。我每天晚上 6:00～8:00 给他们安排授课和治疗,得到当地民众和同事的赞扬和尊重。最后给我的综合评价为:仁心仁术的好医生。

早在 14 世纪就有华人移民到马来西亚,其中许多人以种植、销售中草药为生。马来西亚榕城的南华医院和吉隆坡的同善医院早就应用中医药治疗疾病和保健。马来西亚中医学院的实习生,学习比较认真,上课时一定带着问题来,同时希望我讲授新的理论并结合当地的多发病讲。我通常按概述、病因病理、临床表现、鉴别诊断、治疗和注意事项六大部分进行讲授,并结合技能操作,他们都非常感兴趣。

进修医生的教学,主要是针对他们缺什么、需要什么,然后从时间、内容等方面进行安排,使他们学有所用,学书上没有的,学别人不能治的病,学别人治不好的病。学习开始前和学习结束后还要对他们进行理论考试、技能考试。其中有一位医生(后来成了我的好朋友)在中国天津骨科医院进修过,基础比较好,所以我就在针灸和推拿方面多教给他一些知识,并告诉他一些"单方"。

我在马来西亚工作了短短的 4 个月,但在很多方面都有收获,使我终生难忘。他们的医疗宣传管理等方面的经验还是值得我们学习和借鉴的。

1. 请病人来诊

当地医院发信函邀请病人来诊治。信函的内容大致为:(1) 老病人就直接请他们来诊治;(2) 新病人就告知他们,请来了中国教授、医生,可以来就诊;(3) 通过报纸、宣传栏告诉他们中国医生是某市、某大学的教授,请选择来诊;(4) 请病人带信、带宣传单等。很快病人就络绎不绝了。当然,首先是信誉第一,服务态度要好,技术要过硬,更重要的是态度认真。总而言之,来了病人要看好,要给他们解决问题,这样很快就有许多活广告。

2. 开展讲座

他们首先通知我们,某月某日要安排一次学术讲座,请我们选好题目,写好目录和提纲,写好后报给医院有关部门,他们再进行宣传。主要形式有:(1) 用文字、照片,把什么人讲,何时讲,讲什么题目,讲什么内容,是否免费入场等都刊登在报纸上;(2) 印发材料,随病人的病历卡发放,并且请病人做好宣传工作;(3) 场地宣传;(4) 请商家代理宣传等。这些宣传给推广中医推拿带来无形的效益。

3. 给医生印名片

他们医院定期给医生印名片,把医生所有的头衔、专长印出来,挂号时发给病人,医生在诊病时也可发给病人。

4. 工作人员都一专多能

医院或门诊部的工作人员都尽职尽责,病人挂了号,有护士陪同,来医生处就诊。病人收费多少由医生决定。护士除兼做挂号、会计、导医等工作外,更重要的是做好病人的护理,另外还负责医疗上的琐事,负责病人的交费,甚至还送病人上车、下车等。

5. 医疗的跟踪随访

(1) 电话跟踪随访:我是骨科、推拿科的医生,对一些骨科的病人,特别是一些小儿骨折的患儿,实在不放心,有时睡不着觉。自己又是在国外,更丝毫不敢马虎。有时夜里 1 点钟打电话到病人家里,询问小儿的病情,叫家长如何观察和护理患儿,嘱患儿如有不适及时就诊等。

(2) 书信跟踪随访:病历上有地址、有邮编号码,简单地写封信,说明情况,请来复诊,交代注意事项等。

（3）朋友带口信随访：请问问你那位朋友、你那位邻居他的病情如何，是否好转，是否痊愈，如有什么情况请他来看看。这样做赢得了病人的信任。

6. 他们的病案管理

马来西亚同善医院的病历是特制大版本，活页式的装订，有封面、编号，页数可增加。封面项目比较具体，也比较全面，病人的电话、身份证号码、家庭住址、邮编都记在上面。一般项目比较齐全。病历病人不带走，由医院保管，也不会丢失。病人初、复、随诊都很方便。

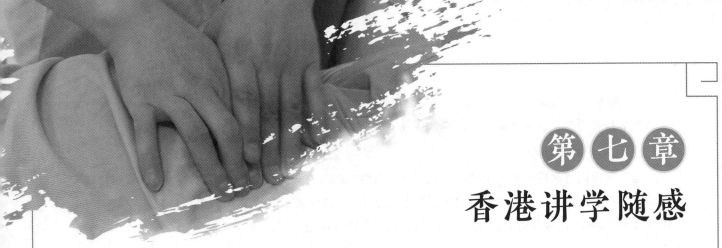

　　1998年我受南京中医药大学和南京市中医院的派遣去香港讲学。教学主要采用书本与实践相结合、理论与手法相结合、传统医学与现代医学相结合、群言法与一言法相结合的方法,使学员产生对推拿学科的兴趣,并对学员进行了考试和考核,使他们在较短的时间内基本掌握了推拿的操作技能。

一、理论教学

　　在香港我首先介绍了江苏推拿学科的三大流派,即江苏省中医院推拿科施和生先生的四指平推、南京市中医院推拿科朱金山先生的四应六法、扬州苏北人民医院丁鸿山先生的一指禅推拿法,使他们对江苏推拿界老一辈的推拿方法有初步的了解。然后从概论、病因、临床表现、鉴别诊断、治疗及注意事项等方面介绍了几十种常见病、多发病及少数疑难杂症。用启发式教学来教他们熟悉和掌握常见病的诊断与治疗方法,详细讲解了推拿治病的原理和方法。在讲解过程中注意科学性和趣味性。

二、技能教学

　　多年来,推拿教学一直沿用理论联系实际的教学方法。我们手把手地教学生每一个手法和每一种病的治疗方法。从头面部→胸部→胁肋部→腹部→下肢前侧→足部前侧,然后再从颈部→背部→脊椎部→腰臀部→下肢后侧→足底部,这样一个推拿程序、步骤,一遍又一遍地反复教,同学们学得有劲,老师教得高兴。

　　在教学内容上,我还着重教他们一些特殊的推拿手法,如颈部的平衡推拿法治疗颈椎病,教他们用平衡推拿法治疗高血压等病。

三、常见病的教学

　　香港腰椎间盘突出症的病人比较多,从我两次去香港的情况看,他们的工作性质、环境使他们得病的机会较多。他们一坐就是几个小时,甚至十几个小时;其次是环境,他们那里一年四季都开空调,所以腰腿很容易受凉。我们主要在屯门、九龙、铜锣湾等地区带学生实习,发现腰椎间盘突出症的病人较多。他们主要采用手术治疗、物理疗法和康复疗法,邀请我们讲腰椎间盘突出症的诊断、治疗与预防。他们对我们的牵引、针灸、手法(推拿)、拔火罐、中药、体疗(综合治疗)还是很感兴趣的。

四、推拿保健教学

　　推拿保健在香港较为盛行,尤其是白领及上层人士,他们非常感兴趣。我们针对教学的内容和要求,安排了保健推拿专题,也就是我的平衡保健推拿。从头部平衡、面部平衡、胸腹部平衡、脊柱部平衡到四肢部平衡。我们采取课堂教学与临床实习教学相结合的方式,去浅水湾的"老爷"保健所,带着学生边教学、边操作,多元化的教学方式,非常受欢迎。

五、社区实习教学

除在课堂上进行理论与手法教学外,推拿学科的实践教学是非常重要的。推拿治疗疾病,以手法取效。医者手法的优劣直接关系到疗效的好坏,即所谓"一分功夫一分效果"。因此,实习教学对外籍学生是非常重要的,能够做到时间短,收效快。实习教学必须到第一线接触病人,到社区、到学校为师生、为病人服务,到安老院为老人服务,这样既治疗了病人,又给学生提供了实践教学的基地。

六、考试与考核

香港讲学结束后,要给学生进行考试和考核,成绩各占 50%。

(1) 理论考试要将新学的课程进行综合考试(理论考试),包括中医学、解剖学、推拿治疗学等。

(2) 手法和技能考试要将新学的手法技能、相关的中医古文知识和手法治病的方法进行综合考试。手法考核采用相互操作的方法。关于考试的题目,采用随机选题的方式。学生选到考手法理论,就按要求回答问题;选到考手法治病方法,就按要求进行操作。经考核,其中 20% 不及格,20% 为一般,60% 为优秀,达到预期的要求。考试、考核成绩合格者被有关单位和部门录用,不合格者继续补学、补考。

通过去香港讲学,深刻体会到以下几点:

(1) 中医推拿教学要博采众长,推陈出新。中医学是一个伟大的宝库,推拿学是祖国医学重要的组成部分,博大精深,学术流派很多。刚从师时,朱老就带着我们拜访国内著名的推拿界老前辈,还借助全国性学术会议的机会,多与名师交流,向他们多请教,多提问,带着问题向他们学习,名师们都很乐意指点、赐教。另外,我们有目的地把全国有代表性的学术流派的著作、论文、学术思想、手法录像等搜集起来,认真学习、阅读,加以揣摩、研讨。以朱老的理论为主,览读各流派的学说,广采众流派之长。总之,做到有的放矢地从各流派之中既学习共性的理论和手法,也抓住个性的理论和实践,找出有特性的推拿理论和实践性的知识,注意吸取众家之长,真正做到"取其精华,去其糟粕,去伪存真,去粗取精",为继承和发扬工作打下了坚实的基础。

(2) 教学不墨守成规,不因循守旧。推拿学科已有几千年的历史,它仍在不断发展,知识在不断更新,其中有许多旧的东西,许多陈腐的或是不成熟、不完善的,要有选择性地教给学生,要把自己多年的经验进行整理、归纳、总结、完善,将理论与临床相结合、手法与诊断相结合、手法与治疗相结合、中医和西医相结合、传统的与现代的相结合、四诊和特殊检查相结合,开拓多渠道的教学新路子。

在香港讲学中采用理论与实践相结合的方法。在理论上提出了推拿手法的"三个特点",推拿手法的三个联系,"四应六法"在推拿临床中的运用等新观点;在治疗上我们为了解除病人的疾苦,大胆探索,对一些疑难杂症进行治疗。例如急痛症的推拿论治,阿是穴在推拿临床中的运用,三通法在推拿临床中的运用,补泻法在推拿临床中的运用等,丰富了推拿的理论和实践,使学生学到了书本上没有的知识。

(3) 在香港的讲学中,我们经常教育学生们要敢于探索,突破传统,如用推拿方法治疗高血压,结合现代医学的诊断方法和治疗方法治疗小儿腹泻、面神经瘫痪、臂丛神经损伤、腓总神经损伤等多种疾病。

(4) 在教学中让学生们认识到继承是前提,发扬是目的,只有在做好继承工作的前提下,才能做好发扬工作。推拿的流派很多,各有千秋,有一指禅、四指平推、三指平推等,有直接治疗法、间接治疗法,还有强弱治疗法、诱导治疗法等。我们要在掌握原有知识的基础上,在实践中不断探索,不断认识,不断提高,总结出一些确有良效的诊断方法、治疗方法、手法用于临床。名言道:业精于勤,而荒于嬉。继承发扬工作一定要做到实处,要勤学、苦练、苦干、实干。我体会到要学好推拿技术就要做到"三勤三能",三勤即口勤、手勤、腿勤,三能即能干、能写、能讲。口勤就是要不耻下问;手勤就是多动笔,多练手法;腿勤就是要勤劳、吃苦,除跑学问外,还要跑事务。总之,勤奋才能学到知识。三能:做一名合格的推拿医生要做到能干、能写、能讲。也就是说,继承和发扬工作是一件比较艰苦的工作,不会轻而易举就能做好的。能干就是要能够用手法治疗病人,治好病人;能写就是要善于总结;能讲就是要善于表达,讲明道理。学生们要勤学苦练,俗话说"冬练三九,夏练三伏"。作为一名好的推拿医生必须要下一定的功夫,苦练基本功,苦练手法,增强体力,只有这样才能胜任这项既要体力又要脑力的医务工作。干事业艰难,干好事业就更难,要竭尽全力,要费很多心血和汗水,还要大胆拼搏,努力创新,才能真正做到继承和发扬。

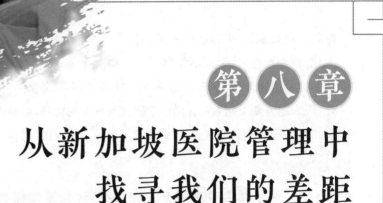

第八章

从新加坡医院管理中
找寻我们的差距

　　2011年7月24日至7月30日，作为中层干部出境培训计划首批派出人员，我们临床医技科室相关专家孔薇、谈瑄忠、周华龙主任等一行10人参加了新加坡国际管理学院的一周培训，该培训理论结合实践。我们参观了新加坡最大的两家重组的国立医院——新加坡陈笃生医院及亚历山大医院，在学习及实践中还了解了新加坡的医疗改革及医院管理的发展，学习了新加坡的医院质量安全管理，风险及危机管理，人性化管理及医院创新的经验，同时，我们也从新加坡医院管理的经验中找寻我们存在的差距。现将学习心得与大家分享。

一、人性化管理创造人性化的医院，不断创造医院的品牌及价值

　　新加坡医院的医疗服务处处体现了"以人为本，顾客至上"的服务理念，这种理念深入医院每个员工心中，从医院的经营管理渗透到临床服务。

　　首先，医院设施处处体现了人性化的特色。陈笃生医院是新加坡最大的综合性医院之一，医院环境优美，设备齐全，如同宾馆、花园。候诊室配有电视，免费提供各类书报及疾病宣传手册，各辅助科室标志醒目，就诊秩序井然。医院内设有超市、发廊、餐饮，甚至有星巴克等以满足病人及来访者所需。传统洁白的墙壁，洁白的白大褂等医院及医务人员形象在新加坡医院根本看不到，医院人员服装色彩多样。医院还适应多元民族及宗教习俗、多元文化的需求，如在病房中设有祈祷空间，体现出对病人的尊重和人性化的服务。医院前台均有免费提供的轮椅，供病人随时取用。轮椅上均安有输液架，护士站设立在病房中央，以缩短回应病人的时间。亚历山大医院离地铁及交通枢纽较远，医院便设有专车来往接送。当老年及行动不便者还未到达时，专车司机就已通知前台服务人员准备好轮椅，一下车就可以送达所需科室。其次，管理规范人性化。如亚历山大医院为规范职工行为，制定了医院的基本行为准则20条，在第16条中规定了使用正确的电话礼节：在铃响三声内，以真诚态度接听。必要时，请预告对方暂时等待，尽量不要把对方的电话传来传去。要求医院员工如果有时间，尽量将问路的患者或来客送至目的地，如果没有足够的时间，也应准确回答提问并陪同问者走三步，并要求在医院最方便的停车位必须留给病人。陈笃生医院实行医院预约提醒服务，在预约病人就诊前一天医院会通过提醒服务，避免病人延误，并可了解自己的就诊时间。

　　我们参观的医院都围绕着"以顾客为中心"的服务宗旨，把病人及来到医院的所有人都视为客人或者称作顾客；确立并教育员工落实医院的核心价值观念，规范医院及员工行为；落实"以人为本，病人至上"的理念，行政后勤系统为临床医生和护士一线员工服务，便于更好地为病人服务；重视医院的形象、文化、环境。

　　新加坡医院对"人性化"医患关系的要求是：富有人情味的医患关系；全方位介入的护理服务；称职高效的后勤支援队伍；规范有序的医疗预约制度；尊重病人权力，保护个人隐私。而"人性化"的医

疗服务则要求达到：以医疗质量和技术水平取胜；"真诚微笑"和制造惊喜的延伸服务；病人利益的最大化；重点治疗"人"，而不是"病"。

为吸引国际病人，多家医院设立"国际病人服务部"，从预约看病、住宿到返程机票，实行一条龙服务，极大地方便了病人。凭借医学研究与技术的优势，以及安全、卓越和全方位的服务，每年有30多万来自国外的病人到这里来体检及治疗。2000年WHO调查了191个国家的医疗卫生体制，新加坡排名第六。

二、医院体制改革提升工作效率，经营管理模式发生变化

新加坡医院重组前，政府主办的13家医院和20家综合诊所，其房屋、设备等一切投资全部由政府投入，建成后，医院运营直接归政府的卫生部领导，一切决策必须通过官方批准，医院和诊所领导决策权力受限。医院职员是公务员待遇，终身受雇，按照年龄和资历晋升，在不同的医院轮转，表现差的最多被调派到较小医院。医院的资本、运作、人力资源预算等一切开支由财政部全额拨给，医院的一切收入全部归财政部，医疗收费调整要得到国会批准。这样僵化的公立医院管理体制，类似于吃大锅饭、平均主义，造成人浮于事，导致的结果是医疗和服务质量下降，工作效率降低，运行绩效不佳，设施设备老化，顶级专家流失，社会对医院意见很大。政府和医院面对这种局面，不得不思考对医院进行改革，即国有医院重组、国有民营。1985年以来，新加坡政府为从根本上提高医院服务效率，确立其在亚洲医疗市场的领先地位，着手重组政府医院。重组基本思路是将政府医院注册为法人集团，将政府资产按照市场化的方式进行运作和管理，享有独立的管理权，使医院的运作效率和费用效率达到最优化，但并不追求利润。在公立医院中，病人可选择不同档次的床位，其区别在于能否自主选择住院条件和主治医生，不同级别的床位享受不同的政府津贴。在这种体制下，新加坡医院的床位共分为A、B、C三种类型。A类为私人性质的床位，政府不给予津贴；B类为半私人性质的床位，政府津贴为总费用的20%～65%；C类政府津贴达80%。政府的目的就是让更多的人按照个人的条件来享受相应的医疗服务，而政府尽可能地帮助那些真正需要帮助的人。公司化的医院每年获政府部分资助或津贴，财务独立，自行决定职员的聘任及薪酬，在满足病人对医疗服务的需要时，拥有较大的自主权。新加坡的亚历山大医院在重组后，经过转型改造，从一个濒临倒闭的医院发展成社会效益、经济效益均令人瞩目的医院。

三、加强医院质量及安全培训，杜绝疏失的可能原因

新加坡医院非常注重对员工的培训，"以态度而雇用，为技能而培训"。在新加坡，培训被作为员工的福利来对待，每家医院每年每位员工接受培训的时间不得少于12.5天，资金由政府支付。医院派医务人员到国内外最好的医院参观学习及医院内部培训，使新加坡医院的技术与世界同步发展。我们在参观中就见到，亚历山大医院设有专门的教学培训室，多种急救、操作设备应有尽有，急救等各种操作均在模特上进行操练，并有专人指导，有利于医护人员临床技能的提高，避免多种原因的错误。

新加坡所有的医院都通过了美国医院管理标准（JCIA）认证、ISO9001认证及国际职业卫生与安全管理体系（OHSAS）的认证，在管理过程中非常注重考核标准的量化。在制定政策与制度时，强调科学与完善，在执行时强调一丝不苟。除国家和集团共有的管理制度和考核制度外，如亚历山大医院有"平衡积分卡""六西格玛""品质圈技考核标准"，医院还将有独特的、切合实际并得到大家认同的管理和考核如"丰田流程"引用到医院质量评价与改进中，向国际性标杆学习，促进了服务质量的持续改进和提高。

四、从新加坡医院管理中找寻我们的差距

通过一周的新加坡国际管理学院的培训及参观,对比之下我们的差距很大。当然,因为经济条件不同,我们的硬件条件虽然仍有很大的差距,但在下列几个方面是否有改进的可能,特此提出,供参考:

(1) 在新加坡几乎所有的病人在就诊后,医生均会根据病人的情况告知下次就诊的大约时间,病人则根据自己的工作安排,预约挂号,确定下次就诊时间。而医院也会根据预约情况提前提醒,告知何时就诊,对有特殊情况不能到达者,则另行预约。而今年根据上年卫生行政部门的要求,预约挂号已作为我们重要的考核指标,而我院的预约挂号在近几次的检查中均不理想,新加坡的预约挂号及提醒模式也许会对我们有所提示。

(2) 一切以方便病人为目标是新加坡医院的普遍宗旨。医院良好的环境、医疗合理的流程、全方位的优质护理质量等无一不是以病人为中心的最佳体现。而我们能否在我们窄小的医院环境上再做得好一些呢? 例如,在我们医院内改造过程中,能否让灰尘污染再小些,砖头放好,工程污染区遮挡好,做好警示,以免病人或工作人员受伤? 我们的停车区能否再让些给病人呢? 只要大家多些服务意识,很多"小事"也许并不复杂,就是看是否想做。

(3) 新加坡的医院非常强调个人素质对医院的影响,注重部门之间的协调,并以规章制度约束,每项工作均有流程,按流程办事。强调每个人都在不同的岗位上为病人服务着,即使没有直接服务着,也是间接服务着,每个人的工作都能想着病人的满意度。特别给我们留下深刻印象的是灵活多样的后勤保障赢得了患者和医务人员的微笑。新加坡医院的病号伙食花样繁多,物美价廉。那么,他们是怎样解决伙食问题的呢? 就是采用"广泛、灵活的社会化服务"。把多家信誉良好的饮食公司引入医院,这既满足了患者和家属,又方便了工作人员。对新加坡医院的后勤部门来讲,除了具有"患者第一"的思想外,还多了个"员工第一"的概念。他们认为医务人员对医院的满意度会直接影响到患者对医院的满意度,让临床一线的工作人员舒适,是医院的职责。相比之下,我们的认识及理念相差远矣。

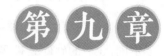

周华龙主任系列讲座趣闻

第一节　盐城市中医院讲学

1983年8月,江苏省中医院院长李国光、儿科泰斗江育人、推拿泰斗朱金山及其夫人、朱老学术继承人周华龙一行由江苏省卫生厅中医处处长驾车,共同前往盐城市中医院,其他人的主要任务是检查、视察,周老主要负责医院讲学任务。时任院长李乃更。

主要内容:儿科学常见病的推拿治疗。

故事:(1)同去的其他人去吃醉螺,结果晚上回来过敏。周老一时兴起,便学孙猴子抓耳挠腮样,把大家都逗笑了。(2)学员中有一位老医生,是步凤轧花厂的,到市里要过一道江或河,不容易。他听了两次课后找周老商量让周老收他儿子为徒。他说:"我送'土特产'给您!"最后大热天送了30斤蚕豆来,周老从盐城背回南京。当时,周老还用讲课费买了一只老母鸡。这"土特产"使周老至今想起时还哭笑不得。

第二节　福建邵武市中医院讲学

1985年10月,在福建省推拿学术会议兼学术班上,上海的骆明勋教授,安徽的费季翔教授,江苏的朱金山教授(由周华龙主任代替)等都有参加。

周老讲的主要内容为:推拿治疗高血压,由邵武市中医院内科的老医生测血压,周老推拿,前后对比,效果他们非常认可,最后5元一个号都挂不到。当时全国医院挂号费5分钱一个号。最后邵武市长和周老开玩笑,让周老回宁迁户口,从南京迁到邵武。

第二个大病种是风湿病腰腿痛。当时有部分学员是鼓浪屿的海军军医和卫生员。周老教他们手法和拔罐。结束后请周老游览武夷山,风景优美,还坐了竹排! 若干年后他们还感谢周老,说跟周老学到真本事。

第三节　四川省涪陵市讲学

全省推拿师资班里有60多名推拿医生,前中央卫生部和国际残联联合邀请周老讲学,因为学生中有部分老盲医,周老主要讲了拔罐,闪火平衡拔罐法,彻底改变了他们对几百年的拔罐方法观点。

当时讲学氛围十分热闹,学生、领导都高兴,晚上陪周老用餐。由前卫生局长、民政局长等领导陪同,他们吃火锅、凉拌萝卜,周老无意地说:"此萝卜像荸荠,好看又好吃。"结果他们在周老离涪陵前给他买了30斤萝卜、20斤榨菜。想起前事,又一次使得周老哭笑不得。当然这是他们的一份心意,但路途遥远,不便携带,后来周老把萝卜送给了重庆学员。周老坚持包场一个星期,吃不消,后立即派了中国中医研究院的罗教授接替他。

第四节　江苏省泗阳讲学

2008年,正值世界残疾人运动会,当时有100个盲人推拿师学习班(学员100人)开班。得知这个消息后,省电视台和新华日报争相报道,并且在CCTV－1频道新闻节目首播《名师培养盲人推拿医师》。

正值奥运会和残奥会,对推拿专业的残疾人更加关心,也倍加关注,新闻界人物都来捧场。

《新华日报》主版刊登《名师指导学生技能、手法》,CCTV－1频道19点新闻播出《江苏名师指导、培养中医推拿人才》。

第五节　意大利国际班讲学

有意大利学者从网上得知南京中医药大学周华龙教授的"平衡推拿法",请求来学习,先是与周老本人联系,后与中医药大学国教院联系,同意后遂来学习"平衡推拿法"。

除带队老师外,共50名学生前来学习(在8月份最热时)。

周老几十年治病、教学都很认真、一丝不苟。当时,时值高温,周老拿着讲义、拿着茶杯,乘坐出租车来到南京中医药大学。周老历来都是提前到校,不论国内、国外都一样。周老到的时候众人都在睡午觉,没人接待,周老的水喝完了,虽有位值班老师,但竟让周老拿茶杯去女厕所茶桶里打开水。周老气了,"老子从小就有骨气,宁为玉碎不为瓦全,让老子拿茶杯到女厕所茶桶打水,这是对人不尊重。"

到时间了,准时上课,约法三章:不准录像、不准照相、不准录音。

带队老师说:"明天带他们到你的科室见习。"周老说:"不可以,门都不让进。"带队老师:"我找你的院长!"周老随即回复:"找局长都没用!"这是中国人的骨气!

第六节　给日本留学生讲学

1993年在南京体育学院,周老给50名日本学员(包括医生、康复医生),另加体育学院主治医师讲课。

主要内容:推拿治疗学。

其中讲到颈源性心脏病的平衡推拿治疗,推拿治疗痛经(他们称痛经为生理病),他们不擅长。另外,讲到推拿治疗急性乳腺炎,单方可以用"猪蹄汤""鲫鱼汤"。其中,调皮的医生举手提出到老师家去吃猪蹄汤、鲫鱼汤。于是周老邀请他们到家中,真煮了两大锅红烧猪蹄、通乳鲫鱼汤,给他们吃! 吃得他们"汗、汁俱下"。笑话! 他们都是男医生!

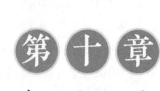

第十章

中老年保健专题报告

各位领导、朋友们,大家好!

健康与长寿是每个人的愿望,是自古以来人们的美好追求。健康是长寿的基础,而长寿必须是以健康状态为前提才有真正意义,健康是诸多因素综合的概括,维护健康还是一个系统工程。有报道,世界卫生组织的专家研究指出:在人们的健康因素中,遗传因素占15%,社会因素占10%,医疗因素占8%,环境气候因素占7%,而后天占60%,由此可见,影响人的后天因素,对于人的健康起着很重要的作用。

俗话说:生死由命,富贵在天。话是这样说,但是你注意和不注意完全不一样。

打个比方,人体就像一辆汽车。每天跑50公里,加上修理,能有十年寿命,你整天让它跑100公里,只能用五年。汽车可以加油、换零件,人可以没事东换西换吗?

父母和老天给你80岁,你好好保养,最起码你不去糟蹋,也许能够多活一点,如果每天花天酒地、麻将通宵,我看没有什么好处,我想从以下方面谈谈保健的方法:一是我们朱老以前的养生、保健方法;二是我们70年代初就给一些同志做保健的方法;三是集前人的一些经验和教训;四是从医30多年的临床总结、归纳。

一、药物与保健

从门诊和多方文献报道:急性病、危重病非用药物不可的,用药物治疗,可用可不用的,可以不用药物治疗,提倡非药物治疗,或绿色治疗。

不能一点点毛病就吃药,药物的副作用太大,大部分药物吃下去,都要经胃肠的消化、吸收,肝脏的代谢,肾脏的过滤,才能发挥作用。药物吃得不好、不恰当,轻者药物有胃肠道反应,重者则引起肝损害、肾损害、尿毒症。像最常见的诺氟沙星(氟哌酸)吃得不好,会导致肝功能不正常,出现药物性肝损害;龙胆泻肝丸以前很常用,后来发现服后出现尿毒症,等等。因此,要根据个人的体质、病情调整和选择恰当的药物。

南航(南京航空航天大学)一位72岁的老教授,身体非常好,上老年大学,今年过年感冒,去某某医院挂水,9种抗生素先后、同时使用,后来半月左右,耳朵听不见了,两个月不到就因尿毒症、肾功能衰竭死了。(太恐怖了!)

另外,顺便谈谈补药的问题。

补药的原则:毋虚虚,毋实实。不虚的人不能补,不实的人不能泻。

滋补品不能乱用,不能多用,要根据"因人制宜、因病制宜、因时制宜、因地制宜"的原则进补。

许多南京人,包括一些老前辈、老战友,从东北带的比较地道的参、茸等补品,吃了鼻子出血、血压增高,甚至脑出血。很危险,一定要注意因地制宜。南方人体质不比北方人。而且,南北气候也不同,南方人不能乱补。

不少健康人夏天吃补品犹如"火上浇油",很危险!

老年人、体质较差的人、某些疾病的患者,可在"三九"天适当地进补,熬点膏方,补补肝肾,壮壮阳气。

二、饮食与保健

朱老以前提倡的是:早上饱,中午好,晚上少,经常洗洗热水澡,早晨起来小跑跑,包你身体就会好。

用现在人的观念说就是"早上吃得像皇帝,中午吃得像平民,晚上吃得像乞丐"。

这是朱老的生活方式,他爱喝酒,爱运动,爱洗澡(一年 365 天,只要澡堂开着他都洗澡)。到八十五六岁仍然喝酒,一日两顿。

李鸿章的生活方式:早餐简单,中餐山珍海味,每天更换,吃完后,一碗稀饭,一碗汤,一杯人参酒,活到 78 岁。

我们认为最重要的有两点:一个是饮食,一个是运动。生活方式要因人而异,不强求。有的能吃,体质也不错,有的人,他一生就不爱运动,他也活八九十岁。我们大家都比较熟悉的陈邃衡老先生、戴为然老先生等老一辈,我看他们就不特意怎么样,有一个好的心态,当然他们有一个好的条件。

他们也吃肉,有的人也不锻炼,到 90 多岁仍然健康。

中央电视台 10 套《走近科学》曾讲述了山西一个村庄的村民们,一到田间劳动就晕倒,却找不到原因,就派专人去调研当地的空气、水、土壤等,后来才发现,当地人做菜两个缸:一个荤油,一个盐。烧菜时盐和荤油放多了造成的。

相对而言,不要特意做什么。有人特意吃什么,做什么运动,比如强迫自己天天去爬紫金山,有人甚至开汽车去爬山,把汽车开到紫金山、栖霞山脚底,再爬上去,作为任务和负担,你累不累?

当然,不正常的饮食要注意。

栖霞区有个老干部,跑来找我说他最近很能吃,在外面宴会喝了啤酒,吃了很多食物,回到家中仍然要吃一小锅稀饭。我说你不正常,他说他正常,在其他医院检查了许多都正常。再一查是糖尿病,血糖很高,住院一个月才基本正常。

中老年人晚餐一定要少,有个姓吴的老同志因为恢复名誉,恢复工作,一高兴,晚上吃了很多饺子,夜里突发脑溢血、心肌梗死。

我看了许多病人都是晚餐吃多,不运动。还有人打麻将,一下子到桌肚里去了。

我看了许多疑难杂症:有市交警大队领导、鸡鸣寺师太,还有炼油厂大客车驾驶员及桂林一位老太太(多发性脊髓恶性肿瘤)等。

三、养生与健康

中医养生有其独特之处,强调"精、气、神"同养。现代人对健康的定义为:健康不仅是没有疾病,而且是身体上、心理上和社会交往上完全处于良好的状态。健康是一个综合状态,中医强调整体观念。

养生包括养心和养身。

养心:随着市场经济的发展,生活、工作节奏的加快,人们的心理负担加重,攀比心理越来越强,中老年同志在离退休之后,一定要尽快适应。情绪好坏直接影响代谢,影响免疫力。

经多方研究,好的心情,能够增强免疫机能。坏的心情,能够使免疫力下降。中医还强调情志:情绪和心志。《黄帝内经》曰"百病皆生于气也"。所以,请诸位朋友,包括我自己,对任何事情都不要钻牛角尖,退一步海阔天空。生活上向低水平看,思想上向高水平看。左右上下比一比,你心里就舒服多了。老天是很公平的,所以,要看得开。

养身:"三笑石"的故事。"饭后百步走,心宽少忧愁,妻子长得丑"是说注重运动,注重心性修养,注重节欲保精。

人生三件宝:丑妻、薄地、破棉袄。不是汽车、房产和股票。丑妻,意在节欲。薄地,一为勤劳作;二是要经常带点寒凉。破棉袄之意为适当、适量运动(破棉袄会感觉冷)。

四、运动与健康

法国一位医生叫帝索,他说:"运动可以代替药物,但所有药物代替不了运动。"

根据各人的爱好、体质,选择一些简单的运动,如打拳、钓鱼等。

人怕三锈:关节锈、口锈、脑袋锈。介绍一套自编的自己运动操:

> 双手搓面部,明目清头风
>
> 肩颈关节动,可治漏肩风
>
> 运动多扩胸,防止得怔忡
>
> 呼吸胸肋动,平肝可息风
>
> 预防肝阳病,老来防中风
>
> 蹲起练腿功,压腹大便通
>
> 三焦得调理,全身气血通
>
> 腹肌多运动,增加肠蠕动
>
> 新陈代谢好,三脂不会高
>
> 弯腰练肾功,摇晃关节松
>
> 踢腿脚面绷,防治腰腿痛

五、推拿与保健

推拿的作用:治疗、预防、保健。

推拿的好处:无毒副作用,广泛适用于各种人群(老、少、孕妇、产妇,健康者、病人。当然也有一定的禁忌证)。

自创的平衡推拿法也是保健推拿法,具体操作如下。

仰卧位:

步骤:胸部→胁肋部→腹部(上、中、下)→下肢前侧→足背。

手法:四指平推、梳肋、摩、点抖、掌根揉、挤捏、擦法、点穴。

俯卧位:

步骤:背部→脊柱部→腰部→臀部→下肢后侧→足底。

手法:五指撒揉、掌根揉、抹脊、捏脊、双手掌揉、点揉、擦法、吸定。

坐位:

步骤:头面部→颈项部→肩部→上肢部→手指部。

手法:鱼际擦、掌心擦、双手抹、捏提颈部、摇肩、点穴、挤捏。

保健应用:

呼吸系统:推胸部＋第七胸椎以上。

循环系统:推胸部＋第五胸椎以上、天突、内关。

消化系统:推上腹部＋第十二胸椎以上。

生殖泌尿系统:推下腹部＋第十二胸椎以下。

神经系统:推脊柱部＋头面、足部。

运动系统:直接治疗和间接治疗(以痛为腧,痛点转移)。

保健推拿的要求:

(1) 手法的规范性;

(2) 手法的连续性;

(3) 手法的基本功;

(4) 手法的力量与技巧;

(5) 手法的恰到好处;

(6) 禁忌证和禁忌部位。

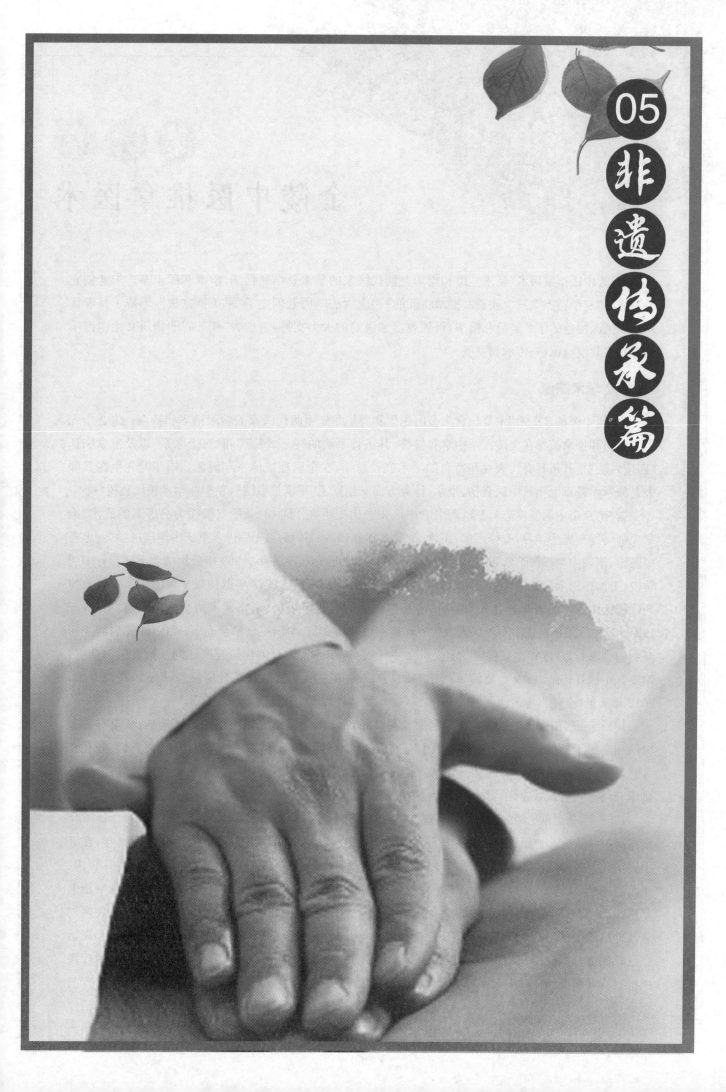

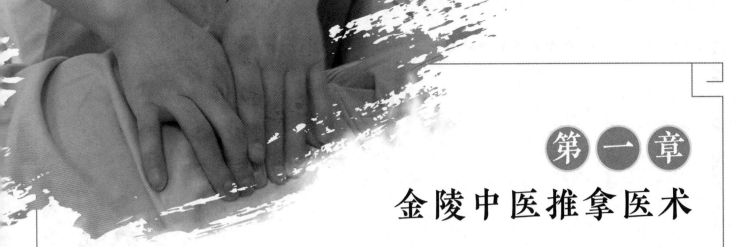

第一章

金陵中医推拿医术

　　"金陵中医推拿医术"是朱金山和周华龙两代医家的学术总结和精华,学术渊源丰厚。朱老创立了手法的"三个特点""三个联系"、推拿临证的"四应六法",周老创立了"平衡推拿法",形成了具有代表性和流派特色的学术经验和精华,得到政府和医院的大力支持,遴选为"江苏省非物质文化遗产项目",并将其继续保护、传承和发展。

一、学术渊源

　　"金陵中医推拿医术"主要包含朱金山先生和周华龙先生两代医家的学术精华和特点。朱金山先生的骨伤和推拿流派在金陵医派中享有盛誉,其正骨手法的"三个特点"和"三个联系"以及推拿临证"四应六法"是其最具有代表性和特色的学术经验总结,在全国独成体系和流派。周华龙先生在其师朱老的学术基础上精研中医骨伤、推拿、针灸方面又创立了"平衡推拿法",在专业学术领域独树一帜。

　　据《南京市中医院院志》记载,著名老中医朱金山先生在 14 岁时就随安徽无为县著名的武术、推拿大师马德友先生学习,专修武术、正骨、推拿 3 年。1939—1945 年先后进入重庆中国国医学会、忠县国医馆、涪陵中央国医馆学习,1951 年毕业于南京中医学校。1955 年、1960 年分别结业于江苏省中医学校、上海中医学院推拿师资班,1956 年在南京市中医院工作至 1987 年退休。朱金山先生在解放初期曾担任南京市曲艺改进会常务委员、南京中医师公会监审委员、南京武术协会常务委员。1956—1981 年,先后担任南京市秦淮区人大代表和南京市政协委员,全国推拿学会理事、顾问,中国肩周炎研究会副理事长,江苏省推拿首届专业委员会主任委员,江苏省体育创伤研究所顾问,《推拿医学杂志》编委,《中医骨伤杂志》编委及编辑指导等职,并成为第一批享受国务院政府特殊津贴的高级专家,2012 年入选"金陵百年名医"。

　　1958 年底,南京市中医院着手筹建推拿科。1962 年由朱金山老先生正式组建推拿科,设有普通门诊和高级干部门诊。1978 年科室医生有刘成修、李裕顺、翁玉珍、王德富、周华龙、闻正怡、刘孔江等。普通门诊以腰腿痛、肩周炎、颈椎病、肩颈综合征、胃脘痛与月经不调等疾病为主;干部门诊以高血压、心脏病、肩颈综合征、胃肠功能紊乱及腰脊柱肥大性病变为主。

　　1963 年,朱老献出治疗腰椎病的有效方法,并总结撰写论文在全国推拿学术会上交流报告。1975 年重点对推拿治疗高血压进行研究并撰写论文,1978 年在全国推拿学术会议上做报告。1979 年,在助手周华龙等医师的协助下,开展了过敏性结肠炎、习惯性便秘、急性腰扭伤、面神经瘫痪及小儿腹泻、小儿遗尿、小儿斜颈等多种常见病的治疗与研究。1980 年治疗急性腰扭伤,经 200 例的系统观察治愈率达 96%。周华龙医师和其导师共同发表了学术论文,获市科技优秀奖。1982 年后,广泛开展多种急性外伤的治疗,其中踝、膝关节的扭挫伤疗效尤好。1983 年,进一步将推拿与正骨手法结合起来治疗疑难病症,对久治不愈的肩关节脱位治疗取得满意效果。同时开展腰椎牵引与颈椎牵引术治疗腰颈椎退行性病变。并对中老年与小儿保健及体育运动员的保健医学进行了研究,开展了保健治疗与指导,深受群众的欢迎。1984 年,在传统手法基础上,创立了具有朱老治疗风格的"四应六法"以治疗多种疾病,进一步发展了推拿的手法。同年又开展了先天性小儿肌性斜颈的治疗,据 136 例的疗效分析,有效率达到 100%,痊愈率为 93%。治疗病种亦从建科初期的 9 种扩大到循环系统、消化系统、呼吸系统、泌尿系统、神经系统、运动系统等近 40 个病种。日均门诊量上升达 83 人次,是建科初期的 3.3 倍。患者来自全国 26 个省、区、市及国外,其中有中央、省、市高级领导干部及意大利、印度、英国等国的国际友人,可见无论国内还是国外均享有较高的声誉。1973 年以来,带教进修医师 131 人次,实习医生 530 人次,其中主治医师 122 人,医师(士)408 人,他们来自全国 26 个省、区、市,已有半数以上的人员成为该地区的医疗技术骨干。

周华龙总结了朱老在全国独具特色的学术流派"朱金山四应六法推拿法"。其流派 20 世纪 70 年代在英国剑桥传记中心记载和介绍过,在日本谷口书店出版的专著《中国 100 个当代中医大师》,其中就介绍了朱金山推拿流派,在 1983 年出版了专著《朱金山推拿集锦》。朱老的学术传人,也是学术继承人周华龙先生从事推拿专业 40 余年,是中国高健委首席专家,中国推拿学会理事,中国针灸学会康复医学会理事,中华临床医学会常务理事,江苏省推拿专业委员会副主任委员,江苏省针灸学会理事,南京市针灸学会副会长,南京市名中医。被南京市委、市政府、市文化局、市文联授予"金陵中医推拿大师"称号,在同行中享有较高声誉。周华龙主任 2012 年入选"金陵百年名医"。他自 1978 年中医专科学校毕业后,即被领导和朱老选为其学术继承人并随朱老学习,专修正骨、针灸、推拿,分别在 1983 年、1986 年举行盛大的拜师仪式,由市卫生局主持并签订有师徒继承协议书。

二、学术内容

1985 年,重点对朱老推拿疗法的理论展开了研究,总结出了他的特色推拿手法的"三个联系"(点、线、面与腧穴、经络和脏腑的联系)与"三个特点"(手法的形态、部位、作用特点)对临床治疗取效的理论依据。至此朱老推拿治疗的手法,已确立了 26 个大手法及 60 多个小手法。

1983 年以来撰写著作两部,其中《朱金山推拿集锦》一书由江苏科技出版社出版。另参与完成《中华推拿医学志》的审稿任务。先后撰写论文 132 篇,其中国家级期刊发表 42 篇,省级期刊发表 76 篇,本院院刊发表 14 篇。出席全国专业学术大会交流 15 次,省级大会 25 次。接待日本、美国等医学参观团近 80 人次的来访和交流。

朱老学术学业继承人周华龙先生不仅在专业方面独有建树,在学术上也是呕心沥血。周华龙刻苦努力、学习领悟、尽得真传,颇受朱老器重,立为续其绝学之人。他积极参与江苏省推拿学会的组建和成立,1983 年 4 月成立了江苏省推拿学组,并担任学组的秘书。1983 年 2 月 23 日他写了《我的一点意见:建议出版中国推拿医学杂志》给前中央卫生部,后前卫生部将该文转发给《健康报》,并在 1983 年 6 月 16 日刊登了该文,随即在 1984 年 5 月在湖北东湖宾馆召开会议,会议决定由重庆市科委成立《推拿医学杂志》。1985 年成立江苏省推拿专业委员会,周老担任秘书,积极倡导创建全国推拿学会,并出席了成立大会。

周老博学多才,中医专业毕业后,随师研习正骨推拿。他深感理论贫乏,又继续到北京中医函授学院和南京中医药大学研究生班学习、深造,去北京科技干部管理局及江苏省卫生厅及新加坡国际管理学院的科研管理研修班学习,为以后的工作打好了坚实的基础。由于他的专业理论基础深厚,分别被南京中医药大学和南京市中医院多次派遣去马来西亚等国家和地区讲学和开设专家门诊,深得学员及病人的一致好评。周华龙主任不负恩师朱金山先生使命,在朱老学术基础上独创"平衡推拿法",其原则是以中医"阴阳平衡"为总则,以疾病"阴阳失衡"为主要病机,以手法"调整阴阳"来施治。全方法贯穿着:上病下治、左病右治、前病后治、内病外治的平衡法则。多年来他大胆探索、实践、勇于创新。尤其是在推拿镇痛法的临床应用与研究,推拿心血管部分疾病的临床应用与研究,脊柱平衡推拿法的临床应用与研究,补患泻健推拿法治疗面瘫的临床研究,平衡推拿法治疗小儿腹泻的临床研究,五点推拿法治疗腰突症的临床应用与研究,心理推拿法的临床应用与研究,独创教学的"悟",独特诊法诊治疑难杂病等均有独到建树,富有学术代表性。周华龙主任经过几十年的潜心研究,在朱老学术的"四应六法"基础上,创立了"平衡推拿法",并于 2008 年 9 月出版了专著《周华龙推拿集锦》,由周伟主编。周华龙"平衡推拿法"在全国独成流派,在全国乃至世界有一定的声誉和影响。有美国、澳大利亚、意大利、日本、马来西亚、巴巴多斯及中国香港、中国澳门、中国台湾等地区数百名医师前来求学"平衡推拿法"等。在 2004 年第 3 卷第 4 期《中华推拿疗法杂志》第三页专题全文刊登了《平衡推拿法的临床应用与研究》,在 2007 年 4 月第 5 卷第 4 期《中华医学临床杂志》将周华龙作为封面人物并刊载了《周华龙主任学术思想简介》,专题阐述了"平衡推拿法"的治疗原则及诊断与治疗方法。平衡推拿法是以人体整体平衡为一个中心,以腹部、脊柱部阴阳面为两个基本点,以平衡气血、平衡经络、平衡脏腑、平衡阴阳为四个核心,以平衡推拿、平衡心理、平衡针灸、平衡刮痧、平衡拔罐为五个方法,从而达到左右平衡、上下平衡、内外平衡、肢体平衡、心理平衡的目的。主治病症:呼吸系统的咳嗽、气管炎、支气管炎、哮喘;循环系统的冠心病、心绞痛、高血压、心血管神经官能症;消化系统的胃脘痛、溃疡性结肠炎、慢性腹泻、便秘等;生殖泌尿系统的慢性前列腺炎、慢性盆腔炎、痛经、月经不调等以及神经系统及运动系统的多种疾病,也适用于亚健康及保健等。

三、学术价值

在南京市中医院、秦淮区文化局的关心和大力支持下,2008 年"朱金山推拿法"列入秦淮区非物质文化遗产项目。

在南京市中医院、南京市委、南京市政府、南京市委宣传部、南京市文化局和南京市文联的关心和支持下,2015 年"金陵中医推拿医术"列入南京市非物质文化遗产项目。同年 9 月,由江苏省政府和南京市中医院派遣周伟赴西班牙参加第十二届世界中医药大会,进行该项目的专题展出。

南京市人民政府并于 2016 年 6 月在高淳特设立"非遗工作室",进一步加强非遗保护工作和传统中医事业的传承工作。工作室培养了九名传承人:蔡敬、郭继臣、张宗正、胡洪洪、邢玉香、张建涛、张楷、嬴皓、周天彤。

在南京市中医院大力关心和支持下,2018 年 6 月"金陵中医推拿医术"列入江苏省非物质文化遗产项目。

2018 年,在南京市卫健委和南京市中医院的关心和支持下,医院建立"周华龙名医工作室",以更好地保护、研究、传承周老学术经验。

2020 年 5 月,江苏省委宣传部重视中医药事业的保护和传承,拍摄专题片《传承人》,宣传并保护"金陵中医推拿医术"。

朱金山老先生在其师马德友先生的指导下,打下了正骨、武术、推拿等坚实的基础,到 1923 年朱老随马德友先生进行理论与实践紧密结合,将其精华保留并发扬、光大。朱老吸取国内学术大家尚天裕、陶甫、卢英华等正骨、推拿大家经验,集自身 60 年的临床总结出"四应六法推拿流派"。"朱金山推拿疗法"治愈和改善了大量的临床常见、多发疾病和疑难杂病。治愈了国内外各级领导和重要友人的疑难杂症。"朱金山推拿疗法"临床治愈和改善了心脑血管疾病、消化系统疾病,有效率在 90% 以上。他还独创了"三通法"(通经络、通脏腑、通气血)、"四应六法"等特色推拿手法。

朱金山老先生是第一批享受国务院特殊津贴的高级专家,是南京市中医院几大名老中医之一。1956 年组建了推拿科,而且设立了特约门诊,随着时间的推移还成立了南京市首家推拿研究室,这是前所未有的。朱金山老先生创立了全国 13 个流派之一的"四应六法"推拿。周华龙 1991 年发表的

《心理推拿疗法》获得世界优秀传统论文奖,2008年出版了《平衡推拿法》,这两部理论作品至今仍非常受重视。此后将朱老的"四应六法"和周华龙的"平衡推拿法"等整理归纳,形成了独特的"金陵中医推拿医术"。继2001年在周伟等学术接班人的奋发努力下,"金陵中医推拿医术"逐渐成长、逐步成熟,走向一个新的里程碑。

四、学术传承

周华龙先生之子周伟2001年开始从事医疗工作,2011年由南京市政府、南京市卫生局、南京市中医院指定为周华龙先生学术继承人。在两代医家及众多辈前基础上,创立了自己学术领域的"五行辨证法"并用于临床研究,将"五行"应用于理、法、方、药之中,指导辨证和论治。五行辨证,看病更看人;身心同医,传术更传道。中国古代哲学家用五行理论来说明世界万物的形成及相互关系。《黄帝内经》把五行运用于医学,以五行辨证思维方式方法,解决人体生理、病理变化、发展和疾病之间的相互关系。这个道理,永远不过时。

周伟作为青年专家,在中医骨伤、推拿、针灸和中药领域颇有成就,得到同行业专家的一致肯定。现作为南京市中医院推拿科副主任、副主任中医师,南京市"中青年拔尖人才"和南京市"十三五"卫生青年人才,及"非遗工作室"主任和"周华龙名医工作室"负责人,不仅继续努力学习、研究两代大家的学术精华,更有责任将祖国传统中医更好地传承下去。周伟也表示将培养自己的儿子周天彤继承衣钵。

"金陵中医推拿医术"是有形的。这是一个非物质文化遗产项目,学术的经验、精华,需要言传身教;更重要的,它是一种无形的财富,一种职业的道德和为人处事的原则和准则——处处与人为善,事事为病人着想,尽量地帮助别人。这才是非物质文化遗产需要保留和传承的精髓所在——不仅是把有形的技术和医学知识流传下来传承给后人,更是把这种宝贵的精神财富一代一代地传给后人。

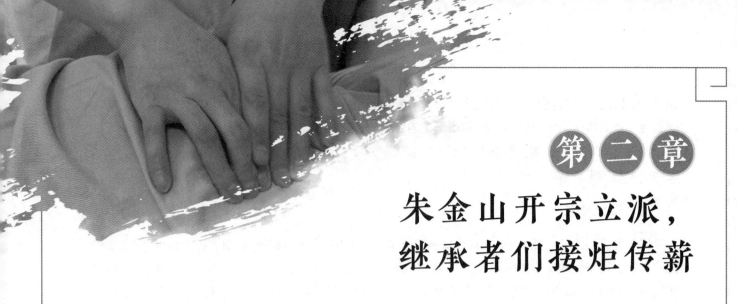

第二章

朱金山开宗立派，
继承者们接炬传薪

　　江苏推拿名师朱金山先生生于1909年，1995年去世，享寿86岁。朱金山先生自幼酷爱武术，后又勤学苦练推拿、正骨医术，兼采医武之长，为人侠肝义胆，医术造诣也高超精深。1956年，他进入南京市中医院工作，是南京市中医院正骨科、推拿科的创始人，1987年退休。从医60余年间，朱老医德高尚，深得病人好评，在同行中享有很高的威望。而他在推拿医学的教研及人才培养方面也作出了重大的贡献，他创立的"四应六法""三通法"及"全身推拿法"等推拿方法，在全国学术界形成了一个独特的金陵推拿学派，得到中医界同行的广泛认可与高度赞许。

一、练武习医，早年生涯奠定医术基础强

　　据朱老的弟子、南京市中医院推拿科主任周华龙介绍，朱金山是安徽无为人，除了是医学大家之外，他还是一位武术名家，曾任南京市武术协会的常委。朱金山从小就练就了一身武术底子。14岁起，他师从无为当地的民间武术、推拿名师马德友，不仅学武，也学正骨、推拿等医术。抗战爆发后，朱金山为躲避战乱，从安徽老家西迁到当时的陪都重庆，在丰都县城开设武馆，一边教人习武，一边治病救人。朱老有一身好功夫，迄今在中医界仍为人津津乐道。"朱老到快80岁，还能将九节鞭舞得虎虎生风，观者都啧啧称奇。每次随他外出参加学术会议，会议间隙他都会打一套少林拳，全国各地的中医名家都驻足围观，赞不绝口。"周华龙说。正因为朱老早年练就一身好武术，才能在日后开宗立派，创立"朱氏推拿法"，成为中医推拿主要流派之一。

　　"西方称中国的传统推拿为功夫学，我们师傅那时候特别强调，学好推拿必须要有功夫。推拿能否起到通脏腑、气血、经络的作用，就看手上的功夫。"周华龙笑着说。朱老的推拿手法，轻松写意，常常在不经意间，手到病除。其实这简单的三招两式背后，却蕴藏了几十年的深厚功力。他举例说："朱老晚年时，儿童医院常常请他去会诊小儿腹泻，朱老在小孩肚子上轻轻揉上一揉、摸上一摸，看上去就像是哄小孩，三两下毛病就好了，一家长送了他一个外号叫一次灵。"跟师学习除练就一身武术底子之外，朱金山也经受了系统的中医理论学习。从1939年至1949年，他在重庆长达10年，分别加入了重庆中国国医学会、忠县国医馆、涪陵中央国医馆，解放后他来到南京，一边经营"朱氏推拿诊所"，一边学习传统中医理论。他1951年毕业于南京中医学校，1955年和1960年又分别结业于江苏省中医学校和上海中医学校推拿师资班。1956年，朱金山进入南京市中医院工作，成为南京市中医院正骨科、推拿科的创建人，直至1987年退休，期间学术成就显著，被评为全国著名老中医、江苏省名中医，成为首批享受国务院特殊津贴专家。

二、开宗立派，独创手法治疗疑难杂症

　　朱金山在南京市中医院工作近40年，期间博采众家之长，重视临床实践，以理论与实践相互印

证,勤奋深研,自成学派,在正骨、推拿学术上均有很高建树。1963年,他献出自己学习钻研出的治疗腰椎病的有效方法,并写成论文在全国推拿学术会上交流。此后数十年,他逐步创造出"四应六法""三通法"及"全身推拿法"等推拿方法,在全国学术界形成了一个独特的流派,得到中医界同行的广泛认可与高度赞许,并被列为南京市的非物质文化遗产。他所创立的流派,在20世纪70年代英国剑桥传记中心就予以记载和介绍,而日本谷口书店出版的专著《中国100个当代中医大师》中,也列出专篇介绍"朱金山推拿学术流派"。由闻正怡、周华龙、刘孔江编写,1983年出版的专著《朱金山推拿集锦》,是朱老学术思想和实践的总结,集中代表了朱老在学术上的成就。周华龙介绍,朱金山曾独创用推拿手法治疗高血压,用推拿方法治疗腰椎间盘突出症,采用强弱平衡手法治疗面瘫,采用推拿阴阳面治疗小儿腹泻,采用"三通法"治疗多系统内科疾病等。他创立的一套"全身推拿法",运用于临床数十年,不但用于治疗呼吸、消化、循环、泌尿等系统疾病,而且用于保健、强身。他治愈的病人遍及骨伤科、内科、妇科、儿科,以擅治疑难杂症而闻名医坛。

说起朱老的高超医术,20世纪80年代曾有一件闻名遐迩的轶事。当时,新中国首次在南京举办国际拳击大赛,前世界拳王、时任国际业余拳击联合会主席的乔杜里来宁共襄盛举。然而在宁期间,由于天气炎热、水土不服,乔杜里出现肠胃不适,腰痛不起。由于病得突然,西医没有很好的办法缓解,当时的国家体委经和南京有关部门商议后,推荐乔杜里接受中医治疗,而这个重任,就落到了朱金山肩上。"我记得当时是在金陵饭店,乔杜里50多岁,当时应该是腰椎间盘突出急性发作,疼得下不了床。朱老用他独创的'三通法''四应六法'为拳王进行了推拿,然后又针灸、拔火罐。结果,第二天,老拳王就能下地走路,疼痛感大为减轻,他对朱金山的医术大为赞叹,赞不绝口。"

三、接炬传薪,金陵推拿流派发扬光大

1984年,在朱金山和周华龙的积极倡导和筹备下,南京市中医院推拿研究室成立,这标志着推拿学科不仅仅局限于临床工作,更意味着在临床科研及教学上更上一层。在此期间,朱金山及其学术继承人周华龙、闻正怡等发表的多篇论文和编写的专著,在全国、省、市多次获奖。比如,在周华龙、闻正怡等人的协助下,朱老开展了过敏性结肠炎、习惯性便秘、急性腰扭伤、面神经瘫痪及小儿腹泻、小儿遗尿、小儿斜颈等多种疾病的治疗,将推拿与正骨手法结合起来治疗多种疑难病症,开展腰椎牵引与颈椎牵引术治疗腰颈椎退行性病变等。他还对中老年、小儿保健以及体育运动员的保健医学进行研究,开展了保健治疗与指导,深受群众的欢迎。推拿学科治疗的病种,也从建科初期的9种扩大到循环系统、消化系统、呼吸系统、泌尿系统、神经系统、运动系统等近40个病种,日均门诊量已达83人次,是建科初期的3.3倍,患者遍布全国各地,甚至不乏意大利、印度、英国等国的国际友人。

周华龙从1978年起正式拜师,跟随朱老学习。上午半天跟师门诊,下午半天练功、学理论,晚上还得自学,写读书笔记。他一面对师傅的高超技艺钦慕不已,一方面也感到学习推拿是一件非常辛苦的差事。像自己当年一样,朱老也要求周华龙从功夫练起,太极、五爪功及站桩、内养功,都是他必做的功课。而练习推拿手法,十分钟下来就满头大汗,两三天就腰酸背痛,不到一星期就把手部皮肤磨破了。跟师学习考验毅力,当年在推拿科学习的医生一共有30多位,最后只有周华龙一个人留了下来。周华龙说,恩师晚年不遗余力传授毕生经验的片段,有如一幕幕栩栩如生的画面,还时常浮现在脑海里。作为朱金山的学术学业继承人,周华龙现已成为朱老创建的金陵推拿流派的代表人物。在朱老"四应六法"推拿法的基础上,他进一步发扬并创造了"平衡推拿法",在全国同行中享有盛誉。

周华龙的儿子、南京市中医院推拿科周伟副主任医师现已成为两位名师的传薪接炬之人。从步入医学之门到走上医疗、教学的推拿学科岗位,周伟酷爱中医推拿这门医术。不仅具有较为扎实的理

论基础,他更在临床、教学中吸取两位名师的精华,他潜心学习,专心研究、探索,在医院的支持下,把"朱氏推拿法"成功申遗,把"平衡推拿法"进行精练、浓缩并加以提高,使之成为金陵推拿奇葩。他把"朱氏推拿法""平衡推拿法"进行总结、升华,把理论深入临床,把临床推升理论,用实践结合理论的形式,申报国家中医药管理局"朱氏推拿传承工作室",省、市已经上报待批,并参加《金陵百年名医》大辞典的编写工作。功夫不负有心人。他虽然年轻,但做到了许多同龄人未做到的事情。他的勤奋、努力得到领导和同行们的认可和赞许。经推荐已成为中华中医学会亚健康分会理事、江苏省推拿学会委员、南京中医药大学附属南京市中医院推拿科副主任、副主任中医师,还被推荐为江苏省全科医师考核主考等,为南京市第四批名老中医师承学员。他将继续努力,为继承与发展推拿事业再作贡献。

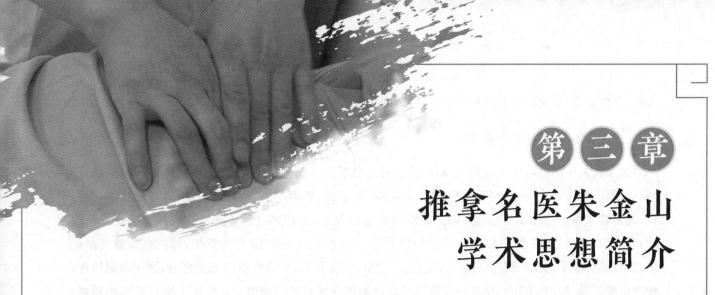

第三章
推拿名医朱金山
学术思想简介

　　江苏省推拿、正骨名老中医朱金山，是安徽省无为县人，自幼随江苏省湖熟镇马德友先生学艺，专修武术、推拿、正骨，满师后开业行医。他深知民间疾苦，并十分注意学习民间疗法，大大地丰富了他的医疗经验。他医理畅达，医术精深，流名甚广。早年分别加入了重庆中国国医学会、忠县国医馆、涪陵中央国医馆，并毕业于南京中医学校。结业于江苏省中医学校、上海中医学院推拿师资班，学习期间勤奋自勉，刻苦钻研，注重理论与实践紧密结合，他在中医推拿、正骨这块领域已耕耘了60多个春秋。他致力于中医正骨、推拿、武术的古籍和临床研究，本着"吸取精华，去其糟粕，去粗取精，去伪存真"的精神，广泛地将理论指导临床。从医生涯后20年，他注重于中老年及小儿常见病、多发病的治疗，在总结前人经验的基础上，独创了自己推拿理论指导思想，笔者随师学习数年，现将朱老部分学术思想加以整理。他的部分学术思想曾编写成册，分别出版有《朱金山推拿集锦》《中老年康复保健指南》两书，现将他的"推拿手法的三个特点""推拿手法的三个联系""三通法在推拿临床中的运用""四应法在推拿临床中的运用""六法在推拿临床中的运用"等分别简述。

一、推拿手法的三个特点

　　朱老推拿手法特点是全身不同部位采用不同的手法，并且每个手法都有其形态、部位、作用三个特点。所谓形态是指医者在推拿时手法的形态、模样，部位是指医者在推拿手法运用的位置，作用是指医者在推拿时手法的功能，这三个特点在临床上是相辅相成的。全身各部手法的形态、部位、作用前文已介绍。推拿手法要准确、标准，要有规范，如我们在临床所常用的滚法，就分攮滚、滑滚、吸定滚、这三法源属滚法，但其名称不同，形态也明显不同，攮滚是以手指关节着力于体表，以5分至1寸的距离来回滚动，其要求手法强而有力，重而不板，滑则是用小鱼际着力于体表，以5寸~8寸的距离来回滚动，要求速度快，而吸定是以四指和掌指关节尖端置于患者某个穴位或压痛点上，有节奏地进行滚动。综上所述，同是一个滚法，其形态的区别十分明显，因此，推拿医者施术的前提，手法的运用，首先是形态，其次是手法所用的部位。在历代的中医文献中，有关推拿手法的记载十分丰富，朱老在临床上也有常用的大手法22个，其中包括60多个小手法。因此，各个手法运用在各个治疗部位，治疗部位的准确与否，也直接关系到疗效，头部有头部的手法，面部有面部的手法，腹与腰部的手法又不一样。又如朱老在临床所常用的推法，有11种，其名称不同，所用的治疗部位也就不同，其拇指推拿法则用于头面、肩背、胸腹及掌面、四肢、趾面部，而晃推、拳推、抓提推、推带法主要用于腹部；掌推、鱼际推、肘推、膝拱推法则主要用于腰背的督脉和膀胱经，而抱推、环形推法则用于头部和上下肢、臀部等部位，并且所用的部位不同则主治的疾病也就不同。总之，朱老将推拿手法的三个特点作为指导临床的宗旨。再者，推拿疗法与中医其他各科一样，以辨证施治为原则，以脏腑、经络、整体观念为出发点，疗效的优劣，关键在于手法，他着重强调作为一个临床推拿医生，掌握一定的医学基础理论，熟悉有关诊断,固然必要,然而更重要的是刻苦学习,熟练掌握各种手法。

二、推拿手法的三个联系

朱老在几十年的临床中,将手法和理论紧密地联系在一起,他主张推拿医生在操作中,要有机地将点、线、面联系起来,在治疗常见疾病时,采用落点、走线、带面。所谓点者,是指身体部位的一点而言,通常指穴位,有着固定的意思,但此处没有固定的位置,随病痛处和压痛点而取的称阿是穴。因此,常用点与症状相联系。线者,是指这一点到那一点之间的连线,具有连贯相通的意思,通常指经络,故在临床上采用线与脏腑联系。面是指某一部位的面积而言,有着整体观点之意,通常面属腠理,腠理泛指皮肤、肌肉、脏腑的纹理和皮肤以及肌肉间隙交接处的结缔组织。临床上面与整体相联系,由此自然而然地形成一个有机的整体。

朱老一贯主张:手法联系自如,治病确有良效。

1. 点与症状相联系

其中包括:(1)局部联系法,也就是常人所说的痛点治疗法,亦称"以痛为腧",运用起来方法简便、随心应手。(2)上下联系法,就是症状在上取之下的穴位,或症状在下取之上的穴位。(3)左右联系法,即症状出现在左而手法操作取之右,或症状出现在右而手法操作取之左。(4)前后联系法,也就是身体前面出现症状即在后背进行推拿方法治疗。以上四种方法不是不变的,而是灵活运用,有的放矢。

2. 线与脏腑相联系

人体内存在着"经络系统"之说,通常分为部位联系法、表里联系法、补泻联系法三种。(1)按部位联系法:就是本部位出现病痛,采用与本部位有联系的经络进行治疗。诚如"宁失其穴,勿失其经"。(2)按表里联系法:就是通过经络的联系,使五脏六腑互为表里。(3)按补泻联系法:病有虚实,治有补泻,虚则补之,实则泻之。

3. 面与整体相联系

其中包括:(1)局部与整体联系法,就是在推拿时,以局部病痛将治疗的整体有机地联系起来。(2)全面与整体联系法,就是在推拿手法治疗时,在全身各部位采用不同的手法操作,这样自然地将整体联系起来,脏腑疏通,气血调和,达到阴阳平衡,则疾病痊愈。

三、"三通法"在临床中的运用

临床中,根据祖国医学的理论体系,有多种疾病是由于脏腑受阻不通、经络阻滞、气血瘀阻不通而造成,故采用"通"可以达到治疗的目的。朱老将他多年的理论与实践结合起来,总结了"三通法",治愈或改善了许多的常见病、多发病以及一些疑难杂病。"三通法"即用手法达到:通脏腑、通经络、通气血。以手法作用于人体,通达脏腑、疏通经络、流畅气血,使阴阳平衡,防治疾病。早在《素问·血气形志篇》中就指出:"形数惊恐,经络不通,病生于不仁,治之以按摩醪药。"这说明很早以前的医家们就得知很多病是由于经络不通而所致。所以,以手法是能够达到通脏腑、通经络、通气血的。朱老在临床中运用"三通法"不但治愈和改善了多种运动系统疾病,而且治愈和改善了多种消化系统、循环系统、神经系统的疾病。如他用"三通法"的通脏腑法治疗高血压、冠状动脉粥样硬化性心脏病及各种便秘;采用通经络法治疗坐骨神经痛、三叉神经痛、面神经麻痹、肋间神经痛、神经衰弱、胃肠神经官能症、腓总神经损伤等;采用通气血法治疗脑血栓后遗症、急性腰扭伤、胸壁扭挫伤、踝关节扭伤等气血阻滞症,均收到满意效果。

四、"四应法"在临床中的运用

朱老在几十年的临床中,不断积累经验,还注意汇集前人之经验,结合自己的临床实践,随着疾病的千变万化,随着患者所表现的不同情况,他独创了"四应法",使得推拿医生在临床中将手法和疾病有机地联系起来,环环相扣,联贯为用。(1)应症状:即医者在临床治疗时,首先针对患者所出现的症状所在原因所属,随即采用的治疗方法。(2)应部位:即医者在临床治疗时,要掌握和分析疾病所出现的部位,并采用不同的手法。(3)应经络:即医者在临床治疗时,掌握和分析疾病的出现,按中医的理论,辨别疾病所属经络,选择性采用治疗方法。(4)应穴位:即医者在临床治疗时,针对出现的病情,选择性地采用相应经络、部位的穴位。以上方法,医者在临床治疗中,一是要在疾病千变万化的过程中,随着患者所出现的不同病变,恰当地运用"四应"的方法指导临床。

五、"六法"在临床中的运用

朱老善于总结,吸取众人之长,他一贯主张"吸取精华,去其糟粕,去粗取精,去伪存真"。他将多年的临床经验,归纳为"六法"的治疗方法,以辨证施治为原则,获得满意的效果。

(1)直接法:临床治疗时,根据病情需要,医者用双手在患处直接采用不同的推拿手法进行治疗的一种方法。通常多用于腰腿痛、落枕、漏肩风、头痛、网球肘、关节扭伤、疝气等病症。

(2)间接法:即医者在推拿时,不直接在患者的病痛处,而是在患处所属脏腑的经络以及肌肉的起止点上施行各种手法,或在离患处较远的部位施以手法治疗,一般多用于急性腰痛、重症落枕、急性胃脘痛、局部肌肉重度痉挛以及不能接受直接法推拿者,尤如"四总穴歌"的治疗方法。

(3)相对法:又称"平衡法"。即医者以轻而柔和的手法,对称性地走线、落点、带面的治疗方法。通常治疗面神经瘫痪的中后期及久病、重病后体虚的患者。

(4)强弱法:即医者在推拿操作中,根据病情的需要,采用强而重或弱而轻的手法进行治疗,通过强弱的方法治疗而达到平衡。主要适用于面神经瘫痪、半身不遂等症。

(5)诱导法:医者用柔和轻慢的手法操作,把患者的思维意识诱导到医者所操作的部位和穴位上,使患者大脑产生一种似睡非睡的精神状态,以达到引意治病的目的。在临床上多用于治疗失眠、眩晕、高血压、神经衰弱等症。

(6)补泻法:病有虚实,治有补泻,虚则补之,实则泻之。在推拿治疗中常以向心性手法为补,轻手法为补;而离心性手法及重手法为泻。另外在治疗外伤血肿时,朱老认为局部肿胀明显,由肿胀的中心向四周推拿为泻,局部按之缺血,血不养经时,由四周向中心推拿为补。故临床上补法常用于气血不足所致的一些虚证,泻法常用于治疗一些实热肿胀性的实证。

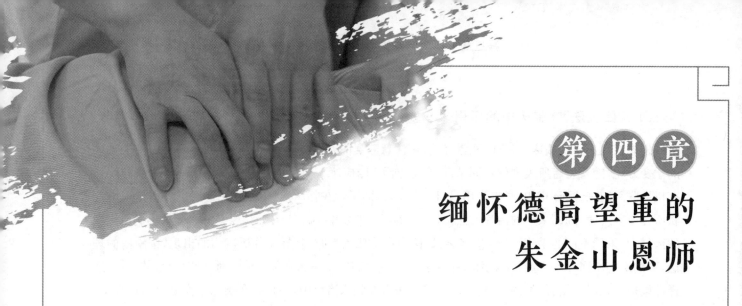

第四章
缅怀德高望重的
朱金山恩师

　　我的老师朱金山先生是近代推拿界名医之一,在英国剑桥传记中心有他光辉的一页业绩记载;在日本谷口书店出版的《中国近代名医100位》中有他闪光的一章——专门介绍朱老的学术思想和临床特色。朱老是1991年享受第一批国务院特殊津贴的专家,他以"四应六法"推拿名扬四方,他高尚的医德,更为远近所仰慕。先生虽然离开我们已有26年之久,但他慈祥端庄、和蔼可亲的形象和谆谆教诲,依然深深地铭刻在我们心中。

　　1956年先生放弃了优厚的诊所收入,进入南京市中医院,其精心的医疗保健工作服务态度和高超独特的医技,深受病患的好评和尊重。

　　1978年于中医专业毕业,恩师将我带入中医之门,口传心授理法方药之要诀,深入浅出地考究医理之精髓。恩师在晚年不遗余力地将毕生临证经验倾心相授,更重要的是,那一幕幕口传心授的片段,那一个个妙手回春的病例,向我展示了一幅幅地道中医推拿的画卷。所以,无论在国内还是国外讲学,我的第一堂课就是"著名推拿老专家朱金山学术思想"。现将他的学术思想精髓作点滴简摘。

一、创立新思路、新方法

　　朱老耕耘杏林70年,积累了丰富的临床经验,创立了许多新思路、新方法,独创了深具影响的推拿手法和内服外用的方剂,这些药方至今仍被院内外的同道广泛运用。

　　1. 推拿手法的"三个三"

　　即手法的三个特点:形态、部位、作用;手法的三个联系:点与症状相联系、线与脏腑相联系、面与整体相联系;三通法:通经络、通腑脏、通气血。

　　2. 四应六法

　　"四应"即应症状、应部位、应经络、应穴位。"六法"即直接法、间接法、相对法、强弱法、诱导法、补泻法。这些新思路、新方法一直被广泛地应用于呼吸系统、消化系统、循环系统、生殖泌尿系统、运动系统等常见病、多发病及疑难杂病的治疗中。

二、骨伤科的不断创新

　　朱老所创立的活血丸、调气丸一直被骨科、推拿科、内科、外科、妇科应用于损伤疼痛及感受风、寒、湿、阻、瘀、痹等证及疾病。他创立的外用活血散、透骨散,一直在外伤后局部疼痛肿胀、关节僵直、骨折、运动损伤、脱位的病人中应用,效果十分显著。其中"牡丹透骨散"曾在20世纪90年代参加中国体育运动药械展览会并获得二等奖,后在全国运动医学界推广运用。

　　朱老生前是江苏省运动创伤研究组三大顾问之一,他经常教导我们,就运动损伤而言,不外乎伤气、伤血、伤筋、伤骨四类。但在运动损伤中,筋骨损伤最常见。

朱老强调外伤的治疗总原则为:善治其痛者,先行其气;善治其肿者,必活其血。而且初期治宜行气、活血、化瘀为主,即所谓"留者攻之,结者散之";中期治宜调和气血为主,攻、散宜行之,即可采用内服和外敷药物治之;后期治宜补益气血、生新为主,行宜生之。

三、朱氏推拿传承研究

1. 对疾病的研究

已有100余年历史的"朱氏推拿疗法"承前启后,并独树一帜。据江苏省非物质文化遗产资料介绍,著名老中医朱金山在14岁时就随当时名医马德友先生学习武术、推拿,1939年分别加入重庆中国国医学会,在忠县国医馆、涪陵中央国医馆学习。1962年朱老正式组建南京市中医院推拿科,设有普通门诊和干部特约门诊。普通门诊以治疗腰腿痛、肩周炎、颈椎病、肩颈综合征、胃脘痛与月经不调等疾病为主;干部特约门诊以治疗高血压、心脏病、肩颈综合征、胃肠功能紊乱及腰脊柱肥大性病变为主。

朱老将推拿疗法与正骨手法紧密地结合以治疗疑难杂病,在治疗久治不愈的关节脱位方面,取得了满意的疗效。他创立了治疗肩关节脱位的几种方法:悬挂法、牵引法等。对长期的骨折不愈合,采用手法治疗加中药内服与外敷合治,同时还开展腰椎骨盆牵引与颈椎牵引术治疗腰椎、颈椎间盘突出症等。其后对中老年与小儿常见病的保健和体育运动员的治疗及保健医学进行了研究,开了运动损伤治疗与保健的先河,均取得满意和显著的疗效。

2. 对手法和病种的研究

朱老善于总结,确立了推拿手法26个大法、60多个小法。治疗病种也从初期9个逐渐扩大到40多个。病人来自国内26个省、区、市及意大利、印度、英国、美国、伊拉克、奥地利、日本、韩国等几十个国家,深得好评。

朱老的"三通法"治疗便秘,治愈了70多岁老人的久秘,还治愈了意大利朋友的便秘和胃下垂。"四应法"治疗慢性腹泻,临床治愈率达70%以上。"推拿阴阳面"治疗小儿腹泻的课题及临床观察已成为中医治疗的特色之一,小儿腹泻治愈率达80%以上。"平衡推拿法"治疗面瘫,总有效率达90%以上。他突破前人的框架,20世纪60年代就采用推拿治疗高血压,治疗前后血压的对比证明确有实效,深得同行和病人的一致赞誉。朱老从20世纪60年代就研究推拿手法治疗腰椎间盘突出症,并对手术治疗与非手术治疗的优劣进行比较,还创立了许多常见病的运动医学处方,强调"主动"与"被动"运动,将切实可行的体育运动方法应用在常见病的治疗中。

3. 培养后学毫无保留

先生无私和宽广的胸怀令我们感动。先生恪守言传身教的授业思想,坚持不懈地带教学生,答疑解难,不厌其烦,临证点拨,传授秘验,要求我们立足临床,发展创新。他经常教导我们手法治疗骨折要明确诊断、准确对位、可靠固定。推拿科要注重抓两类疾病——中老年和婴幼儿常见病。要做好治病的医生,更要做好治病人的医生。

朱老不但在推拿学术上有许许多多独特之处,而且在骨伤方面承前启后,形成了许多独特的治疗思想。其学术思想以气血瘀阻学说为依据,他指出:跌扑损伤,瘀血存内,不外乎上、中、下三焦。他强调瘀在上犀角地黄汤主之,瘀在中桃仁承气汤主之,瘀在下抵挡汤主之。虚人不可泻也,宜补而行之,补而生之,补而和之。还指出骨伤推拿以整复、固定、功能锻炼和内外用药为主要疗法,既要注意骨伤,又要注意筋伤和内伤。

我每遇清明和冬至之际,就回忆起恩师的音容笑貌,回忆起恩师富有哲理的言语,回忆起恩师精湛的手法、娴熟的技艺和极具魅力的技巧,回忆起恩师的谆谆教导。

我作为朱老的学生和学术继承人,要努力做到继承与创新并举。目前我受组织的委托(我不但是省里师承导师,也是市里的师承和青苗工程的导师),要更好地把"朱氏推拿疗法"继承下去,也要把"平衡推拿法"发扬光大,做好传薪接炬之人。

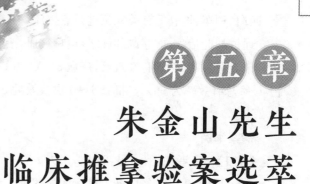

一、三通法治疗便秘

朱老治疗的方法主要是通脏腑、通经络、通气血,分述如下。通脏腑:患者取仰卧位,医者取坐位,居于患者右侧,在腹部顺着升结肠→横结肠→降结肠→乙状结肠→直肠的方向,用拇指晃推、四指平推、摩推等法,反复数次,然后在神阙、大横、天枢、气海、关元等穴位进行点抖数次,再用拇指和四指由上而下抹腹部。通经络:患者取俯卧位,医者在患者背部督脉和膀胱经的五脏之俞,用五指撒揉,四指揉、点、按等法,从肩胛至腰部,用滚法和捏挤法在下肢脾胃二经施术,反复3~5次。通气血:患者取坐位,医者在背部进行梳肋部,并以掌根在督脉和膀胱经,从上往下用推法,再用两手交替性地用挤捏法在两上肢肺经、大肠经点捏手三里、曲池、二间、三间、合谷等穴,最后以拿双侧肩井为收法。

病案举例

【例1】 患者刘××,男,78岁,干部。便秘数载,每年反复发作,初时服药治疗尚有效,近数月便秘复作,经服麻仁丸、番泻叶等药物,效果欠佳,大便一周一解。刻下:8日未解大便,腹部胀满,不思饮食,伴胸闷,头昏,舌偏红,苔黄腻,脉弦细。此乃年高津液亏虚,肠腑失润,气机阻滞。拟手法调理气机,通利大便。推拿2次觉有便意,3次则便解,推拿5次后,大便通畅。继以手法巩固治疗5次。

【例2】 患者帕××,女,42岁,意大利人。便秘史20余年,经多法治疗未愈。刻下:大便3~4日一解或每天服消导药后方解出,便中夹有少量黏液,伴腹胀满、脘腹时有隐痛、睡眠不佳等症。检查腹肌紧张,肠管不柔和,蠕动缓慢,内有少量气体,经检查胃下垂约为6厘米。证乃气机阻滞,腑气不通,治以手法健脾和胃,增强肠腑功能。

二诊:食欲增强,但大便未解,仍以手法疏通。

三诊:昨日经推拿后,解出少量黄色成形大便,余情尚可。治守原法,调和肠道。

四诊:大便已通,日解一次,成形量少。仍拟全身调和手法,健脾和胃,理气和血。

五诊:肠胃功能基本恢复常态,其他伴随症状亦均有好转。为了巩固疗效,继以推拿2次。

二、强弱平衡手法治疗面瘫

朱老的主要手法为强弱手法施治,即一方面在患者面肌松弛的一侧,以弱而较轻的手法用轻微的力量对患侧进行擦揉,有重点地循经落穴,着重于擦揉,以行气血达表,使局部肌肉脉络得到濡养,从而恢复面肌收缩功能,另一方面,在患者颜面的健侧施以强而较重的手法擦揉,用力要求均匀,重点在点揉,使肌肉疲劳、收缩力减退,以使面部两侧肌肉逐渐达到平衡。此即所谓抑其太过,扶其不及。在治疗的中后期配合平衡手法,后期应用轻而柔和手法在四白、承泣、颧髎、颊车、地仓、翳风等有关穴位进行点按揉的手法,对称性地走经络、点穴位,要求两侧手法用力平衡。此期间常配合选睛明、丝竹空、四白、颊车、地仓等有关穴位进行点按揉。

通过如此治疗，能够调和脉络，运行气血，改善微循环。促使两侧面肌张力均匀，以致病愈。

朱老通过 50 例的有效观察，痊愈 34 人，占 68%；显效 7 人，占 14%；好转 7 人，占 14%；无效 2 人，占 4%；总有效率为 96%。推拿 1～5 次获效的 8 人；6～10 次的 28 人；11～20 次的 10 人；21 次以上的 2 人。

病案举例

【例 1】 患者钟××，男，24 岁，工人。

初诊：面瘫 12 天，经服药治疗无明显效果。刻下：口角向左侧歪斜，右眼闭合功能受限，饮水从患侧口角流出，语言欠清，鼓气漏风，患侧额纹消失，鼻沟变浅，略向患侧歪斜，舌淡红，苔薄。此系营卫不固，风邪阻滞，血络失和，诊断为右侧面神经麻痹，治拟强弱手法疏风通络，调和营卫。

二诊：症情如上，治守原法。

三诊：经 2 次推拿后，自诉患侧局部感觉稍有恢复，且右侧耳后及颈项部有时出现抽动酸痛之感，右眼可缓缓而合，舌淡红，苔薄微黄。治续强弱手法。

六诊：经 5 次治疗后，病情明显改善，故采用强弱手法与平衡手法合用，仍隔日一次。

十诊：患侧感觉基本恢复，有收缩感，右眼闭合，鼓气如常人，饮水不漏。再以平衡手法巩固治疗。

该患者经推拿治疗，诸症消失，已如常人，恢复正常工作，半年后随访未复发。

【例 2】 患者黄××，女，56 岁。

初诊：高血压史四五年，今测血压 190/110 mmHg。于一日前突然口眼歪斜，伴头痛，行走如飘，口角流涎，言语不清，反应迟钝，耳鸣重听。眼睑下垂，舌质偏红，苔黄而腻，脉象弦数，但无肢体瘫痪之象。此系肝阳痰热，上扰清窍，复感外邪，阻滞经络而诱发本病。治宜平肝潜阳，化痰降压，疏风通络，以平衡手法、强弱手法合用，配曲池、百会、头维、四白、地仓、风池、内关、合谷、太冲等穴点揉。经 5 次治疗后，血压降至 170/90 mmHg。自觉症状基本消失，血压稳定，后又巩固 3 次，面瘫已愈，随访正常。

三、推拿治疗高血压

朱老主要采用推、抹、揉、抖、摇为主，结合点穴、捏拿，自上而下，由内向外，以推行气血，引血下行，抹顺其气，宽胸理气。通过揉而和之，抖而动之，摇而晃之，点而调其络，拿而舒其经，以疏通气血，协调阴阳。推拿的部位则依证型而定。如症见肝阳上亢，便秘腹满，治疗胸部、胁肋部为主，使肝气得舒，脏气得通，阳热得以下泻。若苦于头痛且昏者，则加用头面部抱推及穴位点揉以清头目，息昏痛。经络是运行气血之干道，内系脏腑之气。治疗高血压则以肝经、肾经、心经为主，配合脾胃二经。穴位则根据症状而定，肝阳上亢则选章门、期门、气海；便秘则取大横、天枢配足三里、三阴交，同时取背部膀胱经之肝俞、脾俞、肾俞诸穴；肝气上逆者，加揉膈俞；胸闷心痛者，膻中、心俞配内关、大陵、天宗；肝肾阴虚者，则取命门、肾俞。因证而异，随证出入，然其原则一，即抑其过盛，扶其不足，以平为期。注意面、线、点三者协同，应经络，应穴位可选择而用。如腹部之推法，以拇指晃推直取经穴，三指摩推通其经络，五指抓提推调畅气机，随机施治而不必拘于一格。

一般高血压病人见有苔黄便秘者，取卧位，推拿从胸腹部开始，以四指梳肋，拇指推章门、期门，以舒肝胆之经，宽胸理气；再摩推三脘，晃推腹部，取大横、天枢、气海、关元等穴，促进肠道蠕动，以调脾胃之气，通腑泻热并配合推抹、捏拿下肢丰隆、足三里、三阴交、太冲等穴，以引血下行，化瘀通络；接着在背部膀胱经诸俞穴部位用五指撒揉、三指揉、一指点揉，由上而下，疏通经络之气机。而有头面部症状者取坐位，在头部加用抹法、单抱推、双抱推诸法，点揉风池、风府、上星、头维、百会、太阳等穴；最后在上肢握拿肩井穴,并用离心手法在上肢自上而下挤捏,将血引向指端,使肢体温热而头目清醒。

高血压病人经上述推拿后,一般头昏、额角掣痛、目胀、面部烘热、胸闷气虚、心痛诸证均有改善,自觉头脑清醒,胸胁宽散,周身舒坦。测量推拿前、推拿后即刻及推拿后 15 分钟的血压,大都在推拿后血压即有下降,收缩压最多可下降 22 mmHg,之后血压继续下降,如当时血压下降已较明显者,则继续下降趋势不明显。少数在推拿后 15 分钟,血压可能稍有回升,但与推拿前比较仍有所下降,一般为 6～13 mmHg。经多次推拿,血压可恒定在一定水平,诸证缓解。少数病人在推拿后血压有一时性升高约 10 mmHg,此可能与推拿时思想高度集中、精神紧张有关,经休息 15 分钟后测量,血压即有下降,且在推拿后 15 分钟血压反升高的仅有个别现象。

病案举例

【例】 患者胡××,男,67 岁,干部。

高血压 20 余年,平素有头痛昏胀,颈项掣痛,胸闷心悸,腰部酸楚,大便秘结,时有头重脚轻、行走如飘之感。血压常在 160～180/100～110 mmHg 之间。脑血流图提示:脑血管弹性减退,供血量偏低。验血:胆固醇 233 毫克,β-脂蛋白 670 毫克,甘油三酯 131 毫克。屡服各种降压药,效果均不明显。1977 年 8 月 9 日接受推拿治疗,停服一切中西药物。当时血压 162/110 mmHg。经平肝降压、清利头目的多种手法推拿,即刻血压下降至 140/100 mmHg,自觉头痛减轻,头脑清楚,周身舒适,休息 15 分钟后,血压稳定在 150/100 mmHg。治后隔日推拿一次,症状显著减轻,血压最高为 150/98 mmHg。一周后因工作劳累,又感头昏胸闷加重,血压升高至 168/108 mmHg,一直平稳在 142～154/96～104 mmHg,但经推拿治疗后迅速下降,之后血压保持在 150/100 mmHg 以下,临床症状大减,疗效显著。此病例共推拿 14 次,除第二次推拿后血压略有升高、两次血压变化不明显外,余 11 次均有降压效果,病人自觉症状明显减轻。

四、四应法治疗慢性腹泻

朱老采用的是"四应法",即应症状、应部位、应经络、应穴位。因慢性腹泻病机为脾胃虚弱,中焦失运,故治宜摩推腹部,振奋脾胃功能为法。一般以四指摩推和拇指晃推腹部为重点,摩推时呈圆形,顺时针为序,反复数十次,这可使热量深透于脾胃,恢复运化功能,再以抹法在腹部以胃肠的顺序进行,以抹而顺之,则奏效更佳。由于"脾胃之经行于腹"互为表里,所以推拿时落点、走线、带面,两手交替地挤捏,按揉均围绕脾胃之经,点揉的足三里、三阴交等亦为其循经之穴。另上、中、下三脘及神阙、大横等穴,亦宜"推而行之",而点抖神阙、气海、关元数次,可达到"抖而动之",增强肠胃蠕动功能,最后在背部抹督脉和膀胱经数次,点揉脾俞、胃俞、大肠俞等穴,以皮肤红润为度。随证加减。

本病属脾胃虚弱、泄泻明显者,以挤捏脾、胃二经,晃推、摩推腹部为主,点揉脾俞、胃俞、大肠俞、足三里、三阴交等穴,以及抹督脉、膀胱经为辅。若命门火衰、肾阳不足而火不暖土者,以抹督脉和膀胱经为主,腹部手法为辅;倘腹泻兼有明显的寒证者,以手法为主,佐以腹部和背部火罐和艾条灸法。

病案举例

【例 1】 患者朱××,男,30 岁,某学院职工。

初诊:腹部隐隐作痛,腹泻肠鸣 4 年之久,反复发作,曾经检查诊断为"慢性腹泻""萎缩性胃炎",经门诊和住院连续 52 天的治疗,略有改善。2 周后病情复发,来推拿门诊,该患者腹痛腹泻每日 4～5 次,黎明时尤甚,质稀溏薄,完谷不化,伴有腰部及身半以下发凉,小便清长,舌淡苔薄,脉沉细,证属脾肾阳虚,治拟温补脾肾,缓痛止泻,用四应法配合拔火罐。

复诊:经上述治疗后,自感腹痛明显减轻,食欲略有增加,但腹泻仍日行 3 次,质为稀糊状,苔脉同上,仍拟前法治之。

三诊:腹痛消失,日解大便一次,质稀如糊,身半发凉之觉大减,小便色转微黄,续以前法治之。

四诊:症情显著改善,昨日大便一次,舌质淡红,苔薄黄,以上法巩固疗效。

五诊:症状基本消失,仍以上法巩固,一年后随访,未见复发。

【例2】 徐××,男,44岁,某商业局职工。

初诊:腹痛腹泻,时作时止,已7年。每遇春秋之季多发,曾经多方治疗未愈,诊断为慢性过敏性结肠炎。刻下:腹泻腹痛,每日大便解6次,质稀溏薄,完谷不化,时有黏液,饮食少思,面色萎黄,舌淡苔薄,脉细弱,证属脾胃虚弱,治拟健脾和胃、止泻,以四应法配合艾条灸神阙、气海、关元等穴。经治3次,腹痛腹泻略有改善,日便5次,余情同上。经5次治疗,症情明显改善,腹痛基本消失,但腹泻仍日行3次,大便由稀薄转为糊状,无黏液。先后推拿治疗12次,一切正常。后随访,未见复发。

朱老经过17例观察:男性10例,女性7例;30~40岁3例,41~50岁10例,51~60岁4例;其病程1~2年8人,3~5年4人,6~9年3人,10年以上2人;经治痊愈者12例,明显好转者3例,一年后复发者2例;治疗一个疗程(10次为一个疗程,隔日一次)者9例,一个半疗程者4例,两个疗程以上者4例。

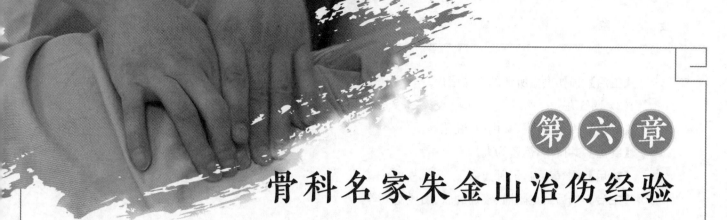

骨科名家朱金山治伤经验

第六章

朱金山先生是 20 世纪名老中医，擅长正骨推拿，其"朱金山推拿疗法"填补了国内推拿流派和专业的空白，属金陵医派之一。现今"朱金山推拿疗法"已经成为非物质文化遗产保护项目（秦淮区及江苏省），但由于朱金山先生留下的史料不多，作为朱老传承人的周华龙先生与其子周伟合作，对朱金山先生治伤经验进行了概括整理，本章包含了朱老治伤要领、治疗原则、常用药物等，以期进一步完善和传扬朱老推拿疗法。

一、骨科的治伤要领

朱老骨科治伤特点是骨折的内外治疗及脱臼的手法整复。对于骨折和脱臼，他一贯主张要明确诊断，准确对位，可靠固定。他强调骨折的治疗，对位再好，固定不佳，会使骨折难以愈合；瘀血不去，新骨不生，甚则遗留残疾或后患。朱老强调，早期以活血行气为主，手法强调轻松柔和；中期存在功能障碍或畸形，多以理顺矫正手法为主；后期为加速恢复，以标本兼顾为主。

二、骨科的治疗原则

骨科治伤总的原则是：要治其痛必行其气，治其肿必行其血。内损瘀血存内，不外于上、中、下三焦。瘀在上，内服犀角地黄汤；瘀在中，内服桃仁承气汤；瘀在下，内服抵挡汤之类。虚人不可泻也，宜补而和之，补而行之。外伤的初期，一般的扭挫伤则根据热胀冷缩的原理，外伤初期血管破裂，用促使血管收缩的冷敷法，减少出血和肿胀。冷则血停，热则血行。强调固定，如果固定不佳则治疗无效。

朱老重视治疗骨折与脱位中的手法要领，在长期实践中，积累了丰富的临床和理论经验。诊断以直线（眼力）和摄线（X线）相结合。首先强调准确对位，可靠固定，对位再好，固定不佳，会失去治疗机会，如斜形骨折，对位宜靠 X 线片。

朱老 60 多年的临床，对颞颌关节脱位、肩关节脱位、肘腕关节脱位等关节脱位，积累了丰富的治疗经验。对治疗肱骨骨折、尺桡骨双骨折、桡骨远端骨折、股骨颈骨折、髌骨骨折等有独特的疗效。对于骨折脱位的治疗主要强调功能的问题，四肢骨折特别强调病人的一系列生活问题。

三、骨科治伤的药物

朱老自创的丸、散、膏、丹，至今都在为病人服务，他的"活血丸""损伤丸""调气丸"等内服药，几十年来一直广泛用于伤科、推拿科、内科常见病的治疗；还有"活血散""透骨散"等外用方剂也沿用至今。

1. 内服药

（1）活血汤（丸）

【组成】桃仁、红花、当归、广木香等。

【制法】研细末，炼蜜为丸。

【功用】活血化瘀止痛。

【主治】损伤瘀血所致的疼痛诸症。

（2）调气丸

【组成】桃仁、青皮、穿山甲、红花等。

【制法】共研末，炼蜜为丸。

【功用】调气活血，消肿止痛。

【主治】伤后气血阻滞、疼痛肿胀、伤风岔气等。

2. 外用法

（1）牡丹透骨散

【组成】透骨草、防风、赤芍、红花等。

【制法】研粗末，袋装。

【功用】祛风湿，清湿热，通经络。

【主治】跌打损伤、局部肿胀疼痛、关节强直等。

（2）活血散

【组成】刘寄奴、虎杖、生南星、地鳖虫等。

【制法】共研细末，调成膏状，外用。

【功用】活血祛瘀，消肿定痛。

【主治】损伤、骨折、脱位等。

四、骨科治伤举隅

1. 脱位

朱老擅长于关节的整复方法，以下颌关节、肘关节、肩关节、髋关节为主要治疗范围，以肩关节和下颌关节的整复尤为突出。他创立的肩关节脱位的几种复位法具有独特之疗效，曾用梯子挂法治愈了陈旧性肩关节脱位，曾用肩扛法治疗过肩关节脱位。下颌关节脱位的口腔外复位法也别具一格，深得病人的好评。

2. 骨折

周老主张用直线（眼力）与摄线（X线）结合的整复法。

【例1】 患者朱××，女，6岁，1982年7月3日致肱骨髁上全骨骨后伸直型移位骨折，经朱老手法整复，反功能位固定，于同年8月15日X线片示骨折端整复优秀，功能恢复。

【例2】 患者李××，男，35岁，1981年11月18日致右手食指第一中下段伸直型移位骨折，成角90°，经手法整复、夹板固定、内服中药等，于1982年元月21日拍片复查，整复功能恢复正常。

五、体会

（1）朱老强调骨科治伤要动静结合，要注意建设性治疗与破坏性治疗的原则，药物治疗、功能性治疗，预后问题要加以注意。

（2）有些病鼓励患者以锻炼来调整、恢复，促进伤科瘀伤的康复，即现代医学所说的功能锻炼之法。

（3）骨科治伤的注意点要力求做到：斜型骨折要做牵引复位，横型骨折要做到断端与断端吻合复位。

（4）朱老将推拿、正骨融入武术精华，强调基本功训练，推拿、正骨的医生必经长期苦练"软功""轻功""硬功"，才能产生臂、腕、指的弹力、拉力、推力，使三力合一在临床中相得益彰。朱老积极倡导将武术精华融入于正骨、推拿手法之中，相互渗透、融会贯通。

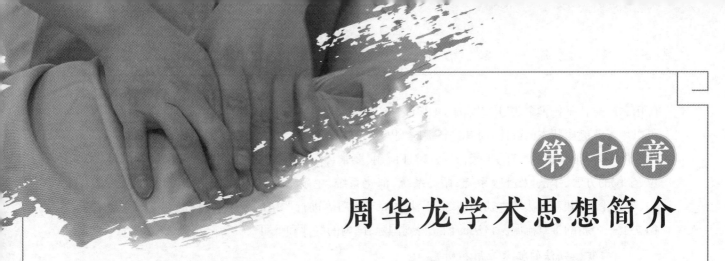

第七章

周华龙学术思想简介

周华龙是中国名医疑难病研究所特约研究员,中华临床医学会常务理事,《中华推拿医学杂志》专家编委,江苏省推拿专业委员会副主任委员,南京市针灸学会副理事长,南京市卫生系统213人才,南京市医疗事故鉴定委员会专家,南京中医药大学副教授,南京市中医院推拿科主任、副主任医师、院学科带头人。从事医疗、教学、科研30余年,主编及参编专著10余部,发表学术论文70篇,获世界传统医药突出贡献奖等。曾载入《世界名医》大辞典及全国推拿知名专家名录中。

一、学术历程

周华龙主任1974年任教师工作,1976年考入原南京中医专科学校,1978年以优异的成绩毕业分配在南京市中医院,1978年随近代名老中医朱金山先生学习,随后被领导定为朱老学业的继承人,分别在1983年、1986年举行了两次拜师仪式。由于周老刻苦学习领悟,尽得真传,颇受朱老器重,成为续其绝学之人。周老积极参与江苏省推拿学会的组建,1983年4月成立了江苏省推拿学组,并担任学组秘书,1983年2月23日写了《我的一点意见:建议出版中国推拿医学杂志》给前中央卫生部,后前卫生部将该文转发给《健康报》,并在1983年6月16日刊登了该文,随即1984年5月在湖北东湖宾馆召开会议,会议决定由重庆市科委创办《推拿医学杂志》。1985年成立江苏省推拿专业委员会,其担任秘书,积极倡导创建全国推拿学会,并出席了成立大会。1986年,周华龙参与创立南京市中医院推拿研究室并被任命为推拿研究室主任。周老博学多才,中医专业毕业后,随师研习正骨推拿,深感理论贫乏,又于北京中医函授学院和南京中医药大学研究生班继续学习、深造,去北京科技干部管理员研修班及江苏省卫生厅科研管理研修班再次学习,为以后打好了坚实的基础。由于专业理论基础深厚,分别被南京中医药大学和南京市中医院多次派遣去马来西亚等国家和地区讲学和开设专家门诊,深得学员及病人的一致好评。

二、学术精华

周老随师多年,深得朱老的真传,刚从师时,就随朱老在北京、天津、上海、江苏等地拜访了国内著名的尚天裕、罗有名、陶甫、李默林、施和生等老一辈宗师,有的放矢地吸取精华,把老一辈的理论和手法进行研究,加以揣摩,以传习朱老的流派为主,探求各流派的学说。广采众流派之长,从各流派中熟悉共性的理论和手法,抓住个性的理论和实践,找出有特性的推拿理论和临床经验。

1. 独创"平衡推拿法"

多年来,周老大胆探索、实践、勇于创新。针对许多疾病都是源于脏腑、气血、阴阳等失去平衡,而创立了"平衡推拿法"。周老"平衡推拿法"是医者通过各种不同的推拿手法,按仰卧位、俯卧位、坐位等体位,自上而下、从左到右进行平衡推拿手法的顺序,达到调整人体阴阳平衡、脏腑平衡、气血平衡等,起到治疗、预防和保健的作用。

周老"平衡推拿法"里提出了"上病下治""左病右治""前病后治""内病外治",通过近30年的临床应用和研究,"平衡推拿法"用于临床,不但能诊治多系统的疾病,还可以改善和缓解许多疑难杂病,更可以用于亚健康状态的群体,对其进行适时调整及预防保健。

周老对"平衡推拿法"的步骤、方法、辨证应用、要求、注意事项进行研究、总结,阐明仰卧位、俯卧位、坐位的方法、手法,及呼吸系统、循环系统、消化系统、生殖泌尿系统、神经和运动系统的辨证、辨病、辨位论治;并对手法基本功的训练、手法力量与技巧等进行严格的要求和有机地整合,突破前人,创立了一个新的推拿流派。该法的创立得到国际、国内的好评和认可。

2. 推拿镇痛法的临床应用和研究

该研究课题针对临床中疼痛范围甚广、病人极为痛苦而设立。该课题以"以痛为腧"和"痛点转移"为中心思想,从疼痛的发生、发展及发病规律到治疗,全面展开研究,并寻找多系统疾病疼痛的病因,各内脏患病时疼痛所牵涉的脊髓节段及疼痛的反射点等。周老根据病情,选择性地采用"以痛为腧"和"痛点转移"的方法进行研究,治愈或改善了成千上万的病例,深得国内外同行的认可,曾获得科技成果奖,并在《科技成果》杂志转载。

3. 推拿心血管部分疾病的临床应用与研究

该研究针对以往心血管疾病是推拿治疗的禁忌证而设。周老打破常规,拓展思路。心血管疾病是心脏和血管病的合称,属循环系统疾病。周老从 20 世纪 70 年代末就开始该课题的研究,采用推拿前后血压值的对比,推拿前测血压,推拿后再测血压,通常可以下降 20 mmHg。坚持按疗程治疗,有些初、中期病人可以临床痊愈。针对不同分级的病人采用不同的推拿方法和步骤,进行研究、观察、对照,收到良好的效果。

推拿治疗心血管神经官能症的研究是针对社会、工作压力越来越大病人越来越多而选定的。该病是以心血管、呼吸和神经系统症状为主要表现的临床综合征,临床和病理均为器质性病变。本症也称神经性血循环衰弱症、焦虑性神经官能症。本病在用手法的同时,配以心理推拿疗法,二者结合,收效较为满意。

4. "脊柱平衡推拿法"的临床应用与研究

该研究项目针对许多疾病都与脊柱的变化有关而设。随着年龄的增长,椎体、椎间盘、韧带发生退变,所属神经节段的脏器也随之发生改变。中医认为脊柱上的督脉是阳脉之海,脊旁为膀胱经,五脏六腑背俞穴所在,所以采用"脊柱平衡推拿法",可以调控神经节段,选择左右调脊、上下调脊、前后调脊、旋转调脊进行辨病、辨证、辨位施用,治疗多系统的疾病,病人乐于接受。但值得注意的是,此方法是一种力量与技巧高度结合的方法和调控,是一种高级肢体运动形态,是通过手法的刺激,激活经络系统的潜在功能,达到治病和保健的作用。

5. 补患泻健推拿法治疗面瘫的临床研究

该研究项目主要针对 Bell's 面瘫。Bell's 面瘫发病率高,任何年龄、任何季节都可以发病,治疗方法也是仁者见仁,智者见智。周老所创立的"补患泻健法"在临床治疗和研究中,获得满意的疗效和推广的价值。其方法如下。

补患法:患者取仰卧位,医者立于患者头部,施术于患者面部,先用掌擦法在患者面部摩擦,以面部红润为度,在患侧的穴位用轻而柔和的手法和力量进行施术,每次 4~5 分钟。

泻健法:用重而有力的、作用较强的手法在健侧面部施以手法和点揉穴位,每次 5~6 分钟。

牵正法:在上法做完后,配以牵正法。在患者的口角一侧用一手指牵拉住,在另一侧用食指、中指、无名指螺纹面用力向患病一侧推动,牵正 3~4 分钟。经过系统的观察,治愈率达 80.9%,有效率在 95% 以上。该研究得到国内外同行的认可和肯定,曾参加国际学术研讨会,在大会进行交流和手法表演,收到与会者的一致好评。

6."平衡推拿法"治疗小儿腹泻的临床研究

小儿腹泻是婴幼儿一年四季均可以发生的一种消化系统常见病、多发病,特别是夏、秋之际尤为多见。为了克服患儿服药不便、打针痛苦等而设立该项目。该项目在治疗前要化验患儿粪便,然后施以"平衡推拿法",推拿以后再查大便,用治疗前后大便化验结果进行疗效比较。122例小儿腹泻,对阴阳面进行推拿(所谓阴面即胸腹部,阳面即脊背部),虚寒型泄泻9例,实热型腹泻3例;其中有肠炎9例,痢疾16例,消化不良34例,霉菌性肠炎3例;经一次治愈的35例,两次治愈的44例,三至四次治愈的有37例,好转及治疗中断的4例。通过临床观察和研究表明,推拿手法不但可以促进肠管的蠕动和吸收,而且可以抑制肠蠕动,还可以提高机体的免疫功能和改善肠功能。

7."五点推拿法"治疗的临床研究

腰椎间盘突出症,近年来据有关资料报道,国内发病率已达1‰,而国外发达国家的发病率在1.5‰。自20世纪80年代末周老就根据腰椎间盘突出症多发、好发的特征,在免除病人手术之苦的前提下,特研制了"五点推拿法"治疗本病。

所谓"五点推拿法",即腰点:通常在L4、L5棘突旁,相当于人体腰线的中点,通常为黄金分割点的腰部点;臀点:即环跳穴;大腿点:即承扶穴;腘窝点:即委中穴;小腿点:即承山穴等。一般5次为一疗程,每次治疗20～25分钟。临床观察76例腰突症,经CT确诊,60%需手术治疗,经过"五点推拿法"治疗后,临床痊愈者占67%,显效者占17%,好转者占13%,经治无明显改善者占3%。

8."心理推拿法"的临床应用与研究

"心理推拿法"是以一定的理论体系为指导,以良好的医患关系为桥梁,应用心理学的理论和推拿的方法和技能,通过医生的语言、认识疏导,加之较好的推拿手法,达到治疗和预防疾病的目的。周老根据以上宗旨,通过几十年的研究,掌握病人的心理,应用"祝由"的理论和方法创立了一套独特的理论体系。真正做到治病的医生和治病人的医生紧密结合。"心理推拿法"的应用,对人体的身体和心理都有益,而且是任何药物所不能替代的,也是手法无法替代的。采用"心理推拿法",从临床多年的观察和研究来看,不但治愈了多学科、多系统的常见病、多发病,还治愈了许多的疑难杂病。该研究项目论文被《按摩与导引》杂志发表后,随即被首届国际自然疗法研讨会邀请去香港做报告并获奖。

9.独创教学的"悟"

周老在1974年就任教师工作,他的宗旨为:十年树木,百年树人,把教书育人放在首位。他不但教育学生钻研业务,更重要的教育他们如何做人,先做人后做学问。他一贯主张和倡导:同行是一家,为人要多做技术,少做玩术,反对门户之见,广泛吸取同仁学术的精华。

周老在20世纪80年代就担任南京讲师团讲师,担任特约副教授、副研究员,南京中医药大学讲师、副教授,担任南京盲校名誉教授、首席顾问等。他一贯主张教学要"群言谈",反对"粉笔式的演讲",注意老师、学生一起提问,按照以问题为中心的教学形式。80年代初就为国内的福建省、江苏省、四川省、香港及国外的美国、澳大利亚、加拿大、韩国、日本、马来西亚等地学生和医生讲学,得到一致的好评。推拿学科是实践性很强的学科,许多奥秘与真谛必须在临床中体会和积累。比如周老在香港讲学考核毕业生时,出了这样一道考题:"'一旦临证,机触于外,巧生于内,手随心转,法从手出。'请解释该文。"一位学生回答:"医生给病人看时,要用心去对待病人。"随即周老祝贺他题目答对了。诸如此类,医学生对课本要精读而不要照本宣科,要多读书、会读书,但不要死读书、读死书,要做到上课是学习,看书是学习,上临床见习、实习更是学习,要学书本上没有的知识和技能。

10. 善治疑难杂病

通过几十年的临床实践,周老遵循辨证、辨病、辨位的整体论治原则,即要应用所学的理论,再结合临床,反复推敲疾病的病因、病机、治疗方法,尤其是对疾病的预后,又要有目的地利用现有的科学,特别是现代医学的方法和手段,取长补短,不但要诊断和治疗常见病、多发病,更重要的是要治疗疑难杂病。他常教导学生,也是鞭策自己:要多看病,会看病。看别人看不出来的病,看别人看不好的病。经过几十年的日积月累,不断总结,不断提高,独创了许多特殊的治疗方法和经验,刻苦努力,潜心思考,揣摩悟出了一些看似很玄其实十分科学的真理。被病人和同行们肯定为与导师的手法"形神兼备",被国内外的病人和朋友誉为"仁心仁术的好医生"。

在医疗疑难杂病方面,提出了许多独创的方法,创立了上病下治、下病上治、左病右治、前病后治等独特的、颇有建树的治疗方法。80年代初就为国际友人及国务院和省市领导看病。用望诊和触诊的治疗方法,诊断和治疗了许多疑难杂病和恶性病人,被称为"铁掌周"。用"心理推拿法"将许多面临死亡的病人,从死神手中夺了回来,被誉为妙手回春的"神手"。

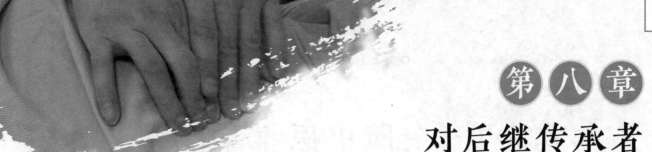

第八章
对后继传承者
治学处世的寄语

一、万般皆下品，唯有读书高

古有科举取仕，今有高考择人，实乃较为公平公正之制度，成就了不同阶层人才一展抱负，实现人生梦想之途径，同时也实现了不同阶层人的流动和跨越，使得"朝为田舍郎，暮登天子堂"成为可能。昔秦汉时，举孝廉，初治世，渐崩坏；至魏晋南北朝，九品中正制，致"上品无寒门，下品无势族"，官爵世袭，制度昏沉，世道倒逆，有识之士，抱负难筹，祸延百年，竹林七贤之属，寄情山水；然隋唐兴，开科举，纳贤良，文武兴，利治世。遂至明朝，兴八股，空谈无聊，偏"求实尚正"甚远；民国初始，实干实学，救亡图存，开新学，立新义。今有高考，虽离高官厚禄甚远，但离世间人心更近，各行各业皆有"继绝学"之后辈。"读书"此时才真正完成了它的初心："为天地立心，为生民立命，为往圣继绝学，为万世开太平。"

周老深知"富贵必从勤苦得，男儿须读五车书"的重要性，唯有多读书才能达到"腹有诗书气自华"之境界和能力，并在人生的关键时刻抓住人生的转折点；在为人处事方面注重"纸上得来终觉浅，绝知此事要躬行"，要活读书，不读死书，勇于探索实践；同时在教导学生学习方面，注重"悟"的重要性，读书和学习，不是死记硬背，也不是生搬硬套，注重培养学生"为有源头活水来"的思维方式，这个重要的"源头活水"就是"悟"，立于传统，创造新学，举一反三，方能青出于蓝而胜于蓝。

二、吃得苦中苦，方为人上人

每个人的人生都在追求幸福快乐，而不是追求苦难的。但是，要想获得幸福，又必须要吃苦，而且还要会吃苦，敢吃苦，能吃苦，不惧苦，与苦为伴，这样才能"苦尽甘来"。"宝剑峰从磨砺出，梅花香自苦寒来。"每一位苦尽甘来的过来人，在他回首往事时，大多数的苦也是"甜"的。

门诊上，周老经常和年轻人说"吃得苦中苦，方为人上人"。初始觉得这句话平淡无奇，细细琢磨，颇有深意，既然幸福的人生都要经历苦难这一关，吃苦必不可少，避无可避，那就在年轻时早点碰到苦事，吃点苦头，尝点苦味，理解苦心，与苦相伴，战胜困难，方能走得更远，飞得更高。

三、革命尚未成功，同志仍需努力

"革命尚未成功，同志仍需努力"虽非中山先生之原话，但其精神昭然，为实现民族独立、人民解放而奋斗。在追逐梦想和目标的路上，一定会遇到很多困难，周老想借用此话勉励后继者们。追逐梦想就像登山，刚刚追逐梦想的我们，意气风发，心里看到的只是山顶的无限风光和"一览众山小"的感慨，甚至是山顶的一草一木，唯独忽略了山路的泥泞崎岖，路旁荆棘的锋利无情，夜间寒风的凛冽透骨，我们毫不犹豫地迈步出发，疼痛是必然的。但当你迷茫、困惑、犹豫、顾虑时，请继续忍痛前行，因为我们的梦想犹如山间的野花。虽然身处寒冬的你，深知此时再无花开，但请你继续行走，不要停下前进的勇气，因为只要走着，你终会走进春天，花就会为你而开。

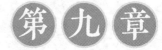

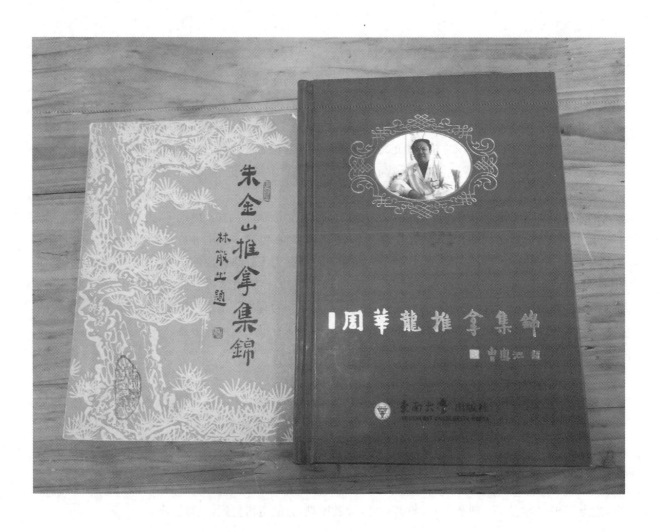

"金陵中医推拿医术"传承工作室活动小结

2015年9月28日，在南京市委、市政府、市委宣传部、市文化局、市文联、市中医院有关领导（特别是市文联赵云主任、孙祥东科长和我院宣传办李珊主任）大力支持、帮助下，"金陵中医推拿医术"传承工作室成立，并顺利完成了首批招生工作。其后根据培养计划，我院（特别是宣传办）非常重视，并给予大力支持。非遗传承工作室精心开展了多次教学、培训活动。

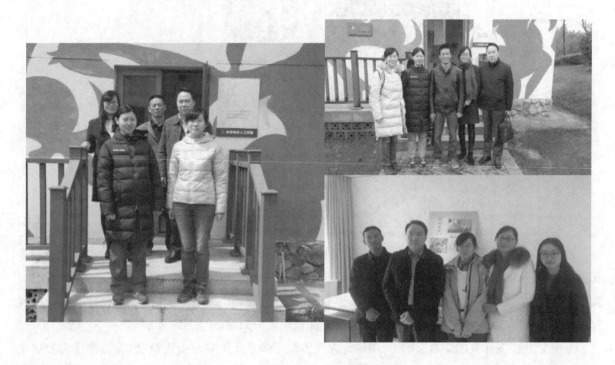

2016年8月在南京民间民俗文化生态园，"金陵中医推拿医术"传承工作室第一期培训班活动正式拉开了序幕。

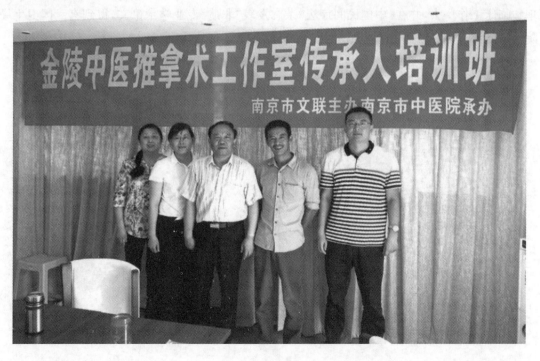

　　工作室非遗传承人周华龙及周伟先生亲自教学，系统传授了"金陵中医推拿医术"学术渊源、学术地位、学术影响和学术特色。特别是朱金山先生"四应六法"和周华龙先生"平衡推拿法"以及周伟先生"五行辨证法"的临床应用。在讲述系统理论知识的同时，还手把手指导学员练习了"金陵中医推拿医术"特有的针灸技术、推拿手法的特色操作、拔火罐等实践技能。课堂内容丰富，教学生动有趣，师生互动热烈。课堂上，周华龙先生更是激励众学员道："针灸推拿效果最佳，努力学习发扬光大。"

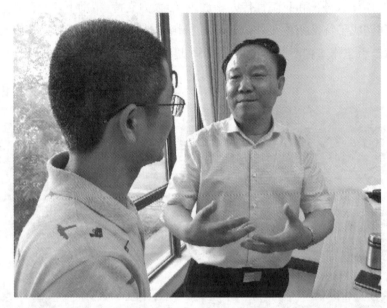

　　开班至今，在各级领导的关心特别是我院宣传办大力支持下，教学活动开展顺利。工作室老师认真负责，学员努力刻苦，在开班期间共同克服了许多困难。因老师及学员多为在职医师，为开展统一教学，大家或多次向各自所在单位请假，或放弃业余时间参加活动。而嬴皓同学更是在怀有身孕的同时积极参加学习。从去年8月至今年3月的所有课程均无一缺席。

　　基于"非遗"工作室的学术影响力，周华龙先生筹建了南京市推拿专业委员会，并被推选为首届主任委员，把"非遗"的传承影响扩大到学术界。

　　学员郭继臣先生是玄武医院分管中医、针灸、推拿的院长。在传承工作室工作的同时，把传承带到管理和临床工作中去，并在《中国民间疗法》杂志发表"非遗"专业学术论文，得到玄武区卫生局、玄武医院的高度评价，并得到患者的一致好评！

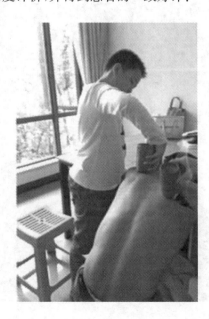
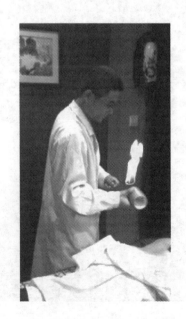

　　高淳学员胡洪洪、邢玉香是国务院"新农合"工作指定的传承人。在工作室学习和交流期间,他们把工作室的学术影响传承和传播到最需要的临床一线工作中。不仅得到广大基层患者的一致拥护,更得到市委、市政府领导对他们自身工作和"非遗"工作室的肯定!

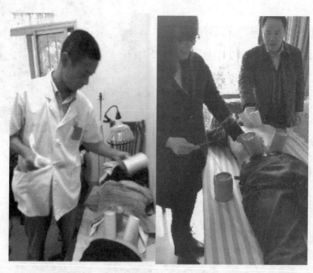

　　张建涛、张楷两位主任是来自空军454医院的专家。在工作室学习和交流期间,他们和其他传承人热烈交流。将工作室的传承特色和自身临床优势相结合,得到军队首长和患者的一致好评!

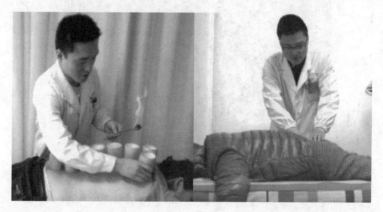

　　嬴皓是来自舜天足球运动基地的"特殊"学员。她不仅自己来学习,还把在腹中的下一代也一起带来学习(怀孕)。她真正地做到了"非遗"的传承。

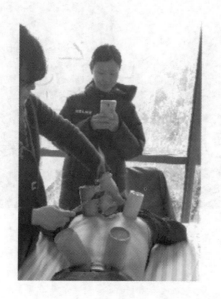

　　来自秦淮区中医院的张宗正老师是中西医结合的专家。张老师把传承工作室的推拿、针灸学术特色结合自身中西医优势，运用于临床工作，得到患者一致好评和赞许！

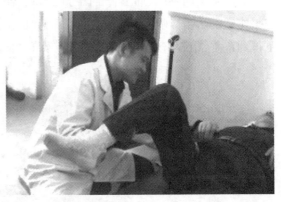

　　蔡敬医生来自南京市中医院推拿科，有着过硬的理论知识和扎实的专业技能，擅长以中医理论为指导，结合现代医学为患者诊疗，有着较好的口碑。

　　周伟老师受邀请赴"金陵大讲堂"宣传"非遗"工作和工作室的学术特色，得到一致好评！周伟和蔡敬老师在工作室完成传承人的理论教学和经验交流的同时，还为市委宣传部和市文联主要领导们做好保健和治疗工作。

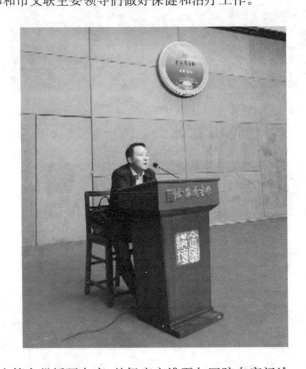

　　周伟老师作为南京市第九批援疆专家，赴伊宁市维吾尔医院专家门诊。

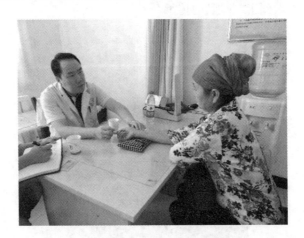

　　以非遗项目教授该院多名年轻医生，不仅把非遗传承给新疆医生，并且应用于临床，为广大少数民族同胞和患者造福，扩大了影响！

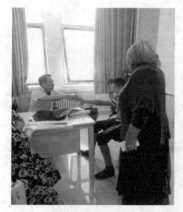
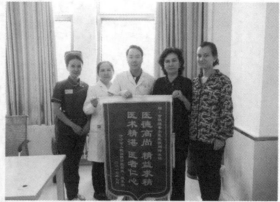

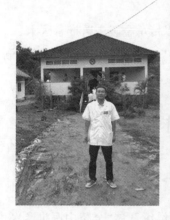
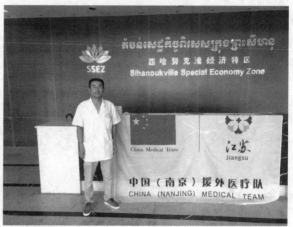

金陵中医推拿医术工作室成员郭继臣赴柬埔寨援外工作照

伊宁市维吾尔医医院专家简介

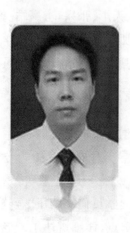

周伟　主治中医师，现任南京市中医院推拿科主任助理，针灸推拿教研室秘书，澳门科技大学本科生导师，国务院新农合政策指导教师，兼任中华中医药学会亚健康分会理事，南京市推拿学会副主任委员，南京市针灸学会理事。

【专家特长】

从事中医、针灸、推拿临床、教学、研究工作近20年。

【科研成果】

主编并出版学术专著和书籍近10部。南京市卫生青年人才，江苏省级非物质文化遗产项目——"金陵中医推拿医术"工作室主任。

　　　工作室指导老师周伟赴新疆支援

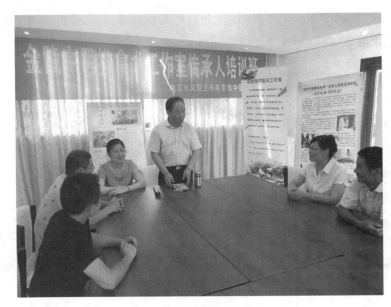

工作室活动留影

回顾一年多来的培训活动,感谢大家提供了更广阔的平台以传承金陵中医推拿医术。

再次感谢关心、支持和帮助金陵中医推拿医术传承的各位领导! 金陵文化、中医技艺,必将薪火相传!

"金陵中医推拿医术"传承工作室活动小结

一、2017 年 1 月至 2017 年 3 月活动总结

新年之初,金陵中医推拿工作室在两位指导老师的带领下,继续开展"金陵中医推拿医术"的传承培训活动。2017 年 1 月 13 日,南京市委常委、市委宣传部长蔡丽新赴高淳各工作室调研。我工作室展示了金陵中医推拿医术的特色疗法,市委宣传部长蔡丽新亲自体验,并给予肯定和好评!

工作室负责人周华龙及周伟老师开创性地于 1 月 19 日、1 月 24 日尝试组织学员在南京市中医院推拿科开展临床教学,学员积极响应,取得了良好的效果。此后指导老师周伟于当年 2 月、3 月的每周四(2 月 9 日、2 月 16 日、2 月 23 日、3 月 9 日)继续组织临床教学,学员周天彤、张宗正、嬴皓、郭继臣、张楷、张建涛、蔡敬等多次参加。在前期学习理论知识的基础上,周伟老师根据实际病例,向学员展示如何从问诊、体格检查到诊断,并运用金陵中医推拿术的特色方法治疗病患的全过程。让学员更多地接触临床,有效地提高了教学质量和效果。并邀请市委宣传部长蔡丽新至南京市中医院针推教研室现场调研、参与体验。

3 月 13 日,指导老师周华龙检验临床教学成果并点评,圆满完成了此次临床教学体验。

2017 年 3 月 24 日,在南京市中医院领导的关心和支持下,由传承指导老师周伟带领,与学员郭继臣、邢玉香、胡洪洪、嬴皓、张宗正、蔡敬等,赴南京高淳慢城游子山国家森林公园"非遗"传承基地的"金陵中医推拿医术"传承工作室举行教学培训活动。课堂上,周伟老师向学员们介绍了"金陵中医推拿医术"的流派渊源、学术特点、发展历程,以朱金山先生"四应六法"为重点,详细讲述了朱老的学术思想及特点,为学员们打开了"金陵中医推拿医术"学习的大门。并随堂演示了"金陵中医推拿医术"中常用基本手法的操作,手把手地指导学员进行手法训练。恰好有位园林工作人员患有面瘫后遗症,特来请教大家防治知识。在此基础上,周伟老师详细讲解了常见疾病周围性面神经瘫痪的定义、临床

表现、发病机制、诊断及鉴别诊断,以及常规治疗方法,特别是运用"平衡推拿法"治疗面瘫的特色和要点,并组织学员进行模拟练习等。工作人员非常满意,学员们也受益匪浅。

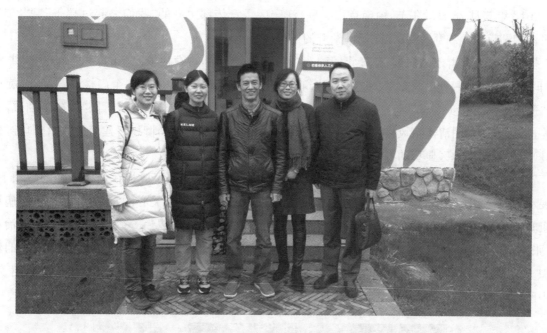

2017年3月31日在本月第二次培训时,周伟老师延续前次主题,深入讲解"金陵中医推拿医术"的学术特色和思想,通过学习周华龙主任"平衡推拿法"、周伟"五行辨证推拿法"对金陵中医推拿医术的传承和发展,使学员们更好地了解"金陵中医推拿医术"发展源流和学术特点。大家进行常规手法训练后,周老师又向大家阐述了颈椎病的定义、临床分型、临床表现、发病机制、诊断及鉴别诊断,以及运用"平衡推拿法"治疗颈椎病的要点、常用穴位、主要手法等,使学员们进一步掌握了"金陵中医推拿医术"的治则治法、临床应用。胡洪洪医师向大家介绍自己门诊治疗中诊治的"颈椎病"心得和体会,大家进行交流、学习。在老师的指导和敦促下,通过课堂学习和不断练习,包括拔火罐的操作,学员们基本掌握了"金陵中医推拿医术"手法及拔火罐的操作要领、注意事项等。

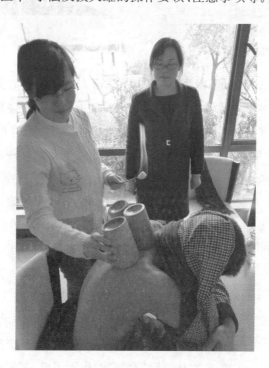

二、端午活动小结

2017 年 5 月 28 日端午节,由南京市文联、江宁区委宣传部主办的"我们一起过端午"暨"2017 第三届杨柳湖粽王争霸赛"在江宁区杨柳湖畔的杨柳村举行。

杨柳村古建筑群于清康熙、乾隆年间建造,原有 36 个宅院,现存比较完整的有 17 个宅院,共37 进366 间,建筑面积 11160 平方米。这些古建筑的门楼雕刻保存比较好的 13 个门楼的题字为"旋马遗规""遵道坦然""缓步凝思""行仁履义"等,均为楷书砖雕,四周饰以人物、花卉等图案,刻工细致,纹式精美,富有浓厚的明清建筑风格,显示了古代劳动人民的高度智慧。杨柳村古建筑群,古朴典雅,建筑独具匠心,是江南地区典型的古民宅建筑,带有典型的南京地域特色。

置身于古朴精美的古村落中,在感受节日欢庆气氛的同时,工作室成员在周伟老师的带领下,不仅展示了"金陵中医推拿医术"的学术介绍,而且面向现场群众注重和关心的常见疾病、多发疾病提供健康知识普及、健康咨询服务,尤其是郭继臣院长为大家科普颈肩腰腿痛等运动系统疾病的防治和保健,张宗正老师为大家介绍中医药保健知识,蔡敬老师为大家带来妇科、儿科常见病和多发病的保健知识。为部分当地群众、现场工作人员、其他工作室传承人和学员解决病痛的同时,工作室介绍了"金陵中医推拿医术",展示了工作室成立以来教学辅导的成果。活动现场气氛热烈、群众反响强烈。

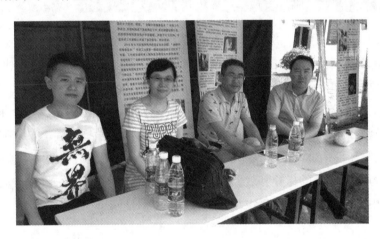

三、2017 年 6 月活动小结

2017 年 6 月,在南京市委宣传部、南京市文联、南京市中医院的大力支持和关心下,在游子山"金陵中医推拿医术"传承工作室组织活动 2 次,共 3 天。参加人员有指导老师周伟及学员周天彤、赢皓、郭继臣、张建涛、张楷、邢玉香、胡洪洪、张宗正、蔡敬等。6 月 11 日,由宣传部和文联为工作室拍摄"非遗"专题片——《金陵中医推拿医术》,得到市委宣传部和市文联一致好评。

在教学培训活动中,传承指导老师周伟将"五行辨证法"运用于推拿治疗的诸多案例娓娓道来。随后小学员周天彤背诵四总穴歌"肚腹三里留,腰背委中求,头项寻列缺,面口合谷收"。并且大家以此为例,详细讲解和操作了上述穴位的定点、归经,局部解剖,功能主治等。随堂指导学员练习和交流,纠正穴位定位及手法问题,提出针灸、拔火罐临证操作时安全规范,并要求小学员周天彤演示取火罐操作。

2017 年 6 月 17 日到 6 月 18 日,工作室赴高淳非遗传承基地开展了本月第 2 次教学培训活动。指导老师周伟带领周天彤、赢皓、郭继臣、张建涛、张楷、邢玉香、胡洪洪、张宗正、蔡敬等学员进行了为期两天的培训。第一天教学以理论学习为主,指导老师周伟进一步系统阐述了金陵中医推拿医术的临床应用,案例丰富,讲述生动,同学们在认真聆听的同时也做了笔记,同时大家交流和探讨了平时工作中的典型病例和特色诊治方法。课下,周老师带领大家继续练习手法,并劝勉同学们学习推拿的同时当坚持练习手法、针灸方法、刮痧和拔火罐等技能操作,学习中西医基础理论知识,不可懈怠。

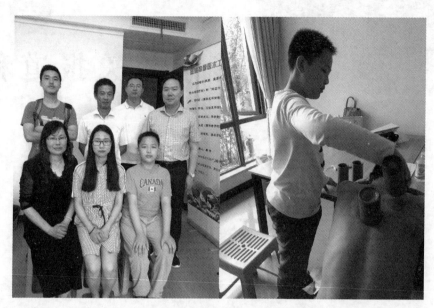

第二天上午,基地一工作人员"腰椎间盘突出症"发作,周老师结合实际案例,在为患者治疗的同时讲解了以腰腿痛为主证的疾病——腰椎间盘突出症、腰椎椎管狭窄症、梨状肌综合征、臀上皮神经炎等腰部常见和多发疾病的诊治和鉴别诊断,以及如何运用金陵中医推拿的特色治疗,指导学员练习操作,并再次强调注意操作安全。当日下午,周老师带领大家赴高淳古柏镇联合村胡洪洪老师诊室参观、学习、交流。胡洪洪老师娴熟地以中医针灸、推拿、火罐等方法现场治疗病患,获得了患者的一致好评。周老师还以真实病患为例,为大家进行了一场生动的临床教学。活动结束前,学员积极提问,周老师一一为大家答疑解惑。

四、2017 年 7 月活动小结

本月组织工作室活动 1 次,为期 2 天。2017 年 7 月 22 日到 7 月 23 日,由传承人指导老师周华龙先生带领学员郭继臣、邢玉香、胡洪洪、张宗正、周天彤、蔡敬等,赴高淳工作室开展教学培训活动。第一天的课堂上,传承指导老师周华龙以朱金山老先生的生平事迹为开端,以师从朱老的亲历见闻,跨越了时间界线,深度阐述了朱老的学术特色和影响,使朱老在学员们心中的形象更丰富饱满,加深了学员们对"金陵中医推拿医术"的理解以及对中医传统文化的兴趣。随后周老结合自身从医数十载的临床心得,以"平衡推拿法"为主题,进一步讲述了"金陵中医推拿医术"的渊源、传承和发展。随堂练习时,周老师请一位同学作为标准化病人,演示了问诊、查体、治疗方案的选择和具体手法、治法的治疗过程。

第二天周华龙主任以"小儿常见疾病及保健"为主题,教授了小儿常用推拿手法,如推三关、六腑穴,捏脊及点针疗法等,指导学员练习,并请学员们互相交流、探讨自己的学术特色。最后周华龙老师对工作室上半年的活动进行了总结,赞扬了大家利用业余时间刻苦练习的精神,并鼓励大家再接再厉。与此同时,传承指导老师周伟响应南京市委、市政府和医院号召,正在新疆伊宁参加援疆支援工作,把"金陵中医推拿医术"带到新疆,为新疆各族同胞提供医疗服务,广受好评,深得当地患者信赖。

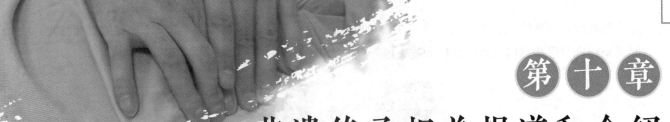

第十章
非遗传承相关报道和介绍

第一节 《人民日报》专题报道
——南京成立研究机构传承金陵医派

　　本报电　近日,南京中医药界成立金陵医派研究中心,旨在弘扬金陵医派、继承老中医学术。金陵医派是以南京为代表的,在全国享有较高声誉和影响力的医学流派,有着上千年历史,现有南京市中医院国家级"丁氏痔科"和省级非遗项目"金陵中医推拿医术"等宝贵中医资源。南京市中医院推拿科主任周华龙表示,虽然中医推拿医术被列为非物质文化遗产保护项目,但与中医儿科等一样面临中青年人才短缺、亟须拯救的境地,为此,该研究中心特设立金陵推拿医派传承工作室。

（申琳）

——2016年5月6日载于《人民日报》

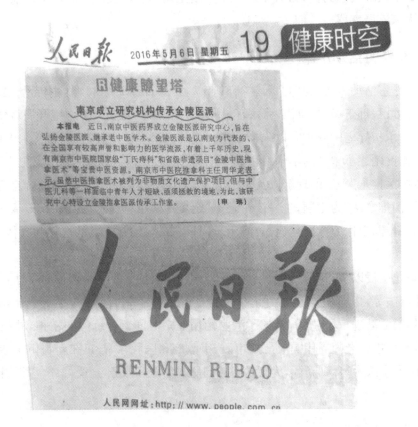

第二节　金陵中医推拿医术传承人：周华龙

一、传承人简介

周华龙，男，1956年10月出生于江苏南京，汉族。江苏省级非遗项目"金陵中医推拿医术"第一代传承人，南京市名中医，中国保健专家委员会首届专家，金陵中医推拿大师。系中国名医疑难病研究所特约研究员，中华临床医学会常务理事《中华推拿医学杂志》专家编委，全国推拿学会理事，江苏省推拿专业委员会副主任委员，南京市推拿学会主任委员，南京市针灸学会副理事长，南京市卫生系统213人才，南京市医疗事故鉴定委员会专家，南京中医药大学副教授，南京市中医院推拿科主任、副主任中医师、医院学科带头人。从事医疗、教学、科研40余年，主编及参编出版专著10余部，发表学术论文70篇，获世界传统医药突出贡献奖等多项奖。曾载入《世界名医》大辞典及全国推拿知名专家名录中。

二、传承人技艺特点

周华龙主任1978年随近代著名老中医朱金山先生学习，随后被领导定为朱老学业的继承人，分别在1983年、1986年举行了两次拜师盛会。由于其刻苦学习领悟，尽得真传，颇受朱老器重，成为续其绝学之人。他积极参与江苏省推拿学会的组建，1983年4月成立了江苏省推拿学组，他担任学组的秘书，1983年2月23日写了《我的一点建议》给前中央卫生部，建议出版中国《推拿医学杂志》，后卫生部将该文转发给《健康报》，并在1983年6月16日刊登了该文，随即1984年5月在湖北东湖宾馆召开会议。会议决定由重庆市科委成立《推拿医学杂志》。1985年成立江苏省推拿专业委员会，周老担任秘书长，积极倡导创建全国推拿学会，并出席了成立大会。随朱老在北京、天津、上海、江苏等地拜访了国内著名的尚天裕、罗有名、陶甫、李默林、施和生等老一辈宗师，创立了"平衡推拿法"。南京中医药大学和南京市中医院多次派遣他去马来西亚等国家和地区讲学和专家门诊，深得学员及病人的一致好评。通过40余年的临床应用和研究，"平衡推拿法"用于临床，不但能诊治多系统的疾病，还可以改善和缓解许多疑难杂病，更可以适用于亚健康状态的群体，对其进行适时调整及预防保健。"平衡推拿法"突破前人，创立了新的一个推拿流派。该法的创立得到国际、国内同行的一致好评。

三、主要临床特色

1. 推拿镇痛法的临床应用和研究

该研究课题针对临床中疼痛范围甚广，病人极为痛苦而设立。该研究包括推拿镇痛概论与研究进展、推拿镇痛的机理探讨、疼痛的临床表现与镇痛的应用，从而在治疗上有开拓和创新，治愈或改善了成千上万的病例，深得国内外同行的认可，被评为科技成果奖，并在《科技成果》杂志转载。

2. 推拿心血管部分疾病的临床应用与研究

该研究针对以往心血管疾病是推拿禁忌证的观点而设。心血管疾病是心脏病和血管病的合称，属循环系统疾病。他打破常规，拓展思路，从70年代末就开始该课题的研究，采用推拿前后血压值的对比，即推拿前测血压，推拿后再测血压，通常可以下降20 mmHg，坚持按疗程治疗有些初、中期病人可以临床痊愈。针对初、中期的病人采用不同的推拿方法和步骤，进行研究、观察、对照，收到良好的效果。本病在用手法的同时,配以心理推拿疗法,二者结合,收效较为满意。

3."脊柱平衡推拿法"的临床应用与研究

该研究项目针对许多疾病都与脊柱的变化有关,采用"脊柱平衡推拿法",可以调控神经节段,选择左右调脊、上下调脊、前后调脊、旋转调脊进行辨病、辨证、辨位施用,治疗多系统的疾病,病人乐于接受。但值得注意的是此方法是一种力量与技巧高度结合的方法和调控,是一种高级肢体运动形态,是通过手法的刺激,激活经络系统的潜在功能,达到治病和保健的作用。

4. 补患泻健推拿法治疗面瘫的临床研究

该项目研究主要针对 Bell's 面瘫,其发病率高,任何年龄、任何季节都可以发病。他所创立的"补患泻健法"在临床治疗和研究中,获得满意的疗效和推广的价值。经过系统的 112 例观察,治愈率达 80.96%,有效率在 95%以上,该研究得到国内外同行的认可和肯定,周老曾参加国际学术研讨会,在大会进行交流和手法表演,受到与会者的一致好评。

5."平衡推拿法"治疗小儿腹泻的临床研究

小儿腹泻是婴幼儿一年四季均可以发生的一种消化系统常见病、多发病,特别是夏、秋之际尤为多见。为了克服患儿服药不便、打针痛苦等而设立了该项目。该项目在推拿前查小儿大便,然后推拿,推拿过后再查大便,用治疗前后大便化验进行疗效比较。经过 122 例的系统观察,采用推拿阴阳面的方法,进行了立项,并获得科研经费。通过临床观察和研究表明,推拿手法不但可以促进肠管的蠕动和吸收,而且可以抑制肠蠕动,还可以提高机体的免疫功能和改善肠功能。

6."五点推拿法"治疗腰突症的临床研究

腰椎间盘突出症,近年来据有关资料报道,国内发病率已达 1‰;而国外发达国家的发病率在 1.5‰。自上世纪 80 年代末周老就根据腰椎间盘突出症的多发、好发,而许多病人因恐惧手术治疗而选择中医的非手术治疗,在免除病人手术之苦的前提下,特研制了"五点推拿法"治疗本病。临床观察 76 例腰突症,经 CT 确诊,60%需手术治疗的,经过"五点推拿法"治疗后,临床痊愈者占 67%,显效者占 17%,好转者占 13%,经治无明显改善者占 3%。

7."心理推拿法"的临床应用与研究

"心理推拿法"是以一定的理论体系为指导,以良好的医患关系为桥梁,应用心理学的理论和推拿的方法和技能,通过医生的语言,认真疏导,加之较好的推拿手法,达到治疗和预防疾病目的的一种疗法。他根据以上宗旨,通过几十年的研究,掌握病人的心理,应用"祝由"的理论和方法而创立的一套独特的理论体系。真正做到治病的医生和治病人的医生紧密结合。"心理推拿法"的应用,对人体的身体和心理都有益,而且是任何药物所不能替代的,也是无法替代的。采用"心理推拿法",从临床多年的观察和研究来看,不但治愈了多学科、多系统的常见病、多发病,还治愈了许多的疑难杂病。该研究项目论文被《按摩与导引》杂志发表后,随即被首届国际自然疗法研讨会邀请去香港大会作报告并获奖。

8. 独创教学的"悟"

周主任在 1974 年就任教师工作,他的宗旨为:十年树木,百年树人,把教书育人放在首位,他不但教育学生钻研业务,更重要的教育他们如何做人,先做人后做学问。他一贯主张和倡导:同行是一家,为人要多做技术,少做玩术,反对门户之见,倡导广泛吸取同仁学术的精华。他在 1980 年就担任南京讲师团讲师,担任特约副教授、副研究员、研究员,南京中医药大学讲师、副教授,担任南京盲校名誉教授、首席顾问等。他一贯主张教学要"群言谈",反对"一言谈",反对"粉笔式的演讲",鼓励学生提问,按照以问题为中心的教学形式。自 20 世纪 80 年代初就为国内的福建省、江苏省、四川省、香港及国外的美国、澳大利亚、加拿大、韩国、日本、马来西亚等地学生和医生讲学,得到一致的好评。推拿学科是实践性很强的学科,许多奥秘与真谛必须在临床中体会和积累。

9.善治疑难杂病

通过40余年的临床实践,遵循辨证、辨病、辨位的整体论治原则,即要应用所学的理论,再结合临床,反复推敲疾病的病因、病机、治疗方法,尤其是对疾病的预后,又要有目的地利用现有的科学,特别是现代医学的方法和手段,取长补短,不但要诊断和治疗常见病、多发病,更重要的是要治疗疑难杂病。他常教导学生,也是鞭策自己,要多看病、会看病,看别人看不出来的病,看别人看不好的病。经过几十年的日积月累,自己善于总结,不断提高,独创了许多特殊的治疗方法和经验,刻苦努力,潜心思考,揣摩悟出了一些看似很玄其实十分科学的真理。被病人和同仁门肯定为与导师的手法"形神兼备",被国内外的病人和朋友誉为仁心仁术的好医生。自20世纪80年代初就为国际友人及国务院和省市领导看病。用望诊和触诊的治疗方法,诊断和治疗了许多疑难杂病和恶性病人,被称为"铁掌周"。用"心理推拿法"将许多面临死亡的病人,从死神手中夺了回来,被誉为妙手回春的"神手"。

四、作品和荣誉

主编并出版《神奇指压疗法》《家庭推拿保健医术》《特效按摩加小方治病》《中老年康复保健指南》《颈肩部保健》《腰腿部保健》《胸腹部保健》《头面部保健》等10余本,其中《家庭推拿保健医术》一书曾翻译成日文,作为日本留学生的教学讲义。曾发表学术论文近70篇,其中《论心理推拿法临床运用》一文在1991年被首届国际自然疗法研讨会录用,并被评为世界传统医学优秀论文,分别应邀去中国香港、美国参加学术交流会及颁奖大会。《补患泻健推拿治疗面瘫》也被评为第二届国际按摩导引学术会优秀论文。曾获南京市优秀论文奖及南京市卫生局科技成果奖五项;省、市、医学会优秀论文奖6项。在教学方面也有独到之处,自1980年开始先后被南京中医药大学、南京体育学院、南京市讲师团等高等院校和团队聘为讲师和副教授等职,先后为美国、日本、澳大利亚、韩国、意大利等留学生和进修医师讲课,为国内外培养了数百名推拿医师和学员。1991年被评为江苏省优秀青年中医,同年被评为南京市总工会先进工作者,1993年被载入《名医辞典》,并接受《人民日报》《新华日报》等独家专访。

第三节　周华龙:"真功夫"如何练成

如果时光倒流,岁月回头,我们看到,周华龙主任在一脚一步攀登推拿学科的高峰时,也在自己的足迹中,留下了坚韧与执着——不怕学医苦,就怕没志气。40多年过去了,当初那位年轻的、普普通通的小医生,如今成了广受敬重的专家学者。而且,在他的带领下,南京市中医院推拿科将传统中医推拿学和心理学相结合,为无数患者解除病痛抚平心灵创伤。同时,他还倾心相授,为国内外培养了上千名推拿专业的学员和医师。

一、拜师近代名医朱金山

学习推拿非常辛苦,而学好推拿就是更不容易的事情。1978年他拜近代推拿界名医之一的朱金山先生为师,朱金山与内科名医傅宗翰、中医肛肠创始人丁泽民、眼科医生洪立昇并称南京市中医院四大名老。周老当时上午半天跟师门诊,下午半天练功、学理论,晚上还得自学,写读书笔记。一开始练手法,十分钟下来就满头大汗,两三天下来就腰酸背痛,几天把手部皮肤磨破了。主要的几个擦法,全靠手背力量,稍用力手背的皮肤就破了,血流了出来,可真要不小的毅力。

"西方称中国的传统推拿为功夫学,朱金山先生本身就有一身好武艺,曾在四川开过武馆",周华龙主任笑着告诉记者。朱老师要求他每天练习哑铃,22斤一个的哑铃,两个就有40多斤重。除此之外,打太极、练五爪以及站桩、内养功都是他必做的功课。不怕学医苦,就怕没志气,当年一起分在推拿科的几位医生因工作需要,最后就周华龙一个人留了下来。周华龙感叹,恩师在晚年不遗余力地传授毕生临证经验,那一幕幕口传心授的片段,那一个个妙手回春的病例,向他展示了一幅幅地道中医推拿的画卷。

二、心理推拿传递的是快乐

与周华龙主任交流,记者发现他是个风趣幽默的人,在工作中,他更是将自己的开朗乐观情绪传递给每一位患者。从1990年开始,周华龙选择了一个研究课题:心理推拿疗法的临床运用。几年来,他就着重在这方面下功夫,用"心理推拿疗法"治愈了许多病人,创造了不可估量的精神和物质财富。

曾经有个中风病人,生活基本上要靠医者服侍,患者非常消极,几次透露出轻生念头,周华龙主任在为其治疗时,将心理学和传统推拿学结合起来,病人状态渐渐改善,慢慢地能够在院子里晒晒太阳、做些简单活动。周华龙心理推拿法的研究课题,于1992年发表于《按摩与导引》杂志,1993年被评为世界传统医学优秀成果!他认为,医生要和病人换位思考,医生有时候不小心说了一句"正确的话",也许就会在心理上给病人判了死刑!

经周主任治愈的病例很多。有一位陈老太太,患腹泻五月余,吃了数十剂中药和一些西药仍不显效,经某大医院纤维肠镜检查诊断为:溃疡性结肠炎,经他推拿了10次就临床痊愈。用推拿治疗消化系统的疾病是很受欢迎的,比如说腹泻、便秘等都可以用推拿的方法进行治疗,用手法技巧来抑制和兴奋肠蠕动。据悉,原世界拳联主席、国际拳王乔杜里先生来南京交流工作时,可能是水土不服而导致肠胃不适应,国家体委便请周主任和朱老给他治疗,效果很好,拳王本人很满意。美国马萨诸塞州州长来南京访问,不慎腰椎间盘突出症发作,不能动弹。随即请周华龙主任会诊治疗,周主任用他独创的"五点推拿法"治疗5次,患者即临床痊愈,愉快地完成工作后回国。

三、传承创新再谱华章

在业内,周老"平衡推拿法"享誉盛名,它是周华龙主任在导师朱金山先生学术流派基础上,经数十年潜心研究,上万次在病人中进行临床治疗、临床教学、临床研究中而得。针对许多疾病都是由于脏腑、气血、阴阳等失去平衡而创立的"平衡推拿法",要求医者通过各种不同的推拿手法,按仰卧位、俯卧位、坐位等体位,自上而下、从左向右进行平衡推拿方法的顺序,达到调整人体阴阳平衡、脏腑平衡、气血平衡等,起到治疗、预防和保健等作用。该法的创立得到国际、国内同行的好评和认可。

多年来,周华龙培养了上千名推拿专业的学员和医师。他不但教育学生钻研业务,更重要的是教育他们先做人后做学问。周华龙主任学术学业继承人周伟医生回忆,周主任在香港讲学考核毕业生时,曾出过这样一道考题:"'一旦临证,机触于外,巧生于内,手随心转,法从手出。'请解释对该文的理解。"一位学生回答:"医生给病人看病时,要用心去对待病人。"周主任祝贺他答对了。

采访结束时,周主任还语重心长地说:"我作为朱老的学生和学术继承人,要努力做到继承与创新并举。目前我受组织的委托,不但是省里师承导师,也是市里的师承和青苗工程的导师,这是荣誉更是责任。我要更好地把"朱氏推拿疗法"继承下去,也要把"平衡推拿法"发扬光大,做好传薪接炬之人。"

2012年2月13日载于《现代快报》

第四节　南京广播电台介绍《金陵中医推拿疗法》直播广播稿

感谢南京市委、市政府、市文化局、市文联的相关领导,感谢秦淮区文化局、文联的领导等,感谢南京市中医院的领导,当然也感谢贵台和贵台领导今天给我这个机会介绍秦淮区、南京市乃至江苏省非遗项目《金陵中医推拿疗法》。

《金陵中医推拿疗法》已有100多年的历史,主要由我的导师朱金山先生(1909年—1995年)创立并传承下来。

朱金山先生是全国名老中医,是南京市中医院创始人之一,也是首批享受国务院特殊津贴的专家。朱老的主要学术思想是推拿疗法的"四应六法",也包含推拿疗法的三个特点、三个联系、三通法在临床中的应用。

其次是周华龙的"平衡推拿法","平衡推拿法"是在朱老学术思想的基础上创立的。"平衡推拿法"在东南亚以至世界几十个国家得到认可,前几年意大利、美国、法国等国的留学生以及医师专程前来学习平衡推拿法。

这次我们市中医院周伟主任在卫生局、院领导的派遣下,专门去西班牙巴塞罗那世界传统医药博览会展示金陵推拿疗法,专门介绍和宣传"朱金山推拿疗法"和"周华龙平衡推拿法",并设专门的中英文展牌展示《金陵中医推拿疗法》。

金陵推拿疗法几十年来在临床中不但应用于治疗,而且应用于保健。在医疗、教学、科研中扮演了重要角色。

多年来,金陵推拿疗法不但治愈了国内成千上万的病人,而且治愈了许多其他国家的患者,包括20世纪80年代治愈了世界拳王的肠胃不适和一些欧美国家领导人的常见病、多发病。

金陵推拿疗法不但能治疗常见病、多发病,而且能治疗许多疑难杂症。它包括了一些独特的诊法,如望诊、问诊,独特的治疗方法,独特的取穴方法,独特的手法。"平衡推拿法"主要是取穴平衡、经络平衡、手法平衡以及病人的治疗体位平衡,从而达到人体的阴阳平衡、脏腑平衡、气血平衡、心理平衡、机能平衡。

第五节　金陵中医推拿医术传承人:周伟

一、传承人简介

周伟,男,1979年12月出生于江苏省南京市,汉族。江苏省级非遗项目"金陵中医推拿医术"第二代传承人。目前为南京市中医院推拿科副主任,副主任中医师,澳门科技大学本科生导师,中华中医药学会亚健康分会委员,南京市推拿专业委员会副主任委员,南京市针灸学会理事,国务院"新农合"乡村医师指导教师,江苏省全科医师规范化培训中医技能考试命题导师,江苏省级非物质文化遗产项目"金陵中医推拿医术"工作室负责人,南京市"周华龙名中医工作室"负责人,南京市"十三五"卫生青年人才,南京市中青年拔尖人才。

二、技艺特点

周伟的父母都是医生,自幼在医学家庭里成长和熏陶,耳濡目染父母的医学技艺和传承。周伟从小就在朱老先生谆谆教诲下立志从医。南京市中医院推拿科创始人朱金山先生是全国名老中医,第一批享受国务院特殊津贴专家。他的学术成就"四应六法推拿法"在英国剑桥传记中心有专门记载。周伟的父亲,推拿科主任周华龙先生是朱金山先生学术继承人,他的学术成就"平衡推拿法"在全国同行中独树一帜。"金陵中医推拿医术"于2015年列入江苏省级非物质文化遗产项目,是金陵医派的重要组成部分,具有代表性,在国内外都享有较高的声誉。在大家的关心下,周伟有幸成为第四批南京市名老中医学术师承学员,成为父亲周华龙主任的学术继承人。在传承两代医家的基础上,创立自己的学术思想"五行辨证法的临床应用与研究",在2014年中华中医药学会亚健康分会年会发表学术论文,得到国内同行业专家一致肯定!2015年9月由南京市中医院委派赴西班牙进行交流,并专题展览"金陵中医推拿医术"学术流派。在传承两位大家学术思想和临床经验基础上,更加重视发扬自身在学科中心的学术地位和影响力。2016年南京市委、市政府、市委宣传部、市文联在高淳区慢城特设立"非遗"工作室,周伟担任工作室负责人,对进一步推动本专业的学术影响力有重大意义。在院领导与科室同事的关心和支持下,在继承和传承两代医家学术成就的基础上,开展以中医为特色,中医药结合为优势,建立多层次诊治一体化平台和诊疗路径,在继承朱金山先生和周华龙先生两代非遗大家学术流派基础上,并在父亲周华龙指导下,周伟创立了自己的学术经验"五行辨证法的临床应用与研究",填补了国内外专业学术空白,得到国内外专家的肯定。学术上,在小儿呼吸、消化、神经系统的常见和多发性疾病,运动系统疾病,脏腑疾病,脊柱及其相关疾病的诊断和特色治疗方面颇有建树。特别是在"膝关节三联征"和小关节疼痛性疾病方面运用"五行辨证疗法"诊治有着独到特色。

在市中医院领导和科教科领导关心下,周伟被遴选为澳门科技大学本科生导师。带教国内及美国、日本、韩国、乌干达、俄罗斯、巴巴多斯、法国、澳大利亚等国外的学生上百名。在院领导关心下,于2015年9月赴西班牙参加第十二届世界中医药大会,并准备了"朱金山四应六法推拿法"和"周华龙平衡推拿法"学术专题展览,介绍了自己学术特色"五行辨证法",得到世界中医药专家一致好评!在国内外学术讲座中传授朱、周两代大家学术流派,得到同行业专家一致肯定。在南京市委、市政府、市文联关心下,在南京市中医院领导和宣传办等大力支持下,成立"江苏省级非遗项目——金陵中医推拿医术"工作室,被指定为负责人,并选授10人为第一批传承人。《现代快报》《金陵晚报》《江苏科学育儿网》等媒体多次报道其学术和医疗成绩。《新华网》登载"专家走进新华网,宣传朱、周两代大家学术流派和'五行辨证法'的临床应用与研究"。

三、作品及荣誉

在父亲周华龙指导下,出版学术专著10余部,发表学术论文30余篇。其中,2010年10月20日,学术论文《平衡推拿法的形成和临床指导意义》获南京市预防医学会第二届学术年会优秀论文三等奖。在2014年全国第五次"治未病"及亚健康防治论坛暨2014年中华中医药学会亚健康分会上,《五行辨证法在亚健康领域的临床应用与研究》获优秀论文奖。

第六节　金陵中医推拿医术传承人：郭继臣

传承人郭继臣简介：玄武区同仁街社区卫生服务中心副主任。12 年如一日专注于继承发扬金陵推拿术，因疗程短、见效快，赢得患者青睐；以践行天职为己任，救死扶伤、无私奉献。2017 年，随省援外医疗队赴柬埔寨义诊，克服艰苦条件，圆满完成援外任务；牵头成立"郭继臣劳模创新工作室"和"郭继臣非遗传承人工作室"，毫无保留地传授医术，培养年轻医生。先后荣获"南京市劳动模范""南京好市民""南京市首届最美健康守门人""玄武区卫生十佳中医""南京市优秀共产党员""江苏省基层骨干医生"等称号。在郭继臣医生和同事们的共同努力下，其推拿科也先后获得"玄武区特色科室""南京市特色科室""玄武区工人先锋号科室""南京市工人先锋号科室""江苏省级特色科室"等诸多荣誉，同时其推拿科也成为南京市基层医疗机构培训基地。

一、早出晚归服务患者

郭继臣是玄武区同仁街社区卫生服务中心推拿科医师，也是江苏省非物质文化遗产项目——"金陵中医推拿医术"传承人之一。工作中，郭继臣每天早出晚归为社区居民服务。

工作日的早上 7 点半，郭继臣就出现在工作岗位上，他每天要为近 20 位患者提供推拿服务。同事眼中，他每天都是"早出晚归"，提前上班、延迟下班。"有的患者来得比较早，那我不能让他一直等着我啊。"郭继臣说。

郭继臣是南京市中医院推拿科主任周华龙先生的弟子，随师学习推拿多年，他在临床上继承和发扬金陵推拿术，获得广大患者好评。有些疾病属于身心疾病，郭继臣工作中也会通过生理、心理手段共同治疗，帮助患者改善症状。有一名女患者曾患病 20 多年，一直畏寒，大夏天也要穿外套，接诊时，郭继臣一边运用针灸、推拿等手法治疗，一边加以心理疏导，让患者放松身心。郭继臣认为，一个亲切的笑脸、一个鼓励的眼神、一句温暖的问候语，本身就是一味对症良药。

因诊治水平高、态度热情，郭继臣经常收到病人的感谢信。在患者来信中，他不仅是一名好医生，更是一位值得信任的朋友。郭继臣常说，作为一名医务工作者，要把病人像亲人一样对待，要对得起病人的这份信任。

2017 年 5 月 24 日　《南京日报》报道

二、郭继臣：甘当健康守门人

自参加工作以来，他一直刻苦钻研业务，用一份医者的仁爱之心，坚守为病人一切着想的行医准则，全心全意为社区居民服务，深受社区百姓的信赖和美誉。

1. 坚定的政治信念促使主动救死扶伤

郭继臣同志作为一名年轻的党员，从医以来，严格要求自己，急患者之所急、忧患者之所忧、想患者之所想，在工作中始终坚持"医者父母心"的原则，时刻为病人着想，从检查到治疗，为患者精打细算。对待患者，不分家庭境况、社会地位，把患者的利益放在第一位，始终做到认认真真检查、详详细细解说、兢兢业业看病。当遇到患者及家属不理解时，总是不厌其烦地做好解释。工作再忙，加班再晚，对病人从不推诿，每天都坚持做到看完最后一名患者再下班。多年来，他以自己的实际行动践行"两学一做"精神，用精湛的医术树立良好医德医风榜样。从加入同仁街社区卫生服务中心党支部以来，他在为其他党员职工树立榜样的同时，更是在用自己的实际行动告诉身边的同事们，共产党人不但思想先进,行动更先进。

2. 良好的职业操守促使不断提高医术

郭继臣为南京市中医院推拿科主任周华龙先生的嫡传弟子,随师学习推拿多年。他在临床上继承和发扬周华龙主任金陵推拿术的学术思想,采用针灸"推拿"整脊综合疗法治疗疾病,见效快,疗程短,获得广大患者的一致好评。作为一名医生,他深深知道,只有通过提高医疗服务质量,才能赢得患者的信任。因此,他在工作中不断学习,苦练过硬的基本功,掌握本专业基本理论、基本操作、基本技能,学习新知识、新技术、新疗法,了解社区疾病发展的新动态,积累新经验,不断提高自己的业务能力。随着医疗技术的不断提高,加上强烈的责任心和事业心,成了医院的业务骨干,被委任为中心主任助理。

郭继臣医生凭借着真诚、热情与专业获得病人及家属的一片赞誉,已经连续多年收到病人送来的锦旗和感谢信。他的勤恳踏实、任劳任怨早已在同事中传为佳话,他在公众中树立起的共产党员模范形象更加成为同仁们努力的目标。

3. 细心周到的服务赢得群众的赞赏

郭继臣认为,一个亲切的笑脸、一个鼓励的眼神、一句温暖的问候语、一个拉扶的细小动作等,本身就是一味对症良药。急患者之所急、忧患者之所忧、想患者之所想,始终恪守"医者父母心"的医者原则,切实履行了居民健康守门人的职责。

有些疾病属于身心疾病,郭医生通过生理、心理的共同治疗,达到了事半功倍的效果。有一位女患者患痹证二十余年,夏天都穿两三件衣服,多家医院看过,疗效都不明显,最后,经人介绍找到了他。郭医生一边运用针灸、推拿等手法治疗,一边加以心理疏导,经过几个疗程的治疗后,情况明显好转,患者开心地说:"小郭医生的手太神啦,我二十多年都没好好逛过街了,现在终于可以穿裙子了,好好打扮打扮自己了。"

有的患者经常一有问题就打电话或来医院找郭医生请教,他都不厌其烦、耐心细致地解答各种问题。因诊治水平高、态度热情、疗效显著,郭医生经常收到病人的感谢信,在他们心中,郭医生不仅是一名好医生、白衣天使,更是值得信任的朋友。郭继臣医生给予病人的不仅是精湛的医术,更多的是一句关切的话语,一个耐心的倾听。他经常教导科室成员,作为一名医务工作者,要把病人像亲人一样对待,要对得起病人的这份信任。

4. 高度的责任心促使扎根社区一线

作为一名推拿科医生,郭继臣刚到同仁街社区卫生服务中心时,推拿科就他一个"光杆司令",如今,推拿科已有5位医生,他不但是中医科主任,还是中心的主任助理。短短几年,他将同仁街社区卫生服务中心推拿科逐渐发展壮大成玄武区享有盛名的推拿团队。从医十几年,郭继臣医生带领科室成员竭尽全力为病人提供优质服务。作为中医科主任,他医术精湛、爱岗敬业,在他的字典里没有"苦、烦、累"这些字眼;作为共产党员,他处处起到模范带头作用。工作中,他总是面带微笑、亲切和蔼,细心体贴地医治每一位患者,工作再忙,加班再晚,对病人从不推诿。这些年,他一直保持着高度的责任心、良好的职业道德、严谨的工作态度,从不计较个人得失,并有较强的综合分析能力。

遇到单位需要加班,他首先考虑到的是单位的需要,听从单位安排,无论上班还是休息,他都能积极主动,带头起到了一个党员的先锋模范作用。2009年,单位因为地势低洼,雨量太大,大水淹过了单位的一楼大厅,他带头和其他同志赶紧搬运药品,在淹过膝盖的水里推着防汛用的沙袋,一直忙到最后才回去,避免了雨水带来的损失,确保了单位正常运行。

他以扎实的专业业务知识、良好的工作作风在卫生工作中赢得了患者的心,也赢得了组织的信任。他说,今后他还会继续用一份医者的仁爱之心,坚守着一切为病人着想的行医准则,时刻牢记一名医务工作者的职责,做一个始终都会让群众满意的卫生工作者。

2017年8月9日　中国文明网报道

三、同仁街社区卫生服务中心郭继臣医生被授予"南京好市民"称号

2月2日晚,"感动南京"2017年度人物暨第十六届"南京好市民"颁奖仪式在南京电视台演播厅举行。同仁街社区卫生服务中心郭继臣医生被授予第十六届"南京好市民"称号。

郭继臣,男,1979年10月生,大学本科,中共党员,南京市玄武区同仁街社区卫生服务中心中医科主任、推拿科主治中医师,江苏省级非物质文化遗产项目"金陵中医推拿医术"传承人之一、南京市推拿专业委员会委员、南京市疼痛专业委员会委员。他医术精湛、广受赞誉,曾荣获南京"最美健康守门人"光荣称号。曾援外赴柬埔寨义诊,克服艰苦条件,让传统中医走出国门服务全球。

从医十几年,郭继臣医生带领科室成员为病人提供优质服务。作为中医科主任,他医术精湛、爱岗敬业,在他的字典里没有"苦、烦、累"这些字眼;作为共产党员,他处处起到模范带头作用,工作中,他总是面带微笑、亲切和蔼,细心体贴地医治每一位患者,工作再忙,加班再晚,对病人从不推诿。短短几年,将同仁街社区卫生服务中心推拿科从无到有,逐渐发展壮大成玄武区享有盛名的推拿团队。

自参加工作以来,他一直刻苦钻研业务,用一份医者的仁爱之心,以为病人着想的行医准则,全心全意为社区居民服务,深受社区百姓的信赖和美誉。

四、最美基层医务工作者郭继臣:做居民信任的朋友

郭继臣,南京市玄武区同仁街社区卫生服务中心主任、江苏省非遗项目"金陵中医推拿医术"传承人。说到郭继臣,大家可能会有些陌生,但只要提到"同仁街的郭医生",辖区居民们没有不称赞的。无论谁家的老人小孩有个头痛脑热,无论谁的肩周颈椎不舒服,还是腿痛、支气管哮喘,无论是白天还是晚上,只要居民找到郭医生,他总是会在第一时间赶到。面对疫情,他选择坚守成为社区"逆行者"。

2020年3月4日　《南京晨报》报道

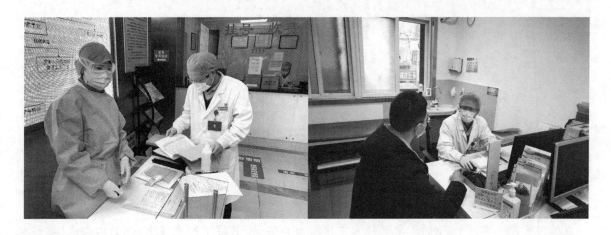

第七节　金陵中医推拿医术第三代传承人：周天彤

一、命题作文——《本草纲目》读后感（10 岁时作文）

《本草纲目》这本书，对于我来说并不陌生。在我 6 岁的时候，爸爸送了我一本图文并茂的少儿版《本草纲目》。那时的我，看着书中精美的插图，认识了许多花花草草和各色动物。知道菊花、蒲公英、桑叶、海带、蝉等许多平时就生活和生长在我们身边的动植物都是治病的良药。我也更加理解了老师经常教育我们的"任何事物不能光看它们的外表，内在的美才是最重要的"这句话的意思。

一次，在语文课堂上，我学到了《李时珍夜宿古寺》一课。通过老师生动的讲解，我进一步了解到，李时珍是一个富有求实精神的医药家。为了完成修改药书的艰巨任务，他几乎走遍了祖国的名山大川，行程不下万里。同时，他又参阅了 800 多本书籍，经过 3 次修改，历时 29 年，终于在 61 岁那年编成了《本草纲目》。全书载有药物近两千种，收集药方一万多个，它不但是我国一部药物学巨著，也是我国古代的百科全书，被誉为"东方药物巨典"。伟大的医药学家李时珍是以他毕生精力跋山涉水、亲历实践，甚至不惜以身试药，对本草学进行了全面的整理总结。这种严谨、求实、认真、刻苦的科学态度，难道不值得我们后人学习吗？

我要立志向他学习，刻苦学习各科知识，长大后做一个能帮助别人解除病痛的医生。

2015 年 5 月 25 日载于《现代快报》

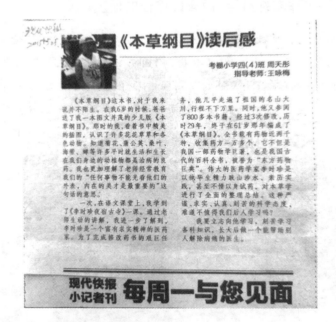

二、命题作文——装得下和装不下（12 岁时作文）

我的父亲是一名医生，他的诊室里经常充斥着欢声笑语，装得下阳光万丈；他的心却也"柔情似水"，装不下对家的思念。

我上初一的时候，父亲曾在新疆作为专家援疆工作了三个月。我仍记得父亲临走那天在房间里与我的对话："儿子，我要暂时离开你一段时间，你一定要照顾好自己，不要让妈妈操太多心！"我点了点头，呆呆地望着父亲公文包里的机票。阵阵阳光装满了整个房间，却装不下我对父亲的留恋。

父亲每天都与我视频,分享他的经历。他说新疆这里条件仍不完善,不少病人对看病的诊疗费"望而却步"。他便将自己的诊疗费降低了很多。许多的病人才有了治疗的机会,他希望自己的心中能容下每一位病人的热情。

治疗时,父亲总是手法娴熟,询问病情并确认病根附近的穴位。他先用左手执棉签,右手拿针灸针,将棉签蘸上碘伏并在穴位上左半圈右半圈地消毒。接着将针靠近穴位,稳、准、狠地扎入穴位,他的手指在与空气舞蹈,病人几乎感觉不到针刺的疼痛。在这段时间里,他总是与病人交流谈心,了解他们的一些病症、情况,再将自己的故事说出来,一起欢笑。诊疗结束时,他又将针一根一根地取下,夹在无名指与小指的分叉中。最后用火罐、刮痧板等器具治疗。病人们常说他的手里装不下病痛。

夕阳西下,晚霞映红了天际,天边的云朵一片连着一片,装得下整个天地;医院周围,草地被覆盖青涩,树冠的阴翳一撮接着一撮,装不下青葱郁郁。

父亲现在经常提起他在新疆的故事,虽然没有那么新鲜,却依然让我感到心里温暖。

父亲的公文包里装得下封封文件和机票,却装不下他对家的留恋;针灸针下,装得下他心里的患者,却装不下阵阵病痛;门诊室里,装得下欢声笑语,归家心中,却装不下点点乡愁。

三、命题作文——钥匙(15岁时作文)

一串钥匙声正越来越清晰。

湖北,武汉,方舱医院。在重症病区与候诊室之间隔着一扇上了锁的玻璃门。他是急症科主任,她是病区护士长,两人都随身配有一把能打开所有诊室的"万能钥匙"。

晚上十点,已经是她穿上防护服、戴上护目镜的第二十个小时。她只能慢慢地扶着办公室的桌子缓缓靠到了椅背上。她身材娇小,但平时宽大的椅背似乎不能承受住厚重的防护服里的她。他答应每晚都来看她,今天似乎迟了许久。

他好不容易挤出了几分钟,健步如飞地冲向玻璃门。他像寻宝的孩子一样透过玻璃门,目不转睛地向办公室里每一位急匆匆的"防护服"搜索着。这么晚了还是有不少病人不断地住进来。只见得穿着防护服的医生和护士们不停地穿梭着跑来跑去,他有些担心了。

忽然,一个熟悉的背影出现在他的眼帘,他不知道如何引起她的注意。焦急得双手不知所措地插入口袋里,正好摸到口袋里的"万能钥匙"。他拿出钥匙在玻璃门上轻轻地敲击两下。她也愣了一下,迈着轻快的步伐,拖着劳累了一日的身子向玻璃门走来。门上映出钥匙的影子,也映出和钥匙一样颜色的目光。

他下意识地将钥匙对准门锁。突然一只柔弱的小手死死地从里面握住把手,她冲他点点头时他才发觉今天与往常不一样。就在这时,她也拿出了钥匙,在门上"嗒……嗒……"地敲击了两下,他随即也用钥匙依照着她的样子轻轻地敲击起来。他们四目相望,眼神疲惫而又神采奕奕。很快她的护目镜起了一层白雾,他的眼眶里多了几束映射出来如钥匙般的光。他们不约而同地看着对方攥紧在手中的钥匙,慢慢地向相反的两间办公室走去,挥挥手,又一次握紧彼此手中的钥匙。他们之间只隔着一扇可以用钥匙打开的玻璃门,虽然只有区区的两厘米距离,却又那么的遥远。

那一夜,"万能钥匙"未打开寻常的玻璃门,却打开了拯救病人的罗生门。一把锁锁住了武汉,却又响起千万把为人们打开生命门锁的钥匙声。

四、命题作文——书里书外(15岁时作文)

在我很小的时候,父亲将一本图文版的《本草纲目》当作生日礼物送给我。一开始我有些不解爸爸为什么会送这本书给我,等我长大学习《植物学》后发现书里书外都为我打开了新的世界,一个充满中草药和医学知识的世界。我小心翼翼地翻开这本书，映入眼帘的便是那各式各样的植物、草药和许许多多的药方。我像是着了迷一般阅读起来，看着看着我便越发喜欢这本书了。

书里，是李时珍穿蓑衣戴草帽，披星戴月、跋山涉水，踏遍了山野丛林，采遍了百草之"甘"、尝尽了百药之"苦"，积累了传世中草药学巨著的第一手资料。他曾为了研究麻药减轻病人的痛苦，亲身服用乌头而险些中毒身亡，为了这部著作在生死边缘时刻徘徊着。

书外，他没有追逐名利，而是潜心研究中草药，为人类健康作出了卓越贡献。一生坎坷不平、历经艰险却时刻心系黎民，实则是时代之书中一行不可磨灭的文字。

书里，虽然书的外皮已经有点卷边，书里也泛黄而散发着年代的气息。父亲说这本书是爷爷送给他的，保存了20多年，也是一种传承吧！

书外，我们家也有着医学的脉搏。爷爷奶奶、爸爸妈妈都是医生。爷爷是一代名医，爸爸也是中青年专家。父亲的办公室里时时处处都有病人的欢声笑语，每天的治疗为不同的家庭带去幸福。灵巧的双手为患者诊治疾病，谱写着美丽的健康乐章。针灸针、火罐不仅消除患者身体上的病痛，更一点点治愈病人心灵的痛苦！

《本草纲目》让我充分感受到祖国医学的魅力。书里是一代名医感人至深的赤子之心，是"不忘初心，方得始终"的诠释；书外是一家凡士职责所在，助人大爱的感情，更是爸爸希望我做一个传薪接炬之人的心！

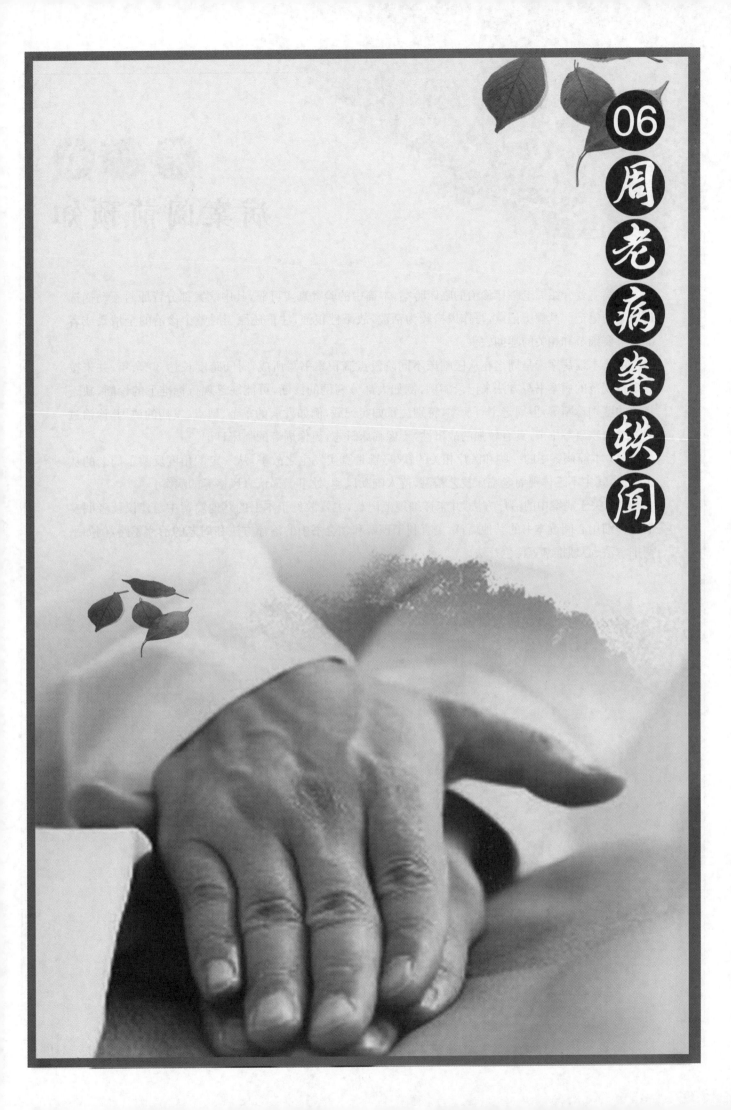

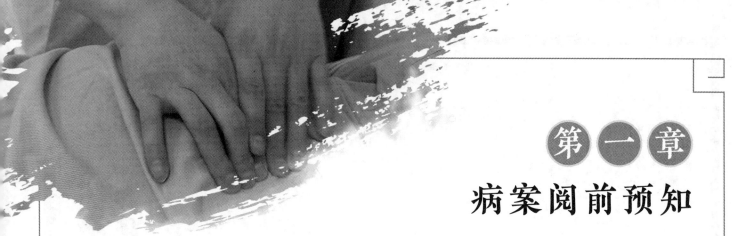

第一章
病案阅前预知

　　本篇主要介绍周老临床诊治的临床验案,本篇中的验案真实可靠,其中病案部分皆原封不动摘选自周老的笔记。其病历记载,写作风格较为活泼,故事性很强,注重还原当时整个诊治的全情景或者部分重要细节和相关的趣闻轶事。

　　由于本篇病案皆是周老在从医临床不同阶段点滴积累书写所成,时间跨度长达 30 余年,并未按照现行规范的病案书写方法来记录病例,例如大部分病例的诊断,可能缺乏现行标准下的诊断,缺乏相关的鉴别诊断等,但周老书写病案,特别注重如实记载,例如发病的季节、地点、发病的诱因、诊治过程的妙语轶事等细节,具有较强的故事性,不像临床日志,更像周老的临床日记。

　　(1)本篇病案中的一些和医疗相关的轶事,皆是真实发生之故事,从一定的角度反映了周老的从医轨迹,其中不乏体现周老临床技艺精湛、待人幽默风趣、处事严谨认真风格等的病案。

　　(2)关于病案中的治疗方法,并未详细规范记载,主要散见于本书的其他篇章中。建议读者朋友们先仔细用心阅读本书的其他篇章,更有利于理解和领会书中的治疗方法和周老的治疗思路,例如平衡推拿法、心理推拿等特色疗法。

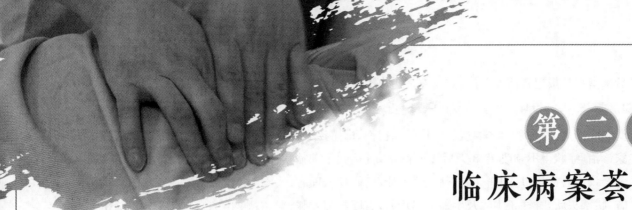

第二章
临床病案荟萃

案例

1. 患者陈××,男,92岁,肺癌伴骨转移

1982年腰腿痛即请吾会诊,腰腿痛每遇劳累及阴雨天即发作,由家属陪同就诊。每次来治疗2~3次临床痊愈。次年再发,拟推拿、拔火罐治疗,每年治疗及保健。

最后在2007年腰腿痛再发,病情较重,先来科室预约治疗3次,而后用专车接周华龙、周伟去家中治疗。

腰痛伴右下肢疼痛,并感逐渐加剧,不能下床,步履艰难,我们会诊,以针灸、推拿、刮痧、拔罐后觉症状明显改善,送我俩下楼,感觉良好,时隔一天,又来接我俩,诉:腰疼又作,不能下床、行走,继以上法治疗后,病情得不到改善,我写了三点意见:(1)腰突症(高位性);(2)腰椎管狭窄症;(3)腰椎根性病变伴转移。后请了省内外医院知名专家会诊,认为是老年病、带状疱疹。最后符合我的诊断:肺癌伴骨转移。

2. 患者漆×,男,59岁,椎动脉型颈椎病

主诉:颈部疼痛伴头昏、手麻2月余。

2个月来患者因去全国各地考察,路途劳累而致头晕、颈痛、欲呕伴左上肢麻木,并逐渐加剧,经市委领导推荐而来就诊,病史、症状同上。

检查:(1)常规生化检查基本正常;(2)X线片示C3、C4、C5、C6骨质增生,项韧带钙化,椎间隙变窄等。臂丛神经牵拉试验阳性,压顶、叩顶试验阳性,C3、C4、C5、C6棘突压痛,两侧颈夹肌压痛,两侧冈上肌压痛,左侧冈下肌、斜方肌均有压痛。

治疗:(1)平衡推拿治疗;(2)刮痧;(3)拔火罐。

10次治疗后临床症状及体征基本正常,为了感谢医生,送国务院三峡办纪念品,算作为三峡作出贡献者。

3. 患者罗××,男,52岁,腰椎间盘突出症

主诉:腰痛伴左下肢放射痛3天。

3天前因乘机来宁,下飞机后遂感腰部疼痛并逐渐加重,不能动弹,并由鼓楼医院教授会诊,要求手术治疗,而后请我会诊治疗。腰痛伴左下肢放射痛,不能动弹,住在紫金山庄。

查体:腰部呈板状,广泛性压痛,L4、L5、S1椎旁压痛,直腿抬高试验阳性(左侧30°,右侧60°),屈颈试验阳性。

诊断:CT示L4、L5、S1椎间盘突出,MRI显示:L4、L5、S1椎间盘突出。

采用:(1)针刺+TDP;(2)手法+拔火罐。

共6次,临床痊愈。

后来南京日报记者前来采访,被我婉言谢绝了!

4．患者陈××,男,52岁,腰椎间盘突出症

受组织派遣去中央党校学习,不慎将腰部扭伤,即感疼痛,并逐渐加剧,在北京某三甲医院由二位老专家诊治,症状得不到改善,3天后飞回南京,直接到干部病房。市卫生局邀我会诊,2年前在中山陵国际会议中心诊治过,腰痛伴左下肢痛,不能动弹,痛苦面容。

查:腰部板状,脊柱正中线及生理漩涡均差,直腿抬高左腿10°、右腿40°。CT示:L4、L5、S1突出。屈颈试验阳性,拇指背伸试验阳性。

采用:痛点转移,以痛为腧,共10次临床痊愈。

插曲:治愈后请我出任某三甲医院院长,我婉言谢绝。不能去,去了的话,3个月把我脑子搞坏了,因为我能力有限!

5．患者徐××,男,50岁

主诉:腰背部疼痛半年,加剧半月。

数年来感腰背部疼痛,在外院药物治疗等未果,刻下仍感疼痛,并感逐渐加剧,后经朋友介绍而来就诊:现腰背部疼痛,以脊柱及两侧痛甚,蔓延至骶髂部,每遇阴天则疼痛尤甚,尤以晨起痛甚。

查:面色欠华,脊柱正中线及生理漩涡均差,脊柱压痛,以腰骶部压痛尤甚,L4、L5、S1压痛,以左侧为甚,C3、C4、C5、C6压痛,骶髂关节上缘压痛明显。

总院CT示:L4、L5、S1突出症,有强直性脊柱炎可能。

采用:(1) 针+TDP灯;

(2) 手法+拔罐;

(3) 试治5次,观察疗效;

(4) 我和周伟共同诊治。

注:2008年4月12日我应邀去福州开全国针灸会议,患者给当地部下打电话:"我的朋友周华龙教授来开会,请你去接站。"当地领导亲自去机场接站,举着牌子:"接周华龙教授",并送我去宾馆,真给我们医生面子。

6．患者徐××,男,50岁

主诉:颈痛、腰痛数年,加重1个月,伴上肢酸麻。

数年来感颈痛、腰痛,以下腰痛为主,每于劳累以及久坐则症状加剧,弯腰步履略受限,在外院治疗未见明显改善。

查:C3、C4、C5、C6压痛,两侧冈上肌压痛,L3、L4、L5压痛,尾骶部压痛明显。

诊断:CT示颈椎间盘突出,骨质增生;腰椎间盘突出,腰椎退变。

采用:(1) 平衡针灸+TDP神灯;

(2) 手法+拔罐;

(3) 每周1~2次,观察疗效;

(4) 经3个月12次诊疗,症状以及体征明显改善,临床痊愈;

(5) 我和周伟诊治。

7．患者程××,男,51岁

主诉:颈项痛伴头痛一周(2011年初在常州去世,78岁)。

一周来感颈项部疼痛伴头痛,上肢麻酸,夜不寐,随即派驾驶员请朱金山老先生会诊,朱老诊之后,诊断为颈椎病(神经根型)。朱老在诊治的同时,不经意发了牢骚:"我闷了气在干推拿工作,干了

几十年还是主治医师。"程××立即把医院党委书记喊来,问:"朱老为什么还是主治医师?"对方说:"朱老学历低。"程××随即很不高兴地问:"华佗什么学历?李时珍什么学历?朱老已经70多岁了,干了这么多年,经验也丰富,给也要给他个主任医师!"时隔两月,上午给朱老一个副主任医师职称,下午请他回家了(叫提退)!

时隔两天,程××让秘书用车子接我到办公室治疗颈椎病,我们边治边聊。程书记问:"你们中医还有什么困难?"我说:"目前中医治疗还是很受病人欢迎的,但是中医科研有困难。"当时,程××正在写1984年市委、市政府50项奋斗目标,随即将成立中医、中药、肛肠、推拿四个研究室写入目标,下拨研究室开办费200万元。大年初五一上班,程××带领市领导和相关区长。程××:"南京市就这么一个中医院,予以关心、重视。"我也就成为了最年轻的研究室副主任。

插曲:约1986年盖南京市中医院(原夫子庙院区)东边门诊楼,地基打好后,没有砖头盖,像篮球场,市建委主任和我开玩笑:"小周医生你们的篮球场不错哎!"我说是盖的门诊楼,没有砖,主任当即就写了一张批条,批复了200万块砖,请分管院长来拿。开工盖楼,楼盖了一半,没有水泥,由基建科长拉着我一起,开着双排座破车到江南水泥厂,厂长不但请我们吃了饭,还批了200吨水泥(水泥厂厂长是我的病人,为医院作贡献,支援了200吨水泥)。

8. 患者向××,女,48岁

主诉:腰骶及两膝关节疼痛半年,加剧1个月。

半年来感腰骶、髋关节、膝关节疼痛,经北京等部队医院诊治,仅能维持原状。近期因路途奔波,而感症状加重,不能行走,生活难以自理。腰骶、髋、膝关节疼痛越来越重,见金陵晚报报道后,家属来市中医院请我诊治。第一次由于门诊限号,没有挂上号,后请卫生局领导帮忙挂号,挂了号用轮椅推来诊治,三人陪同,经"望闻问切"并结合以前的诊断、报告,初步诊断为:右股骨头无菌性坏死伴双膝关节骨性关节炎并发滑囊炎等。

采用:平衡针灸、平衡手法,TDP神灯、刮痧、拔罐,一次即能行走,三次治疗后走到家里,家属非常高兴,欣然提笔:"医德高尚妙手回春",装裱好后专门请人送上。

经过十次的诊治,症状及体征基本消失,达到临床痊愈的标准。随即去英国等国考察,经一年多随访未见复发。此病经我和周伟医生共同诊治。

9. 患者乔××,男,57岁,国际业余拳赛拳王

主诉:腰及下肢疼痛数年,经治疗后时作,加剧半月。

数年来感腰及两下肢疼痛,未经治疗,近因旅途劳累而感腰部疼痛,伴下肢放射痛,因来中国水土不服而腹泻,后因工作需要而来南京,经南京市体委及体育馆馆长孟光国介绍,请我和朱老到金陵饭店治疗。症见:腰部疼痛,伴腹痛、腹泻,痛苦面容,腰腿痛,行走不便。查体:直腿抬高试验阳性(左侧15°,右侧35°),L4、L5、S1压痛,腹胀有气体。

诊断:腰突症伴腹泻(水土不服)。

采用全身平衡手法:朱老做病人的仰卧位,以"三通法";我做病人的俯卧位,以"三搓法、三点法"治疗。治疗后自觉症状良好,要求复诊。第二天晚18:30用车接我和朱老。复诊后,临床症状明显改善。

待遇:出诊费,教授每小时2美元,副教授每小时1.5美元,讲师每小时1.3美元。

我们是以讲师的身份,当时连路费、治疗费一共付了11美元交给医院。朱老生气地说,下次请讲师治疗,我们不去了。

我的经验方为:独活寄生加味汤治疗腰椎间盘突出症。本方自1985年推拿科有病房开始应用,

我定期查房,共有 15 张床位,主要收治颈、腰椎间盘突出症,80% 的病人以独活寄生加味汤为主治疗。以风邪为主,加炙桂枝、炙附片;以肾虚为主,加熟地黄、山萸肉、枸杞子;以疼痛为主,加延胡索、川楝子等。

10. 患者胡××,女,50 岁,江苏省老干部局

头痛时作已数年余,每遇精神紧张和情绪激动而发作。刻下仍感头痛,夜不能寐,双目不能睁。随即去省内某人民医院诊治,经服药未果,后又经人民医院神经科主任推荐而来我处诊治。由省老干部局、院长及相关部门领导陪同前来就诊,头痛伴颈项部转动不利,并感逐渐加重,眼不能睁,头晕,疲乏无力,在省内某人民医院诊断为神经性头痛。

采用平衡针灸、平衡推拿、拔火罐治疗。

复诊:经诊治,自感症状减轻,头痛改善,眼睛能睁,继以上法治疗。一共治疗 6 次后,临床症状基本痊愈。半年后随访未见复发。

注:我们办公室的一对沙发坏了,患者坐后感觉不好,我开玩笑地说"这不是沙发是陷阱",陪同领导一脸通红,不好意思,立即给医院总务科打电话,换了。就是科室里一直用着的一对木质沙发,后医院搬至大明路,学生们也坚持把这对沙发一同带来。

11. 患者陈××,男,7 个月

出生后家长觉患儿左上肢不能动弹,抬举不能,患儿是难产用产钳夹出。6 个月后患儿左上肢仍不能动弹,不能抬举。后经南京市儿童医院检查,专家会诊为:左侧臂丛神经损伤。

家长觉得症状越来越重,左上肢不能动弹,也不愿意抬举,遂前来就诊。

查体:两上肢肤色左侧较右侧淡,发白,左手大鱼际略有萎缩。

治疗方案:拟上、下平衡,手三阴、三阳,经平衡治疗 4 个月,每周治疗 3 次。

经一年以后随访:能完成上肢(左)上举、外展、前屈、后伸,能独立穿衣、吃饭。

治疗方法:颈部夹脊穴、肩三点、极泉,点手五里、手三里、曲池等穴。

12. 患者周××,男,50 岁,泌尿系绞痛,肾结石

主诉:腰部疼痛,绞痛 24 小时。

24 小时来觉腰部、下腹部疼痛,自觉逐渐加剧,绞痛,直到深夜 2 点多,来市中医院急诊科。随即急诊科给我们电话,用痛点转移法 30 分钟后临床痊愈。一年未见复发。

诊断为:泌尿系结石。

采用:针刺足三里、三阴交,平衡性推拿。15 分钟逐渐缓解,30 分钟临床痊愈。

建议服排石冲剂。

13. 患者童××,女,24 岁,外语教师

主诉:左下肢痛麻,不能行走一周。

诊断:腓总神经损伤。

一周前不慎走路时,一根树枝朝小腿打来。第二天,感觉小腿疼痛行走困难,夜间睡觉,感觉小腿没法摆放,后来到军区总院神经科,诊断为:左下肢腓总神经损伤。

刻下:下肢疼痛,麻木,不能行走。试验:左侧减弱,右侧基本正常。巴宾斯基征:阳性。

采用:推拿手法治疗＋拔火罐＋透骨散＋体育运动治疗 10 次后临床痊愈。

14. 患者林××,男,46 岁

数月来感腰部、颈项部疼痛,并感逐渐加剧,久坐后症状加重,后车子接我去会诊。

主诉:腰部、颈部疼痛并感逐渐加剧。

查体:C3、C4、C5、C6 压痛,压顶、叩顶试验,臂丛牵拉试验(+),T8、T9、T10、T11 节段隆起、压痛,L3、L4、L5、S1 压痛,直腿抬高试验右侧 15°,左侧 45°。

采用半身俯卧位治疗加保健,治疗 10 次为一个疗程,平均每周 1～2 次。

经一个疗程治疗后感觉非常好,后来我科治疗,得知我要去美国参加学术会议及领奖,他对院领导说:让他去美国参会,费用加倍支付,用 10 万政府给 20 万,用 20 万政府给 40 万。后由于特殊情况未能参加。

15. 患者邹×,女,44 岁

2 天前不慎将右下肢胫骨前缘上段碰伤,后因吃力(劳累)及饮食不当(发物),随即红、肿、热、痛,步履艰难,当天晚上九点,去江苏省某三甲医院急诊,T:39.5℃,白细胞 2.2×10⁹/L,疲乏无力,立即用头孢类抗生素(静脉点滴)。第二天不但没有改善,反更加严重,随即改用青霉素 80 万单位静滴。四天后来我院治疗,请外科主任会诊,要求住院治疗。患者不方便,代请白下某院治疗,用青霉素 80 万单位静脉点滴,加之局部围针,加用 TDP 神灯,2 次明显改善,后加用活血散外敷。

治疗前整个下膝关节至踝关节段全部通红、肿胀,皮红滚烫,疼痛,不能行走。

中西医结合治疗 6 次而基本稳定。5 次后皮肤基本不红、不肿(只有一个硬币大小肿块),白细胞 4.54×10⁹/L 可以骑电瓶车,坚持上半天班。

16. 患者周×,男,62 岁,膈肌痉挛症,呃逆

主诉:胸闷心慌、心前区疼痛 3 年。

3 年来感胸闷、心慌、心前区疼痛。治疗后时作时止,近因退休,心情不好,感症状加重。去心脏专科医院行心脏搭桥术,术后一周出院,患膈肌痉挛,几乎 24 小时不停打嗝。服药等其他方法均试过,未果。经朋友介绍来我处,采用针灸、推拿,用痛点转移法治疗,心理按摩 10 次而临床痊愈。

17. 患者周××,女,66 岁,胆绞痛

因大年三十晚餐比较丰富,喝酒(白酒),饭后 1 小时感胆囊区疼痛,并感逐渐加剧,面色苍白,恶心呕吐,出冷汗。

查体:上腹部压痛,胆囊点明显压痛。

治疗:采用痛点转移法 5～10 分钟缓解,半小时后再重复一次,第二天又做了一次,三次临床痊愈。采用点穴推拿疗法 3 次。这位患者是我母亲,一直到 80 岁还很健康。

18. 患者韩××,男,57 岁,冠心病心绞痛

心慌、胸闷、胸痛彻背已历 3 年,时作时止。经治时作,在市级机关医院诊断:冠心病。S－T 段下移,P 波倒置,BP:170/110 mmHg。每遇劳累及激动后即感胸闷头晕,心慌,胸痛彻背,出冷汗,血压升高,心前区疼痛,呼吸困难。

立即采用宽胸理气及痛点转移法,很快改善,几乎每月复发一次,坚持数年,一直活到 90 岁。

19. 患者许××,男,55 岁,胃肠痉挛,L4、L5、S1 突出症

因执行特殊任务,坚持了一整天,无法吃午饭,万不得已吃了四个粽子。随即感脘腹部绞痛,并逐渐加剧,疼痛难忍,自述痛不欲生,生不如死。服药无效的情况下来推拿治疗,采用痛点治疗法,点按足三里、三阴交、阳陵泉,弹拨力度痛超过胃脘痛,经过 20 分钟的治疗,感觉逐渐缓解。巩固治疗 2 次而愈。

还有一次正在处理公务,突发腰突症,不能上班,不能回家,睡车里或者是办公室里。周伟医生陪同我去治疗。

主诉:腰及左下肢疼痛一周。

一周来感腰及左下肢疼痛,并感逐渐加剧,不能行走,吃住在办公室。

检查:脊柱中线及生理涡均差。L4、L5、S1压痛。以左侧为甚,L4、L5点均有压痛,直腿抬高试验左0°,右45°,屈颈试验(+)。患者问我:"下周一有一个全局大会,能不能起床?"我说:"争取。"

采用平衡推拿、刮痧、拔火罐治疗2次,周一在全市大会做报告。

20. 患者柯××,男,48岁,1993年

主诉:腰及两下肢疼痛半年余。

半年来感腰及两下肢疼痛,经治时作,近因劳累则疼痛加剧,弯腰前屈活动受限,夜间睡觉后不能翻身,晨起困难。刻下仍感腰痛较甚,不能下床,市委、市政府来车接我到金陵饭店诊治。

查体:L4、L5、S1压痛,痛苦面容,脊柱正中线及生理漩涡均差。左侧为甚,左侧沿坐骨神经多点均有压痛。屈颈试验(+),直腿抬高试验左侧15°,右侧35°。初步诊断为:L4、L5、S1椎间盘突出症。

采用:平衡推拿法+拔火罐,治疗完毕后感觉良好。为了感谢我,送他们开会用的公文包一个给我,我作为出诊包使用。

复诊:仍拟原法巩固治疗,临床痊愈。回京半年后,我住在交通部招待所,患者得知后前往招待所接我到他家会诊。

注:我在搞研究,呆了20天,还有10天呆不下去了,打了一个电话给患者,他派秘书给我买了一张机票,第二天飞回南京。

既然你选择了推拿专业,就要热爱专业,相信自己的专业,相信自己能在这学科领域中可以作出应有的贡献。

特别是年轻人,要抓住青春时期,努力学习,努力临床,努力攀登,不要左顾右盼、退缩不前,相信自己一定会成功,有志者事竟成!

21. 患者戴××,男,63岁

主诉:患胃癌转移性骨癌,腰部疼痛1个月。

1个月来感腰部疼痛,经治疗时作,近一周疼痛明显,并感逐渐加剧,腰痛不能站立,由友人陪同就诊。查体:局部压痛,脊柱中线及生理漩涡压痛。

采用推拿加拔火罐治疗后感觉很舒适。复诊:感觉良好,要求维持。三诊:感觉不好。我问诊:还有什么病? 患者答:做了胃癌切除术。我就考虑可能有转移。四诊时我说:"你腰痛治疗后,不论怎样,你去复查一下胃部和腰部CT。"果然不错:胃癌转移性骨癌。

入院治疗,3个月后去世!

22. 患者莲××,86岁,骨癌

腰痛1个月,1个月来无明显诱因下出现腰痛,经治未愈。刻下,卧床不起,大年初四由专车接我给她诊治。痛苦面容,消瘦,查体:局部压痛明显,半月没能起床,脊柱正中线以及生理漩涡均差,压痛点位于L3、L4、L5棘突,此证需顾虑腰椎根性病变。以手法加拔罐,试诊,观察疗效,可以起床。如诊疗后不能起床,可能永远不能起床,建议1个月随诊,后确诊为骨癌。

23. 患者宋××,男,50岁

主诉:腰痛2个月加重半月。

2个月前无明显诱因出现腰痛,治疗不但未见效果,反而感到逐渐加剧,后其部下用车接我去诊治。通过望、问、切,我又问了一下几天没起床了。部下说:"半个月没起了。"我说:"如果再有半月不起床,就永远起不来床了。"我分析:(1)若是腰痛,不可能半月不起床的。(2)秘书等人一直忙个不停,他仍然不能起床。(3)综合他的腰痛及全身情况,考虑可能是不好的疾病,建议进一步检查。半个

月后随诊 CT 示:多发性骨癌,遂转诊。3 个月后"走了"。

24. 患者刘××,男,53 岁,神经根型颈椎病

头昏,颈痛 3 个月。3 个月来感头昏,颈项部疼痛,经治时作,恰巧回东大视察工作,由东大书记陪同来诊,刻下仍感头昏,颈项部疼痛,伴上肢麻木、酸痛,夜间尤甚。查体:C3、C4、C5、C6 压痛,冈上肌压痛,臂丛神经牵拉试验右侧(+),左侧(+),压顶、叩顶试验(+)。X 线片:C3、C4、C5、C6 骨质增生,项韧带钙化。

采用:推拿加拔火罐。

复诊:感觉症状减轻,共治疗 5 次,临床症状明显改善。东大书记也治疗腰椎和颈椎(朱老治疗)。

25. 患者刘××,男,70 岁,教授,顽固性便秘

半年来大便一周一解,靠果导、番泻叶等药物治疗才解大便,夏天却穿着棉衣来看病。刻下,以一周解一次大便,质硬,需努挣而下,不服果导、番泻叶,大便不解,后来服药也不解。我们采用三通法＋麻仁丸,推拿后即解。朱老说,吃别人的麻仁丸不解,吃我的麻仁丸就解。还风趣地说,我们是通下水道的!

26. 患者朱××,男,52 岁

腰痛半年,经治时作时止,昨日由韩国飞宁,下飞机后即感腰部疼痛,不能站立与行走,并伴有左下肢麻痛,由空姐及秘书扶持下机,随即到省人民医院和鼓楼医院就诊,医生要求手术,患者不乐意,一再请我会诊,当时曹夫人婉言谢绝,方处长说:"你会诊不但关系病人,更重要的是我妹妹的饭碗。"后来车子在楼下接我。

腰部疼痛,放射至左臀部,大小腿后侧均有疼痛,俯卧在宾馆床上。

查体:痛苦面容,腰部 L4、L5、S1 压痛明显,屈颈试验阳性,直腿抬高试验左侧 30°,右侧 60°。

治疗:予针灸＋平衡手法、刮痧＋拔罐,45 分钟随即站立起床,他夫人毫不客气地让我给她治疗肩周炎,20 分钟后也感觉良好。

后患者回家后,请我去韩国 10 天,我拒绝。市外经委同志说:"我让领导和你的院长请假,让你和我们一同去。"我说:"你请再大的领导让我去,我都不去。为什么? 他们不懂礼貌!"

27. 患者周××,男,72 岁,老红军,颈腰椎病

主诉:颈腰部疼痛数年,加剧 1 个月。

数年来感腰部及颈部疼痛,经治时作。每遇劳累则疼痛不适,伴疲乏无力。查体 C3、C4、C5、C6 压痛,T8、T9、T10 压痛,L3、L4、L5 压痛。经治疗加保健,每周 2～3 次,持续数年。

28. 患者刘××,男,66 岁,腰椎肥大性脊柱炎

主诉:腰部疼痛数年。

数年来感腰部疼痛。因其工作性质以久坐为主。所以腰部经常疼痛,劳累及阴天明显加重。70 岁以后年龄稍大,仍在工作,仍然以久坐为主,感腰部疼痛越来越重,多次不能起床。车子接我到家中会诊。他风趣地说道:我的病非你治不好! 我还欠你老母鸡汤呢!

患者的女婿:在家装修房子,不慎将肩关节脱位,朱老用肩顶法复位(还可以用桌子牵引法)。

29. 患者夏××,男,65 岁,肾阳虚腰痛,肾虚哮喘

数年来常在气候变化时即感腰痛,发作哮喘。上楼来诊治,随即喷气雾剂。腰痛,行走不便,时而扶持而来,喘息厉害,气不承接。

查体:面色晦暗,头发稀少,形体消瘦,腰部明显压痛。脊柱正中线及生理漩涡均差。

治疗:拟全身平衡手法治疗＋调理,通常是朱老做仰卧位,我做俯卧位。他足底怕痒!

送我一幅字画,名字为《竹子和兰草》,并题词:"绿竹白菊花,中药叫呱呱,谁若不知道,他是马大哈。"

30. 患者华××,男,65岁,腰椎病

腰部及右下肢疼痛数年,印象中身材比较高大,相应腰部的承受力也较大,办公地点好像在土壤研究所旁,我去香港的签证还是去科委办理的。

每遇久坐及劳累则疼痛加重,脊柱正中线均有改变。查体:L4、L5、T10、T11、T12均有压痛,后凸,生理漩涡均差。坐骨神经各点均有压痛。此乃经络阻滞,拟舒筋活络为治法。

处方:(1) 五点推拿法;(2) 拔火罐。

31. 患者戴××,男,60岁,颈椎、腰椎病,腰椎Ⅱ度滑脱

颈、腰腿痛数十年(曾参加过战争)。每遇劳累及久坐则颈痛、腰痛。自述:上楼治疗前身体很沉重,经推拿治疗后就像脱了一层壳。每次治疗是朱老做仰卧位,我们三人(刘、闻、周)任选一人做俯卧位。几乎是仰卧位、俯卧位、坐位。戴老言:"小周颈椎的手法做得好,刚中带柔,柔中带刚,刚柔并济。师父是老江湖,你们三个是小江湖,小江湖不能玩弄老江湖(含义很深))!"

给戴老治疗后,他给我提写的条幅是"与有肝胆人共事"。并给我写的科普书《中老年保健指南》修改前言并题字:"自我保健按摩,方法简便易行,祛病强身延年为四化作贡献!"

32. 患者何××,男,59岁

颈椎、腰椎病,中风后遗症,胃癌切除后遗症。

中年时是以保健颈、腰椎为主,消化系统不够健康,形体消瘦,长相很像外国人。有一天早上吃的元宵被朱老摸出来了。后来得了胃癌,术后更瘦,每天一瓶啤酒。但是还是很"苗条"。到了70多岁,好像中风了。饮食不佳,语言、意识好像也不清晰。我们坚持给他治疗+保健。原先是每周1~2次,后来不方便,来这里治疗的时间就少了。

33. 患者史××,女,42岁,颈椎病

主诉:颈项疼痛,眼不能睁半月。

半月来感颈项部疼痛,眼不能睁(外院等治疗未见明显改善),后经人事局领导介绍,中山陵工会领导请我去她家治疗。

刻下:仍不能起床,眼不能睁,颈项部疼痛,查体:C3、C4、C5、C6压痛,冈上肌痉挛、压痛,脑供血不足。

处方:(1) 推拿头颈背部为主,一次见效;

(2) 拔火罐;

(3) 共治疗5次临床痊愈。后请我们全家去中山陵全方位参观学习,主要是音乐台(五一劳动节期间)。

34. 患者刘××,女,46岁,南京市供销社干部,脊髓型颈椎病、膝关节骨性关节炎

因公去新疆调棉花,在新疆翻车,经过急救处理后,由专机送回南京,我去机场迎接。除了刘主任,还有张正煌等数人,把他们接到市中医院骨科,经过简单的处理,随后转到省人民医院骨科病区。经过一段时间治疗,其他几位同志有的康复,有的残疾,有的终身留有后遗症。刘主任的诊断为脊髓型颈椎病,当时头皮几乎全被掀,C2、C3、C4骨折,脊髓有损伤,省人民医院专家的意见是手术治疗。后请我会诊,尽量保守、推拿等治疗。经过10次的推拿等治疗逐渐好转,巩固一段时间基本临床痊愈。后一直工作到65岁,正常退休。

35. 患者徐××,男,重病会诊:省内某人民医院12区高干病区

全身不适,消化不能,重病住人民医院干部病房,其病情住院两月余仍然不见好转,后请我院会诊。刻下:精神面貌欠佳,饮食不思,颈腰部疼痛不适,行走困难。

治疗加调理:手法仰卧位,以呼吸系统和消化系统;手法俯卧位,以运动系统和脊髓脊柱调理之。

36. 患者孟××,男,45岁,南京体育馆馆长,Bell's面瘫

主诉:口眼向左侧歪斜2周。

2周前突感口眼向左侧歪斜,经外院及本院耳鼻喉科教授等诊治未愈。经王教授推荐而来治疗。刻下:口眼向左侧歪斜,鼻唇沟变浅,饮食、饮水均不便。

查体:右眼闭合不全,额纹消失,鼓气试验(＋),局部有压痛,此乃经络阻滞,拟疏经活络为法治之,10次治疗痊愈。

37. 患者张×,女,50岁,面神经麻痹

主诉:口眼向左侧歪斜10天。

10天前突感口眼向左侧歪斜,在机关医院等治疗未愈,经卫生局干部保健处推荐而来诊疗。刻下:口眼仍向左侧歪斜,口角流涎,言语不清,耳鸣重听,饮食、饮水均不便。

查体:一侧眼睑下垂,额纹消失,鼓气试验(＋),鼻唇沟变浅,人中沟歪,此乃风寒侵袭,经络失养,治以疏风散寒为主。

处方:拟平衡手法＋拔罐。

治疗10次后症状基本消失,但本人要求较高,要完美。听说后来去北京实施割治的方法,也未完全恢复。

38. 患者顾×,男,58岁,颈椎病、腰椎病、肛肠病住院会诊

患者因内外痔住高干病房,手术10天后感腰部、颈部、下肢麻痛不适,行走艰难。肛肠科主任邀我去会诊。刻下:颈项部、冈上肌压痛不适,腰部及下肢压痛,L4、L5、S1压痛,治疗后随即下床,做轻微的散步和活动继以推拿、拔罐治疗5次。他的小女儿要拜我为师,当然是开玩笑啦!

39. 患者林××,男,64岁,流火丹毒、蜂窝织炎

主诉:右下肢疼痛肿胀一周。

一周来感右下肢疼痛肿胀,不能行走,由黄××画家陪同前来诊治。刻下:右下肢疼痛肿胀,步履艰难。

查体:右下肢胫前缘沿胫骨整个红肿热痛,皮肤滚烫。拟活血化瘀止痛为原则。

处方:外敷活血散,内服四妙丸。

一周后复查,基本痊愈,送来了两幅字,一幅没落款,另一幅"只研朱墨作春山"。

附注:"只研朱墨作春山"这七个字,字字皆有深意。"只"者独、仅也,表示林老对朱老的敬重之情。"研"在《说文解字》中:"亦谓以石物曰研也。手部曰摩者。"一个"研"字同时代表了医生和病患两种职业身份特点。书法大家,林散之,研磨砚台,挥洒风流;推拿大师,朱金山,按摩推拿,疗愈疾患。"朱"和"墨"暗指林老的作品,"朱"指朱砂,是一种名贵的书画用品,"墨"指书写用品,有墨宝之意。"朱"和"山"字同时暗指朱老的名字朱金山之意。"作"有"为也,生也"之意,此处可能有两层含义:一者,"为也"作画题词之意,指林老感谢朱老,题字以表感谢;二者,"生也"喻指朱老为患者解除痛苦,使患者仿如"重生"之感。"春"指万物之初生之意象,林老疾患得愈,犹如春回大地,万物复苏,生生不息,感叹朱老医术精湛,妙手回春。

40. 患者王××,女,60 岁,T12、L1 压缩性骨折

主诉:2 天前不慎跌跤、腰痛。

女儿在南京,本人住上海,来女儿家探望,顺便和市领导交流工作,休息后去自由市场蹲在车边买菜,被一辆自行车撞倒,当时屁股着地。回女儿家后腰痛难忍,随即市领导请我和朱老上门诊治。朱老用深压痛和浅压痛的检查方法,一查便说:T12 压缩性骨折。

随即请人背到鼓楼医院骨科。X 线片示:T12 压缩性骨折,这个病例主要是说诊断要明确。

诊断骨折和外伤病人应根据情况选用:

肩部——搭肩试验　　肘部——屈肘试验

腕部——握拳试验　　颈部——压顶、叩顶试验

胸部——胸廓挤压试验　　肋部——肋骨挤压试验

腰部——深压痛、浅压痛

41. 患者武××,男,66 岁,著名书法家,腰椎肥大性脊柱炎

主诉:腰部疼痛伴酸痛半月。

半月来感腰部疼痛伴下肢放射痛,在外院治疗未愈,由院领导陪同前来就诊,当时腰痛,行走艰难,痛苦面容,弯腰前屈活动皆受限。

查:脊柱中线及生理漩涡均压痛,L4、L5、S1 压痛,左下肢沿坐骨神经多点均有压痛。此乃经络阻滞,拟行活血通络为治疗原则。

处方:(1) 五点推拿手法;

(2) 平衡拔罐,治疗 3 次。

朋友说,怎么没有武老的大作? 有点后悔,当然也不敢! 很多名人大家,个个求作那还得了! 多是他们主动赠予!

42. 患者黄××,男,65 岁,著名书法家,颈、腰椎病

主诉:颈腰部疼痛数年,加剧 2 周。

数年来感颈椎及腰部疼痛,经治时作。近来疼痛加剧,步履艰难。一是陪林老来就诊,二是自己也诊治一下。

查体:C3、C4、C5、C6 压痛,冈上肌压痛,斜方肌压痛,腰部脊柱正中线及生理漩涡均压痛。两侧腰骶部压痛,此乃经络阻滞,拟行疏经活络为法。

处方:(1) 俯卧位手法;

(2) 脊柱拔火罐;

(3) 建议卧硬板床。

43. 患者肖×,女,70 岁,著名书法家(康有为的秘书)

诊断:腰椎肥大性脊柱炎。

住院期间来门诊会诊,患其他疾病在干部病房住院后感腰痛,谢主任陪同来推拿科请我会诊,刻下:颈椎、腰椎及下肢疼痛,行走不便,起床不方便。查体:C3、C4、C5、C6 压痛,腰椎部压痛,脊椎正中线及生理漩涡不好,左侧下肢沿坐骨神经多处有压痛,此乃经络阻滞,拟活血通络为法。处方:推拿＋拔罐 5 次。

44. 患者桑××,男,60 岁,书法家

诊断:腰椎病,失眠。

失眠数年,经治时作,近来夜间失眠,难以入睡。眠后又醒,伴腰部疼痛,头昏,头晕。

桑老颈椎有压痛,腰椎也不好,腰椎间盘也不佳,有压痛。

处方:(1) 平衡手法(三个体位);

(2) 脊柱拔火罐;

(3) 心理调理。

桑老书赠"妙得天然"书法。

45. 患者洒×

诊断:颈、腰椎病。

颈、腰椎病已历数年,数年来感颈、腰部疼痛,经治时作,每遇劳累及着凉疼痛加剧,伏案过多也加重。查体:C3、C4、C5、C6 压痛。颈椎 X 线片:颈椎骨质增生,L3、L4、L5 骨质增生,此乃经络阻滞,拟行活经络为法。

处方:朱老以仰卧位手法,小周、小闻接用俯卧位手法。

46. 患者姜××,男,49 岁,L4、L5、S1 椎间盘突出症

主诉:腰及左下肢疼痛数月。

数月来感腰及左下肢疼痛,经治时作,近来疼痛加剧,每遇劳累及久坐疼痛加剧。

查体:脊柱正中线及生理漩涡均压痛。两侧腰骶部压痛,以左侧为甚。

处方:在传达室小床上给他推拿+拔火罐治疗。

47. 患者姜××,男,48 岁,椎动脉型颈椎病

头昏、头晕已历数月,调来第二天由时任棉麻公司书记用车接我和夫人去办公室会诊。刻下:头昏、头晕、手麻数月,并感逐渐加剧。查:C3、C4、C5、C6 压痛,冈上肌压痛,右上肢活动困难,臂丛神经牵拉试验(+)。处方:推拿、拔火罐(当时我犯胆囊炎,挂水,盛情邀请)。连续去 2 次,业余时间出诊,连口水都不给喝。第三次来我办公室诊治,我说:"你这个年龄,应该把身体放第一位,健康放第一位,你为什么还把其他看得很重?"他说:"周教授,我是把身体放在第一。"我说:"你不是,当然我说话是有原因的。"没过多久,我在国外,他的部下告诉我,被抓了! 凡事总有定数!

48. 患者王××,男,56 岁,颈腰椎病

数年来感颈项、腰部疼痛,经常出差,回来后感水土不服,时而腹泻时而便难,一般不服药治疗,而来请推拿治疗与保健,为人较随和。形象像邓爷爷,为人谦和。

治疗方法:朱老推拿仰卧位,3 个徒儿选一个推俯卧位。

49. 患者王×,南京市公安局领导,L4、L5、S1 突出症、椎管狭窄症

主诉:腰痛伴下肢痛数年。

数年来感腰部疼痛,经治时作,每遇大案要案,去几天回来后腰痛必发! 全国刑侦破案大牌专家。形体较丰满,腰部疼痛,脊柱正中线及生理漩涡均差,两侧腰骶部明显压痛,以右侧为甚。一般师徒俩同时治疗,一个做背、腰,一个做下肢。1～3 次明显改善。

当时我们帮朱老撰写了《朱金山推拿集锦》及我自己的《中老年保健指南》《家庭推拿保健医术》。他和我交谈:我要有你这么个笔杆子就好了! 他送了我一本专著,没想到周伟爱不释手,认真仔细地读了数遍,其中精彩情节竟能完整还原。

50. 患者林××,男,56 岁,颈、腰椎病

主诉:颈腰部疼痛数年。

数年来感腰部、颈部疼痛,经治时作,近来因劳累则疼痛尤甚,不能起床,不能行走。

查体:脊柱正中线及生理漩涡均差,两侧腰骶部压痛,以右侧为甚。此乃经络阻滞,拟行活经络

为法。

处方:手法＋拔火罐。

注:爱好钓鱼,房间摆放鱼盆,里面有"混子"(草鱼,南京当地方言俗称"混子"),要我来看"混子",我说我也钓鱼。

51. 患者董××,男,山东人,椎动脉型颈椎病

主诉:颈部疼痛数年。

数年来感颈部及左上肢疼痛、麻木,不能上抬,颈项不能活动,右上肢不能抬举,伴眩晕、胸前区疼痛。

查体:心直口快,性格豪爽,喜爱骂人(坏人)。C3、C4、C5、C6 压痛,冈上肌压痛,肩三点压痛,肘部压痛,肩颈综合征,椎动脉型颈椎病。此乃经络阻滞,拟疏经活络为法。

处方:(1) 端提手法;

(2) 放松手法;

(3) 拔火罐。

52. 患者张××,男,50 岁,股外侧皮神经炎

主诉:右大腿疼痛、麻木 3 月余。

3 个月多来感右侧大腿外侧疼痛、麻木,经治未愈,刻下:感麻木、疼痛,有针刺,时而蚁走感,有针扎感,甚则影响行走和工作。

查体:局部皮肤无异常,关节功能亦无异常,此乃经络失和,拟活络为法。

处方:手法以拍打为主,局部火罐。

53. 患者胡××,女,62 岁,精神焦虑症、失眠症

主诉:头痛、头昏 2 年余。

2 年来常头昏、头痛,昏睡,多次欲跳楼自杀,脑科就诊多次,每年住院 1～2 次,后经她妹妹介绍而来就诊。刻下:失眠,头痛,欲亡,时而彻夜不眠,对老公十分不满意,说是父母包办婚姻。主要是本人要求颇高,先生比较内向。后经治疗和开导,家庭幸福。

处方:(1) 手法＋针灸;

(2) 推拿＋拔罐;

(3) 关键是加心理推拿。

10 次治疗后病情稳定。

54. 患者陈××,男,50 岁

主诉:腰及左下肢疼痛月余。

1 个月前感腰及左下肢疼痛,经本院门诊医生多方治疗未愈,邀请我会诊,当时我二十八九岁,丁义山主任用伏尔加轿车接我,我受宠若惊。去后,这位院长不能起床,病情较重,L4、L5、S1 压痛,脊柱正中线及生理漩涡均差。

处方:推拿＋拔火罐。

诊毕后即下床送我出门,并嘱安排晚餐。

又请我去海军陈列馆参观,给我一个信封,后来一看是 30 元大洋,我说不出地高兴,当时一个月工资才 30 元。我一直用手捂着大衣口袋,生怕信封弄丢了。请我吃饭,我没有心思,赶快回去把信封收好!

55. 患者杨××,男,40岁,某医院领导,L4、L5、S1椎间盘脱出

主诉:腰及左下肢疼痛3个月。

3个月来感腰及左下肢疼痛,经多方治疗得不到改善,他们本院医生要求手术治疗。后我们医院彭院长邀我去他家会诊。我去看后,杨院长也是很难堪,卧床不起,夜不能寐,不能行走。

查:脊柱正中线及生理漩涡均压痛,L4、L5压痛,左侧下肢沿坐骨神经多点均有压痛。

处方:(1) 手法;

(2) 拔火罐;

(3) 卧硬板床。

治疗3次后临床治愈。

56. 患者邵××,男,52岁,急性踝关节扭伤

主诉:右踝扭伤疼痛2天。

昨日因检查工作,不慎将右脚扭伤,当时在市委门诊部未见明显骨折,第二天上午开会,市委扩大会议开完会快11:00了,来看病,我们都不愿意,我们都是小伙子,到了11:00肚子都闹革命。他像哄小孩一样哄我们:把大会主席用的牌子给我们挂上。我们虽然是小医生,但是也受了他的哄,后来我们也成为了朋友。我在日月大厦讲课,邵市长特地去听课。

57. 患者缪××,男,53岁

主诉:颈、胸、腰部疼痛数年。

数年来感颈、胸、腰部疼痛,经治时作,原在国内某省中医院治疗未果。刻下:仍感颈、胸、腰部疼痛,并感逐渐加剧,每遇劳累则疼痛尤甚。当晚在玄武湖中心小饭店举行宴会。吃完饭后快10:00了,突然提出到大行宫会堂给他治疗,我俩捂着鼻子,无话可说,他非常受力,我们像搏牛一样给他俯卧位治疗近60分钟。下次不敢再约了。

以后来住院,都是周伟给诊治,我该歇歇了! 必竟年事已高!

58. 患者李××,男,50岁,颈椎型眩晕

主诉:头昏、头晕、眼不能睁2周。

2周来因工作繁忙,压力较大,感头昏头晕,眼不能睁,而入省内某三甲医院干部病房住院,后请我会诊,由我们院长陪同去医院会诊。刻下:眩晕明显,头颈不能随意转动,动则眩晕加重,以手法加拔火罐治疗后,自感症状明显改善。隔日晚上在凤凰宾馆晚宴后,再次给予治疗。治疗3次后症状逐渐改善。

处方:(1) 手法+拔罐;

(2) 配合颈部活动。

59. 患者戎××,女,51岁,腰L4、L5、S1突出症

腰腿痛数年,经治时作,近因劳累则疼痛加剧,步履艰难,恰好开江苏省人民代表大会,和另一位领导住在一个房间,请我会诊,正好所谓"一拖二",我给她们一起治疗。刻下:腰痛伴酸痛,腰椎呈"S"型弯曲,压痛明显,右下肢沿坐骨神经多点均有压痛,给以治疗,但晚上要求睡地板,席梦思不能睡,后经一次复诊,明显改善,此市长有风度,像市长样子。

60. 患者桑××,女,50岁,L4、L5、S1突出症

主诉:腰腿痛10余年。

因年轻时是共青团干部,积极上进,特批参与防洪救灾,每年都参加,就留下腰腿痛的毛病,每年复发! 每遇劳累及黄梅天即发! 腰痛厉害,正好我去兴化金诚主任会诊,他们推荐给她治疗。一次治

疗后感觉很好,治疗 5 次基本临床痊愈。后每年去兴化给她治疗加保健,以免复发。省人代会我也去会诊。她的先生颈扭伤,也给他治疗,临床痊愈。

她说要聘我为兴化市荣誉市民,像郑板桥一样,给我盖三间茅屋,前后竹园,挖个鱼池,神仙的日子。当然是玩笑。

61. 患者马××,女,48 岁,腰椎肥大性脊柱炎,L5、S1 突出症

主诉:腰及两下肢疼痛数年,加剧 1 月。

数年来感腰及两下肢疼痛,经治时作,近因阴雨天,加之防汛致腰部疼痛加剧,影响到两下肢,以左腿为甚,恰好开省人代会,和戎××住一起。

查体:脊柱正中线及生理漩涡均差,两侧腰骶部明显压痛,左下肢沿坐骨神经多点均有压痛。此乃寒湿痹阻,经络不通。

处方:(1) 腰部下肢推拿+发散形气;

(2) 拔火罐;

(3) 嘱晚睡地板。

62. 患者居××,男,52 岁,颈椎病、腰椎间盘突出症

主诉:颈腰部疼痛数年。

数年来常感腰颈部疼痛,经治时作,近来疼痛加剧,久坐久立则疼痛尤甚。在省内某人民医院 CT 诊断为 L4、L5、S1 椎间盘突出症。经 3 次平衡针灸+TDP 神灯,手法+拔火罐,逐次减轻。

其因在 1992 年患 L4、L5、S1 椎间盘突出症,已上了省内某人民医院手术台进行手术治疗。后其儿子请我治疗。治疗 1 次后到下关妹妹家(6 楼)。经 5 次治疗后基本痊愈,回兴化市。

63. 患者金×,男,45 岁

主诉:颈腰部疼痛数月。

数月来感颈腰部疼痛,不能坚持工作,并感逐渐加剧,当时省内某人民医院为他做骨盆牵引:每天 3 小时,要牵 3 个月,不能回家,自感很郁闷,尤其是夫人。后经供销社刘主任看到《新华日报》刊登了我和我的助手给别人诊治腰突症,便拿着《新华日报》来诊。门诊咨询人员和他说:他(周老)是给高级干部看病的,可能不会给您看病。后来刘主任半信半疑地带着夫人(准备去青岛治疗与疗养)找到病房。我正在查房,我说:"你去门诊等我,查完房我给你看病。"经过几次治疗,奇迹般地好了。

64. 患者葛××,女,48 岁,L3、L4、L5、S1 突出症(抬上救护车)

主诉:腰及两下肢疼痛半年。

半年来感腰及两下肢疼痛,经治时作,在省内某人民医院住院进行特护,精心治疗 1 个月未果。后经桑××推荐,救护车带有随行医师和护士长,住在南京市委招待所,请我会诊。

第一次治疗后即逐渐减轻,当时他们也不相信,经 4 天治疗后,10 年未发。

65. 患者吴××,男,35 岁,刀伤致气、血胸,休克(约 1992 年)

主诉:不慎被菜刀砍伤两天。

昨日不慎被菜刀砍伤,右侧胸肋端向外冒气,随即去鼓楼医院就诊,外科医生处理后患者不放心,来市中医院。我请外科会诊,外科比较重视,病情较重,胸腔内有气体、积血,需住院治疗,但没有床位。我说:"我到市中医院 10 多年了,还没开过后门,今天后门开定了!哪怕是睡走廊,也不能让病人回家!"后来住下来了,住了一个星期,快要出院了,当天晚上 5:30,我正要去工人文化宫业余大学讲课,正好在门口小面馆遇上患者,一同买面条,他和我说好多了,准备出院了!到了夜里 12:30 左右,学生敲门,急急忙忙说"你妹婿",我睡得迷迷糊糊,以为说"煤气",仔细一听说"你妹婿胸腔大出血,立

即送往市立医院,到后要做一系列检查,病人几乎要完蛋了,连站都站不起来。"曹庆湘同志抱着他做了一系列检查,一直折腾弄好后已是深夜两点,等他稳定后,曹在陪他,我一个人跑回来,我想肯定是没有了,等我一大早去,他竟然喊了我一声,我以为用大白布抱起来抬到太平间去了！后来一直活了几十年！

66. 患者顾××,男,51 岁,颈椎病,L4、L5,S1 突出症

主诉:颈项部疼痛、腰腿痛数年,加剧数月。

数年来感颈项部疼痛,腰腿痛,经治时作,近来因潮湿而感症状加剧,加之防汛,腰腿痛症状加重。查体:脊柱正中线及生理漩涡均差,颈脊部压痛,此乃风寒所致,拟疏风散寒止痛。当时我住在板桥宾馆,他每天来得很早,治疗后他去上班,我去吃早饭,连续一周。

67. 患者李××,男,50 岁,L4、L5、S1 突出症,Ⅱ度滑脱

主诉:腰及右下肢疼痛数年,加剧半月。

数年来感腰及右下肢疼痛,经当地医院中西医治疗未果,每遇发作即来车接我会诊。我们吃饭,他很艰难地躺在沙发上看我们吃饭,吃完后给他治疗。

腰椎间盘突出症,因为当时当地有些人去上海等地手术治疗效果不好,有的亡了,有的瘫了。所以,给我创造了良好的治疗机会,几乎每年或一年去两次兴化、泰州,为他们治疗,顺便游玩。

每次推拿治疗,确实很辛苦,好在当时年轻,加之夫人帮忙,后来儿子帮忙,再后来不干了。

68. 患者陈××,中国著名儿童教育家,中国现代儿童教育之父,1982 年 12 月 30 日逝世(享年 91 岁),肩颈综合征

主诉:持续性颈、肩、臂部疼痛 3 个月。

3 个月来感持续性颈肩臂部疼痛,活动后略有改善,但低头伏案稍久则症状加重呈阵发性,伴手指麻木,以右侧为甚。臂丛神经牵拉试验(＋),压顶、叩顶试验(＋),第一次由朱老治疗,边治疗,边教我们,后 5 次由我治疗。治疗到第 3 次后明显改善,继以 3 次治疗。

并嘱活动颈部,双抬上肢,循序渐进治疗。

69. 患者陈××,男,59 岁,南京大学教授,小说家,膝关节骨性关节炎

主诉:双膝部疼痛 3 个月。

3 个月来感双膝部疼痛,以左膝为甚,步履艰难,上下扶梯疼痛明显,有时像卡住一样。查体:形体稍胖,膝部微肿,以左膝明显,活动略受限。X 线片:胫骨髁间隆突变尖,像牙一样。诊断为膝关节增生性关节炎,5 次为一个疗程。一个疗程结束后,症状明显缓解。

70. 患者于××,术后尿潴留,454 医院会诊,一针见效

患者为空军领导家属,因年逾古稀,出现下腹疼痛,经查为子宫恶性肌瘤,即手术治疗。术后 24 小时未排尿,病人疼痛、胀痛,小腹部胀满。后用车接我去家会诊。立即用 4 寸的长针在关元穴下针,下针后 3 分钟,随即排尿,病人感激不已。

注:医务处主任值班,没有会诊单是不可以的。后来见病人随即排尿,便问这位是哪个医院的,请他来给我们讲课,教技术。

71. 患者姚××、恣××,著名演员

两位著名演员腰部、颈部及浑身不适。当时在人民剧场演出,我和闻正怡医生先看演出。演出毕,我们一人一位进行治疗＋保健。我清楚地记得,我们还住在集体宿舍,好像是夏天,治疗后,我俩回到宿舍,什么也没有吃。好像给了几毛钱(一人几毛钱)。当时讲思想好,讲奉献。

72. 患者郝×，男，38岁，盐城人，突发脑溢血，在军区总院开颅手术（伤痕有30厘米长）

2015年国庆节（10月3日）来诊，父母和其爱人用轮椅推来就诊，当时住在国内某医院。用平衡针灸、平衡推拿、平衡刮痧、平衡拔罐。治疗1个半月（11月16日）自己拄拐杖从1楼上3楼（随电梯）来诊治，意识、语言、行走大有好转，去军区总院、鼓楼医院、省人民医院，众多教授都说恢复得很好、效果奇特，自己神奇般地拄拐杖走路！

73. 中风病四例

（1）患者朱老师，中风后遗症

她治疗15年，开始中风卧床不起，住慧园街30楼，离医院300米，我用业余时间，抽空给她推拿。那时我还是一小伙子，30岁不到，门诊忙完，抽空拿个推拿巾跑去，仰卧位、俯卧位、坐位。帮她治疗近半年，我出差，让夫人去，最后感动了上帝（丁老），帮助了我！第二次给她推拿仰卧位，她睡着了，我就跑了！第三次以后，我半开玩笑地说："朱老师，我推拿，你睡觉。"她说："我不睡！"我问："为什么？"她答："我睡着了，你就跑了。"后来，几乎每次都是三个体位，所以她进步、康复很快。每次我去她家，她都能自己开门接我，印象里还能烧开水、生活自理，开始的时候不能自理生活！后来我带点礼品，保姆问我："你给她治病，还带东西给她？"一是丁老和朱老师人好，二是丁老后来感动了，也帮我买了施府桥38号的房子，从此改变了我的人生！

（2）患者哈××，男，80岁

数次中风，最后两次中其中一次，来女儿家，住在市中医院对面。突然不省人事，昏迷，不能动弹，儿女们都到场。女儿们昏天黑地地先哭一场，突然女儿想起来，还有朋友是医生。随即给我们打电话说他父亲可能是脑出血，已经不行了，请我们来看一下。这种病情是人命关天，不论怎样，我该去看一看。我和夫人骑自行车去了，看了一下，确实不怎么样。不论怎样，既然来了，就下个针吧！夫人针人中穴，我针涌泉。涌泉穴是急救穴，非常敏感，我试用过多次，涌泉是急救的好穴！一针涌泉，一针人中，有点儿好转，但是不够理想。从慎重的角度看，回族人不能死在外面，一定是自己家，女儿家也不行。所以我嘱他们赶快回去，他女婿用轮椅，脸上盖上鸭舌帽。在路上交警也不挡，一路顺风，一路颠簸。等我们到时老人在喝水啦，多活了两年。

（3）患者李爷爷

是我们对面邻居，人好、老实，我们分房江宁路20号。第一个接我们的就是他，中午装修房子，吃饭、烧水等。爷爷因孙子生气，历经四次中风，第一、第二、第三次都是我和曹医生给抢救回来了。第一、第二次针灸人中救过来，第三次加涌泉，勉强过来了。第四次边针灸，边点穴，边请他儿子打120。送往市中医院急救，最后急救3个多小时，还是去见"马克思"了！

（4）患者曹××，突然脑出血，很严重，昏迷不省人事

送到我们医院中风急救室（当时的ICU病房）抢救，住了一周，总算救过来了，但留下了后遗症。来门诊，我给针灸、推拿、拔火罐等。经10次治疗后基本症状全消。十年以后，还可以种菜、卖菜。当地人把中风后遗症的人，以他为"示范工程"，以他为榜样。

我们做医生的也应该把中风后遗症的病人，以曹病人为榜样，为示范工程。20年后仍然活着。

74. 患者于××，男，65岁

年逾花甲，肝肾皆亏，颈部、腰部、下肢均不舒服，颈痛、腰腿痛加剧，加之公务繁忙，多处视察，感觉症状加重。心脏处于冠状动脉硬化，综合其症状，市委、市政府邀我和周伟出诊，派专车业余时间前往紫金山庄就诊。以颈、腰腿痛为重点，加之通心阳，化浊气，进行全身平衡治疗加调理。诊后全身轻松，医嘱：下次来苏来宁，如果住此山庄一定要配备心脑血管药物，甚至是急救药物。该领导觉得十分

有理,坚决照办。

75. 患者朱××,男,58 岁

主诉:口眼向左侧歪斜 1 周。

清明节扫墓后突感口眼向左侧歪斜,乱想是扫墓遇鬼。民间有误传:面瘫多是鬼风吹的。我们还遇见南京市脑科医院总务科长,冬至晚外出散步,回来后口眼歪斜,遇见女鬼,摸了嘴巴。"笑话!"

此人说他家坟被别人挖了个洞,可能有问题,其实我们分析是动物打了洞,不要瞎想!

他每天早上驾车,自镇江来南京市中医院,我们 10 次治疗后临床症状痊愈。

76. 患者贾××,Bell's 面瘫

主诉:口眼向右侧歪斜 2 周。

2 周前突发口眼向右侧歪斜,经服中、西药等未愈。其夫人在煎药时,一边煎药,一边哭诉:我们没有欺负人,也没做什么坏事,为什么要让他嘴歪。

民间不懂歪嘴的原理,其实有两种:一种是脑血管病变引起的中枢性面瘫,比较严重;一种是面神经受凉或病毒感染引起的炎症,导致嘴歪。治疗方法得当,可以很快痊愈。

后由我的老校长介绍,我们一个疗程痊愈,多年未发作。

77. 患者于××,男,57 岁,胆囊术后后遗症

主诉:双侧肩部疼痛半月余。

1 月前行胆囊切除术,半月后出院。一周来感双侧颈肩部、上背疼痛,服药效果不明显。后来治疗,因为他原是市交警大队政委,所以人们都亲切地称他"于政委"。我当时有些偏见,高官不为老百姓做主,不如回家卖红薯。先治病后聊天,最后成为最好的朋友。我与他的一家都成了朋友。我与很多患者最后都处成几代人的交情。他 80 岁寿辰时我带上全家——儿子、孙子、媳妇。孙子喊我上去领花还讲话(主持人喊过生日的老爷子领花,我的孙子喊我去领花)。这位老爷爷,我们一直保持40 年的朋友关系,当然他是我的前辈! 我一直帮他治疗、保健,他健康时,我就和他开玩笑。星期一、星期三、星期五到我诊室(特约门诊、专家门诊)上班。我单给他考勤,不发工资、不发奖金,俗话说:君子之交淡如水!

78. 患者薛×,扬州市人,男,1977 年生,交感神经型颈椎病,心脏神经官能症

半年前和三个朋友一起去西藏旅游,从高峰下来后突发心脏病紧急住院治疗。他本人 3 个月后感觉不适,并在一次锻炼举杠铃不慎压了后背,随即昏倒,住院治疗。官方、私方请了很多大牌专家,有的说脑梗死,有的说左眼要瞎,经多次 MRI、CT 诊断,住院多次,仍然不见效果。自感症状反复不愈,后抱着试试看的态度,挂了推拿专家号诊治。采用平衡推拿法和心理推拿法治疗。

初步诊断为:交感神经型颈椎病,心脏神经官能症,心痛待查。

经过 10 次一个疗程治疗后,感觉症状明显改善。我想治疗是一个方面,更重要的是心理治疗,主要不能吓唬病人,"你要死了,眼瞎了。"

注:(1) 排除器质性疾病,要与病人沟通,告诉他无大碍。

(2) 手法采用以痛为腧,痛点转移,端提颈椎等。

(3) 做心理推拿和手法推拿同等重要。

(4) 采用疾病排除法:心脏不好用心观察,用药排除。

(5) 多鼓励战胜疾病(当然在无器质性疾病的前提下)。经过 20 次治疗基本恢复正常工作,后去三亚旅游。

79. 患者陈××,男,56 岁,肺癌

主诉:右侧肩颈部疼痛 3 个月,加剧 1 周。

3 个月来感右侧肩颈部疼痛,经治时作,近因工作和业余时间劳累及应酬而感疼痛,并感逐渐加剧,由市水利局领导带来就诊。

查体:面色不华,疲倦感强,舌淡,形疲乏力,气不承接。

治疗:间接性用平衡针灸、手法、刮痧、拔罐治疗 2 次,感觉有所改善,但自己应酬太多。

三诊:治疗后,我和周伟建议进一步检查,拍全胸片或 CT 或磁共振检查,我俩考虑肺部占位。他有点不高兴,电话联系军区总院放射科主任说:"有医生怀疑我是肿瘤。"

时隔两天,拎着胸片,显得很沉重,是肺癌。有许多病例用"望诊"即可诊断。

这个病人是由朋友陪同而来,进门我和周伟主任发现这位病人脸色不对,中气不足,我说:"你要好好休息,注意关心观察你的病情"。他说:"我晚上还有应酬……"我就不好说:"你要拍片,我怀疑有肿瘤。"所以医生只要用心、认真,是能够诊断病人的。后随访一个月就"见马克思了"。

80. 患者宋××,女,2 岁,脑性瘫痪

家长代述:患者过百天时,家长不慎将孩子落地,当时头部着地,随即去儿童医院等地诊治。经 CT 等诊断颅内有血肿、脑神经损伤,经外院等综合治疗未见明显改善。自 2019 年 7 月来我室治疗,头针风池、风府、肩部、脊柱、骶尾部、下肢。我遵循脑部神经、交感神经、臂丛神经、脊骶神经、尾丛神经、骶丛神经、坐骨神经等综合性治疗。经 5 个多月的治疗略有改善,神志清楚,扶着能走,语言略清楚,继续治疗,现在患儿在家属的照看下能自己骑单车了。

81. 顾老先生,教授,年逾古稀,多种老年病(老年性耳聋、脑梗等)

主诉:耳鸣耳聋,步履不稳数月。

数月来感耳鸣耳聋,步履不稳,脑梗死,在外院治疗数月效果欠佳。后慕名而来治疗,用平衡针灸、推拿、拔火罐等治疗,感觉较好,能够接受。

在 2013 年 6 月 14 日,《现代快报》刊登了顾老女儿的文章:带老爸去看了几家大医院,诊断为老年性听力减退等。市中医院两位著名的父子专家,针灸推拿了几次之后,面对我"老爸老爸"的叫唤,老爸的反应速度和答话的音量有了明显的改善(进步)。嗨,父子俩这"非遗"的功效还真不是吹的!欣喜之余,想起两位专家的谆谆嘱咐:治疗要和平时保健相结合,要让父亲坚持运动,保持良好的心情……

从此以后,我们和顾老顾小都成为朋友了!

82. 患者李××,男,68 岁,呃逆

因"间歇性呃逆半月"就诊,患者 3 个月前因"冠心病"在外院行"心脏搭桥术"。后患者感乏力、气虚,且症状渐感加剧,未引起重视。半月来患者突现"呃逆"症状,呈间歇性,以受凉、情绪波动后为甚。患者渐出现不能平卧现象,伴纳差、失眠、情绪不稳等不适表现,自行予药物治疗,效不佳,慕名前来求诊。

患者就诊时:面色苍白,舌淡苔白,脉细弱,语声低、不欲言,呃逆 5~10 秒一次,频作。

辨证:患者呃逆为"心脏搭桥术后"所致,辨证属于"气机郁滞"。气机郁滞属实证,而患者病、症、证皆为虚候。导师嘱:患者因虚而致实,结合其病史及症状,为血虚致气虚而有实证属于"真虚假实",治疗以"塞因塞用"为原则。

治疗:(1) 患者取仰卧位,予 1.5 寸毫针在患者内关(补)、足三里(补)、气海(补)、关元(补)、解溪(平补平泻)取刺之,15 分钟。

(2) 患者取俯卧位,予1寸毫针在患者心俞(补)、膈俞(补)、胃俞(补)、肝俞(泻)、膀胱俞(平补平泻)、三焦俞(平补平泻)刺之,5分钟。

(3) 在患者内关穴、足三里穴以拇指按法稍强刺激治疗3～5分钟。

(4) 在患者背部,以督脉、膀胱经为主,用掌根揉、搀法、疏经揉法治疗5分钟。

(5) 在其背部,以督脉为重点,用3～5枚直径5～7厘米的火罐进行闪火拔罐治疗5分钟,以局部皮肤红润为度。

疗效:整个治疗为20～25分钟,隔日一次。患者治毕,二次复诊时自诉:呃逆现象稍有改善,可平卧睡觉3小时,食欲改善,每日可进食200克米饭,精神好转。5次治疗完毕,患者呃逆现象明显好转,每日睡眠5小时左右。每日可进食400克米饭及果蔬,可平卧休息,精神状态良好,可自行散步约半小时。10次治疗后,患者呃逆现象消失,食欲好,可平卧休息,每日睡眠可达5～7小时,精神佳,二便正常。

体会:血是气的化生基础和载体,《难经·二十二难》中对此有传神之述,血能养气,血不断地为气的生成和功能活动提供营养,故血足则气旺。一旦失去血的供养,则可出现气虚衰少或气的功能丧失病变。而气郁虽多由实致,临床却可由虚而致"假实"。患者虽为"呃逆"实象,但其病机却因虚而致,故治疗时,从虚入手,以补法为宗,疗效显著。

83. 患者戴××,男,65岁,因"腰痛三月,加剧半月",从外省慕名前来求诊

患者6年前曾患有腰椎退变病史,经当地医院治疗后症状改善,未有明显发作。患者3个月前突感腰痛,在当地医院诊治,效不佳。近半月来,症状趋重,行走受限。遂由家属搀扶来就诊。患者5年前行"胃癌1/3切除术"。现患者平素精神好,饮食尚可,体质较强,无明显消瘦。刻下:患者L4、L5棘间压痛明显,脊柱腰段生理弯曲改变,双直腿抬高试验阴性。后周主任拟诊:L4、L5椎间盘突出症。予手法、针灸、火罐等对症治疗。治疗结束,患者即能自己下床、行走。回去后当晚夜寐明显改善。两日后第一次复诊,自己步入诊室,仍感觉良好。第五日第二次复诊,白天感觉可。翌日,患者感夜间腰痛明显,影响睡眠。第六、第七日腰痛渐剧,复现行走及活动困难。后打电话告诉周主任病情,周主任考虑其:(1) 腰椎椎管狭窄症;(2) 腰椎转移性占位性病变。建议患者在当地医院检查腹部CT及腰椎CT。后打电话告诉周主任检查结果:(1) 腰椎椎管狭窄症;(2) 胃癌复发转移性腰椎肿瘤。5月后,患者去世。

体会:患者因腰痛病史就诊,经相关检查及对症治疗后,患者临床疗效显著。但一周内患者病情变化急剧,经两次治疗后不仅无减轻,反而有加重趋势。结合患者胃癌病史,故考虑与之相关。由此,在诊治有器质性疾患病史的患者时,如功能性疾病在对症治疗后,如有显著加剧或反复现象,应加以重视宿疾。

84. 患者俞××,男,17岁,高中二年级学生

患者因"面色苍白、纳差1个半月"就诊。患者3个半月前,因"腹痛、纳差"在外院检查。经检查,确诊为"十二指肠球部溃疡",收住院治疗1月余,效不佳。出院后出现吐血数次,并有纳差、乏力等现象。患者就诊时,神清,精神萎靡,面色萎白,舌淡苔薄白,舌边缘齿痕明显。患者诉:自发病以来,神疲、乏力、纳差,无吐血,但时有腹痛症状,且偶有腹泻现象,体重减少约15斤。

辨证:患者"十二指肠球部溃疡"病在胃。《诸病源候论·脾胃诸病候》载:"脾胃二气相为表里,胃受谷而脾磨之,二气平调,则谷化而能食"。病例中患者虽病在胃,但患者面色苍白、纳差、神疲、乏力、腹泻等症状,皆与脾的生理功能有关。故导师在指导辨证论治时,"立足于胃而入手于脾,标治于血而根治于气"。故在针刺取穴、运用手法时遵循此宗。

治疗：

（1）平衡针灸治疗

患者取仰卧位。先以普通针灸针在患者腹部，以平补平泻法针刺上脘、建里、中脘、下脘，以补法针刺气海、关元，以泻法针刺天枢、大横穴。以补法针刺两足三里穴，平补平泻法针刺两三阴交穴。

配合 TDP 物理治疗神阙、三阴交。一次治疗时间为 30～40 分钟。

10～15 分钟行针 1 次。患者针刺时即感到局部酸胀，约 10 分钟时酸胀感不明显，故予以行针再次找寻酸胀感以稍加刺激。

10 分钟调节 TDP 物理治疗 1 次。患者刚刚接受 TDP 物理治疗时，局部感觉不明显，10 分钟左右，患者神阙、三阴交感觉明显温热较甚，予较低温热感再次在局部进行物理治疗，反复 2 次。

上述治疗毕，行平衡推拿手法治疗。

① 患者取仰卧位。医者用四指摩推法在患者腹部，以神阙为中心，以补法进行摩推治疗。接以拇指晃推法以平补平泻法自上脘推至关元，自患者右侧大横推至左侧大横，约 10 分钟。配合以补法在两足三里上施术。

② 患者取俯卧位。在患者背部，以督脉和膀胱经为主，辅以华佗夹脊。以补法在患者脾俞、胃俞、肾俞、三焦俞、夹脊、膀胱经上，用掌揉法进行反复施术。约 10 分钟。

（2）平衡拔火罐治疗

① 患者取仰卧位。用 1～2 枚直径 5～7 厘米的火罐，在患者腹部以补法进行闪火拔罐治疗。以局部皮肤温热红润为度。

② 患者取俯卧位。用 4～5 枚直径 3～7 厘米的火罐，在患者背部，以补法在督脉进行闪火拔罐治疗。以平补平泻法在夹脊和膀胱经进行拔罐治疗。以局部皮肤红润为度，可在患者两侧腰骶部及尾骶部稍留罐 30 秒。

整个治疗时间 30～40 分钟。隔日一次。院外医嘱：① 患者饮食应以清淡、易消化而富有营养为主，少食富含渣津和粗纤维及淀粉含量较高食物。② 适当加强锻炼，以短时间、轻体力运动为宜。③ 增加睡眠时间和提高睡眠质量。

疗效：患者初次复诊（隔一日）时，自述：纳差症状改善，腹泻症状明显改善，腹痛现象减轻。患者经 7 次治疗后，面色红润，舌红苔薄白，食欲恢复良好，精神佳，恢复学业并参加考试。

体会：患者虽然病在胃，但如单从治胃入手，恐疗效未能如此。周老从胃入手，而以治脾为要，则疗效显著。《素问·太阴阳明论篇》曰："脾与胃以膜相连"。这里的膜，一是指解剖结构联系，二是指功能结构联系。导师在指导我们辨证及治疗时，正是抓住两者的"相连"之联系，尤其是两者的功能联系：脾主运化，把饮食水谷转化为谷精、水精，并将其转输到全身各脏腑，以满足和完成机体的生理功能和需求。若脾气的运化功能减退，则脾失健运，必然影响食物的消化和水谷精微的吸收，甚者则会出现病例中患者的食欲不振、倦怠、泄泻、消瘦等"精气"血生化不足的病变。患者临床表现虽为"面色苍白、纳差"等胃病之症状，但张景岳云："胃气失和可因脾失健运而致"。因此其病因虽以胃为表现，但其病理却以脾为本。病理基础为脾失健运、脾气不足，血液失统而致出血，如脾气健旺，运化正常，气生有源，气足而固摄作用健全，血液则循脉运行而不溢出脉外。故《金匮要略编注》说："五脏六腑之血，全赖脾气统摄"。

85. 患者张××，女，48 岁，国家公务员

患者因"面色苍白、纳差半年"就诊。患者半年前行胰腺、脾脏部分切除术，后感纳差、乏力、失眠严重，并伴有嗳气频作、情绪不稳现象。在手术医院接受西医西药治疗约 4 个月，疗效不佳。后患者在亲友介绍和陪同下慕名前来求诊。

就诊时,患者面色苍白、消瘦、慢性病容,言语有气无力,自诉有较为严重的失眠(每晚睡眠3~4小时,白天基本无睡眠时间)、纳差、烦躁,舌白苔淡、边缘齿痕,嗳气频作。

辨证:

(1)患者面色苍白、纳差为胃纳不足所致,但究其本因,在脾虚血虚而致。在治其主证之时,宜从治脾入手而治胃。

(2)患者出现的失眠、烦躁等从症,虽为气滞症状,但却是因为血虚失养而致。因此在治疗之时,宜以养血而治气,治脾而调心。

治疗:

(1)患者取仰卧位。取主穴:上脘、建里、中脘、下脘、气海、关元、足三里、太冲。以泻法刺太冲穴,以补法刺除太冲外诸穴。取辅穴:百会、太阳、内关、神门。以补法刺神门穴,以平补平泻法刺除神门外诸穴。

针刺治疗共30分钟。15分钟行针一次。患者在针刺开始时,局部酸胀感不明显。约10分钟后,感局部有酸胀,并有渐强感觉。15分钟时,予以行针,患者感到局部强烈酸胀。

(2)患者取俯卧位。取主穴:心俞、膈俞、脾俞、胃俞。取辅穴:大肠俞、三焦俞。以补法刺主穴,以平补平泻法刺辅穴。

平衡推拿法:

(1)患者取仰卧位。

① 在患者腹部以神阙为中心,顺时针进行摩腹,以掌揉法施术并进行熨脐治疗。

② 以拇指偏峰在患者膻中进行拇指晃推法。手法柔和,力度以轻缓为度。

③ 用拇指晃推法在患者腹部自右侧大横至天枢,过神阙,向左侧天枢到大横进行施术,3~5分钟。力度以皮肤带动皮下为度。

④ 拇指按揉患者两足三里,可稍加用力,以患者感局部酸胀,或出现肠蠕动增强为度。

(2)患者取俯卧位。

① 用掌根揉法在患者脊柱部自上而下进行掌揉,以心俞、脾俞、胃俞、大肠俞、肾俞、膀胱俞、三焦俞等穴为重点。

② 用右手拇指偏峰在患者膀胱经、华佗夹脊上进行拇指侧推。力度以患者能够适应为度。

③ 在患者脊柱部掌擦督脉,以局部皮肤温热为度。

上法共20~30分钟,隔日一次。手法以轻柔缓和、患者能够接受为宜。

疗效:患者次日复诊时,睡眠略有好转。3次治疗后,患者嗳气症状明显改善。5次治疗后,患者面色明显改善,嗳气症状基本消失,睡眠时间每天能够达到4.5~5.5小时(白天半小时,晚上4~5小时),情绪较前稳定。

10次治疗后,患者面色淡红,舌淡红、苔淡白。胃口改善,每日可以进食米饭150~200克,嗳气症状消失,睡眠时间每天能够达到5~6小时(白天1小时,晚上4~5小时),情绪基本已趋于稳定。

体会:患者的主证虽为"面色苍白、纳差",但究其病因却是"胰腺、脾脏术后",血气两虚为主要证型。患者出现的消瘦、嗳气频作等症状,病位在胃,但病本在脾。导师在指导辨证及治疗时,强调"治胃着眼于治脾"。患者以"面色苍白、纳差"为主诉就诊,并有严重失眠、烦躁等症状。在指导辨证及治疗时,"治心着眼于治脾,欲治气而先治血"。患者出现的"面色苍白、纳差"主证,虽为血虚而致,但究其本因,则为脾虚失于健运,化源不足,或统血无权,慢性失血所致。导师十分重视后天之本的调摄,在临床中辨证和治疗时,从不无"脾胃衰而百病生"之虑。因此在辨治此病例时,从脾胃入手而治心。而患者出现的"失眠、烦躁"等症状,虽是气证,但患者却为脾气不健、气血亏虚而致。因此导师在辨证施治时,以"治脾来稳心,以和血而调气"。

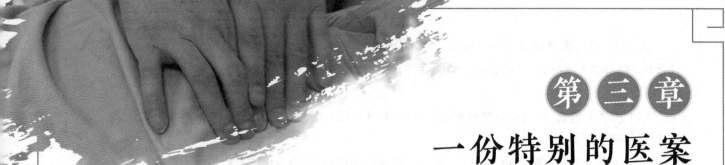

2019年7月一个普通的上午,我如往常一样在科室诊治病人,忽闻三声短促清脆的叩门声。当时由于手上的针灸推拿等治疗不能中断便嘱学生开门,见一位一袭素袍、温文尔雅、气质非凡之人。定神一看原来是桂世民大师。

互相问候便为其诊病。大师诉:"左侧肩关节疼痛伴活动受限一月有余"。疼痛难忍,夜晚痛甚,严重影响其工作和生活。经过仔细地询问病情和查体,遂诊断为"肩周炎"。经过大约7次的治疗,桂世民大师的肩周炎痊愈了,继续他"琴棋书画诗酒花"的生活。

如果单独从"肩周炎"来看,这份病案不能称其为一份特别的医案。但在治疗期间从我们多次交谈中感到,虽然身处不同领域,一个是中医医术针灸推拿,一个是传统古琴声乐文化,从各自文化使命、个人经历、学习历程、带教传承、志向希冀等方面却殊途同归,实为知己好友。故又是一份特殊的医案。

究其缘由,归为四点。

(1)同为非物质文化遗产,且同属金陵流派:秦淮河畔、金陵古城,钟灵毓秀、文化昌盛。桂世民大师是人类非物质文化遗产《古琴艺术》金陵派国家级代表性传承人,我是江苏省的非物质文化遗产代表性项目《金陵中医推拿医术》的传承人,共同肩负着传统文化的继兴传承之重担。

(2)医术和艺术的碰撞。我与桂世民大师相识已久,他较我年长数载,各自拜入名师门下勤学苦练,继承金陵一派传统风格技法特征。经四十余春秋的实践和沉淀,在各自领域皆取得一定成就,都认为医艺同源,殊途同归。针灸推拿之医术可以疏通经络、平衡阴阳,治疗生理和心理上的痛苦;古琴声乐之艺术可以陶冶性情、颐养精气、抚慰心灵和精神上的伤痕,两者结合便是身心共治,实为苍生之幸哉。中医通过内外、上下、虚实达到阴阳平衡,而桂大师说古琴也是通过身心之内外、手指之虚实,达到"琴人合一"的平衡。中医和琴术真正是"一旦临证,机触于外,巧生于内,手随心转,法从手出"。

(3)带教学生,注重传承。文化的传承,尤其是非物质文化的传承,一个合格的传承人便是关键的载体。我和桂世民大师在各自的领域都很注重培养后继者,带教学生成千上万,同时在培养继承人方面皆有两条标准:① 人品敦厚,不收德行不端之流。② 热爱并执着于各自的专业(针灸推拿和古琴艺术)。

(4)志向希冀:无论是针灸推拿之医术还是古琴声乐之艺术都是为人民群众服务的,非某一特殊阶层所独有。同为传薪接炬之人皆希望这颗文化的种子能够撒向神州大地,飞入寻常百姓家,生生不息。

交谈中,我谈及准备写一书以总结金陵推拿医术一派的学术特色和我的个人经验,便于后继者传承学习。要是这项医术在我这辈流失,岂不是太可惜,太遗憾!桂世民大师深知我心,遂言要作序以推荐,我对此深表感谢!